*Sous la direction de*
Valérie Cohen-Scali

# Psychologie de l'orientation tout au long de la vie

## Défis contemporains et nouvelles perspectives

DUNOD

Maquette de couverture :
Le Petit Atelier


11 rue Paul Bert – 92240 Malakoff
ISBN 978-2-10-081081-9

# Liste des auteurs

*Sous la direction de :*

**Valérie COHEN-SCALI**

Professeur de psychologie de l'orientation au Conservatoire national des arts et métiers (Cnam), elle dirige l'Institut national d'étude du travail et de l'orientation professionnelle (INETOP) et l'équipe de recherche de psychologie de l'orientation au sein du Centre de recherche sur le travail et le développement (CRTD). Elle est également directrice adjointe de la revue *L'Orientation scolaire et professionnelle.* Ses recherches portent sur la construction de soi des jeunes adultes, la socialisation organisationnelle, et l'évolution de l'identité et des compétences des professionnels de l'orientation et de la formation. Elle est membre du comité scientifique de la chaire Unesco en Orientation tout au long de la vie, du réseau Unitwin Unesco « Interventions en orientation, développement durable et travail décent » et du projet ECADOC (Programme d'études doctorales européennes en conseil en orientation).

*Avec la collaboration de :*

**Caroline ARNOUX-NICOLAS**

Maître de conférences en psychologie de l'orientation à l'université Paris-Nanterre. Diplômée de l'EDHEC, psychologue, elle est membre du laboratoire parisien de psychologie sociale et membre associée du CRTD-CNAM. Après une expérience en entreprise dans des fonctions de gestion et de marketing, puis dans le conseil en orientation auprès de jeunes et d'adultes, elle consacre ses travaux aux questions de sens du travail ainsi qu'à celles du sens construit à l'occasion des transitions professionnelles et de vie.

**Jean-Luc BERNAUD**

Professeur des universités en psychologie au Cnam-Inetop. Responsable du master professionnel en psychologie du conseil et de l'orientation, il est membre du laboratoire CRTD (Centre de recherche sur le travail et le développement) du Cnam. Il est également président de l'Association française de psychologie existentielle (AFPE). Il mène des travaux sur la question du sens et les perspectives existentielles dans l'orientation tout au long de la vie et dans le développement des individus et des organisations.

**Thierry BERTHET**

Politiste, directeur de recherche CNRS et directeur du laboratoire d'économie et de sociologie du travail (LEST) (CNRS-Université Aix-Marseille). Ses travaux portent sur les politiques comparées de lutte contre le décrochage scolaire, l'action publique en matière d'orientation, la territorialisation des politiques publiques et les politiques de l'emploi. Ses travaux sur le décrochage scolaire portent notamment sur l'expérience des dispositifs de remédiation par les jeunes décrocheurs et les opérateurs de terrain. Il a récemment publié *Vers une flexicurité à la française ? Regards croisés sur les évolutions professionnelles au prisme des réformes du travail et de l'emploi* (Toulouse, Éditions Octarès, 2019, avec C. Vanuls) ; « Dispersion scolaire et politiques publiques contre le décrochage en Italie » (*Formation emploi*, n° 147, 2019) et *Le Décrochage scolaire. Enjeux, acteurs et politiques de lutte contre la déscolarisation* (Rennes, PUR, 2014, avec J. Zaffran).

**Jean-Pierre BOUTINET**

Professeur émérite en psychosociologie à l'Université Catholique d'Angers et professeur associé à l'université de Sherbrooke (Canada). Ses travaux et publications ont plus particulièrement porté sur les conduites et cultures à projet, sur la vie adulte entrevue sous l'angle d'un parcours en quête de réorientations successives et sur ce qu'il faut entendre par *postmodernisme*, ce nouvel environnement culturel dans lequel évolue l'adulte. Dans le cadre d'une publication en cours, il travaille actuellement sur la question de la responsabilité à travers les nouvelles figures sous lesquelles elle se présente actuellement, qu'il s'agisse de la responsabilité de soi, de la responsabilité pour autrui ou de la responsabilité face à l'avenir.

**Samira BOURGEOIS-BOUGRINE**

Maître de conférences HDR à l'université de Paris, elle a coordonné et participé à deux nombreux projets de recherche en psychologie et en ergonomie. Depuis 2010, ses thématiques de recherche et d'enseignement portent principalement sur la psychologie de la créativité. Elle s'intéresse à la fois aux démarches adoptées naturellement par des personnes très créatives pour résoudre des problèmes, gérer les contraintes et prendre des décisions et à l'étude de l'impact de l'environnement virtuel et du jeu sur le potentiel créatif. Elle a développé des modules d'initiation à la résolution créative de problèmes à destination d'étudiants en enseignement supérieur afin de promouvoir l'ouverture d'esprit, la prise en compte d'autres perspectives, l'auto-efficacité, la collaboration, la communication et la pensée critique.

**Damien CANZITTU** Docteur en psychologie et sciences de l'éducation (université de Mons) (Belgique), il est assistant-chercheur dans le service de méthodologie et formation de l'université de Mons (Belgique), sous la direction du professeur Marc Demeuse. Ses premières recherches ont porté sur l'analyse des situations d'enseignement-apprentissage, sur l'analyse de la variabilité didactique des enseignants et sur l'analyse des programmes scolaires. Actuellement, ses principaux travaux ont trait aux questions d'orientation scolaire et professionnelle et plus précisément à l'implémentation d'une approche éducative de l'orientation (approche orientante) au sein des établissements scolaires en Belgique francophone (fédération Wallonie-Bruxelles). Ses actions visent à la mise en projet orientant d'équipes pédagogiques (tout type d'enseignement), la création d'outils orientants, mais également la conception d'un cadre conceptuel de compétences vocationnelles. Ses recherches portent aussi sur l'intégration des concepts liés au Life Design dans les pratiques éducatives de l'orientation tout au long de la vie.

**Paulo CARDOSO** Professeur au département de psychologie de l'université d'Évora (Portugal), il enseigne le conseil de carrière dans le programme de maîtrise en psychologie de l'éducation. Chercheur à l'unité de recherche en économie et gestion (CEFAGE-UE), à l'Université d'Évora, ses principaux intérêts de recherche sont le développement de carrière des personnes défavorisées et le processus de changement des consultants en conseil de carrière. Dans ce domaine, il a publié sur le changement des consultants en conseil en construction de carrière. En plus de son enseignement et de ses recherches, il maintient la pratique en conseil de carrière à l'université d'Évora. Membre du comité de rédaction du *Journal of Vocational Behavior* et du comité consultatif de l'*International Journal for Educational and Vocational Guidance*, Paulo Cardoso est également secrétaire général de la Société portugaise de psychologie.

**Émilie CAROSIN** Docteur en psychologie et sciences de l'éducation (université de Lyon et université libre de Bruxelles (Belgique)). Ses thèmes de recherches visent deux axes : la valorisation et le renforcement du pouvoir d'agir des individus et la collaboration et l'amélioration de la synergie au sein de collectifs. Ses travaux se basent principalement sur les théories socioconstructivistes du développement et sur les méthodes de recherche-intervention. Elle développe des cadres conceptuels et des outils pédagogiques qui contribuent au suivi et à l'évaluation des objectifs éducatifs par les acteurs et qui visent à améliorer l'explicitation et la régulation des apprentissages et à renforcer la communication entre les individus. Émilie Carosin a pris part, notamment, au projet Identité numérique (e-portfolio) et orientation (INO) et au projet Savanturiers du CRI en France, à l'implantation de l'approche orientante en Belgique, aux actions de l'association Terrain for Interactive Pedagogy through Arts (TIPA), à l'île Maurice.

**Marie-Pierre CAZALS** Maître de conférences en psychologie sociale, du travail et des organisations, à l'université de Toulouse Jean-Jaurès, laboratoire « Psychologie de la socialisation – Développement et travail ». Ses principaux intérêts et activités de recherche concernent les rapports au travail dans les situations de transitions professionnelles, en particulier dans la transition formation-emploi, la formation tout au long de la vie (processus de valorisation absolue et relative du travail, articulation des domaines de vie, stratégies identitaires d'engagement en VAE, les raisons d'engagement dans les formations et les métiers du développement durable).

**Élodie CHEVALLIER** Docteur en éducation, chercheur associé au Centre de recherche sur le travail et le développement du CNAM et consultante indépendante. Les différentes responsabilités en ressources humaines qu'elle a occupées durant ses dix premières années de carrière l'ont amenée à s'interroger sur la question du sens au travail. Ses recherches portent sur les ruptures intentionnelles de carrière effectuées par les cadres en perte de sens au travail, sur les conditions de réussite des transformations digitales du travail ainsi que sur l'impact des organisations de travail innovantes sur le sens au travail des salariés.

**Laurence COCANDEAU-BELLANGER**

Docteur en psychologie sociale. Maître de conférences à l'université catholique de l'Ouest, faculté SHS, elle est membre titulaire au Centre de recherche sur le travail et le développement du CNAM. Ses recherches ont d'abord porté sur la question de la conciliation entre la vie professionnelle et la vie hors travail des adultes, puis sur le développement de carrière adulte. Elle conduit depuis plusieurs années des recherches sur les choix de carrière et le développement de carrière dans les parcours de vie adulte aux regards des mobilités, des reconversions, des transitions et s'intéresse tout particulièrement à la façon dont l'adulte construit sa carrière et notamment le sens qu'il accorde à sa vie de travail et à sa vie hors travail.

**Sabine DE BOSSCHER**

Maître de conférences HDR en psychologie sociale et travail, laboratoire PSITEC EA 4072, université de Lille, Sciences humaines et sociales. Ses thèmes de recherche portent sur la catégorisation et les stéréotypes de sexe et leur influence en éducation, orientation et au travail, ainsi que sur les processus en jeu dans la construction des différences d'insertions sociales entre les femmes et les hommes.

**Maria Eduarda DUARTE**

Professeur titulaire à l'université de Lisbonne, faculté de psychologie (Portugal), elle y dirige le Master en psychologie des ressources humaines, du travail et des organisations. Elle a été professeur invité dans plusieurs institutions en Europe, en Asie, en Amérique du Sud, en Afrique et en Amérique du Nord. Ses intérêts professionnels incluent la théorie de la psychologie de carrière, l'intervention et la recherche et les questions du rapport des adultes au monde du travail. Ses publications et présentations traitent des problèmes de carrière des adultes, d'évaluation et de processus de conseil. Elle a été présidente de la division Counseling (2014-2018) de l'Association internationale de psychologie appliquée (IAAP). Elle est présidente de la chaire Unesco – Orientation et conseil tout au long de la vie, Université de Wroclaw (Pologne). Elle est Fellow Award – IAAP (2014) et ESVDC Award 2015. Elle est également conseillère de la Défense nationale depuis 2007.

**Annick DURAND-DELVIGNE**

Professeur émérite des Universités en psychologie sociale et membre associée au laboratoire Psitec EA 4072, Université de Lille – Sciences humaines et sociales. Elle est titulaire d'une thèse de doctorat d'État (1992) ; ses thèmes de recherche centraux, issues de son domaine de spécialité, la psychologie sociale, portent sur la question transversale des rapports sociaux de sexe et contribuent à de nombreux égards, au développement de réseaux ou programmes multi et/ou pluridisciplinaires.

**Vanessa FOURNIER** Psychologue du travail en recherche appliquée et référente mixité-égalité (BA 705 Tours) et docteur en psychologie sociale. Ses recherches portent sur la dynamique de socialisation différentielle des sexes, à différents âges, afin d'apporter un éclairage sur la division sexuée de l'orientation scolaire et professionnelle. Rattachement institutionnel des activités de recherche : Vanessa Fournier est membre associée au CRTD EA 4132, axe « Genre et orientation ».

**Jérôme GUEGAN** Maître de conférences en psychologie à l'université de Paris et membre du Laboratoire de psychologie et d'ergonomie appliquées (LaPEA). Il s'intéresse à l'étude des processus sociocognitifs en situation de communication médiatisée par ordinateur et au travail de groupe à distance, (via des plateformes de travail collaboratif et/ou des environnements virtuels). Dans cette optique, il s'intéresse notamment à l'influence des avatars (*i. e.* représentations numériques de soi) et des indices contextuels sur les performances créatives. Il étudie également la façon dont les interactions sociales à distance peuvent influencer les relations et les perceptions intergroupes ainsi que l'identification groupale.

**Jean GUICHARD** Professeur émérite de psychologie au Conservatoire national des arts et métiers (Institut national d'étude du travail et d'orientation professionnelle – Centre de recherche sur le travail et le développement – Paris). Il est président d'honneur du réseau international Unesco-UNITWIN « pour l'accompagnement à l'orientation des personnes tout au long de la vie vers le travail décent et le développement durable ». Ses travaux – qui portent notamment sur les facteurs et processus de la construction de soi – visent à développer des interventions de conseil ou d'éducation accompagnant des jeunes et des adultes dans l'orientation de leur vie active vers un développement mondial, humain, équitable et durable.

**Violette HAJJAR**

Professeur émérite de psychologie sociale et du travail à l'université de Toulouse Jean-Jaurès. Ses travaux de recherche, réalisés en collaboration avec les professeurs Jacques Curie et Alain Baubion-Broye, ont porté sur l'analyse des rapports vie de travail, vie hors travail et la construction du modèle théorique du système des activités ; les conséquences psychologiques et sociales du chômage ; les modes de vie des familles ; les activités et processus de socialisation dans les transitions professionnelles... Au sein du laboratoire « Psychologie de la socialisation – Développement et travail », elle apporte, actuellement, sa contribution aux recherches menées sur la variabilité des conduites d'orientation professionnelle en fonction des rapports que les individus entretiennent avec le travail.

**Alexis LE BLANC**

Professeur de psychologie sociale et du travail à l'université de Toulouse Jean-Jaurès et chercheur au laboratoire « Psychologie de la socialisation – Développement et travail ». Ses principaux intérêts et activités de recherche portent sur les activités et processus de socialisation dans les transitions professionnelles, la précarité d'emploi, le développement de la carrière, la structuration des projets et des perspectives temporelles, la construction des rapports au travail et des rapports entre la vie de travail et la vie hors du travail, la discrimination au travail dans les organisations.

**Lin LHOTELLIER**

Il a exercé comme psychologue de l'éducation nationale aux niveaux collège, lycée et université, et comme directeur de centre d'information et d'orientation. Il a également travaillé à la Cité des métiers de Paris. Il est aujourd'hui chargé d'enseignement et de recherche au Cnam-Inetop. Il y a été rédacteur scientifique de la revue *L'Orientation scolaire et professionnelle*, il y a dirigé l'Observatoire des politiques et des pratiques pour l'innovation en orientation et il y est aujourd'hui directeur des études pour le certificat d'aptitude aux fonctions de psychologue de l'éducation nationale, dont il a contribué à concevoir la mise en œuvre. Après avoir centré une part importante de son activité au Cnam-Inetop sur le domaine de la psychométrie, il contribue à développer depuis une dizaine d'années un courant de recherche et de pratique qui concerne le sens de la vie et du travail.

**María Eugenia LONGO**

Professeur au centre Urbanisation, culture, société de l'Institut national de la recherche scientifique (INRS). Elle dirige le volet « Emploi et entrepreneuriat » de la chaire Réseau de recherche sur la jeunesse du Québec (CRJ). Elle est directrice de l'Observatoire Jeunes et Société (OJS) depuis 2017 et présidente du Research Committee Sociology of Work de l'International Sociological Association (ISA) depuis 2018. En tant que sociologue du travail et de la jeunesse, ses recherches et publications portent sur les parcours de vie des jeunes, les réorientations et bifurcations biographiques, les temporalités sociales et biographiques, les rapports au travail, la précarité et l'informalité professionnelle, les politiques d'emploi dans différents contextes (Canada, Québec, Argentine, France), à partir d'une approche processuelle et comparative. Pour plus d'information: *http://www.inrs.ca/maria-eugenia-longo.*

**Jonas MASDONATI**

Professeur à l'Institut de psychologie et affilié au Centre de recherche en psychologie du conseil et de l'orientation (CePCO) et à l'Observatoire de l'éducation et de la formation (OBSEF) de l'université de Lausanne, où il est également responsable du Service de consultations en conseil et orientation. Il est membre du conseil de l'European Society for Vocational Designing and Career Counseling (ESVDC) et du comité de rédaction du *Journal of Career Assessment*, ainsi que directeur adjoint de la revue *L'Orientation scolaire et professionnelle*. Ses enseignements et recherches portent notamment sur la psychologie du counseling, l'évaluation qualitative, les transitions et les reconversions professionnelles, l'insertion et la formation professionnelle, la construction identitaire, le travail décent et le rapport au travail.

**Jean-Luc MÈGEMONT**

Docteur en psychologie, maître de conférences et membre associé au sein du Laboratoire de psychologie de la socialisation – Développement et travail à l'université de Toulouse Jean-Jaurès. C'est dans cette même université qu'il a assuré pendant de nombreuses années les fonctions de maître de conférences ainsi que la direction du Master 2 de psychologie sociale, du travail et des organisations, après avoir accompli la première partie de sa carrière au sein de la direction des ressources humaines d'une grande société industrielle. Actuellement, ses activités de recherche concernent l'étude, d'une part, des conduites d'orientation professionnelle en fonction des rapports que les individus entretiennent avec le travail; d'autre part, des conduites de mobilité professionnelle en cours de carrière en lien avec les processus de reconnaissance sociale.

**Isabelle OLRY-LOUIS** Professeur des universités en psychologie de l'orientation à l'université Paris-Nanterre, où elle codirige le master « Psychologie de l'orientation, de l'évaluation et du conseil ». Ses recherches portent sur les processus psychologiques impliqués par les transitions tout au long de la vie et sur les interactions dialogiques de conseil en orientation et sont menées dans le Laboratoire parisien de psychologie sociale (LAPPS-TE2O). Elle a exercé antérieurement comme institutrice, conseillère d'orientation psychologue, chargée de recherche en psychologie à l'Institut national d'étude du travail et d'orientation professionnelle du Cnam, puis maître de conférences à l'université Sorbonne-Nouvelle, avant de soutenir une habilitation à diriger des recherches en psychologie sociocognitive de la communication avec de nombreuses applications en éducation, au travail et en orientation. Auteure ou coauteur de sept ouvrages, elle a aussi publié plus d'une soixantaine d'articles dans des revues scientifiques et de chapitres d'ouvrages.

**Frédérique PIGEYRE** Professeur du Conservatoire national des arts et métiers, titulaire de la chaire « Genre, mixité, égalité femmes-hommes de l'école à l'entreprise » et membre du LISE – CNRS/CNAM (UMR 3320). Diplômée de l'ESCP, elle est titulaire d'un doctorat de sociologie, habilitée en sciences de gestion et agrégée des facultés en sciences de gestion. Elle a été professeur en sciences de gestion à l'université Paris-Est-Créteil (UPEC) pendant plus de quinze ans. Elle a publié de nombreux travaux mobilisant la thématique du genre, que ce soit à propos des carrières des femmes, en entreprise ou à l'université et dans la recherche, des inégalités salariales ou de la négociation collective sur l'égalité professionnelle. Elle a également publié plusieurs ouvrages et articles sur la gestion des ressources humaines et le management des compétences.

**Jacques POUYAUD**

Maître de conférences en psychologie du travail et de l'orientation à l'université de Bordeaux (faculté de psychologie). Il est membre du laboratoire de psychologie (EA 4139) et membre associé de l'équipe de psychologie de l'orientation du Centre de recherche sur le travail et le développement du CNAM (CRTD-EA4132). Ses thèmes de recherches sont l'analyse des processus de construction de soi dans les situations de transitions tout au long de la vie, principalement sous l'angle du rôle de l'activité. L'étude des processus en jeu dans la relation de conseil en orientation sous l'angle de l'aide à la construction de soi. Membre du comité de direction de la chaire Unesco « Conseil et orientation tout au long de la vie », il participe également au bureau de l'European Society for Vocational Designing and Career Counseling (ESVDC).

**Jérôme ROSSIER**

Professeur ordinaire en psychologie du conseil et de l'orientation et vice-doyen à la recherche de la faculté des sciences sociales et politiques à l'université de Lausanne. Il est actuellement éditeur de la revue *International Journal for Educational and Vocational Guidance* et membre de plusieurs comités de rédaction de revues scientifiques, comme le *Journal of Vocational Behavior.* Ses thèmes d'enseignement et de recherche concernent la psychologie vocationnelle, l'évaluation psychologique et la psychologie de la personnalité. Il a publié près de deux cents articles scientifiques et chapitres d'ouvrage. Il a participé à différents projets de recherche internationaux comme l'International Career Adaptability Project. Il est le co-éditeur du *Handbook of the Life Design Paradigm: From Practice to Theory, from Theory to Practice* et mène actuellement différents travaux sur les choix et les trajectoires professionnelles et l'adaptation au travail dans différents contextes culturels, financé par le Fonds national suisse pour la recherche scientifique.

**Poyraz SAHIN**

Psychologue du travail, docteur en psychologie et psychanalyste. Il est également chercheur associé au laboratoire « Connaissance, langage, modélisation », laboratoire parisien de psychologie sociale, équipe « Travail, ergonomie, orientation et organisation », université Paris-Nanterre. Il travaille sur les thèmes suivants : les minorités sexuelles, la place de l'orientation sexuelle dans le monde de travail, la discrimination, la socialisation et la socialisation organisationnelle.

**Isabelle SOIDET**

Maître de conférences en psychologie de l'orientation à l'université Paris-Nanterre, où elle codirige le master « Psychologie de l'orientation, de l'évaluation et du conseil ». Conseillère d'orientation psychologue au début de sa carrière, elle est aujourd'hui membre du laboratoire parisien de psychologie sociale et membre associée du CRTD-CNAM. Elle s'intéresse aux transitions scolaires et professionnelles dans leurs dimensions psychologiques, contextuelles et sociétales, ainsi qu'au rôle des interactions sociales, en situation d'orientation, de formation et de travail dans la construction du sens des expériences passées, présentes ou anticipées, et dans la transformation des représentations de soi et du monde. Contact: *isoidet@parisnanterre.fr*

**Laurent SOVET**

Maître de conférences en psychologie différentielle à l'université de Paris et membre du Laboratoire de psychologie et d'ergonomie appliquées (LaPEA) depuis 2016. En 2014, il obtient une thèse en psychologie de l'orientation réalisée sous la direction du Professeur Jean-Luc Bernaud au CNAM où il s'est intéressé aux liens entre bien-être et choix d'orientation. Ses recherches actuelles se structurent autour de trois axes et portent principalement sur des publics scolarisés: conceptualisation des compétences à s'orienter, accompagnement au sens et évaluation de l'efficacité des pratiques en orientation.

**Xuebing SU**

Chercheur au département de travail social de l'université baptiste de Hong Kong. Elle s'intéresse aux questions de bien-être au travail, de comportements organisationnels, à la santé mentale, aux jeunes et au développement de carrière. Elle travaille actuellement pour le projet de recherche CLAP for youth @ JC, qui vise à soutenir l'insertion personnelle et professionnelle des jeunes NEET de Hong Kong. Ses recherches récentes se concentrent sur l'évaluation de l'efficacité des modèles et des outils d'intervention en conseil de carrière, utilisés dans le cadre de la notion élargie de travail (ENOW). Elle a développé dans cette perspective un outil d'accompagnement et de recherche intitulé la « carte de la croissance autoperçue ».

**Élise TENRET** Maître de conférences à l'IRISSO (université Paris-Dauphine, PSL Research University) et chargée de mission à l'Observatoire national de la vie étudiante. Elle s'intéresse aux questions de vie étudiante et de justice sociale. Elle a codirigé l'ouvrage collectif *Regards croisés sur les expériences étudiantes* (Paris, La Documentation française, 2019, avec J.-F. Giret et F. Belghith).

**Katia TERRIOT** Psychologue de l'Éducation nationale mention « Éducation, développement, orientation », chargée d'enseignement et de recherche à l'INETOP-Cnam. Elle a soutenu sa thèse en décembre 2018 sous la codirection d'Even Loarer et Jacques Grégoire, qui portait sur l'évaluation contextualisée de l'intelligence chez les adolescents. Elle est membre du centre de recherche sur le travail et le développement (CRTD) équipe de « Psychologie de l'orientation », responsable du cahier-outils de la revue *L'Orientation scolaire et professionnelle* (OSP). Elle est coauteur de l'ouvrage *L'Orientation scolaire et professionnelle : Pratiques d'évaluation* (Mardaga). Ses recherches portent essentiellement sur l'évaluation (adaptation et création d'outils et de méthodes) ainsi que sur les ruptures scolaires (décrochage).

**Emmanuelle VIGNOLI** Maître de conférences en psychologie de l'orientation à l'Institut national d'étude du travail et d'orientation professionnelle au Conservatoire national des arts et métiers (Paris, France). Elle a été pendant plusieurs années rédactrice en chef de la revue scientifique *L'Orientation scolaire et professionnelle*. Elle est actuellement responsable de la première année de deux masters, le master « Psychologie de l'orientation et du travail », et le master « Conseil en orientation, bilan, insertion ». Ses recherches portent sur les questions de l'orientation scolaire et professionnelle, d'adaptation scolaire, de transitions, de décrochage scolaire et leurs rapports avec la qualité des relations aux personnes significatives, l'attachement, les émotions, le bien-être. Elle a participé à des conférences et a publié des articles scientifiques et/ou des chapitres de livres sur ces thèmes.

**Victor WONG**

PhD, RSW, professeur et directeur du programme BSW (Hons) au département de travail social à l'université baptiste de Honk Kong (HKBU). Il a reçu de la Hong Kong Baptist University le prix de la performance en enseignement en 2003 et celui du transfert de connaissance en 2019. Il est spécialiste du travail social nommé par le Conseil de Hong Kong à l'accréditation académique et professionnelle des travailleurs sociaux. Ses intérêts de recherche et ses publications portent sur la jeunesse dans une perspective critique, les interventions professionnelles telles que les pratiques narratives et l'autonomisation, ainsi que les réformes des soins et de santé. Il est actuellement responsable principal de deux projets sur l'accompagnement à la carrière des jeunes (CLAP for youth @ JC – Planification de carrière et d'aventure de vie pour les jeunes) 2015-2020, et sur le rôle de l'appropriation psychologique collective dans la relation entre les conditions de travail et le bien-être au travail chez jeunes travailleurs sociaux adultes (2020-2022).

**Toby C.Y. YIP**

Travailleur social avec une expérience académique pluridisciplinaire en travail social, communication et études culturelles. Il enseigne à l'université depuis plus de douze ans. Il est actuellement chercheur principal associé à temps plein dans l'équipe du projet CLAP for Youth @ JC au sein du département de travail social de l'université baptiste de Hong Kong. Il est également critique de théâtre, de danse et d'opéra chinois.

**Richard A. YOUNG**

Professeur de psychologie du counseling à l'université de la Colombie-Britannique. Il est un *fellow* de la Société canadienne de psychologie et de la Société américaine de psychologie et psychologue agréé en Colombie-Britannique. Ses intérêts de recherche comprennent l'application de la théorie de l'action et de la méthode qualitative de projet d'action à une variété de sujets de recherche, y compris la transition vers l'âge adulte, les familles, le perfectionnement professionnel, le counseling, la santé, et le suicide. Son plus récent livre coédité, traitant de l'application de la théorie de l'action à la pratique de counseling, es *Counseling and Action: Toward Life-Enhancing Work, Relationships, and Identity* (R.A. Young, J.F. Domene, et L. Valach (éds.), Springer-Science, 2015).

**Franck ZENASNI**

Professeur en psychologie différentielle à l'université de Paris. Depuis 2019, il dirige le Laboratoire de psychologie et d'ergonomie appliquées (LaPEA), où il mène et supervise des recherches sur la créativité, l'intelligence émotionnelle, l'empathie, le développement des compétences et les comportements organisationnels positifs. Il enseigne par ailleurs la psychologie de l'intelligence, la psychologie de la créativité, la personnalité au travail, le haut potentiel, les designs de recherche et l'*evidence-based practice.* Il est maintenant responsable du parcours Learning Science du Master Approches interdisciplinaires et innovantes recherche et enseignement.

# Table des matières

## *Partie 3*
## *Orientation tout au long de la vie et construction du rapport au travail*

## *Partie 4*
## *Orientation tout au long de la vie et développement humain durable*

## *Partie 5*
## *Orientation et inégalités*

# Introduction

## Les enjeux de l'orientation tout au long de la vie pour accompagner les individus et les transformations de la société[1]

1. Par Valérie Cohen-Scali.

L'orientation est un terme polysémique mais qui renvoie de manière classique à deux grands ensembles d'activités. D'une part, l'orientation correspond à la sélection et la répartition des individus sur le marché du travail. Selon cette perspective, l'orientation est une pratique susceptible de permettre aux entreprises de recruter plus facilement des individus dont les compétences et profils sont adaptés à leurs besoins. D'autre part, l'orientation s'entend également comme un ensemble de dispositifs permettant d'aider les individus à faire des choix pour construire leur vie. Ces deux perspectives n'ont pas nécessairement les mêmes finalités. Le système d'orientation français a évolué au cours des dernières années de façon à développer les dispositifs facilitant les actions individuelles pour gérer la carrière. Cette tendance est particulièrement marquée depuis 2014[1] et a conduit à une multiplication des structures et des acteurs dispensant des actions d'orientation auprès des publics jeunes et adultes. Ces évolutions traduisent toutefois des logiques contradictoires (Solaux, 2019), ce qui les rend parfois peu lisibles pour les individus. Elles témoignent d'une attention croissante portée à l'orientation qui est perçue comme une fonction sociétale importante, mais aussi une activité que chacun·e devra être amené·e à mettre en œuvre à plusieurs moments de sa vie.

Cette volonté politique de mettre à la portée de tous des services d'orientation se double néanmoins, d'un mouvement de « déprofessionnalisation » des acteurs clefs de l'orientation. En résumé donc, les services sont nombreux mais les professionnels qui dispensent ces services ont rarement bénéficié de formations solides pour exercer ces fonctions. Aujourd'hui, l'orientation est mise en œuvre par l'État qui réalise une mission de répartition des flux d'élèves dans les formations, notamment en utilisant la plateforme Parcours Sup pour l'entrée dans l'enseignement supérieur. En parallèle, les régions de France ont la charge de diffuser l'information nécessaire à l'orientation. Pour l'orientation scolaire, les enseignants voient leur rôle renforcé pour accompagner la réflexion des élèves sur leur projet. Toutefois ils ne sont pas suffisamment formés pour cela[2]. D'autres acteurs dont les profils sont très variés peuvent également intervenir (notamment des coachs scolaires qui dispensent leurs services rémunérés en ligne). En parallèle, se multiplient les forums, les rencontres sur le thème de l'orientation, parfois relayés par la presse[3]. Au cours de ces évènements, des professionnels, journalistes, personnalités du spectacle, viennent témoigner de leur parcours et échanger avec les participants, parents, élèves, personnes en recherche d'emploi. Les objectifs de ces débats peuvent être résumés ainsi « Comprendre le monde de demain pour faire les bons choix aujourd'hui » et visent à développer son information sur les évolutions du monde et favoriser les identifications avec des personnes qui ont des parcours singuliers. Ces divers constats témoignent de l'existence d'une représentation

1. La loi du 5 mars 2014 relative à la formation professionnelle, à l'emploi, à la démocratie sociale, celle du 5 septembre 2018 et le cadre de référence confiant l'information sur l'orientation aux Régions le 28 mai 2019.

2. Les budgets de la plupart des académies sont extrêmement faibles pour assurer la formation des enseignants.

3. Par exemple *Le Monde Campus* organise en 2020 les forums « s'orienter au XXI^e^ siècle » dans plusieurs villes de France.

sociale partagée qui est que l'orientation serait une activité assez simple, qui ne nécessite pas de compétences ou de connaissances particulières pour être mise en œuvre, qui n'implique pas d'accompagnement de la part de spécialistes et qui sous-entend qu'une information dense suffit pour pouvoir s'orienter. Cette idée repose sur une méconnaissance de l'histoire mondiale de l'orientation qui montre que cette mission a été initiée au début du XX$^{e}$ siècle dès 1913, lors de la première réunion de l'Association nationale d'orientation créée à Grand Rapids, dans le Michigan. Il avait été alors jugé indispensable de former des spécialistes pour réaliser cette activité initiée par Frank Parsons consistant principalement, à cette période, à aider les jeunes à faire des choix d'étude (Zuncker, 1989). En France, des professionnels de l'orientation scolaire sont formés depuis les années 1930 par l'Institut national d'études du travail et de l'orientation (INETOP) à Paris qui réalise également des travaux de recherche et des publications spécialisés depuis près d'un siècle.

Cette idée repose également sur un surinvestissement du pouvoir supposé de l'information et sur une faible préoccupation du rôle pourtant central de la didactique de l'information. Or, comme le soulignent Guichard et Huteau (2007), « pour que l'information soit assimilée par ceux à qui elle est destinée, plusieurs précautions doivent être prises. Il faut notamment tenir compte des connaissances et des représentations initiales, des biais inhérents à toute intégration d'informations nouvelles et de la nécessité de personnaliser et d'individualiser l'information » (p. 254). Enfin, cette représentation ignore de nombreux travaux européens et internationaux qui mettent au jour les savoirs et savoir-faire nécessaires à la réalisation d'actions dans le domaine de l'orientation. Ainsi, les standards européens dans le domaine de l'orientation soulignent l'existence de trois groupes de professionnels, plus ou moins spécialisés en orientation et identifiés dans le référentiel mis au point dans le cadre du projet NICE (Network for Innovation and Counseling in Europe) (Katsarov, Lerkkanen, Pouyaud, Pukelis, 2016) :

- Les **conseillers** qui offrent un soutien basique en orientation, en plus de leur activité principale (par exemple les enseignants, les travailleurs sociaux, les cadres des services de ressources humaines...). Ils reçoivent une formation en orientation (notamment dans le domaine de l'entretien, l'analyse du marché du travail, de la connaissance du système de formation...).
- Les **professionnels** de l'orientation dont le cœur de métier consiste à accompagner les individus à affronter les transitions et à choisir un parcours professionnel (on peut mettre dans ce groupe les PsyEN, les conseillers de l'APEC, de Pole emploi, etc.). Ils doivent avoir un niveau Master 2 dans le domaine de l'orientation.
- Les **spécialistes** de l'orientation ont développé des connaissances pointues dans un domaine de l'orientation, notamment dans le cadre d'un doctorat.

Ces trois groupes développent leurs activités en lien avec cinq domaines de compétences centrales : l'éducation à l'orientation, l'information concernant les emplois et les formations, le conseil en orientation, la gestion de dispositifs et de services d'orientation, l'intervention sur les systèmes et les environnements des individus. Enfin, chacun de ces groupes doit être capable de mobiliser des normes éthiques, certaines valeurs professionnelles et de se former régulièrement.

Ce référentiel constitue un cadre utile pour concevoir des programmes de formation de haut niveau indispensables aux acteurs intervenant dans l'orientation tout au long de la vie.

Le premier objectif de cet ouvrage est de mettre au jour la diversité des facettes et des enjeux associés au rôle de l'orientation dans ce contexte, et conçoit l'orientation à la fois comme champ de pratiques et de recherche. Il s'agit d'une part, de souligner que les pratiques d'orientation s'appuient sur des modèles théoriques et des recherches de terrain. Ces recherches permettent d'identifier les démarches les plus efficaces, identifient les processus de construction des représentations sociales, des croyances, mettent au jour les conditions sociales et les pratiques d'orientation les plus favorables au changement individuel et aux choix de carrière. D'autre part, cet ouvrage vise à mettre en exergue le caractère pluridisciplinaire des travaux du domaine de l'orientation, tel qu'il serait possible de parler « des sciences de l'orientation ». Plusieurs disciplines peuvent en effet participer à la réflexion en centrant sur des points d'entrée différents mais dont les apports se conjuguent pour permettre de saisir la complexité du système d'orientation de France, avec ses nombreux dispositifs et acteurs, mais également les processus psychologiques et éducatifs mobilisés dans la construction des identités, les prises de décision ou les compétences utiles pour s'orienter.

Un autre objectif important est de permettre de mieux saisir la portée sociétale de cette fonction et la nécessité de professionnaliser les acteurs de ce champ. En effet, l'orientation comme activité de construction de soi est indispensable à mettre en œuvre dès le plus jeune âge, comme cela se fait d'ailleurs au Québec ou plus récemment en Belgique (Canzittu et Demeuse, 2017). Les activités d'orientation, lorsqu'elles imprègnent les activités pédagogiques disciplinaires et correspondent à un véritable projet de l'établissement scolaire, donnent du sens aux apprentissages scolaires et limitent le désintérêt des élèves pour l'école. Les activités d'orientation doivent permettre à chacun de penser son insertion sociale et professionnelle de réfléchir à ce qui compte pour soi et d'évaluer les compétences qu'il faut développer compte tenu de ses projets. Ainsi l'orientation devrait permettre à chacun·e de réfléchir à la signification que doit avoir le travail, à son degré de centralité comparativement aux autres domaines de vie. Dans le contexte de péril écologique actuel, l'orientation peut, en aidant les individus à concevoir leur vie future, contribuer à la mise en œuvre de carrières qui soient compatibles avec un développement durable et à conduire chacun·e à penser ses actions en termes d'empreinte environnementale et sociale. Aider à développer de telles réflexions est l'objectif du réseau Unesco crée en 2017, comprenant dix-neuf universités partenaires et intitulé « Interventions en construction de soi (Life Design), pour un travail décent et un développement durable » et dont font partie plusieurs des auteurs de cet ouvrage.

Les contributions des cinq parties composant cet ouvrage offrent un ensemble de réflexions qui montrent le rôle central de l'orientation tout au long de la vie dans notre société.

La première partie intitulée « Approches et méthodes innovantes en orientation » rassemble quatre chapitres. Le chapitre 1 « Contribution à la recherche pour l'innovation dans le conseil en construction de carrière » coécrit par Paulo Cardoso et Maria-Eduarda Duarte souligne l'intérêt des perspectives Life Design en orientation, et étudie plus particulièrement les effets de l'entretien de construction de carrière développé par Mark Savickas. Les auteurs évoquent des recherches témoignant des capacités de cette intervention à induire du changement chez les individus, changement qui se manifeste au cours de l'entretien par « des moments d'innovation ». La présentation d'études de cas permet de souligner les différents types de changement qui apparaissent grâce à ces entretiens.

Le chapitre 2 « Vers le renouvellement de l'orientation professionnelle : une perspective de théorie de l'action » écrit par Richard A. Young propose une approche contextuelle de l'orientation basée sur les liens entre action et carrière. Les interventions de conseil, dans cette perspective, s'appuient sur les systèmes d'action du consultant, leur organisation et se basent sur les difficultés qu'il·elle rencontre à établir des objectifs d'action. Cette approche mobilise la narration conçue comme une action invitant un tiers (ami, parent...) dans le processus de co-construction du projet de l'individu.

Le chapitre 3 « Initiation à la créativité et à l'innovation : quels apports pour l'orientation et le développement des compétences ? » de Samira Bourgois-Bougrine explore le rôle de l'apprentissage dans la créativité pour renforcer les capacités d'adaptation aux changements et pour construire une carrière qui a du sens. Le potentiel créatif peut être développé et utilisé au service de l'orientation des individus. L'auteur propose d'adopter une démarche de résolution créative de problèmes d'orientation et suggère de mettre en place une méthode en quatre étapes pour favoriser les processus créatifs dans le domaine de l'orientation.

Le chapitre 4 « Histoire, développements et analyse de pratiques d'accompagnement sens de la vie, sens du travail », coécrit par Caroline Arnoux-Nicolas, Lin Lhotellier, Jean Luc Bernaud, Isabelle Soidet, expose une approche soulignant sur le rôle central du sens pour construire sa vie. Cette approche « humaniste-existentielle » a donné naissance à un dispositif d'intervention en sept phases. Celui-ci conduit les individus lors de sessions individuelles et collectives à développer une réflexion originale sur le travail et sur leur vie, notamment en utilisant des œuvres artistiques.

Le chapitre 5 « Approche Intégrative des compétences à s'orienter » de Laurent Sovet, Franck Zenasni et Jérôme Guegan porte sur les compétences à s'orienter. Les auteurs développent ici une réflexion sur la définition de ces compétences conçues en lien avec les différences individuelles et les contextes socio-culturels dans lesquels elles s'inscrivent. Ils proposent également des critères objectifs et subjectifs permettant de les évaluer scientifiquement.

La deuxième partie a pour titre « Mieux comprendre le fonctionnement de l'orientation scolaire » et comprend trois chapitres. Damien Canzittu et Émilie Carosin ont coécrit le chapitre 6 intitulé « L'orientation scolaire et professionnelle face aux enjeux du XXI^e^ siècle : rôle et fonction de l'école dans l'orientation tout au long de la vie ». Les auteurs mettent au jour la nécessité pour les individus de devenir plus actifs pour gérer leurs carrières. Ils soulignent que l'école a un rôle fondamental pour les y aider. Les auteurs présentent l'approche éducative de l'orientation pour favoriser le développement des compétences à s'orienter utiles toute leur vie. Ils proposent également un modèle où l'orientation est envisagée dans une perspective de développement du pouvoir d'agir.

Katia Terriot et Emmanuelle Vignoli proposent d'éclairer le rôle de l'orientation tout au long de la vie pour limiter le décrochage scolaire, dans le chapitre 7 dont le titre est « Quel rôle de l'orientation scolaire et professionnelle dans la lutte contre le décrochage scolaire ? ». Les auteures évoquent un ensemble de travaux et de perspectives qui montrent en effet que certaines actions d'orientation, de remédiation ou encore certaines interactions sociales, introduites à différents moments du processus de décrochage peuvent soutenir la réflexion sur le sens des apprentissages scolaires et les réflexions sur sa situation actuelle et future.

Dans le chapitre 8, « Administré mais pas régulé, le système d'orientation scolaire français au prisme d'une analyse politique », Thierry Berthet fournit une analyse des logiques institutionnelles à l'œuvre dans la construction des dispositifs d'orientation scolaire. L'auteur cherche à répondre à cette question : « Comment le système français d'orientation des élèves est-il administré, construit, régulé ? » Pour cela, il s'appuie sur une enquête par entretiens réalisés auprès de divers acteurs du monde politique et institutionnel. Il met ainsi au jour plusieurs paradoxes induisant des dysfonctionnements du système d'orientation.

Élise Tenret présente le chapitre 9, intitulé « L'orientation à l'heure des algorithmes, selection automatisée, vécu de l'orientation et sentiment de justice parmi les étudiants ». L'auteure interroge la perception des étudiants concernant les procédures de sélection à l'œuvre avec l'utilisation de la plateforme « ParcoursSup ». Comment les étudiants ont-ils vécu cette activité d'orientation ? Comment l'évaluent-ils ? L'auteure répond à ces questions en s'appuyant sur une enquête réalisée auprès de 4 500 étudiants de première année. Le chapitre révèle les points perçus positivement et les aspects davantage sujets à critique, notamment l'opacité des mécanismes d'orientation à l'œuvre dans ce dispositif.

La troisième partie de cet ouvrage « L'orientation et la construction du rapport au travail » souligne que les actions d'orientation constituent des opportunités de produire des réflexions sur son rapport au travail et à la carrière.

Le chapitre 10 de cette partie coécrit par Alexis Le Blanc, Marie-Pierre Cazals, Jean-Luc Mègemont et Violette Hajjar a pour titre « Transitions professionnelles et construction des rapports au travail : nouveaux enjeux pour l'orientation tout au long de la vie ». Les auteurs adoptent une perspective critique de la notion de rapport au travail qu'ils proposent de revisiter à partir du modèle de la socialisation active et plurielle. Ils s'appuient sur une recherche exploratoire auprès d'étudiants de fin de cursus de formation. Ils aboutissent à un ensemble de constats leur permettant d'enrichir cette notion de rapport au travail et d'identifier ses diverses facettes.

Maria Eugénia Longo, dans le chapitre 11 intitulé « La pratique de l'orientation confrontée à la complexité des parcours » développe une réflexion sur les conditions historiques et sociales de construction des parcours de vie. À partir de l'analyse de données qualitatives longitudinales issues de recherches conduites en France, au Québec et en Argentine, l'auteure montre que les parcours se déroulent dans des conditions de plus en plus précaires associées à une incertitude plus forte.

Ceci la conduit à faire un ensemble de propositions en matière d'orientation et de formation qui prennent davantage en compte le rapport subjectif des individus à leur vie et à leur travail.

Dans le chapitre 12 ayant pour titre « Quel sens donner aux transitions adultes lorsqu'il s'agit de ruptures intentionnelles et inattendues ? », Laurence Cocandeau-Bellanger, Elodie Chevallier et Jean-Pierre Boutinet s'intéressent aux carrières qui impliquent des transitions professionnelles intentionnelles et inattendues qui sont de plus en plus nombreuses dans notre société. Ces transitions sont éclairées par des études de cas, qui témoignent de l'existence d'une diversification des intérêts pour le travail et une variété du sens attribué au travail chez les individus.

La quatrième partie porte sur « L'orientation et le développement humain durable ». Le chapitre 13 proposé par Jean Guichard constitue un appel à imaginer la manière dont l'orientation et les professionnels de l'accompagnement peuvent contribuer à résoudre la crise climatique actuelle. L'auteur propose de développer une politique et une réglementation mondiale pour réguler les échanges commerciaux afin qu'ils favorisent le principe de subsidiarité écologique et territoriale. Pour cela, des ateliers d'orientation sont présentés afin que les individus construisent leur vie en prenant en compte ce contexte.

Le chapitre 14 coécrit par Jonas Masdonati et Jérôme Rossier intitulé « Vers une orientation au service de la durabilité » vise également à contribuer à une réflexion sur la manière dont la psychologie de l'orientation peut mieux répondre aux enjeux de durabilité. Les auteurs développent un modèle de la durabilité en quatre étapes à partir de concepts clefs : le travail décent, la dignité au travail, la carrière durable et le choix éthique. Ce chapitre ouvre une piste nouvelle sur les finalités des actions d'orientation et sur des pistes de recherche en orientation.

Valérie Cohen-Scali propose le chapitre 15 dont le titre est « Construire sa carrière pour un développement humain durable : l'exemple des réorientations professionnelles vers l'économie sociale et solidaire ». Ce chapitre vise à cerner la manière dont les individus peuvent faire évoluer leurs activités et leur carrière de façon à les rendre plus compatibles avec un Développement Humain Durable. L'auteure s'appuie sur une recherche qualitative auprès de cadres qui choisissent de se réorienter dans l'économie sociale et solidaire, pour mettre au jour quelques facteurs personnels et contextuels qui peuvent contribuer à cette évolution ou la rendre plus difficile.

Dans le chapitre 16, intitulé « Travail décent et notion étendue de travail, faire face aux défis de l'orientation et du conseil au XXI$^{e}$ siècle : l'exemple du projet CLAP dans la communauté des jeunes NEETs de Hong Kong », Victor Wong, Jacques Pouyaud, Xuebing Su et Toby C.Y. Yip défendent l'idée que les activités non rémunérées peuvent être considérées comme du travail. Ils promeuvent la notion de « travail élargi » qu'ils définissent et développent dans le chapitre. Ils présentent un dispositif d'orientation et d'insertion mis en œuvre sur une large population de jeunes non scolarisés et sans emploi, mobilisant ce concept de « travail élargi » basé sur les dialogues et la valorisation d'expériences quotidiennes.

Dans la dernière partie de l'ouvrage portant sur « L'orientation et les inégalités », trois chapitres sont proposés. Le chapitre 17, intitulé « Orientation, marché du travail et genre, rompre un cercle infernal » et signé par Frédérique Pigeyre, dresse un panorama des inégalités entre femmes et hommes dans le monde du travail, notamment pour ce qui concerne l'accès à l'emploi qualifié et les évolutions de carrières. L'auteur évoque également un ensemble de mécanismes de l'orientation scolaire qui initient et concourent à ces inégalités.

Vanessa Fournier, Sabine De Bosscher et Annick Durand-Delvigne dans le chapitre 18 intitulé « Aspirations professionnelles de jeunes adultes inscrit-e-s dans les formations à dominance féminine *versus* masculine : un maintien de la division sexuée de l'orientation scolaire ? » proposent une synthèse de la littérature sur le genre et les processus de choix d'orientation. Les auteurs s'intéressent tout particulièrement aux modalités de choix des filières atypiques de sexe qui sont explicitées par des résultats d'une recherche réalisée auprès de plus de 260 lycéen-ne-s de filières scolaires à dominance masculine ou féminine.

Le chapitre 19, « La question de l'orientation scolaire et de l'intégration professionnelle des publics issus d'une minorité sexuelle », a été coécrit par Poyraz Sahin et Isabelle Olry-Louis. Cette contribution évoque les difficultés scolaires et professionnelles rencontrées par les personnes qui ont une identité sexuelle minoritaire. Les auteurs font un état des situations de discrimination à l'égard de ces personnes, évoquent les types de stratégies qu'elles mettent en œuvre pour y faire face et le rôle des dispositifs d'orientation.

## Références bibliographiques


Canzittu, D., et Demeuse, M. (2017). *Comment rendre une école réellement orientante ?* Louvain-La-Neuve : De Boeck Supérieur.

Guichard, J., et Huteau, M. (2007). *Orientation et insertion professionnelle. 75 concepts clés.* Paris : Dunod.

Katsarov, J., Lerkkanen, J., Pouyaud, J., et Pukelis, K. (2016). *European competence standards for the academic training of career practitioner.* Heidelberg : Network for Innovation and Counseling in Europe.

Solaux, G. (2019). Un siècle de priorités contradictoires pour les services d'orientation. *L'orientation scolaire et professionnelle. 2-https://doi.org/10.4000/osp.10702.*

Zunker, V.G. (1989). *Career counseling. Applied concepts of Life Planning.* Pacific Grove, California : Brooks/Cole Publishing Company.

# Partie 1

## Approches et méthodes innovantes en orientation

# Chapitre 1

## Contribution à la recherche pour l'innovation dans le conseil en construction de carrière[1]

1. Par Paulo Miguel Cardoso et Maria Eduarda Duarte.

# Sommaire

La globalisation et le développement technologique font que la carrière des personnes n'est plus un parcours prévisible caractérisé par la sécurité et la stabilité mais qu'elle est désormais marquée par le changement et l'imprévisibilité (Guichard et Huteau, 2001).

Ce modèle apparaît dans la logique des économies globalisées : si la compétitivité, reposant sur la réduction des coûts, l'augmentation de la productivité et la flexibilisation du travail, mène souvent à la création de nouvelles opportunités, elle entraîne également la diminution du nombre de personnes ayant un emploi fixe et l'augmentation du nombre de chômeurs et de travailleurs précaires (Beck, 2005 ; Duarte, 2009 ; Nota, Soresi, Ferrari et Ginevra, 2014). Dans ce contexte, les pratiques de conseil en carrière ont été appelées à relever le défi consistant à soutenir les personnes dans la gestion des transitions de carrières qui jalonnent leur parcours professionnel.

Dans le paradigme épistémologique du constructionnisme social, le CCC (conseil en construction de carrière) (CDC ; Savickas, 2015 ; 2019), est une pratique qui vise à soutenir les individus dans la gestion de leur carrière dans des sociétés globalisées et technologiques (Savickas, 2015). La concrétisation de cet objectif se fonde sur deux idées. D'une part, dans la mesure où les individus sont vus comme des conteurs d'histoires qui organisent narrativement leurs expériences personnelles, l'intervention doit favoriser l'organisation de ce récit de vie en termes de continuité et de cohérence pour éviter que les individus ne se perdent dans la turbulence de leurs parcours de vie (Giddens, 1990). D'autre part, le processus continu d'auto-organisation fait des individus, les agents de leur propre transformation, raison pour laquelle le CCC a également pour but de promouvoir l'adaptabilité de carrière de façon à favoriser l'émergence d'une mobilisation de l'individu concernant ses multiples transitions de carrière.

La concrétisation de ces objectifs requiert une recherche qui informe sur l'efficacité des processus impliqués dans les interventions de CCC. Ainsi, il est possible de renouveler la théorie comme la pratique et d'assurer des interventions fondées sur une évidence empirique, c'est-à-dire une pratique guidée par l'expertise des conseillers, par la connaissance qu'ils ont des besoins, des intérêts et des valeurs des consultants mais aussi des résultats de la recherche (Kazdin, 2008).

L'objectif de ce chapitre est de mettre en évidence les contributions de la recherche pour innover dans la théorie et la pratique du CCC. Pour ce faire, nous commençons par caractériser le CCC, puis nous présentons des résultats de recherche sur l'issue et le processus d'intervention. Enfin, nous évoquons les implications théoriques et pratiques des études réalisées.



## 1. Le conseil en construction de carrière

Dans la matrice épistémologique du constructionnisme social, le CCC a ses fondements dans la théorie et la pratique. D'une part, la théorie de la construction de carrière (TCC ; Savickas, 2005 ; 2013) a permis de situer le comportement vocationnel et le développement de carrière dans la dynamique du fonctionnement humain. D'autre part, le feedback des consultants, l'observation clinique et l'analyse de cas ont permis le développement des connaissances sur cette pratique (Savickas, 2015).

Théoriquement, le CCC part de l'idée que le mode de pensée narratif est fondamental pour permettre aux personnes d'organiser la complexité de leur vie interne et la relation avec le contexte dans lequel ils construisent leur vie (Savickas, 2011). Selon cette perspective, la carrière est le grand récit sur le parcours des personnes tout au long de leur cycle de vie (Savickas, 2013). Comme toute histoire, la vie des personnes s'organise, elle aussi, autour de thèmes, c'est-à-dire de problèmes centraux et de la recherche de solutions (Csikszetmihalyi et Beattie, 1979). Ainsi, les grands objectifs sont :

- soutenir les personnes dans la structuration de leur identité narrative, c'est-à-dire dans la réécriture de leur histoire de carrière en cohérence et continuité (McAdams, 1993) ;
- promouvoir l'adaptabilité dans la carrière, autrement dit aider les gens à développer des attitudes et des comportements leur permettant de répondre rapidement aux défis liés à la carrière (Savickas, 2013).

La concrétisation de ces objectifs se déroule dans le cadre d'une pratique en trois phases. Au cours de la première, les principales tâches de conseil consistent à aider à la formulation du/des problème(s) et explorent les construits de carrière (par exemple des nécessités, des intérêts, des objectifs, des valeurs, des compétences). L'évocation des construits de carrière est facilitée par l'utilisation d'un guide d'entretien semi-structuré, « l'entretien de construction de carrière » (ECC ; Savickas, 2015). Cet outil est constitué par des questions correspondant à cinq thèmes liés à la vie des consultants :

1. Héros : les consultants sont interrogés sur les personnes, personnalités ou personnages admirés, ce qui permet d'explorer leur « moi idéal », le type de personne que le consultant a toujours voulu devenir.
2. Histoire préférée : il est demandé au consultant son film ou son livre préféré pour évoquer des problèmes centraux et des solutions à même de les résoudre.
3. Loisirs : la référence aux programmes de télévision, aux magazines, aux sites web ou aux journaux préférés encourage le consultant à aborder les intérêts exprimés.
4. Devise de vie : les questions sur la devise de vie permettent d'identifier des solutions aux problèmes vécus.
5. Trois histoires de son enfance : l'évocation de trois épisodes de l'enfance a pour but d'identifier des nécessités et des processus utilisés pour les résoudre.

Lors de la deuxième phase, c'est sur la réécriture du récit de vie et sur le soutien à la carrière que l'attention se focalise. Les émotions et les pensées liées aux épisodes de vie évoqués à partir de l'ECC sont explorées, des modèles ainsi que des singularités sont dégagés, et des liens entre les expériences personnelles sont établis afin de faciliter l'élaboration d'un récit de soi doté de continuité et de cohérence. À partir de la réécriture de leur histoire de vie, les consultants sont soutenus dans l'élaboration d'un nouveau plan de carrière.

Lors de la troisième phase, des comportements sont revus et encouragés de façon à mettre en œuvre des plans de carrière. Finalement, les changements réalisés, et les facteurs qui y ont contribué, sont analysés (Cardoso, Savickas et Gonçalves, 2019).

## 2. La recherche en conseil de carrière

Si la théorie et la pratique ont été les deux premiers piliers qui ont supporté le CCC, le troisième est la recherche sur l'efficacité et le processus d'intervention. Les études se sont construites autour de deux questions :

1. Quels changements le CCC instaure-t-il ?
2. Comment ces changements ont-ils lieu ?

La réponse à ces questions est fondamentale pour identifier et spécifier les mécanismes de changement chez le consultant et pour le développement de pratiques qui rendent viables ces processus (Warwar et Greenberg, 2000).

### 2.1 Qu'est-ce qui change ?

L'analyse de données quantitatives a révélé que le CCC réduit significativement les difficultés de prise de décision concernant la carrière (Di Fabio et Maree, 2011) et l'indécision vocationnelle (Obi, 2015). Ce type d'intervention augmente également de façon significative la certitude vocationnelle (Cardoso *et al.*, 2016 ; Cardoso *et al.*, 2017 ; Obi, 2015), l'auto-efficacité face à la prise de décision sur la carrière (Barclay et Stoltz, 2015 ; Di Fabio et Maree, 2011), la planification de la carrière, l'exploration de la carrière, la connaissance concernant les principes de décision (Barclay et Stoltz, 2015) et l'adaptabilité dans le contexte de la carrière (Santilli, Nota et Hartung, 2019). Il encourage la résilience, l'orientation vers l'avenir (Santilli *et al.*, 2019), les sentiments de bien-être et de sécurité (Obi, 2015).

L'évaluation de la perception des consultants sur les changements obtenus a permis des résultats qualitatifs qui montrent qu'ils considéraient le CCC utile car favorisant la construction identitaire, la capacité d'établir des relations entre les expériences du passé et des personnes significatives, l'information sur le système d'opportunités. Les consultants y faisaient part également de leur optimisme et de la conscience de leurs valeurs ainsi que de leurs objectifs de vie (Cardoso *et al.*, 2017 ; Maree, 2016 ; Reid, Bimrose, et Brown, 2016 ; Rehfuss, Del Corso, Glavin, et Wykes, 2011 ; Setlhare-Meltor et Wood, 2015).

## 2.2 Comment les changements ont-ils lieu?

L'étude du processus de changement est fondée sur la perspective des moments d'innovation (Gonçalves, Matos, et Santos, 2009). Cette théorie du changement des consultants en psychothérapie partage avec le CCC une conception narrative du fonctionnement humain : les difficultés de construction de sens mènent à des récits de soi problématiques, caractérisés par un ensemble de règles faisant obstacle à l'adaptation à de nouvelles manières de ressentir, de penser et d'agir (Gonçalves, Ribeiro, Mendes, Matos, et Santos, 2011). Ces récits peuvent être rigides, monothématiques et/ou désorganisés, empêchant ainsi les personnes de reconnaître des parts importantes d'elles-mêmes (Cardoso, 2012 ; Hermans et Hermans-Jansen, 1995 ; Oliveira, Gonçalves, Braga et Ribeiro, 2016 ; Ribeiro *et al.*, 2014). Le changement a lieu quand, lors du processus de conseil, la rigidité du récit problématique de soi est rendue plus flexible par l'expression de nouvelles manières d'agir, de penser ou de ressentir (Gonçalves *et al.*, 2009). Ces occasions de nouvelles modalités narratives portent le nom de « moments d'innovation » (MIs). Ceux-ci peuvent être évalués par le Système de codification de moments d'innovation (SCMI ; Gonçalves *et al.*, 2011). Cette mesure permet d'identifier sept types de MIs organisés sur trois niveaux de complexité croissante de l'élaboration narrative.

- Au niveau 1, les MIs permettent aux consultants de mettre leur problème à distance, par exemple, au moyen de comportements à même de faire face au récit de soi problématique (action 1 MI), de pensées et de sentiments qui révèlent de nouvelles perspectives sur le problème (réflexion 1 MI) et/ou de critiques du problème ou concernant ceux qui en sont à l'origine (protestation 1 MI).
- Au niveau 2, la nouveauté narrative est centrée sur le changement. Ainsi, les consultants font-ils référence à de nouveaux positionnements de leur part ou à des stratégies visant à gérer le problème (réflexion 2 MI). Des expressions d'assertivité, d'autonomisation (protestation 2 MI) ainsi que des références à de nouveaux plans de carrière et l'investissement dans de nouvelles activités comme conséquence du changement ont lieu (action 2).
- Finalement, au niveau 3, émergent des MIs de reconceptualisation. C'est l'élaboration narrative la plus complexe dans la mesure où elle implique d'une part la description de ce qui a changé au long de l'intervention (par exemple : « Avant, je ne savais pas où j'allais ni quelles décisions prendre, je me sentais confuse et perdue... Maintenant, c'est différent. Savoir où j'en suis et ce que je veux, me procure la paix et la tranquillité ») et, d'autre part, l'explicitation des facteurs qui ont contribué au changement (par exemple : « Pour en arriver là, il m'a fallu avoir constamment à l'esprit que je dois prendre soin de moi et ne pas renoncer à moi-même »).

La perspective des moments d'innovation a permis l'utilisation d'outils théoriques et méthodologiques pour conceptualiser et évaluer le changement des consultants dans le cadre du CCC. En ce sens, le SCMI (Système de codification de moments d'innovation) a été utilisé dans trois études de cas pour évaluer intensivement l'évolution de la transformation du récit des consultants (Cardoso *et al.*, 2014 a ; b ; 2016). Postérieurement, l'analyse comparative des résultats de ces études de cas a permis d'élaborer un modèle sur la séquence de changement des consultants au long de l'intervention (Cardoso *et al.*, 2019). Encore dans une phase exploratoire de son développement, ce modèle décrit la séquence de l'évolution des MIs en étroite relation avec les tâches de conseil de chaque phase de l'intervention (figure 1.1).

Dans la première phase, le changement commence par des MIs de niveau 1. On trouve des MIs d'action 1 et de protestation 1, toutefois, les MIs de réflexion 1 prédominent. Ces changements révèlent que le consultant prend ses distances par rapport au problème, ils le rendent, par exemple, capable de poser un regard nouveau sur les causes et les conséquences du problème, de le reformuler (réflexion 1) ou d'aborder l'exploration de la carrière (action 1). Cette évolution du changement a lieu en lien étroit avec les tâches de formulation du problème et d'exploration des construits de carrière.

Lors de la deuxième phase, les MIs de niveau 1 demeurent présents, soutenant l'émergence de nouvelles formes de narrations de niveau 2 qui se caractérise par la prédominance de MIs de réflexion 2 accompagnés de MIs de protestation 2, *et* d'action 2 dans une moindre proportion. Cette évolution est le résultat de l'émergence de nouveaux positionnements de soi, d'expressions de bien-être découlant des changements obtenus (réflexion 2), de manifestations d'autonomisation (protestation 2) de références à de nouveaux plans et à des comportements qui les soutiennent. Au cours de cette phase, la transformation du récit de soi trouve un parallèle dans les tâches de réécriture du récit de carrière et d'élaboration de nouveaux plans de carrière.

Finalement, dans la troisième phase, des MIs de niveau 1 et de niveau 2 continuent d'apparaître dans une proportion importante. Cependant, le changement des consultants a atteint un niveau permettant d'évoquer la nouveauté narrative de niveau 3, caractérisée par la référence aux changements réalisés et aux facteurs qui ont contribué à ces changements.

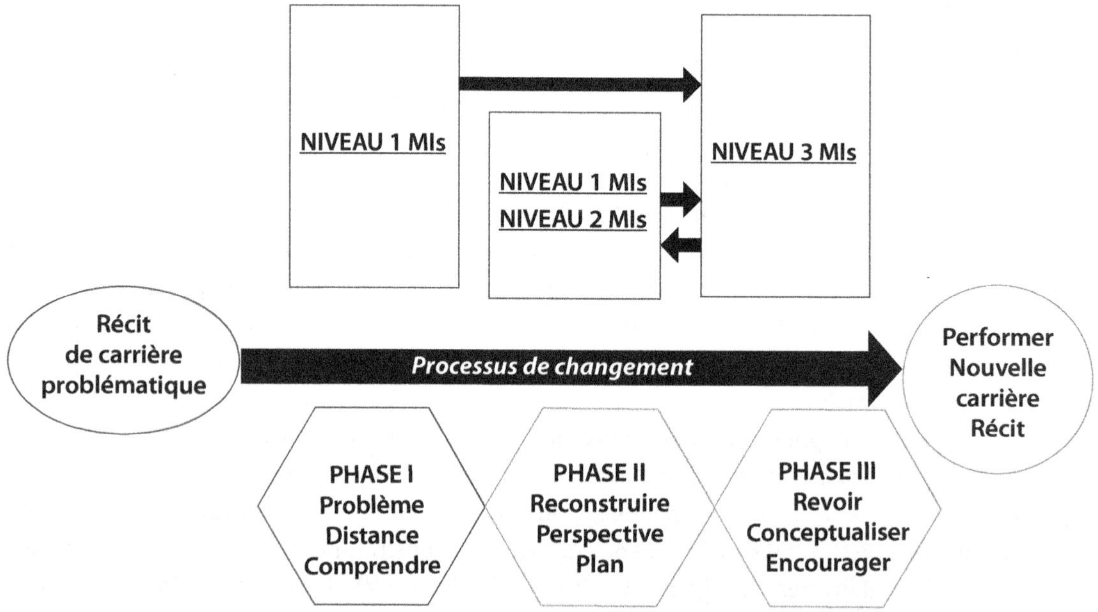


***Figure 1.1 – Innovation narrative et tâches dans la construction du changement de carrière (adapté avec la permission des auteurs).***

L'analyse du changement au long du CCC a intégré également l'étude de l'évolution de la collaboration thérapeutique (Taveira, Ribeiro, Cardoso et Silva, 2017). Pour ce faire, on a utilisé le Système de codification de la collaboration thérapeutique (SCCT ; Ribeiro, Ribeiro, Gonçalves, Horvath et Stiles, 2014), de façon à évaluer dans quelle mesure la relation entre conseillers et consultants avait lieu dans la zone thérapeutique de développement proximal (ZTDP ; cf. Leiman et Stiles, 2001). La ZTDP est définie comme un espace entre le niveau de développement des consultants au début de l'intervention et celui que la collaboration thérapeutique peut apporter au cours de l'intervention. Les résultats ont révélé que, au départ, la définition des problèmes de carrière est facilitée par l'acceptation et l'écoute active du consultant, permettant de cette façon l'exploration des problèmes de carrière et des épisodes de vie. Progressivement, les consultants sont encouragés à partir de réflexions empathiques, d'inférences et de confrontations. Ainsi, la réinterprétation de thèmes de vie et la réécriture du récit de vie sont facilitées.

# 3. Implications pour la théorie et la pratique

## 3.1 Implications théoriques

Les résultats de la recherche sont fondamentaux pour une théorie du conseil de carrière car ils permettent de conceptualiser les dimensions techniques et relationnelles de l'intervention ainsi que le processus de changement des consultants (Savickas et Walsh, 1996).

Dans une phase exploratoire de son développement, le modèle sur le changement des consultants selon une perspective des moments d'innovation et les résultats sur l'évolution de la collaboration thérapeutique ont permis de décrire les changements des consultants comme un mouvement qui évolue de la structuration du passé à la projection dans l'avenir. Dans ce mouvement, la construction de sens émerge comme un processus relationnel dans lequel conseillers et consultants partagent leurs perspectives sur le problème dans un espace sécurisant mais suffisamment stimulant pour déclencher un changement à l'intérieur de la zone thérapeutique de développement proximal (Taveira *et al.*, 2017). La spécification des dimensions techniques et relationnelles du processus de changement a ouvert de nouvelles possibilités pour la pratique que nous décrivons ci-après.

## 3.2 Les implications pour la pratique

Les études sur l'efficacité du CCC révèlent que cette pratique aide efficacement les personnes à gérer leurs difficultés dans la prise de décision concernant leur carrière. L'évidence de la contribution du CCC au bien-être (Obi, 2015) et à la santé mentale permet de penser que le CCC intégrerait avantageusement d'autres modalités de pratiques en psychologie, là où l'intégration socioprofessionnelle des participants est importante pour garantir des gains thérapeutiques. Par exemple, l'intégration du CCC, en fin d'intervention thérapeutique sur des personnes souffrant d'addiction ou de problèmes de santé mentale graves, contribue à faciliter l'intégration professionnelle de ces personnes et, par conséquent, à consolider ou à maximiser des gains thérapeutiques. Finalement, les résultats concernant l'efficacité du CCC peuvent également être utilisés pour influencer les décisions politiques afin d'inclure plus fréquemment ces pratiques dans la formation ou d'y avoir recours dans des contextes ou les interventions d'accompagnement à la carrière.

Les résultats concernant les processus de changement selon la perspective des moments d'innovation suggèrent la possibilité d'utiliser les MIs comme marqueurs destinés à faciliter le changement. Ainsi, quand un MI se manifeste, le conseiller peut, par exemple, élaborer des questions, faire des réflexions exploratoires (par exemple : « Oui, cela signifie que vous avez compris que ces activités créatives vous conviennent ? ») ou des inférences empathiques (par exemple : « Vous avez pris confiance et ça a impacté positivement votre identité professionnelle... ») qui invitent les consultants à se concentrer sur la nouveauté narrative émergente ce qui facilite l'évocation et l'expansion de nouveaux MIs.

L'intervention qui vise à évoquer et à accroître des MIs peut également procéder en mettant l'accent sur les positions contrastantes de soi. Cela permet de mettre en premier plan des positions de soi tues jusque-là (MIs de réflexion 2) qui contrastent avec la posture dominante dans le récit des consultants. Le processus commence quand les conseillers aident les consultants à reconnaître une de leurs facettes qu'ils avaient jusque-là tenue sous silence et se poursuit par leur soutien à l'expansion de la position non dominante.

Le consultant - Je ne sais pas si je quitte ou pas mon entreprise. D'un côté, je m'y sens en sécurité, j'ai une carrière, un salaire à la fin du mois... mais de l'autre, je commence à en avoir assez, j'ai envie de connaître d'autres réalités, pas de me sentir limité... [Expression du contraste où le positionnement non dominant est lié à l'expression de besoins MI de réflexion 2.]

Le conseiller - En fait, c'est comme s'il y avait deux parties de vous en conflit. Une partie de vous qui veut préserver sa sécurité et l'autre, qui se fait entendre de plus en plus fort, à la recherche de nouveauté, de développement... Parlez - moi un peu plus de cette partie de vous qui commence à se révéler [développer le positionnement de soi non dominant.]

Dans le dialogue retranscrit ci-dessus, l'insistance sur le contraste entre deux positionnements a été utilisée pour inviter le consultant à construire sur un positionnement émergent et à rompre avec le fonctionnement rigide qui limitait sa prise de décision sur sa carrière. Par ailleurs, dans la seconde phase de l'intervention, l'aide à l'élaboration du sens contenu dans les réponses relatives aux personnes admirées, constitue un moment privilégié permettant de mettre l'accent sur les positionnements contrastants. Ce dialogue permet d'explorer le contraste entre le moi actuel et le moi idéal et, partant, d'approfondir la compréhension du problème (MIs de réflexion 1). L'exemple qui suit illustre bien cela :

Le conseiller - Au long du temps, certaines caractéristiques des personnes que vous admirez sont, pour vous, aujourd'hui encore, un guide à suivre. Elles sont une sorte de modèle de la personne que vous voulez devenir, un moi idéal que vous cherchez à atteindre. Est-ce que ce que je viens de dire fait sens pour vous ? [Il évoque le moi idéal.]

Le consultant - Oui, ça a un sens pour moi. [Nouvelle compréhension du problème - MI réflexion 1.]

Ensuite, le conseiller explore et élargit la nouveauté narrative émergente en invitant le consultant à construire sur le contraste self idéal *versus* self réel :

Le conseiller - Parlez-moi un peu plus de la personne que vous voulez être...

Le consultant - Chez toutes les personnes que j'admire ce que je valorise le plus c'est la force - la volonté de vaincre. Oui, mon sentiment de vulnérabilité me donne le désir d'être fort, de vaincre... [Expansion de la compréhension du problème - MI de réflexion 1.]

Promouvoir une méta-perspective du changement est encore une autre stratégie en vue d'évoquer et d'augmenter des MIs. Ce type de conversation simple implique de placer les consultants dans une position d'observateurs de leur propre expérience pour créer des réseaux de sens entre des émotions, des sentiments (par exemple : « Au long de votre vie, comment votre besoin de lutter et de gagner s'est-il révélé ? ») mais aussi des expériences personnelles et différents évènements (par exemple : « Quel est le rapport entre les caractéristiques des personnes que vous admirez et les épisodes de votre enfance que vous racontez »), distants dans le temps et dans l'espace. Cette forme de réflexivité est également présente à la fin de la troisième phase du CCC, quand le conseiller introduit la tâche de conseil désignée sous le nom de « conceptualisation du changement ». Cette tâche de conseil commence par l'exploration du contraste entre « comment j'étais avant l'intervention et comment je suis maintenant » et permet la description du changement. Lors du second moment, le conseiller invite le consultant à explorer le processus sous-jacent à la transformation (par exemple : « Qu'est-ce qui a contribué aux changements que vous avez décrits ? »). Promouvoir cette méta-perspective du changement vise à préserver la stabilité des gains obtenus au long de l'intervention, car la description du changement renforce la continuité et la cohérence narrative tandis que la description des facteurs de changement fait du consultant l'agent de son propre changement (Cardoso *et al.*, à paraître ; Gonçalves et Ribeiro, 2012).

La connaissance sur l'évolution du changement et de la collaboration thérapeutique peut également être utilisée pour aider les conseillers à ajuster leur intervention au niveau du développement proximal des consultants. Au cours de la première phase du CCC, des MIs de niveau 1 [action 1, réflexion 1 et protestation 1] sont plus importants, c'est la raison pour laquelle la conversation visant l'évocation et l'expansion des MIs doit être privilégiée. Cette façon de procéder permettra d'approfondir la compréhension des causes et des conséquences des problèmes de carrière ainsi que l'exploration des construits de carrière. Au cours de la deuxième phase, la conversation mettant en relief les positionnements contrastants de soi est jugée adéquate dans la mesure où elle permet de différencier de nouveaux positionnements de soi et d'exprimer des positionnements non dominants. Pendant cette même phase, il est important d'instaurer un dialogue qui favorise le lien entre des épisodes de l'histoire de vie distants dans le temps et l'espace. Stimuler cette méta-perspective du changement est fondamental pour faciliter la continuité et la cohérence narrative. Lors de la troisième phase, une conversation concentrée sur la reconceptualisation du changement constitue une étape nécessaire pour consolider les gains obtenus. Ce type de dialogue n'est possible qu'à ce moment-là car c'est l'instant où le consultant a atteint un niveau de développement du changement qui permet la description des transformations obtenues et des facteurs qui ont contribué à ce succès.

## 4. Conclusion

Le CCC compte actuellement parmi les approches du conseil en carrière faisant l'objet des plus nombreuses recherches. La multiplicité des études s'est construite grâce au recours à des méthodologies diversifiées qui ont permis de connaître la perspective des conseillers et des consultants sur les procédures et l'efficacité de l'intervention. Ces résultats ont été essentiels pour mettre en évidence le rôle de la recherche dans l'innovation du CCC, en particulier, et du conseil en carrière, en général. Il devient maintenant nécessaire de produire des études plus solides sur l'efficacité de l'intervention, en évaluant, par exemple, quels changements demeurent ou pas sur le long terme ou en ayant recours à un dessin presque expérimental, en utilisant des échantillons d'essai aléatoire contrôlé. La compréhension de ce qui change chez le consultant peut être améliorée par l'utilisation de mesures idiographiques de résultat. Ce type de mesure, parce qu'il se concentre sur la singularité de l'expérience des consultants, permet des résultats qui complètent l'utilisation de mesures nomothétiques et donc d'élargir les domaines d'évaluation des interventions. En ce qui concerne les études de processus, il est nécessaire d'effectuer des études de cas multiples qui permettent de valider le modèle sur la séquence de changement du consultant au long de l'intervention. Il est également important de faire des recherches afin d'analyser l'effet prédicteur des moments d'innovation sur l'efficacité des interventions du CCC ou l'importance de la reconceptualisation pour la consolidation du changement.

Pour enrichir la théorie dans le domaine du CCC, les études portant sur une question restée jusqu'à présent sans réponse: « Quels sont les déterminants du changement ? » sont cruciales. Pour ce faire, il est important d'analyser le rôle de variables du consultant (par exemple le genre, le statut socio-économique, le type de problème) ou du conseiller (par exemple les qualifications, l'expérience professionnelle, le genre ou l'ethnie). Les résultats de ces études seront fondamentaux pour ajuster les interventions aux caractéristiques des consultants.

Les études présentées au long de ce chapitre sont les premiers jalons d'un long travail nécessaire à la vitalité du CCC, à sa projection dans de nouvelles réécritures à même d'apporter des réponses aux défis existant dans la vie des individus. Notre intention se confond avec les mots éloquents d'un philosophe portugais : « Une théorie qui ressasse sans cesse les mêmes questions, les tourne et les retourne inlassablement, les remâchent et les ruminent sans jamais se transformer, qui les reproduit sans jamais les produire, sans jamais les travailler vraiment, cette théorie est morte » (Prado Coelho, 1967, p. LVII-LVIII).

## Références bibliographiques


Barclay, S.R., et Stoltz, K.B. (2015). The Life-Design group: A case study assessment. *The Career Development Quarterly, 64*, 83-96. doi: *0.1002/cdq.12043*.

Beck, U. (2005). La dignité blessée des insurgés. *Le Figaro*. Consulté le 18 décembre 2005: *http://www.yabiladi.com/article-societe-964.html*.

Cardoso, P. (2012). Maladaptive repetition and career construction. *Journal of Vocational Behavior, 81*, 364-369. doi: *10.1016/j.jvb.2012.09.003*.

Cardoso, P., Gonçalves, M.M., Duarte, M.E., Silva, J., et Alves, D. (2016). Life Design Counseling process and outcome: A case study with an adolescent. *Journal of Vocational Behavior, 93*, 58-66. doi: *10.1016/j.jvb.2016.01.002*.

Cardoso, P., Janeiro, I., et Duarte, M. (2017). Life Design Counseling group intervention with portuguese adolescents: A process and outcome study. *Journal of Career Development, 44*, 1-14. doi: *10.1177/0894845316687668*.

Cardoso, P., Mendes, Gonçalves M.M., Sousa, Taveira, et Silva J. (à paraître). The role of reconceptualization innovative moments in Career Construction Counseling. *Journal of Vocational Behavior*.

Cardoso, P., Savickas, M.L., et Gonçalves, M.M. (2019). Innovative moments in Career construction Counseling: Proposal for an integrative model. *Career Development Quarterly, 69* (3), 192-208.

Cardoso, P., Silva, J., Gonçalves, M.M., et Duarte, M.E. (2014*a*). Innovative moments in Career Construction Counseling. *Journal of Vocational Behavior, 84*, 11-20. *http://dx.doi.org/10.1016/j.jvb.2013.10.001*.

Cardoso, P., Silva, J., Gonçalves, M.M., et Duarte, M.E. (2014*b*). Narrative innovation in Life Design Counseling: The case of Ryan. *Journal of Vocational Behavior, 85*, 276-286. doi: *10.1016/j.jvb.2014.08.001*.

Csikszetmihalyi, M., et Beattie, O.V. (1979). Life themes: A theoretical and empirical exploration of their origins and effects. *Journal of Humanistic Psychology, 19*, 45-63.

Di Fabio, A., et Maree, J.G. (2011). Group-based life design counseling in an Italian context. *Journal of Vocational Behavior, 80*, 100-107.

Duarte, M.E. (2009). The psychology of life construction. *Journal of Vocational Behavior, 75*,259-266. doi: *10.1016/j.jvb.2009.06.009*.

Gonçalves, M.M., Matos, M., et Santos, A. (2009). Narrative therapy and the nature of « innovative moments » in the construction of change. *Journal of Constructivist Psychology, 22*, 1-23. doi: *10.1080/10720530802500748*.

Gonçalves, M.M., Ribeiro, A.P., Mendes, I., Matos, M., et Santos, A. (2011). Tracking novelties in psychotherapy process research: The innovative moments codingsystem. *Psychotherapy Research*, 21, 497-509. doi: *10.1080/10503307.2011.560207*.

Giddens, A. (1991) *Modernity and self-identity: Self and society in the late modern age*. Cambridge: Polity Press.

Guichard, J., et Huteau, M. (2001). *Psychologie de l'orientation*. Paris: Dunod.

Hermans, H.J.M., et Hermans-Jansen, E. (1995). *Self-narratives: The construction of meaning in psychotherapy*. New York: Guilford.

Kazdin, A.E. (2008). Evidence-based treatment and practice: New opportunities to bridge clinical research and practice, enhance the knowledge base, and improve patient care. *American Psychologist, 63*, 146-159. doi: *10.1037/0003066X.63.3.146*.

Leiman, M., et Stiles W.B. (2001). Dialogical sequence analysis and the zone of proximal development as conceptual enhancements to the assimilation model: The case of Jan revisited. *Psychotherapy Research, 11*, 311-330. doi: *10.1080./713663986*.

Maree, J.G. (2016). How career construction counseling promotes reflection and reflexivity: Two case studies. *Journal of Vocational Behavior, 97*, 22-30. doi: *10.1016/j.jvb.2016.07.009*.

McAdams, D.P. (1993). *The stories we live by: Personal myths and the making of the self*. New York: William Morrow.

Nota, L., Soresi, S., Ferrari, L., et Ginevra, M.C. (2014). Vocational Designing and career counseling in Europe: Challenges and new horizons. *European*

*Psychologist*. Advance online publication. *http://dx.doi.org/10.1027/1016-9040/*.

Obi, O.P. (2015). Constructionist career counseling of undergraduate students : An experimental evaluation. *Journal of Vocational Behavior, 88*, 215-219.

Oliveira, J.T., Gonçalves, M.M., Braga, C., et Ribeiro, A.P. (2016). How to deal with ambivalence in psychotherapy: A conceptual model for case formulation. *Revista de Psicoterapia, 27*, 119-137.

Prado Coelho, E. (1967). *O estruturalismo - antologia de textos teóricos*. Lisboa : Portugália Editora

Reid, H., Bimrose, J., et Brown, A. (1996). Prompting reflection and learning in career construction counseling. *Journal of Vocational Behavior, 97*, 51-59. doi : *0.1016/j.jvb.2016.07.013*.

Rehfuss, M.C., Del Corso, J., Glavin, K., et Wykes, S. (2011). Impact of the Career Style Interview on individuals with career concerns. *Journal of Career Assessment, 19*, 405-419. doi : *10.1177/1069072711409711*.

Ribeiro, A.P., Ribeiro, E., Loura, J., Gonçalves, M.M., Stiles, W.B., Horvath, A.O., et Sousa, I. (2014). Therapeutic collaboration and resistance : Describing the nature and quality of the therapeutic relationship within ambivalence events using the therapeutic collaboration coding system. *Psychotherapy Research, 24*, 346-359.

Santilli, S., Nota, L., et Hartung, P.J. (2019). Efficacy of a group career construction intervention with early adolescent youth. *Journal of Vocational Behavior, Special issue*, 49-58. doi : *10.1016/j.jvb.2018.06.007*.

Savickas, M.L. (2005). The theory and practice of career construction. In S.D.Brown et R.W. Lent (éd.), *Career Development and Counseling : Putting theory and research to work* (p. 42-70). New York : John Wiley.

Savickas, M.L. (2011). The self in vocational psychology : Object, subject and project. In P.J. Hartung et L.M. Subich (éd.), *Developing self in work and career : Concepts, cases, and contexts* (p. 17-33). Washington, DC : American Psychological Association.

Savickas, M.L. (2013). Career construction theory and practice. In R.W. Lent et S.D. Brown (éd.), *Career development and counseling : Putting theory and research to work* (2e éd., p. 147-183). Hoboken, New Jersey : John Wiley et Sons.

Savickas, M.L. (2015). *Life-Design Counseling manual*. Vocopher.com.

Savickas, M.L. (2019). *Career counseling*. Washington, DC : American PsychologicalAssociation.

Savickas, M.L., et Walsh, W.B. (1996). Toward convergence between career theory and practice. In M.L. Savickas, et W.B. Walsh (éd.), *Handbook of career counseling theory and practice* (p. XI-XVI). Palo Alto, CA : Davies-Black Publishing.

Setlhare-Meltor, R., et Wood, L. (2016). Using Life Design with vulnerable youth. *The Career Development Quarterly, 64*, 64-74. doi : *0.1002/cdq.12041*.

Taveira, M., Ribeiro, E., Cardoso, P., et Silva, F. (2017). The therapeutic collaboration in life design counselling : The case of Ryan [Special issue]. *South African Journal of Education, 37* (4). Art. # 1466 - *doi:10.15700/saje.v37n4a 1466*.

Warwar, S., et Greenberg, L.S. (2000). Advances in theories of change and counseling. In S.D. Brown et R.W. Lent (éd.), *Handbook of counseling psychology* (3e éd., p. 571-600). New York : John Wiley et Sons.

# Chapitre 2

## Vers un renouvellement de l'orientation professionnelle : une perspective de la théorie de l'action[1]

1. Par Richard A. Young. Traduit de l'anglais par Michèle P. Cheng.

# Sommaire

Une expérience fondamentale que partagent tous les êtres humains est la façon dont nous utilisons le temps que nous avons dans notre vie. La décision prise pour étudier en vue de devenir ingénieur.e chimiste est un exemple de la façon dont une personne peut consacrer une partie importante de son temps. Ce processus implique d'importantes dimensions de sa vie, notamment la survie personnelle et peut-être même familiale, la participation culturelle et sociale, l'orientation morale et le but de la vie. L'exemple de l'ingénieur·e chimiste représente une approche spécifique et traditionnelle du métier, et une utilisation du temps propre au contexte socio-économique actuel. Mais la vie et la façon dont les individus s'y impliquent sont des processus complexes et continus. Les conseillers peuvent jouer un rôle important en aidant les personnes à gérer ces processus. Cependant, la complexité de ces processus est accrue par des changements importants non seulement dans le monde du travail et le contexte socio-économique, mais également relativement à notre compréhension de la psychologie humaine. De plus, le métier et la carrière suscitent de nombreuses questions morales concernant la manière de vivre sa vie et d'utiliser le temps dont on dispose. Ces changements et défis appellent de nouvelles façons de considérer l'orientation professionnelle, qui doit être fondée sur des bases théoriques, proche de notre expérience en tant qu'être humain pouvant s'adapter à un monde en constante évolution.

Dans ce chapitre, une théorie de l'action humaine est proposée comme moyen de relever les défis actuels dans le domaine de l'orientation scolaire et professionnelle. Cette approche nommée « théorie de l'action contextuelle » est basée sur le principe selon lequel l'action humaine est généralement dirigée vers un but et est intentionnelle, bien qu'elle ne soit pas nécessairement rationnelle (Young et Valach, 2000; Young, Valach et Collin, 2002). Les approches antérieures dans l'étude de l'orientation scolaire et professionnelle mettaient presque exclusivement l'emphase sur l'individu en tant qu'être cognitif, qui a accès à l'information, qui évalue ses forces et qui prend des décisions. En revanche, la théorie de l'action contextuelle commence par les actions de la personne, car elles incarnent le sens, la culture, le contexte, le processus et de nombreuses autres variables. Dans le cadre de ce chapitre, il est pertinent d'identifier quelques défis principaux de l'orientation professionnelle afin d'établir un cadre de référence pour apprécier et utiliser cette nouvelle approche dans les politiques, les pratiques et la recherche de l'orientation professionnelle. Parmi ces défis, les changements relatifs aux activités professionnelles, à la structure du travail et de la carrière, mis en œuvre dans de nombreux secteurs professionnels, et anticipés dans d'autres, sont parmi les plus importants. Notre compréhension de la psychologie humaine a également beaucoup changé. L'orientation scolaire et professionnelle continue d'être interrogée sur sa définition et ses objectifs.

## 1. Les défis de l'orientation professionnelle

L'un des défis de l'orientation scolaire et professionnelle est le vaste modèle économique courant dans lequel les démocraties industrialisées opèrent. Le néolibéralisme donne la priorité au marché, et les institutions et pratiques telles que l'orientation scolaire et professionnelle sont utilisées ou adaptées pour s'inscrire dans le modèle économique dominant. Dans les premiers temps de la pratique de l'orientation professionnelle, au début du XXe siècle, ces pratiques visaient à répondre à l'industrialisation rapide qui se produisait dans les pays occidentaux et ailleurs. Au cours des décennies suivantes, l'orientation professionnelle a continué à refléter et à s'adapter au système économique dominant tout en intégrant une appréhension psychologique de la personne. Cette intégration a contribué à l'évolution de l'orientation professionnelle, passant d'approches traditionnelles (Dawis et Lofquist, 1984; Holland, 1959) à des approches constructivistes et systémiques (Nota et Rossier, 2015; Savickas *et al.*, 2009). L'approche traditionnelle de l'orientation professionnelle était axée sur la désignation, le choix, l'entrée et le succès dans une profession spécifique comme objectif principal. Cela nécessitait de prendre en compte à la fois la personne et le métier et impliquait une certaine stabilité entre ces deux entités. En revanche, l'approche constructiviste peut être résumée dans ses développements récents en orientation professionnelle, sous le terme de Life Design, et qui correspond à une conception d'un individu-agent et à un contexte plus fluide (par exemple, Guichard, 2016).

Le champ de l'orientation professionnelle comprend généralement des références à une profession, un emploi et une carrière. Il implique souvent de séparer le métier et la carrière, d'autres objectifs de vie. Il s'est développé à partir d'un modèle d'industrialisation à la base de la différenciation et la spécialisation des tâches sur le lieu de travail. L'orientation professionnelle est également de nouveau mise au défi, car peu de théories explicites intègrent à la fois l'orientation et le conseil professionnels ainsi que la psychologie du travail en tant que telle. Les quatre défis suivants font partie de considérations majeures dans la mesure où l'orientation professionnelle répond à de nouvelles réalités: les changements dans le monde du travail, la signification de la vie, le progrès dans la compréhension de la personne humaine, le travail et la santé mentale.

## 2. Les changements dans le monde du travail

Plusieurs agences gouvernementales et non gouvernementales ont récemment spéculé sur l'avenir du travail. Par exemple, Horizons politique Canada (2019), une agence du gouvernement canadien, a suggéré que les changements dans le monde du travail résultant de l'automatisation accrue, de la virtualité et de l'intelligence artificielle auront un impact sur l'écart grandissant entre les professions qualifiées et non qualifiées. Le rapport prévoit également un contrat social très affaibli entre les travailleurs et les employeurs, ainsi qu'une financiarisation accrue des décisions commerciales. Des rapports (par exemple, Stormer *et al.*, 2014 ; OCDE, 2019) et des chercheurs (par exemple, Korunka et Kubicek, 2017) ont apporté des preuves déjà évidentes des changements substantiels dans le monde du travail, dont nous pouvons anticiper les conséquences, dans les prochaines décennies, voire plus tôt. Bien que la plupart des rapports ne prédisent pas moins d'emplois, mais davantage de difficultés à naviguer sur le marché du travail, d'autres anticipent une déconnexion marquée entre le travail et les salaires (par exemple, Mason, 2019).

L'orientation professionnelle, en tant que pratique professionnelle, s'est initialement développée dans un monde de métiers et de carrières très différent de notre monde actuel. En effet, la mise en place d'une orientation scolaire et professionnelle au cours des dernières décennies reflétait l'importance du choix d'une profession, et de son évolution tout au long de la vie, par exemple, comme le précisait l'approche développementale de Super (1957). L'approche traditionnelle en matière d'orientation scolaire et professionnelle a été particulièrement portée par les syndicats qui ont défini le contrat de travail entre travailleur et employeur sur la base de la segmentation et de la différenciation des tâches professionnelles, de sorte que les travailleurs deviennent hautement spécialisés.

## 3. La signification de la vie

L'assertion avec laquelle j'ai ouvert ce chapitre, selon laquelle notre expérience fondamentale d'être humain est la manière dont nous utilisons notre temps, élargit la portée de la façon dont nous devons réfléchir à l'orientation professionnelle, compte tenu en particulier des changements actuels et anticipés dans le monde du travail. Ce qui est « précieux pour vous » est la question fondamentale à laquelle il faut répondre. Pour la plupart des individus, la survie est la réponse la plus évidente. Mais la survie, ou toute autre réponse à cette question fondamentale, n'est pas enfouie au fond de la personne, devant être révélée par une évaluation psychométrique. La réponse vient plutôt du processus par lequel nous construisons nos vies, à travers ce que nous faisons par nous-mêmes, avec les autres, notre famille, nos contextes sociaux et les institutions et cultures qui contribuent à nos vies. En effet, la laïcisation des sociétés occidentales au cours du siècle dernier a remis en question le fondement moral qui unit les membres de la société (par exemple, Hägglund, 2019 ; Taylor, 2007). Ainsi, les questions qui se posent sont les suivantes : quel sens les gens trouvent-ils dans leurs activités ? Comment trouvent-ils ce sens ?

Guichard (2018) remarque que les générations actuelles et futures peuvent être influencées pour répondre à cette question, sur ce qui a de la valeur pour elles, et comment elles veulent utiliser le temps dans leur vie. Il a suggéré qu'elles puissent être guidées par des questions morales et éthiques, telles que le changement climatique, la croissance de la population mondiale, la consommation de la population, la pollution et le manque de travail décent. Guichard a également indiqué que les interventions actuelles d'orientation professionnelle ou de conception de la vie et de la carrière ne tiennent pas suffisamment compte des dimensions éthiques et morales de « ce qui est de valeur ». Essentiellement, les problèmes moraux et éthiques qu'il a identifiés et qui préoccupent de nombreux jeunes comprennent les problèmes évoqués ci-dessus. La question du sens dans la vie ne peut pas être résolue simplement en suggérant que nous trouvions un tel sens en nous engageant dans des activités aléatoires dirigées par des objectifs – il est important de prendre en compte quels sont les objectifs choisis et comment ils sont construits. Dans cette construction, il faut reconnaître que la vocation et la manière dont on s'engage dans le monde sont des questions fondamentalement morales. Nous devons également souligner que nos propres actions sont des actions sociales. Une approche de l'orientation scolaire et professionnelle devrait permettre et encourager les consultants et les autres utilisateurs à demander si, comment, et dans quelle mesure, le métier et le travail qu'ils font peuvent être basés sur leurs engagements. L'orientation scolaire et professionnelle est remise en question sur le plan des emplois et du travail, mais aussi dans ce contexte de fortes fluctuations sociales et du travail, sur la manière dont les individus peuvent s'engager et donner un sens à leur vie. Cela nous invite à aller au-delà de la seule dimension technique de l'orientation professionnelle.

## 4. Les avancées dans notre compréhension de la personne humaine

L'orientation professionnelle ne peut qu'être influencée par les nouveaux développements de la psychologie, des sciences sociales, et du domaine de l'orientation professionnelle en tant que telle. Parmi les développements significatifs en psychologie, on attribue un rôle plus explicite à l'action et à l'interaction entre l'organisme et l'environnement (Gollwitzer et Bargh, 1996; Stewart, Gapenne et Di Paolo, 2010). Certains de ces développements ont été inclus dans le domaine de l'orientation professionnelle, par exemple l'accent mis sur l'intentionnalité et le rôle actif de la personne (par exemple, McMahon et Patton, 2006; Pouyaud et Cohen-Scali, 2016; Richardson, 2004).

L'orientation professionnelle a traditionnellement consisté à planifier l'avenir. Les développements récents en psychologie cognitive et en neuropsychologie ont montré que la prospective est une fonction cognitive essentielle de l'esprit et du savoir. La prospective consiste à penser à l'avenir et est liée à la fois à un comportement orienté vers un objectif et à une prise de décision flexible (Gilbert et Wilson, 2007; Bulley et Irish, 2018). La littérature récente sur la prospective suggère l'importance des actions orientées vers un objectif dans le domaine d'orientation professionnelle. Ce n'est pas simplement qu'une certaine profession puisse servir d'objectif pour diriger ou orienter l'action, mais, par exemple, il s'agit de décrire comment l'action dépend des mouvements du corps dans un temps donné et contribue à aboutir à certaines situations

(Herwig, Beisert et Prinz, 2013). Ainsi, un cadre conceptuel établissant un lien entre l'action et la planification du futur est nécessaire et peut être heuristique.

La psychologie positive est un autre développement récent dans ce domaine qui a permis de mettre en exergue le bien-être personnel et social. L'orientation professionnelle a toujours été implicitement axée sur l'amélioration des compétences et des ressources individuelles plutôt que sur le soulagement de symptômes psychologiques. Robitschek et Ashton (2019) ont identifié les éléments suivants dans le domaine de l'orientation professionnelle explorés par la psychologie positive : l'exploration de carrière, les intérêts professionnels, les valeurs et les besoins professionnels, la satisfaction professionnelle ou liée au travail, l'importance et l'équilibre des rôles, et l'adaptabilité et le changement. L'élément critique à considérer est que ces facteurs issus de la psychologie positive se rapprochent de la perspective théorique présentée dans ce chapitre : les objectifs d'un individu contiennent des informations précieuses sur la compréhension implicite de ce qu'il/elle souhaite dans la vie (Csikszentmihalyi et Csikszentmihalyi, 2006 ; Ivtzan, Lomas, Hefferon et Worth, 2016 ; Winter Plumb *et al.*, 2019). Ces développements en psychologie appellent une conceptualisation plus explicite de la recherche et de la pratique en orientation professionnelle.

## 5. Le travail et la santé mentale

Un autre défi pour l'orientation professionnelle est le lien plus grand et évident entre le travail et la santé mentale. La littérature a indiqué que le chômage avait entraîné une dégradation de la santé physique et psychologique de la population, ainsi qu'une incidence accrue du suicide (par exemple, Wanberg, 2012). Dans le même temps, il a été constaté que le travail avait un effet bénéfique global sur la santé mentale et le bien-être (par exemple, Duffy *et al.* 2019 ; Jahoda, 1982). Torres Stone *et al.* (2018) ont démontré que, pour les jeunes atteints de maladie mentale grave, le travail fournit une occasion d'engagement social, un sentiment de contribution à la société et une opportunité pour l'indépendance financière.

Cependant, le travail lui-même peut être source de problèmes psychologiques. Par exemple, récemment Kozan et ses collègues (2019) ont constaté que certains travailleurs américains associaient des émotions négatives profondes à leur expérience professionnelle, notamment la déception, l'inquiétude, la colère et le désespoir. Dans une vaste enquête menée auprès de jeunes Canadiens, Minh et ses collègues (2019) ont constaté que les jeunes chômeurs présentaient davantage de risques de dépression, de détresse et de baisse de satisfaction à l'égard de la vie que leurs homologues ayant un emploi ou fréquentant l'école. Ces preuves suggèrent que les problèmes de santé mentale ne sont pas simplement une question de dispositions personnelles ou de conditions préexistantes. La santé mentale est également une fonction des actions, projets et carrières dans lesquels les individus sont engagés quotidiennement, y compris au travail.

Le moi, l'identité et la personnalité sont des constructions d'actions visant le développement de projets. De plus, le lien entre le travail et la santé mentale souligne l'intérêt d'un cadre conceptuel intégratif qui permet le conseil en matière de santé professionnelle et de santé mentale (Valach et Young, 2017).

## 6. Une théorie d'action contextuelle pour l'orientation professionnelle

Les interventions et programmes d'orientation professionnelle s'appuient sur certaines hypothèses concernant les personnes en général. Par exemple, les conseillers supposent que leurs consultants sont engagés dans des actions qui ont des objectifs. Il est également probable que les consultants possèdent certaines compétences, et qu'ils engagent affect et cognition dans la régulation de leurs actions. Les conseillers peuvent s'attendre à ce que leurs consultants soient capables de reconnaître et d'identifier leurs propres buts et ceux des autres. Il est probable que les consultants ont pu participer avec d'autres individus à la réalisation de certains objectifs communs. Les conseillers peuvent supposer que les consultants comprennent que des objectifs plus vastes et à plus long terme sont atteints par des actions répétées et différentes sur des périodes de temps prolongées. La plupart des consultants ont des objectifs personnels et se joignent simultanément aux autres dans la poursuite de leurs objectifs. Les consultants sont également perçus comme ayant besoin de compétences et d'autres ressources pour s'engager dans des actions et des projets ; ce sont des compétences et des ressources qu'ils ne possèdent peut-être pas au moment des consultations. Les conseillers comprennent également que les consultants cherchent un épanouissement par la signification qu'ils donnent à leur vie. Cela dépend à la fois d'eux-mêmes, mais également de la société et des structures sociales dans lesquelles cette signification se construit.

Un grand nombre de ces hypothèses positives sur la personne sont implicites dans diverses approches d'orientation professionnelle, mais une approche conceptuelle devrait éventuellement être en mesure de les prendre en compte explicitement. Ces hypothèses éclairent les processus utilisés par les conseillers et les autres intervenants auprès des consultants, parfois de manière implicite, et parfois de manière plus explicite. Les interventions d'orientation professionnelle devraient pouvoir faciliter l'action du consultant, qui reflète ses objectifs primaires. Cependant, notre compréhension de la nature des carrières dans le monde d'aujourd'hui et, par conséquent, nos connaissances en matière d'orientation professionnelle, peuvent-elles être facilitées par une approche conceptuelle, dans laquelle l'action, le projet et la carrière sont liés dans un contexte proche à celui auquel les êtres humains font sens de leur univers ?

L'approche contextuelle de l'orientation professionnelle est basée sur le lien conceptuel entre action et carrière. *L'action* se réfère à un comportement humain intentionnel, dirigé vers un but, et qui n'est pas nécessairement rationnel. Cela implique le comportement, les cognitions et l'affect, ainsi que leur signification sociale. On peut facilement comprendre que l'action humaine se réfère à ce qu'une ou plusieurs personnes font sur le moment, par exemple, terminer un travail scolaire ou parler à un ami. Les actions sont spécifiquement liées au temps. Lorsque plusieurs actions qui se produisent à moyen terme, sont construites avec des objectifs communs, nous les considérons comme un *projet*. Par exemple, on peut facilement comprendre qu'une personne peut s'engager dans différentes actions dans le but de s'adapter à un nouveau lieu de travail. L'employé et d'autres personnes comprendront probablement que ces actions font partie de son projet d'adaptation au lieu du travail, bien qu'ils ne les qualifient pas nécessairement de cette manière. Enfin, lorsque des projets se rejoignent sur une longue période et occupent une place importante dans la vie d'un individu, on peut parler de *carrière*. L'action, le projet et la carrière peuvent également être distingués par la façon dont ils sont organisés de manière hiérarchique. Les projets et les carrières, qui impliquent une perspective à plus long terme, peuvent avoir un plus grand lien social et d'intégration. Par exemple, une carrière peut subsumer des objectifs de survie, de signification et de participation sociale. En liant conceptuellement l'action, le projet et la carrière, nous dépassons l'idée de l'individu pour intégrer les actions comme bases pour les projets et les carrières socialement construits (Valach, Young, et Lynam, 2002).

Une distinction importante découle de cette approche. Ce n'est pas l'intitulé de l'emploi qui produit une carrière. Par exemple, technicien en robotique est un intitulé d'emploi, mais la carrière appartient à la personne qui peut être technicien en robotique. Certaines personnes travaillant comme techniciens en robotique développeront des actions avec l'objectif de devenir technicien en robotique pour faire carrière dans ce métier ; pour d'autres, il s'agit davantage d'un projet temporaire. En outre, la construction d'une carrière, selon la théorie de l'action contextuelle, va au-delà du travail et englobe d'autres facettes de la vie, telles que la parentalité, l'engagement civique et artistique et le soin, entre autres. Une carrière peut également être construite de manière à inclure la limitation de soi ou la destruction de soi : une carrière addictive, ou un échec répétitif grâce à l'autosabotage de projets sont de tels exemples. Ainsi, dans la théorie de l'action contextuelle, la carrière est définie comme « une construction superordonnée qui permet aux gens de créer des liens entre les actions, de rendre compte des efforts, des plans, des objectifs et des conséquences, de structurer les cognitions et les émotions internes, et d'utiliser le retour d'informations et de processus » (Young et Valach, 1996, p. 364). Cette compréhension de la carrière dépend de la construction de projets à moyen terme, qui à leur tour dépendent des actions pertinentes, perçues comme contribuant à la réalisation d'objectifs communs et liés hiérarchiquement.

Dans la théorie de l'action contextuelle, le lien entre la carrière et la profession est découplé. Cela permet ainsi de définir des objectifs à long terme pour le maintien de la vie dans des domaines, autres que le professionnel. La carrière n'est pas seulement un métier ou une série de métiers. De ce point de vue, la carrière est comprise comme une construction centrale à travers laquelle les gens associent non seulement les aspects spécifiques de leur vie immédiate, mais aussi les domaines majeurs pour de plus longues périodes. Les projets à moyen terme constituent un lien important entre les actions et les carrières et nécessitent une plus grande attention dans la pratique et l'évaluation de l'orientation professionnelle et éducative (Young, Valach et Marshall, 2008).

Une grande partie de l'orientation professionnelle, que ce soit du point de vue de la carrière et du travail ou des interventions connexes, repose implicitement sur la notion selon laquelle, en tant qu'individus et en tant que sociétés, nous sommes à la fois influencés et agents de notre vie et de nos activités professionnelles, et plus généralement, dans nos vies en tant que telle (Young *et al.*, 2002; Young, Domene et Valach, 2015). De plus, les individus comprennent que leur comportement et celui des autres sont basés sur des objectifs. Cette approche suggère globalement que les individus se préoccupent des objectifs du comportement, ainsi que de ses causes, pour mieux les comprendre. Ce n'est pas une question de « s'est-il/elle engagé·e dans cette action *à cause de* quelque chose ou *dans le but de* quelque chose ? ». Les deux dimensions sont en jeu dans notre compréhension de la situation, mais l'explication du comportement dirigé vers un objectif est essentielle, comme le soulignent les récents développements en psychologie (par exemple, Seligman *et al.*, 2013). Il est clair que le comportement peut s'expliquer de manière causale, mais cette explication n'est pas complète. Il faut reconnaître que les êtres humains développent des intentions notamment d'orientation professionnelle, qui nécessitent de théoriser, pratiquer et rechercher des situations au cours desquelles se déploie l'action humaine.

La théorie de l'action contextuelle s'engage à être intégrative en tenant compte de la complexité de l'action. On peut imaginer la complexité de chaque action et la manière dont cette complexité augmente de manière exponentielle dans les projets et les carrières. La simple action de se faire une tasse de café peut sembler automatique après qu'on l'a faite des centaines de fois. Ainsi, cette action a une signification individuelle et sociale, c'est-à-dire que l'objectif est clair pour la personne qui se fait une tasse de café, ainsi que pour les autres. Le comportement manifeste est basé sur les compétences et les habitudes de l'acteur·rice et sur les ressources à sa disposition. L'individu qui se fait une tasse de café a la capacité cognitive et l'intention de se concentrer sur la tâche. Dans cet exemple, une action engagée par une personne implique des comportements externes spécifiques comprenant plusieurs étapes dans le processus, et est dirigée de manière cognitive et affective. Il est clair que les actions, les projets et les carrières plus complexes impliquent des comportements, des étapes, des cognitions et des significations plus complexes aussi. L'action d'un consultant qui parle de son avenir avec un conseiller implique un comportement verbal et non verbal spécifique, influencé à la fois consciemment et inconsciemment. Cette action est régulée et guidée par les pensées et les sentiments du consultant et du conseiller. La signification sociale de l'action est déjà évidente dans la simple phrase « un consultant parle de son avenir avec un conseiller ». Dans le cas d'actions conjointes, telles que la concertation entre le conseiller et le consultant, le pilotage et la régulation de l'action reflètent des processus de communication aussi bien que des processus internes. Ainsi, dans la théorie de l'action contextuelle, trois niveaux d'action, de projet et de carrière sont identifiés. D'abord, se trouvent le niveau de signification et d'objectifs, et la manière dont les objectifs sont construits à court terme, à long terme et à très long terme. Au second niveau, ces objectifs sont guidés par des processus internes et sociaux identifiés comme des étapes. Enfin, les comportements verbaux et non verbaux spécifiques, y compris les influences inconscientes, les ressources et le soutien structurel, qui maintiennent ou nuisent à l'action, constituent le troisième niveau (Young et Valach, sous presse).

L'une des grandes contributions de la théorie de l'action contextuelle à l'orientation professionnelle est sa dimension sociale ou contextuelle importante. Les actions peuvent être individuelles ou conjointes. Mais lorsque nous allons au-delà des actions spécifiques au projet et à la carrière, nous intégrons des caractéristiques sociales plus substantielles. Étudier pour un examen pendant ses études universitaires peut sembler être une action individuelle. Mais cela peut facilement être compris dans le cadre du projet de réussite du cours qui implique l'enseignant du cours, l'université et peut-être la famille de l'élève, pour ne nommer que ceux-là. Il n'est pas difficile, par exemple, d'imaginer comment les carrières de parents ou de politiciens impliquent les autres. Lorsque l'on considère une carrière à long terme, telle que celle d'un enseignant, le sens est construit et largement soutenu dans la société ainsi que par le biais des actions et des projets de la personne. De même, une carrière d'enseignant propice à l'amélioration de la vie, la personne devrait se traduire par le sentiment d'une certaine satisfaction émotionnelle et l'existence de ressources et de compétences adéquates pour maintenir son emploi au fil du temps.

Le lien conceptuel entre l'action, le projet et la carrière posé dans la théorie de l'action conceptuelle va au-delà de l'accent hautement individuel et psychologique mis sur l'exploration de la carrière, l'évaluation des intérêts, ou la collecte d'informations, bien que tous ces éléments aient une dimension sociale. La carrière à long terme est construite socialement, notamment par les systèmes socio-économiques et culturels dans lesquels se situent les professions. Il ne s'agit ni de l'individu ni du social, ni de la liberté individuelle ni de la contrainte sociale. La carrière à long terme est construite et réalisée par les individus et les systèmes dans lesquels la personne vit.

La dimension sociale de la théorie de l'action contextuelle s'étend à la culture. À cet égard, la définition de Boesch (1991) de la culture en tant que champ d'action est particulièrement utile. Les projets et les carrières sont construits dans le contexte de rôles, de normes, de lois et d'attentes de groupes sociaux et d'un ordre institutionnel plus vastes et plus complexes. La culture est une construction qui reflète les possibilités d'action et de carrière, y compris les différences et les déviations individuelles. Prenons, par exemple, la carrière de l'actrice Catherine Deneuve. Les actions et les projets auxquels elle a participé tout au long de sa vie ne peuvent être compris sans référence au contexte social et à la culture dans lesquels elle a vécu, ainsi qu'aux projets essentiels pour sa réussite en tant qu'actrice ainsi qu'à ceux dans lesquels elle a été critiquée ou plus éloignée des attentes sociales.

La théorie de l'action contextuelle offre un cadre dans lequel la culture et la carrière peuvent être conceptuellement reliées (Young, Marshall et Valach, 2007). En se basant sur la théorie de compréhension culturelle de Boesch (1991), l'action relie un individu à sa culture. La carrière, à travers des actions et des projets à long terme, permet d'être en relation avec la complexité des environnements dans lesquels on participe au fil du temps, c'est-à-dire les environnements de nos cultures. De façon similaire, la notion de carrière reflète la pleine participation de la personne dotée de la culture, c'est-à-dire avec toutes les possibilités d'actions qu'elle offre. Par exemple, dans l'éventualité d'une baisse de l'emploi salarié pour la plupart des individus, les contextes et les cadres culturels joueront un rôle dans la réorganisation des priorités et du sens, indiquant probablement des activités de loisirs ou des projets au service du bien commun en tant que cadres de carrière.

Les intentions et l'intentionnalité sont également des éléments critiques dans la théorie de l'action contextuelle. Les intentions reflètent le processus d'être dirigé vers quelque chose. Les actions, les projets et les carrières concernent ou sont orientés vers quelque chose. L'intentionnalité est un concept plus large qui inclut la manière dont les intentions sont partagées socialement (Jankovic et Ludwig, 2017). Par exemple, Shotter (1993) a maintenu que l'action commune capturait une intentionnalité qui n'est pas pleinement prise en compte par les intentions individuelles des participants. Afin de donner corps à la signification sociale, il faut avoir la capacité de détecter l'intentionnalité, entre autres capacités (Di Paolo, Rohde et De Jaeger, 2010).

La théorie de l'action contextuelle reconnaît également que les carrières peuvent contribuer à l'amélioration de la vie. Une carrière qui améliore la vie intensifie ou augmente la qualité de la vie. Elle peut maintenir le sens de sa vie pour une personne pendant une longue période, malgré des défis et des revers inévitables (Young et Valach, sous presse ; Young, Valach et Domene, 2015). Les caractéristiques d'une carrière propice à l'amélioration de la vie sont clairement identifiées par les niveaux spécifiques de signification/objectifs, d'étapes fonctionnelles/de processus de contrôle, et les comportements/ressources retrouvées dans le tableau 2.1. En considérant ces caractéristiques, on peut spéculer sur la manière dont une carrière enrichissante est construite, et inversement, leur absence peut contribuer à une action qui a peu de sens, des projets peu motivés et des carrières limitées. En même temps, la théorie de l'action contextuelle n'est pas normative en ce qui concerne le contenu – elle n'identifie pas le contenu de l'action, du projet ou de la carrière. L'objectif est de permettre la compréhension des éléments constitutifs de la carrière. Ce paradigme suppose l'existence de systèmes, de processus et de niveaux interdépendants dans l'appréhension des carrières. Il permet une réponse plus détaillée à ce qui peut être défini comme une carrière enrichissante. Cela permet aux chercheurs, aux praticiens et aux gens en général de revenir aux questions primaires : quelle signification les gens construisent-ils dans leur vie et comment construisent-ils leur vie ?

Tableau 2.1– Domaines et enjeux de la carrière enrichissante[1].

| | Actions significatives dirigées vers un but | Participation motivée lors de projets réalisés par l'acteur et/ou les autres | Carrière enrichissante |
|---|---|---|---|
| Au niveau du sens | Objectifs d'actions partagés. Ce qui est pertinent par rapport aux projets et à la carrière. | Projets communs dirigés vers des objectifs. Coopératifs. Émotionnellement sensibles. Pertinents pour la carrière et l'identité. | Sens à long terme de la vie. Socialement intégrée. Émotionnellement satisfaisante. |
| Au niveau du processus fonctionnel | Ce qui rend service au processus d'identité et de l'objectif. Composantes émotionnelles et cognitives. | Stimulants à moyen terme. Étapes réussies. Retour positif dans les entreprises coopératives. Émotionnellement fonctionnels. | Stimulante à long terme. Permet la prévisibilité et la nouveauté. Assistance aux problèmes émotionnels. |
| Au niveau du comportement conscient et inconscient, de soutien structurel, et de ressources | Énergie. Régulation cognitive et émotionnelle. Compétences. Habitudes. | Soutien structurel adéquat. Ordre chronologique prévisible et gérable. Ressources émotionnelles et adéquates. | Séquence et temps adéquats à long terme. Propriétés structurelles. Ressources. Régulation émotionnelle fonctionnelle. |

## 7. Applications programmatiques

Une multitude de programmes d'orientation professionnelle sont adaptés aux contextes spécifiques et aux populations de consultants, par exemple pour les personnes souffrant de maladie mentale grave (par exemple, Corbière, Brouwers, Lanctôt et van Weeghel, 2013), des contextes culturels et nationaux (par exemple, Zahid, 2019) et les moyens d'intervention (Metral, 2018). Beaucoup de ces programmes et d'autres programmes traitent des processus que nous avons formulés pour une carrière enrichissante. Dans la théorie de l'action contextuelle, on ajoute un

1. Traduit de Young, R.A., et Valach, L. (sous presse). Action theory: An integrative paradigm for research and evaluation in career. In J. Athanasou et H. Perera (éd.), *International handbook of career guidance* (2e éd.). New York: Springer-Science.

cadre conceptuel dans lequel ces processus sont spécifiquement liés à l'action, au projet et à la carrière. La théorie de l'action contextuelle présente également l'avantage de se concentrer non seulement sur les décisions majeures de la vie, telles que le choix d'un métier ou d'un partenaire de vie, mais également sur les actions et les projets quotidiens qui contribuent à une carrière à long terme. Avec ce cadre, les programmes d'orientation professionnelle peuvent prendre en compte la relation dynamique entre l'action, le projet et la carrière, et en particulier la manière dont la carrière est construite à partir de projets.

Historiquement, le conseil a été une activité particulièrement importante dans le domaine de l'orientation professionnelle (Guichard et Huteau, 2001). La théorie de l'action contextuelle est particulièrement heuristique pour l'orientation professionnelle car le même cadre s'applique à la fois au processus de conseil et au développement de la carrière. Ailleurs, nous avons décrit les cinq tâches de conseil issues de la théorie de l'action contextuelle : développer l'alliance de travail, conceptualiser les systèmes d'action du consultant et leur organisation ; aborder les défis ou les problèmes auxquels le consultant est confronté en termes d'objectifs, être attentif aux émotions et à la mémoire émotionnelle, et se connecter au quotidien (Domene, Valach, et Young, 2015). Plusieurs exemples de cette approche dans le domaine de l'orientation professionnelle sont disponibles (par exemple, Domene, Young et Wilson, 2019 ; Young, 2017 ; Young et Domene, 2019). Cette application de la théorie de l'action contextuelle ne se veut pas une intervention autonome ni une approche thérapeutique. L'intention est plutôt de fournir un cadre permettant aux conseillers de comprendre l'action humaine de leurs consultants dans la vie quotidienne et lors des séances de conseil. Par exemple, récemment, la narration est devenue une modalité importante de l'orientation professionnelle (par exemple, Abkhezer, McMahon, Glasheen et Campbell, 2018). Nous considérons la narration d'un récit comme étant une action. Se situer dans les projets et les carrières plus vastes de sa vie et inviter les autres à participer à cette construction narrative, à ce projet et à cette carrière, sont des éléments importants de l'orientation professionnelle. L'autre, par exemple un conseiller, un membre de la famille, ou un ami, participe conjointement à la construction narrative et peut ainsi servir à affirmer le récit ou des parties de celui-ci de manière importante. De la même manière, Broonen (2015) a suggéré que l'entrevue motivationnelle (Miller et Rollnick, 2002) pourrait être un moyen de formuler des énoncés intentionnels dans le cadre de l'orientation professionnelle conformément à la théorie de l'action contextuelle.

Parmi les procédures de conseil les plus prometteuses issues de la recherche sur la théorie de l'action contextuelle, on trouve l'entretien d'auto-confrontation. Essentiellement, l'entretien d'auto-confrontation est une opportunité pour un participant de se revoir entamant une action particulière par vidéo, et de se souvenir de ses pensées et ses sentiments à ce moment antérieur. La vidéo est arrêtée après chaque minute. La vidéo peut être une partie intégrante de la conversation entre le conseiller et le consultant ou une autre action pertinente, par exemple la conversation sur le passage à l'âge adulte entre un parent et un jeune. L'intervieweur dans la confrontation à soi est habituellement le conseiller ou une autre personne formée à cette méthode. Bien sûr, la relation que le participant entretient avec l'intervieweur est essentielle, car il ou elle partagera probablement des aspects de lui ou elle-même au-delà de ce qui avait été partagé lors de la conversation initiale.

La confrontation à soi est particulièrement utile pour identifier les processus émotionnels et cognitifs que la personne a connus lors de la conversation initiale. Cette technique ne cherche pas à comprendre les raisons pour lesquelles le client a dit ou fait quelque chose de particulier dans le segment de vidéo. De plus, la capacité d'accéder aux cognitions et à l'affect du participant est facilitée lorsque l'entretien d'auto-confrontation a lieu immédiatement après l'action (conversation) enregistrée. Un autre avantage de l'entretien d'auto-confrontation est que la personne peut se faire connaître en tant qu'auteur ou agent de l'action dans la conversation initiale. L'expérience de soi en tant qu'agent chez le consultant peut être particulièrement pertinente lorsque la conversation initiale avec le conseiller était orientée vers la création d'un récit sur soi.

## 8. Applications de recherche de la théorie de l'action contextuelle

Young et Valach (sous presse) ont suggéré que l'orientation professionnelle est fondamentalement une entreprise morale et socioculturelle. Ainsi, la génération de nouvelles connaissances dans ce domaine représente plus que la génération d'informations techniques ou procédurales. Au-delà, l'orientation professionnelle devrait pouvoir disposer à la fois de connaissances techniques et de *qualia*, c'est-à-dire de connaissances davantage empiriques et subjectives. Plus précisément, la recherche en orientation professionnelle doit être en mesure de concilier l'intentionnalité, le sens et la valeur. À cette fin, Young, Valach et Domene (2005) ont proposé la méthode du projet d'action qualitative, fondée sur la théorie de l'action contextuelle, pour examiner toute une gamme de questions relatives à l'orientation professionnelle, y compris les projets communs menés entre pairs sur le passage à l'âge adulte. (Young *et al.*, 2015), les projets conjoints parents-jeunes dans la transition vers le lycée (Marshall *et al.*, 2014) ; les projets parents-jeunes dans des familles autochtones (Marshall, Young *et al.*, 2011), les couples de jeunes adultes en transition vers le monde du travail (Domene *et al.*, 2012), les projets relatifs à la parentalité pendant la transition des enfants à l'âge adulte (Marshall, Zaidman-Zait *et al.*, 2011), les projets de conseil de jeunes adultes (Young *et al.*, 2011), les projets pour les parents (Young *et al.*, 2017) et finalement pour les parents et les jeunes (Marshall *et al.*, 2018) destinés aux jeunes handicapés en développement à l'âge adulte. De plus, Young et Domene (2012) ont proposé un programme de recherche pour l'orientation professionnelle basé sur cette approche. Les recherches proposées et achevées dans ce contexte sont axées sur les actions conjointes entre individus plutôt que sur la dimension exclusivement intra-individuelle. Ces études sont intégratives dans le sens où elles associent la cognition, la signification et le comportement tels qu'ils sont représentés dans des actions et des projets.

En ce qui concerne la recherche mentionnée ci-dessus, nous avons identifié la transition vers l'âge adulte comme étant un vaste domaine pour plusieurs de nos études de recherche. Dans ce domaine, nous avons trouvé qu'il existait une gamme de projets communs entre différents groupes de personnes. Cette recherche ne visait pas à expliquer les causes de la transition, mais à identifier et décrire les projets dirigés par des objectifs dans lesquels les jeunes étaient engagés avec d'autres personnes.

De même, revenant à la question du travail et de la santé mentale, Young, Valach et Law (2016) ont soutenu que la théorie de l'action contextuelle constitue un cadre approprié pour la recherche dans le domaine de la santé, car la santé, tout comme la carrière professionnelle, peut être envisagée du point de vue de l'action. Le travail et la santé sont présents dans les projets communs dans la mesure où ils sont saillants et intégrés dans la vie des individus. Être capable de conceptualiser et de faire des recherches sur la santé et le travail, à partir d'un cadre commun, peut permettre d'intégrer plusieurs contextes de vie dans les pratiques de conseil (Valach et Young, 2017).

## 9. Conclusion

Seligman et ses collègues (2013) ont proposé l'idée selon laquelle la projection dans l'avenir est le principe central du comportement humain. L'orientation professionnelle est avant tout une préoccupation pour l'avenir ; ainsi, elle devrait refléter ce principe d'organisation. En effet, l'orientation professionnelle et sa conceptualisation et recherche peuvent devenir un moyen essentiel de rendre évident la navigation dans le futur en tant que principe organisateur. Dans ce chapitre, nous avons décrit un paradigme intégratif d'orientation professionnelle fondé sur l'hypothèse selon laquelle l'action humaine est dirigée vers un objectif, c'est-à-dire dirigée vers l'avenir. Le paradigme est intégratif, car la même approche est utilisée pour comprendre à la fois le développement de carrière et les interventions d'orientation destinées à aider le développement de carrière. Le paradigme est également prospectif dans une perspective contextuelle large, parce qu'il n'est pas lié de manière rigide à une compréhension professionnelle ou une compréhension professionnelle de la carrière. Ainsi, l'orientation professionnelle peut répondre aux changements importants qui se produisent dans le monde du travail et plus largement dans les sociétés. Il peut être utilisé pour éclairer la recherche et la pratique en orientation professionnelle liées aux contextes dans lesquels le travail et d'autres activités importantes dans la vie sont entrepris.

L'emphase sur l'action conjointe et le projet en tant que dimensions importantes de la carrière positionne la théorie de l'action contextuelle comme une approche innovante, rendant plus explicites le contexte et les processus. Cependant, ce paradigme n'est pas conçu pour traiter de manière étroite des problèmes récents et spécifiques de carrière et de travail. Plutôt, en réduisant l'accent mis sur le métier et l'emploi comme principale raison d'être de l'orientation professionnelle et en fondant l'approche sur une explication commune du comportement humain, c'est-à-dire des explications centrées sur les objectifs, l'action contextuelle commence à prendre en compte une série de nouveaux développements émergeant dans le monde du travail. De plus, il est orienté vers la théorie des systèmes ouverts dans laquelle des questions morales peuvent être posées.

## Références bibliographiques


Abkhezer, P., McMahon, M., Glasheen, K., et Campbell, M. (2018). Finding voice through narrative storytelling: An exploration of the career development of young African females with refugee backgrounds. *Journal of Vocational Behavior*, 105, 17-30.

Boesch, E.E. (1991). *Symbolic action theory and cultural psychology*. Berlin: Springer Verlag.

Broonen, J.P. (2015). Motivation and volition in vocational psychology. In R.A. Young, J.F. Domene et L. Valach (éd.), *Counseling and action: Toward life-enhancing work, relationships, and identity* (p. 69-90). New York: Springer Science + Business Media.

Bulley, R., et Irish, M. (2018). The functions of prospection: Variations in health and disease. *Frontiers in Psychology*, 27 nov. 2018. *https://doi.org/10.3389/fpsyg.2018.02328*.

Corbière, M., Brouwers, E., Lanctôt, N., et van Weeghel, J. (2013). Employment specialist competencies for supported employment programs. *Journal of Occupational Rehabilitation*, *24*, 484-497. doi: *10.1007/s10926-013-9482-5*.

Csikszentmihalyi, M., et Csikszentmihalyi, I.S. (éd.). (2006). *A life worth living: Contributions to positive psychology*. New York: Oxford University Press.

Dawis, R.V., et Lofquist, L.H. (1984). *A psychological theory of work adjustment: An individual-differences model and its applications*. Minneapolis, MN: University of Minnesota Press.

Di Paolo, E.A., Rohde, M., et De Jaeger, H. (2010). Horizons for the enactive mind: Values, social interaction, and play. In J. Stewart, O. Gapenne, et E.A. Di Paolo (éd.), *Enaction: Toward a new paradigm for cognitive science* (p. 33-87). Cambridge, MA: MIT Press.

Domene, J.F., Valach, L., et Young, R.A. (2015). Action in counseling: A contextual action theory perspective. In R.A. Young, J.F. Domene, L. Valach (éd.), *Counseling and action: Toward life-enhancing work, relationships, and identity* (p. 151-166). New York: Springer Science + Business Media.

Domene, J.F., Young, R.A., et Wilson, C.L.L. (2019). Career counselling for emerging adults based on goal-directed action: An innovative approach to theory, research, and practice. In J. Maree (éd.), *Innovating career counselling theory, research, and practice*. New York: Springer.

Duffy, R.D., Kim, H.J., Gensmer, N.P., Raque-Bogdan, T.L., Douglass, R.P., England, J.W., et Buyukgoze-Kavas, A. (2019). Linking decent work with physical and mental health: A psychology of working perspective. *Journal of Vocational* Behavior, *112*, 384-395. doi: *10.1016/j.jvb.2019.05.002*.

Gilbert, D., Wilson, T. (2007). Prospection: Experiencing the future. *Science*, *317*, 1351-1354. doi: *10.1126/science.1144161*.

Gollwitzer, P.M., et Bargh, J.A. (éd.). (1996). *The psychology of action: Linking cognition and motivation to behavior*. New York: Guilford.

Guichard, J. (2016). Une comparaison des apports des modèles de la construction de la carrière et de la construction de soi au *life designing counseling*.

*Psychologie Française, 61*, 15-29. doi : */10.1016/j.psfr.2013.03.002.*

Guichard, J. (2018). Final purposes for life-and-career design interventions in the anthropocene era. In V. Cohen-Scali *et al.* (éd.), *New perspectives on career counseling and guidance in Europe* (p. 189-203). Springer. doi : *10.1007/978-3-319-61476-2_12.*

Guichard, J., et Huteau, M. (2001). *Psychologie de l'orientation.* Paris : Dunod.

Hägglund, M. (2019). *This life : Secular faith and spiritual freedom.* New York : Pantheon.

Herwig, A., Beisert, M., et Prinz, W. (2013). Action science emerging : Introduction and leitmotifs. In W. Prinz, M. Beisert, et A. Herwig (éd.), *Action science : Foundations of an emerging discipline* (p. 1-33). Cambridge, MA : The MIT Press.

Holland, J. (1959). A theory of vocational choice. *Journal of Counseling Psychology, 6*, 35-45.

Horizons politiques Canada (2019). *L'avenir du travail : Cinq facteurs qui changent la donne.* 19 juin. Accessed online at *https://horizons.gc.ca/fr/2019/06/20/lavenir-du-travail-cinq-facteurs-qui-changent-la-donne/.*

Ivtzan, I., Lomas, T., Hefferon, K., et Worth, P. (2016). *Second wave positive psychology : Embracing the dark side of life.* New York : Routledge/Taylor et Francis Group.

Jahoda, M. (1982). *Employment and unemployment : A social-psychological analysis.* Cambridge, UK : Cambridge University Press.

Jankovic, M., et Ludwig, K. (2017). Introduction. In M. Jankovic et K. Ludwig (éd.), *The Routledge handbook of collective intentionality* (p. 1-6). New York : Routledge. *https://doi.org/10.4324/9781315768571.*

Korunka, C., et Kubicek, B. (2017). Job demands in a changing world of work. In C. Korunka et B. Kubicek (éd.), *Job demands in a changing world of work: Impact on workers' health and performance and implications for research and practice* (p. 1-5). Cham, Switzerland : Springer International Publishing. *http://dx.doi.org/10.1007/978-3-319-54678-0_1.*

Kozan, S., Blustein, D.L., Paciorek, R., Kilbury, E., et Işık, E. (2019,). A qualitative investigation of beliefs about work-related crises in the United States. *Journal of Counseling Psychology.* 18 avril. Advance online publication. doi : *10.1037/cou0000343.*

Marshall, S.K., Stainton, T., Wall, J.M., Zhu, M., Murray, J., Wu, S., Bouhali, A.E., Parada, F., Zaidman-Zait, A., et Young, R.A. (2018). Transition to adulthood as a joint parent-youth project for young persons with intellectual and developmental disabilities. *Intellectual and Development Disabilities, 56*, 263-277. doi : *10.1352/1934-9556-56.5.263.*

Marshall, S.K., Young, R.A., Stevens, A., Spence, W., Deyell, S., Easterbrook, A., et Brokenleg, M. (2011). Adolescent career development in urban-residing Aboriginal families in Canada. *Career Development Quarterly, 59*, 539-558.

Marshall, S.K., Young, R.A., Wozniak, A., Lollis, S., Tilton-Weaver, L., Nelson, M., et Gossling, K. (2014). Parent-adolescent joint projects involving leisure time and activities during the transition to high school. *Journal of Adolescence, 37*, 1031-1042.

Marshall, S.K., Zaidman-Zait, A., Logan, C., Lee, C.M., et Young, R.A. (2011). Parenting projects as children transition to adulthood. *Family Science, 2*, 250-261.

Mason, P. (2019). *Postcapitalism.* Londres : Allen Lane.

McMahon, M., et Patton, W. (2006b). The Systems Theory Framework : A conceptual and practical map for career counselling. In M. McMahon et W. Patton (éd.), *Career counselling : Constructivist approaches* (p. 94-109). Londres : Routledge.

Metral, J.F. (2018). L'orientation des élèves au lycée : Un travail collectif. *L'orientation scolaire et professionnelle, 47*, 619-658.

Miller, W.R., et Rollnick, S. (2002). *Motivational interviewing : Preparing people for change* (2nd éd.). New York, NY, US : The Guilford Press.

Minh, A., O'Campo, P., Guhn, M., et McLeod, C.B. (2019). Out of the labour force and out of school : A population-representative study of youth labour force attachment and mental health. *Journal of Youth Studies.* Published online. doi : *10.1080/13676261.2019.1639648.*

Nota, L., et Rossier, J. (éd.), (2015). *Handbook of life design : From practice to theory and from theory to practice.* Boston, MA : Hogrefe Publishing.

OCDE (2019). *Perspectives de l'emploi de l'OCDE 2019: L'avenir de travail.* Consulté en ligne : *https://www.oecd-ilibrary.org/employment/perspectives-de-l-emploi-de-l-ocde-2019_b7e9e205-fr.*

Pouyaud, J., et Cohen-Scali, V. (2016). Perspectives actuelles du conseil psychologique en orientation. *Psychologie Française, 61*, 43-60. *https://*doi.org/10.1016/j.psfr.2014.09.003.

Richardson, M.S. (2004). The emergence of new intentions in subjective experience : A social/personal constructionist and relational understanding. *Journal of Vocational Behavior, 64*, 485-498.

Robitschek, C., et Ashton, M.W. (2019). Vocational psychology assessment : Positive human characteristics leading to positive work outcomes. In M.W. Gallagher et S.J. Lopez (éd.), *Positive psychological assessment : A handbook of models and measures* (2nd éd., p. 361-372). *doi.org/10.1037/0000138-23.*

Savickas, M.L., Nota, L., Rossier, J., Dauwalder, J.P., Duarte, M.E., Guichard, J. van Vianen, A.E.M. (2009). Life designing : A paradigm for career construction in the 21st century. *Journal of Vocational Behavior, 75*, 239-250.

Seligman, M.E.P., Railton, P., Baumeister, R.F., et Sripada, C. (2013). Navigating into the future or driven by the past. *Perspectives on Psychological Science, 8* (2), 119-141. doi : *10.1177/1745691612474317.*

Shotter, J. (1993). *Conversational realities : Constructing life through language.* Thousand Oaks, CA : Sage.

Stewart, J., Gapenne, O., et Di Paolo, E.A. (2010). Introduction. In J. Stewart, O. Gapenne, et E.A. Di Paolo (éd.), *Enaction : Toward a new paradigm for cognitive science* (p. VII-XVII). Cambridge, MA : MIT Press.

Stormer, E., Patscha, C., Prendergast, J., *et al.* (2014). *The future of work. Jobs and skills in 2030.* Londres : UK Commission for Employment and Skills.

Super, D.E. (1957). *The psychology of careers.* New York : Harper et Row.

Taylor, C. (2007). *A secular age.* Cambridge, MA : Harvard University Press.

Torres Stone, R. A., Sabella, K., Lidz, C.W., McKay, C., et Smith, L.M. (2018). The meaning of work for young adults diagnosed with serious mental health conditions. *Psychiatric Rehabilitation Journal, 41*, 290-298. *http://dx.doi.org/10.1037/prj0000195.*

Triberti, S., et Riva, G. (2016). Being present in action : A theoretical model about the « interlocking » between intentions and environmental affordances. *Frontiers in Psychology, 6*, 2052. doi : *10.3389/fpsyg.2015.02052.*

Valach, L., et Young, R.A. (2017). Action: A bridge between vocational and mental health counselling. *British Journal of Guidance and Counselling, 45*, 519-531. *doi.org/10.1080/03069885.2017.1370628.*

Valach, L., Young, R.A., et Lynam, M.J. (2002). *Action theory : A primer for research in the social sciences.* Westport, CT : Praeger.

Waddell, G., et Burton, A.K. (2006). *Is work good for your health and wellbeing ?* Londres : The Stationery Office.

Wanberg, C.E. (2012). The individual experience of unemployment. *Annual Review of Psychology, 63*, 369-396. doi : *10.1146/annurev-psych-120710-100500.*

Winter Plumb, E.I., Hawley, K.J., Boyer, M.P., Scheel, M.J., et Conoley, C.W. (2019). Goal focused positive psychotherapy: an integration of positive psychology and psychotherapy. *British Journal of Guidance* et *Counselling, 47* (2), 223-233. *http://doi.org/10.1080/03069885.2018.1533105.*

Young, R.A. (2017). Career counselling as and about goal-directed human action. In M. McMahon (éd.), *Career counseling : Constructivist approaches* (2e éd.). New York : Taylor et Frances/Routledge.

Young, R.A., et Domene, J.F. (2012). Creating a research agenda in career counselling : The place of action theory. *British Journal of Guidance and Counselling, 40*, 15-30. doi : *10.1080/03069885.2011.620603.*

Young, R.A., et Domene, J. (2019). Contextual action theory : Concepts, processes, and examples. In N. Arthur et M. McMahon (éd.), *Contemporary theories of career development : International perspectives* (p. 78-90). Londres : Routledge.

Young, R.A., Domene, J.F., et Valach, L. (2015). Counseling and action. In R.A. Young, J.F. Domene, et L. Valach (éd.), *Counseling and action : Toward life-enhancing work, relationships, and identity* (p. 1-10). New York : Springer Science + Business Media.

YOUNG, R.A., MARSHALL, S.K., FOULKES, K., HABER, C., LEE, C.S.M., PENNER, C., et ROSTRAM, H. (2011). Counseling for the transition to adulthood as joint, goal-directed action. *Journal of Vocational Behavior, 79*, 325-333. doi : *10.1016/j.jvb.2011.02.005*.

YOUNG, R.A., MARSHALL, S.K., STAINTON, T., WALL, J., CURLE, D., ZHU, M., MUNRO, D., MURRAY, J., EL BOUHALI, A., PARADA, F., et ZAIDMAN-ZAIT, A. (2018). The transition to adulthood of young adults with IDD : Parents' joint projects. *Journal of Applied Research in Intellectual Disabilities, 31*, 224-233. doi : *10.1111/jar.12395*.

YOUNG, R.A., MARSHALL, S., et VALACH, L. (2007). Making career theories more culturally sensitive : Implications for counseling. *Career Development Quarterly, 56*, 4-18.

YOUNG, R.A., et VALACH, L. (1996). Interpretation and action in career counseling. In M.L. Savickas et M.B. Walsh (éd.), *Handbook of career counseling theory and practice* (p. 361-375). Palo Alto, CA : Davies-Black.

YOUNG, R.A., et VALACH, L. (2000). Reconceptualizing career psychology : An action theoretical perspective. In A. Collin et R.A. Young (éd.), *The future of career* (p. 181-196). Cambridge, England : Cambridge University Press.

YOUNG, R.A., et VALACH, L. (sous presse). Action theory : An integrative paradigm for research and evaluation in career. In J. Athanasou et H. Perera (éd.), *International handbook of career guidance* (2e éd.). New York : Springer-Science.

YOUNG, R.A., VALACH, L., et COLLIN, A. (2002). A contextual explanation of career. In D. Brown et Associates (éd.), *Career choice and development* (4e éd., p. 206-250). San Francisco : Jossey-Bass.

YOUNG, R.A., VALACH, L., et DOMENE, J.F. (2005). The action-project method in counseling psychology. *Journal of Counseling Psychology. 52*, 215-223.

YOUNG, R.A., VALACH, L., et DOMENE, J.F. (2015). Counseling processes and procedures. In R.A. Young, J.F. Domene, et L. Valach (éd.), *Counseling and action : Toward life-enhancing work, relationships, and identity* (p. 317-336). New York : Springer Science + Business Media.

YOUNG, R.A., VALACH, L., et LAW, A.K. (2016). Contextual action theory : An integrative framework for qualitative health research. In K. Olsen, R.A. Young, et I. Schultz (éd.), *Handbook of Qualitative Health Research* (p. 41-60). New York : Springer Science + Business Media.

YOUNG, R.A., VALACH, L., et MARSHALL, S.K. (2008). Parents and adolescents co-constructing career. In V. Shorikov et W. Patton (éd.), *Career development in childhood and adolescence* (p. 277-295). Rotterdam, The Netherlands : Sense Publishers.

ZAHID, G. (2019). Careers work in higher education in Pakistan : Current practice and options for the future. *British Journal of Guidance and Counselling*.

# Chapitre 3

## Initiation à la créativité et à l'innovation : quels apports pour l'orientation et le développement des compétences ?[1]

1. Par Samira Bourgeois-Bougrine.

# Sommaire

L'innovation est vectrice de croissance et de bien-être et vise à l'amélioration et la création de nouveaux produits, procédés, services et organisations. L'émergence de nouvelles technologies à la fois crée de nouveaux emplois et en rend d'autres obsolètes. En 2013, une équipe de recherche de l'université d'Oxford a estimé que 47 % des métiers aux États-Unis disparaîtront en raison de leur automatisation (Frey et Osborne, 2013). Même s'il n'y a pas d'accord entre les experts sur les taux et l'horizon de la disparition de certains métiers (Frey et Osborne, 2018 ; OCDE, 2018), le développement de l'intelligence artificielle et la robotique conduit inéluctablement à une intensification de l'automatisation de nombreux métiers d'exécution. Junghans (2017) indique que « dans la lutte engagée entre robots et humains, la créativité apparaît comme l'arme essentielle de ces derniers ».

En effet, l'OCDE considère la créativité comme l'une des quatre compétences à développer chez le citoyen du XXIe siècle (4C : pensée Critique, Créativité, Collaboration, Communication). Une récente étude indique que la créativité est la deuxième compétence demandée par les entreprises en 2019 après *cloud computing* (Petrone, 2019*a*, 2019*b*). L'Institut McKensey prédit que la demande en 2030 de compétences telles que la créativité augmentera de 40 % aux États-Unis et 30 % en Europe de l'Ouest (Bughin *et al.*, 2018). La créativité et la pensée critique contribuent non seulement au développement économique mais constituent une source de bien-être personnel (Vincent-Lancrin *et al.*, 2019).

Comment l'apprentissage de la créativité et l'innovation peuvent-ils contribuer à renforcer la capacité d'adaptation aux changements de nos sociétés contemporaines et à construire une carrière qui a du sens pour les étudiants et les professionnels ? Ce chapitre a pour objectif d'éclairer le domaine de l'orientation et du développement des compétences en explorant les apports potentiels de l'initiation à la créativité et à l'innovation. Il adressera :

- la créativité dans une brève introduction ;
- l'impact de l'initiation à la créativité et l'innovation dans le développement du sentiment d'auto-efficacité ;
- les potentiels apports de la créativité dans le « design » d'une future carrière.

## 1. Introduction à la créativité

La créativité se définit comme la capacité à réaliser une production qui soit à la fois nouvelle et adaptée au contexte dans lequel elle se manifeste (Lubart *et al.* 2015). En termes plus simples, la créativité est le fait de générer des idées tandis que l'innovation est l'action de les concrétiser. La pensée créative requiert une combinaison particulière de deux types de facteurs, cognitifs et conatifs, comprenant chacun cinq dimensions (figure 3.1).

**Facteurs cognitifs**

**Pensée divergente**

- Elle est définie comme la capacité à générer des idées alternatives à partir d'une seule information initiale, qui peut être un mot, une image, une histoire… Un niveau élevé en pensée divergente indique une grande productivité idéationnelle.

**Flexibilité mentale**

- C'est la capacité à changer d'optique et à changer les ancrages cognitifs initiaux afin d'explorer une nouvelle direction. Elle est synonyme de souplesse mentale et de capacité à alterner les types d'informations traitées.

**Pensée convergente**

- Elle se définit comme la capacité globale des individus à raisonner et résoudre différents types de tâches logiques.

**Capacité à associer**

- Il s'agit de la capacité à traiter et à mettre en relation des éléments ou des ensembles d'éléments qui ne sont pas communément raccordés.

**Pensée analogique**

- Elle indique la capacité des individus à créer des métaphores, à transposer des informations d'un domaine spécifique à un autre correspondances utiles.

**Facteurs conatifs**

**Ouverture**

- Elle détermine la propension à chercher ou préférer la nouveauté, à vouloir essayer des choses inconnues, faire de nouvelles expériences. Elle s'oppose au dogmatisme et/ou au conformisme.

**Tolérance à l'ambiguïté**

- Elle se caractérise par la capacité à pouvoir résoudre ou au moins tolérer les situations et/ou les informations ambiguës, peu claires, contradictoires ou manquantes.

**Pensée intuitive**

- Elle qualifie la tendance des individus à saisir rapidement le réel, à ressentir les situations de manière instinctive. Avoir une connaissance immédiate des choses sans nécessairement raisonner sur le problème ciblé.

**Propension à oser**

- Elle désigne la tendance de certains individus à prendre des risques à bon escient et de façon relativement adaptée.

**Motivation à créer**

- C'est la volonté de créer afin de répondre à une demande ou pour satisfaire un désir personnel. Elle correspond à un levier de mise en marche des connaissances impliqués dans la création.

*Figure 3.1 – Les dix dimensions du potentiel créatif (Lubart et al., 2013).*

Le potentiel créatif reste latent et l'individu peut être conscient ou non de son potentiel. Des avancées récentes suggèrent que le potentiel créatif peut être défini, mesuré et amélioré (Lubart *et al.*, 2013). Le potentiel fait référence à un état latent, qui peut être considéré comme faisant partie du « capital humain » d'un individu et peut être utilisé si une personne en a l'opportunité. Chaque personne peut être décrite comme ayant plus ou moins de potentiel dans un domaine de travail, et plus spécifiquement dans une tâche donnée. Chaque personne présente un profil particulier qui est susceptible d'évoluer ou de changer en fonction du domaine où s'exprime la créativité.

Le potentiel créatif est largement distribué dans la société selon quatre niveaux de créativité (Kaufman et Baghetto, 2009). Le premier niveau, ou « mini C », correspond à des expériences d'apprentissage transformatrices observées chez des jeunes enfants, élèves et étudiants. L'intériorisation d'apprentissages et d'expériences contribue au développement créatif personnel. Le deuxième niveau, « petit-C », correspond aux activités créatives de tous les jours limitées à un cercle personnel, familial et professionnel restreint. Le troisième niveau, « pro-C », concerne la créativité reconnue dans le milieu professionnel et dont on tire parti dans son travail. Enfin, au sommet, trône le quatrième niveau ou « big C », concernant les créatifs éminents dont les contributions forment la base de notre culture comme les artistes, les écrivains, les musiciens etc., ou des personnes qui ont eu impact sur la société par leurs découvertes scientifiques ou inventions (Albert Einstein, Sigmund Freud, etc.).

## 2. Impact de l'initiation à la créativité et l'innovation

L'OCDE définit les compétences pour l'innovation comme étant un ensemble de compétences techniques (connaissances et expertise ou savoir-faire dans un domaine), d'habiletés de réflexion et de créativité (facultés critiques, imagination, curiosité) et compétences comportementales et sociales (confiance en soi, énergie, passion, leadership, collaboration, persuasion).

Les universités sont, en effet, de plus en plus amenées à mettre en œuvre des programmes qui favorisent la résolution créative de problèmes chez les étudiants des écoles d'ingénieurs, d'architecture et de commerce (Baillie, 2002 ; Care *et al.*, 2012 ; Bourgeois-Bougrine *et al.*, 2015 ; Bourgeois-Bougrine *et al.*, 2017 ; Brown et Katz, 2011 ; Latorre et Bourgeois-Bougrine, 2014 ; Seidel et Fixon 2016 ; Selig, 2012). L'objectif de ces programmes n'est pas de transformer les étudiants en artistes, mais de les entraîner à créer et innover en considérant un ensemble de données ou un problème sous une nouvelle perspective, à surmonter les barrières à la créativité et le besoin de clôture et à renforcer leur sentiment d'auto-efficacité.

Selon Liu et Schoenwetter (2004), les obstacles à la créativité comprennent la peur de l'échec, l'évitement de la frustration, la peur de l'inconnu et l'évitement des situations peu claires ou ambiguës, la réticence à exercer une influence, la myopie vis-à-vis des ressources et enfin la réticence à jouer ou à expérimenter de peur de paraître ridicule ou stupide.

Le besoin de clôture (*need for closure*, NFC) fait référence au désir d'obtenir une réponse ferme et immédiate afin d'éviter l'inconfort et l'ambiguïté (*seize and freeze*) (Kruglanski, 1990, 2004 ; Van Hiel et Mervielde, 2003). Les individus ayant un score NFC élevé éprouvent souvent le besoin de parvenir rapidement à une conclusion, ont un esprit de « fermeture », préfèrent la « prédictivité » et ont une aversion pour l'ambiguïté et la confusion. Une fois qu'ils sont convaincus de la solution qu'ils ont choisie, ils sont moins enclins à explorer les alternatives, limitant ainsi la diversité des idées et entraînant une faible performance créative.

La théorie de l'auto-efficacité, élaborée par le psychologue canadien Albert Bandura (Bandura, 1997), constitue la croyance qu'a un individu en sa capacité de réaliser une tâche. Plus grand est le sentiment d'auto-efficacité, plus élevés sont les objectifs qu'il s'impose et son engagement dans leur poursuite. Le sentiment d'auto-efficacité en créativité (*creative self efficacy*, Tierney et Farmer, 2002) semble être corrélé avec le sentiment d'auto-efficacité en général et se trouve amélioré à la suite d'un entraînement à la créativité (Haase, 2018 ; Vally, 2019 ; Bourgeois-Bougrine *et al.*, 2017 ; Buisine et Bourgeois-Bougrine, 2018).

Roschuni *et al.* (2015) considèrent qu'il existe plus trois cents méthodes distinctes pour stimuler la créativité et développer les compétences en innovation. Les programmes d'initiation à la créativité et à l'innovation dans le milieu de l'éducation nécessitent un cadre formel pour évaluer leur impact de façon harmonieuse et objective. Plusieurs initiatives dans ce sens ont été présentées lors de la récente conférence[1] de l'OCDE, dont l'une détermine à la fois les lignes directrices des contenus de ces programmes mais également les critères d'évaluation des différentes initiatives (Vincent-Lancrin, *et al.*, 2019).

## 3. Apports de la créativité dans le *design* de sa carrière future

Une des approches largement utilisées en milieu professionnel et dans le domaine de l'éducation pour stimuler la créativité et l'innovation est présentée dans cette section. Il s'agit de la résolution créative de problèmes (Creative Problem Solving ou CPS). Dans le contexte de ce chapitre, l'approche CPS sera explorée sous l'angle de son implication en orientation professionnelle. Toutefois, il convient d'indiquer qu'il y a peu de publications à ce sujet et que le potentiel impact de cette approche mérite d'être validé dans le domaine du développement de carrière (DelPrato, 2018).

1. *https://www.oecd.org/education/ceri/Agenda-CCT-Conference-London-24-25-September-2019.pdf.*

## 3.1 Introduction à la résolution créative de problèmes (CPS)

Le modèle CPS a été introduit dans les années 1950 par Alex Osborn qui a popularisé les principes du *brainstorming*. Dans son livre *Applied Imagination*, Osborn, soulignait que les professeurs hindous avaient recours au *brainstorming* depuis plus de 400 ans et que Walt Disney l'a encouragé auprès de ses artistes dans les années 1920 en y faisant référence comme « rêver en équipe » (cité dans Creative Education Foundation, 2016). Le modèle CPS a eu une grande influence sur plusieurs chercheurs et praticiens qui ont appliqué et fait avancer les idées originales d'Osborn. Parnes *et al.* (1977) ont assimilé la CPS à la prise de décision créative. Isaksen et Treffinger (1985) ont avancé que la résolution créative de problème débute par une phase de désordre (*mess-finding*) au cours de laquelle le problème est défini. Ils font la distinction entre la phase de découverte du problème (quelque chose est faux, insatisfaisant ou manquant) et la phase de préparation dans laquelle les informations sont collectées. Le modèle CPS comprend quatre à huit étapes selon les auteurs.

Dans le contexte de l'orientation professionnelle, nous allons utiliser le modèle CPS de l'apprenant (*learner's model*) basé sur les travaux de Puccio *et al.* (2011). Comme indiqué en figure 3.2, le CPS est divisé en quatre grandes étapes (Creative Education Foundation, 2016) : clarifier le problème, trouver des idées, développer des solutions et les implémenter. Clarifier comprend trois sous-étapes : explorer la vision, collecter des données et formuler le défi. Les différentes étapes et sous-étapes comprennent chacune une phase de divergence (génération d'idées alternatives) et une phase de convergence (évaluation des idées et sélection). Des dizaines d'outils de créativité existent pour stimuler la créativité et la pensée critique lors de chacune des étapes et sous-étapes. Pour une description détaillée des outils de créativité à utiliser en phase de divergence et de convergence, il convient de se référer à *La Boîte à outils de la créativité* de Debois *et al.*, 2015 et aux ressources pour les facilitateurs de la Creative Education Fondation (2016).

Le modèle CPS spécifie trois éléments : 1) le « problème » fait référence à toute situation qui présente un défi, offre une opportunité, ou représente une préoccupation troublante, 2) la résolution signifie trouver des moyens de répondre ou de satisfaire une situation en « challengeant » la situation et/ou soi-même et, enfin, 3) pour être « créative », la résolution du problème doit être adaptée, originale et innovante (Creative Education Foundation, 2016).

Le CPS repose sur deux présuppositions et quatre principes fondamentaux. La première présupposition spécifie que tout le monde est créatif d'une certaine manière et la seconde considère que les compétences créatives peuvent être apprises et améliorées. Pour ce qui concerne les principes fondamentaux du CPS, on peut citer : 1) poser les problèmes sous forme de questions ouvertes ; les solutions sont ainsi facilitées et développées lorsque les défis et les problèmes sont reformulés sous la forme de questions ouvertes offrant de multiples possibilités. Ces questions génèrent de nombreuses informations riches, tandis que les questions fermées ont tendance à susciter une confirmation ou un refus, 2) l'utilisation équilibrée de la pensée divergente et convergente, 3) différer ou suspendre le jugement lors de la phase de divergence et l'utiliser de façon appropriée lors de la phase de convergence, et enfin 4) utiliser l'expression « Oui, et... » plutôt que sur « Non, mais... », car la première invite à poursuivre l'échange et la seconde peut mettre fin à la conversation en annulant tout ce qui l'a précédée.

L'ordre des étapes du CPS n'est pas immuable : il est possible de commencer à partir de n'importe quelle étape du processus. En termes de développement de carrière, si un étudiant a un défi clairement articulé, comme par exemple essayer d'intégrer des compétences artistiques dans une carrière, il est possible de commencer par l'étape 2 directement à savoir trouver des idées (DelPrato, 2018). De même, si un étudiant a une idée bien précise concernant la spécialité académique ou le domaine professionnel qu'il souhaite intégrer, il est possible de commencer par l'étape 3 qui consiste à développer et à transformer l'idée en solutions réalisables (voir figure 3.2).

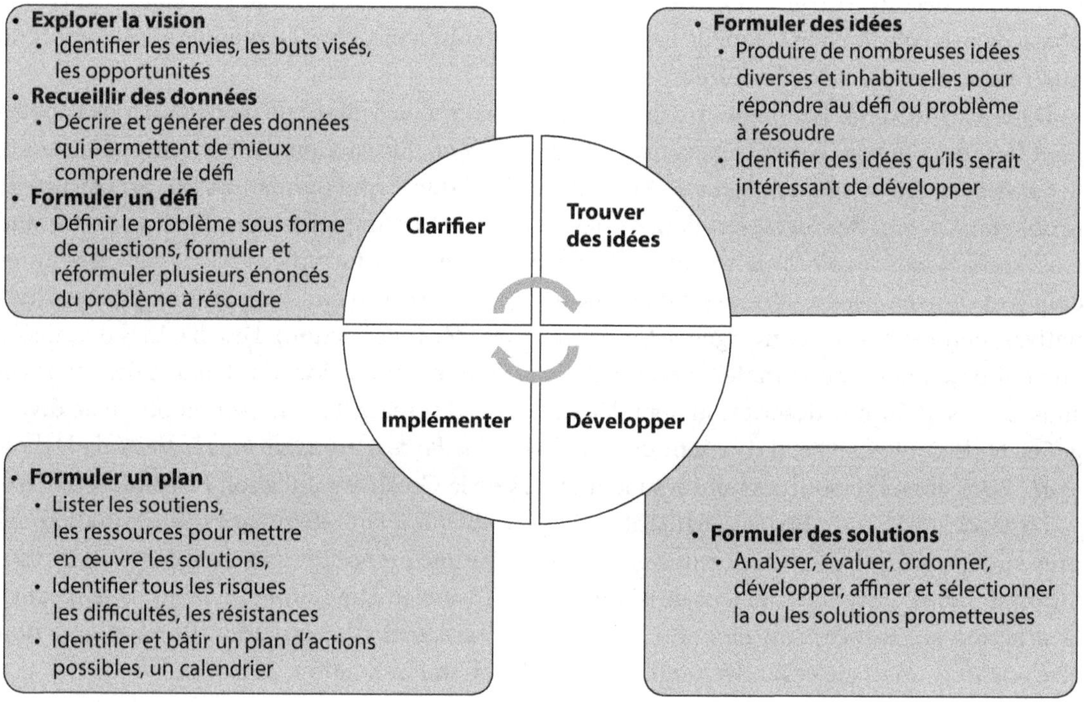


***Figure 3.2 – Les composantes du modèle de résolution créative de problèmes (CPS).***

### 3.1.1 Clarification du problème

En termes de développement de carrière, clarifier consiste à transformer les problèmes en défis et opportunités qui appellent ou invitent l'émergence de solutions. Cette étape permet aux étudiants de définir les défis de manière à mettre en valeur ce qui a le plus de sens pour eux.

Prenons l'exemple fictif d'un étudiant, que nous appellerons Alex, qui a plusieurs centres d'intérêt et n'arrive pas à se décider entre différents parcours académiques ou stages. Lors de la première sous-étape, « explorer la vision », Alex devra, dans un premier temps (phase de divergence), générer plusieurs déclarations d'objectifs ou de « souhaits » qui commencent par les phrases : « Je souhaite... » ou « Ce serait génial si... ». Alex devra visualiser et focaliser sur ce qu'il souhaite accomplir ou développer et non sur ce qu'il voudrait éviter. Il est important de suspendre tout jugement à ce stade. Le facilitateur ou le groupe ressource peuvent aider Alex en lui posant des questions sur ses objectifs, ses souhaits, sa vision du monde etc. À titre d'exemples, les questions suivantes peuvent être posées à Alex : « Imagine-toi dans un an à compter de maintenant ; quels objectifs, rêves ou visions as-tu ? Qu'est-ce que tu n'as jamais fait que tu aimerais faire ? Y a-t-il des choses que tu aurais aimé changer ? Qu'est-ce que tu ferais si tu avais du temps, de l'argent et un soutien illimité ? », etc. Dans un second temps (phase de convergence), Alex devra choisir un objectif, un souhait ou un défi à relever. Comme exemple d'outils utilisés on peut citer le *brainstorming* ou le *brainwriting* dans la phase de divergence et hiérarchisation, le vote, le regroupement en grappes dans la phase de convergence (Debois *et al.*, 2015).

Une fois un objectif clé identifié, la *collecte de données* et un travail d'introspection commencent pour mieux comprendre l'origine ou l'historique du défi choisi. Pour aider Alex dans cette tâche, le facilitateur et le groupe peuvent lui poser les questions suivantes : « Quelle est l'origine de ce défi ? Depuis quand as-tu ce souhait ? Qui d'autre est impliqué ? Quel est leur rôle ? Qui sont les décideurs clés ? Pourquoi est-ce un défi ? Est-ce que tu as un contrôle sur la situation ? Qu'as-tu déjà essayé ? Qu'est-ce que ton instinct te dit ? Quels seraient les critères de réussite ? » etc. Plusieurs outils de créativité peuvent être utilisés dans cette phase de divergence comme l'outil de créativité appelé les « 3 H » (*head* : tête, *hands* : mains, heart : cœur) : le problème tel que je le comprends (*head*), le problème tel que je l'expérimente (*hands*) et le problème tel que je le ressens (*heart*). Cet outil permet de « radiographier » le problème sous trois angles différents : rationnel, expérientiel et émotionnel (Debois *et al.*, 2015).

Dans la phase de convergence, Alex devra passer en revue et sélectionner les données les plus importantes qui vont l'aider à mieux comprendre son objectif. Ensuite, il devra identifier des grappes et leur donner un nom suggérant ce qu'ils représentent. Cette approche s'apparente à l'outil de créativité appelé les TI pour « tendances influentes » dont l'objectif consiste à produire des planches de tendances permettant l'identification des éléments clés qui serviront lors de la production d'idées (Debois *et al.*, 2015 ; p. 55).

La troisième sous-étape, formuler le défi, permet d'accentuer la prise de conscience des préjugés ou croyances dysfonctionnelles associées avec le souhait ou l'objectif formulé et de dégager de nouvelles façons de considérer le problème (Gati et Levin, 2014). Supposons par exemple qu'Alex a une passion pour l'art visuel mais qu'il hésite de choisir un parcours académique dans ce domaine. La sous-étape de collecte de données a révélé entre autres que cette hésitation est liée à la crainte formulée par un proche concernant la difficulté à gagner sa vie en tant qu'artiste. Le groupe et le facilitateur vont donc encourager Alex à transformer ce problème en défi. Cette transformation consiste à générer une longue liste d'énoncés formulés sous forme de questions : « comment faire... » (H2 : How to), « comment pourrais-je... » (HMI : How might I) et « De quelle manière pourrions-nous... » (IWWMW : In what ways might we).

Dans le cas fictif d'Alex, au lieu de dire « je ne peux pas être un artiste parce que je ne gagnerai pas assez d'argent », il devra avec l'aide du groupe énoncer les défis qui inviteront à trouver des idées accessibles et réalisables dans la deuxième étape du CPS comme par exemple : « Comment pourrais-je gagner assez d'argent en tant qu'artiste ? » ou « Quels pourraient être tous les moyens de gagner sa vie en tant qu'artiste ? » ou « Comment éviter la faillite en tant qu'artiste ? » Toutefois, DelPrato (2018) rappelle que le CPS, en tant qu'approche positive, doit aider les participants à visualiser les résultats idéaux plutôt que d'atténuer ou de prévenir une conséquence négative (*i.e.* éviter la faillite).

Il est également recommandé de reformuler les données clés et les obstacles à la réussite sous forme de questions et de formuler des questions à partir d'autres points de vue : parties prenantes, un enfant, un mentor, ou une personne célèbre. Parmi les outils de créativité qui peuvent être utilisés dans cette phase est « la danse des mots » : à partir d'un énoncé déjà formulé, l'animateur lance des recherches de synonymes en « roue libre » pour chaque mot-clé ; ensuite les participants créent des combinaisons entre ces synonymes pour trouver de nouveaux énoncés (Parnes, 1967 in Creative Education Fondation).

Lors de la phase de convergence, les participants doivent sélectionner l'énoncé de défi qui aborde ce qui doit vraiment être traité ou résolu et s'assurer que l'énoncé du défi est bref et précis. Les autres questions doivent être mises de côté pour être éventuellement utilisées ultérieurement. Les outils de créativité favorisant la sélection de l'énoncé du défi le plus approprié dans cette phase de convergence comprennent entre autres les 3I (influence, importance, imagination). Il s'agit :

a. d'identifier l'influence ou le contrôle que le participant ou le groupe a sur un défi. S'il est hors de contrôle ou de portée, est-il opportun d'y passer du temps ou bien reconsidérer son choix ;
b. de définir l'importance du défi pour le participant (ou le groupe), la motivation et l'énergie nécessaires pour aborder le défi ;
c. et enfin de considérer si le défi requiert à l'imagination (est-ce qu'une nouvelle pensée ou une solution innovante le servira ?).

### 3.1.2 Trouver des idées

La deuxième étape du CPS consiste à *générer des idées* qui répondent aux questions du défi énoncé. C'est probablement l'étape la plus connue lorsqu'on évoque le CPS et qui utilise généralement différentes variations du *brainstorming*. Toutefois, cette étape comprend non seulement une phase de divergence mais également une phase de convergence. Afin d'activer le processus d'émergence d'idées, les questions suivantes peuvent être considérées par le participant ou le groupe : « Quelles idées vous viennent immédiatement à l'esprit pour répondre à votre question de défi ? » « Imaginez-vous "un enfant", "un P.-D.G.", "une star de cinéma" etc., quelles idées avez-vous ? » « Quelles sont les pires idées qui vous viennent à l'esprit ? » « Maintenant, inversez-les ; que pouvez-vous remplacer, combiner, adapter, modifier, utiliser, éliminer ou réorganiser ? » Etc. En utilisant des phrases courtes ou des titres, l'objectif est de générer le plus d'idées pour répondre au défi choisi.

Lors de la phase de convergence, les idées générées sont évaluées et classées. Les idées peuvent être identifiées soit comme « réalisables », « novatrices » ou bien « peuvent résoudre le défi ». À ce stade, il convient de garder quelques idées non conventionnelles ou inhabituelles au sein de la liste. Différents outils peuvent être utilisés pour évaluer les idées dont notamment les outils SWOT (pour forces (*Strengths*), faiblesses (*Weaknesses*), opportunités (*Opportunities*), menaces (*Threats*)) et PPCO (pour : Plus, Potentiels, Craintes, Options). L'outil SWOT permet de lister dans une matrice un maximum de conséquences positives et négatives selon leur origine, interne ou externe : les forces (facteurs positifs d'origine interne), les faiblesses (facteurs négatifs d'origine interne), les opportunités (facteurs positifs d'origine externe), les menaces (facteurs négatifs d'origine externe). L'outil PPCO permet de lister dans un tableau à quatre colonnes le maximum de point positif (« Ce que j'aime... »), les bénéfices potentiels (« Cela pourrait m'apporter... »), les risques ou craintes bloquantes (reformulés sous forme de défi : « Comment faire pour... ») et les options pour les contrer, les minimiser ou les éviter (produire au moins deux à trois parades à chaque crainte : « Et si on/je... »).

Les idées doivent être classées dans des groupes de thématiques représentant des pistes de résolution du défi. À chaque cluster, il convient d'attribuer un nom, de quelques mots, qui capture son essence. À la fin de ce processus de catégorisation, intervient la phase de sélection du cluster (ou groupe) d'idées le plus prometteur suivie de la reformulation du titre du cluster en ajoutant la phrase : « Ce que je me vois faire, c'est... ».

### 3.1.3 Développer et implémenter les solutions

L'étape « développer » consiste à passer de la formulation des idées à la formulation des solutions. Il s'agit d'analyser, évaluer, ordonner, développer, affiner et sélectionner la ou les solutions les plus prometteuses.

Supposons que notre étudiant fictif, Alex, ait choisi l'idée suivante : « Ce que je me vois faire, c'est d'essayer d'intégrer des compétences artistiques dans une carrière. » Avec l'aide du groupe, Alex devra imaginer différentes solutions pour concrétiser cette idée comme par exemple : choisir des matières/sujets académiques, effectuer un stage, passer une journée auprès d'un expert, rechercher des informations sur les carrières possibles, etc. Après cette phase de divergence, la solution la plus prometteuse devra être choisie en s'appuyant sur un outil de créativité comme par exemple le PPCO. Dans ce contexte, certaines questions sont à considérer systématiquement telles que : quels sont ses avantages ? ses bénéfices ? En quoi la solution est-elle innovante ? originale ? En quoi est-elle plaisante ? séduisante ? Quels sont les bénéfices secondaires ? Pourrait-il exister d'autres utilisations ? Quels impacts positifs cela pourrait-il avoir sur d'autres personnes ? Qu'est-ce qui pourrait ne pas fonctionner ? Quels sont les risques ? Quelles sont les limites ? Comment les surmonter ? La solution peut-elle être opérationnelle dans un mois/un an ? etc. À l'issue de cette étape, il est recommandé de formuler les solutions les plus robustes en commençant par : « Maintenant, ce que je me vois faire, c'est… ».

Ensuite, Alex et son groupe doivent passer à l'étape *implémenter la ou les solutions* en formulant un plan pour la mise en œuvre. Il s'agit de lister les soutiens, les acteurs impliqués, les ressources et les actions nécessaires pour mettre en œuvre les solutions. Dans la phase de divergence, l'objectif est, bien évidemment, de générer une liste d'assistants pouvant aider à concrétiser la solution, la liste des résistances et les moyens de les surmonter et une longue liste de courtes déclarations de toutes les actions nécessaires pour que la solution devienne une réalité. Parmi les questions à utiliser lors de la phase de divergence, on peut citer (Creative Education Fondation, 2016) : « Qui pourrait vous aider avec votre solution ? Quelles sont les ressources disponibles (personnes, matériel, argent) ? Comment pouvez-vous faire accepter cette solution ? Comment pouvez-vous créer et maintenir de l'enthousiasme pour cette solution ? Qui pourrait résister ou avoir besoin d'être convaincu ? Quelles sont les choses que vous pourriez avoir besoin de travailler pour surmonter les résistances ? Quelles éventualités pourriez-vous développer pour votre solution ? Quelles mesures pourriez-vous prendre pour mettre votre solution en pratique ? Où pourriez-vous commencer ? Quelles actions à court terme devez-vous prendre ? Quelles actions à moyen terme devez-vous entreprendre ? Quelles actions à long terme devez-vous entreprendre ? Que pouvez-vous faire dans les prochaines 24 heures ? ».

Enfin dans la phase de convergence, il convient d'abord de passer en revue la liste de ressources et d'actions et de sélectionner toutes les actions nécessaires pour assurer le succès. Ensuite il faudrait élaborer un plan : « Que faire ? Qui va le faire ? Quand sera-t-il terminé ? Qui va vérifier ou qui a besoin de savoir quand c'est fait ? » Les différentes actions devraient être organisées en fonction du moment où elles doivent être achevées (court, moyen, long terme) et attribuées à différentes personnes du groupe ressource en spécifiant le calendrier d'accomplissement des actions. Afin de lancer la mise en œuvre, il est nécessaire d'attribuer au moins une action de « démarrage » pouvant être effectuée dans les prochaines heures et ensuite les prochaines 24 heures, etc.

## 4. Conclusion

Les initiatives d'entraînement à la créativité et à l'innovation contribuent au renforcement de l'auto-efficacité et du bien-être personnel. Les apports de la créativité dans le domaine de l'orientation ont été discutés au regard du modèle de la résolution créative de problèmes (Creative Problem Solving ou CPS). Ce modèle constitue une approche guidée et structurante du processus créatif impliqué dans l'orientation professionnelle. Il comprend en effet plusieurs étapes successives et itératives permettant à une personne de trouver une solution nouvelle et adaptée à un problème. Le modèle présenté s'inspire et repose sur les principes de la psychologie positive. Son objectif vise à promouvoir l'épanouissement et l'accomplissement de soi au travers de la créativité et de l'innovation. En tant qu'intervention positive, le CPS peut permettre aux étudiants de s'épanouir pendant et après leur expérience universitaire et aux professionnels de construire une carrière satisfaisante. Le processus nécessite une implication personnelle, une supervision par un facilitateur expérimenté et une collaboration soutenue avec un groupe d'entraide. Toutefois, à notre connaissance, cette approche n'a pas été validée dans le domaine de l'orientation professionnelle. Il est donc nécessaire d'évaluer son efficacité en faisant un bilan de ce que les participants ont appris, des changements observés dans leur comportement et de l'impact sur le développement de leur carrière à court, moyen et long terme.

## Références bibliographiques


Baillie, C. (2002). Enhancing creativity in engineering students, *Engineering Science and Education Journal* 11 (5), 185-192. *http://dx.doi.org/10.1049/esej:20020503.*

Bandura, A. (1997). *Self-efficacy: The exercise of control.* New York: Freeman.

Bourgeois-Bougrine, S., Sandoz, B., Allena, R., et Dallez, B. (2015). Group creativity in biomedical engineering education. In *European Conference on Innovation and Entrepreneurship* (p. 90). Sept. Academic Conferences International Limited.

Bourgeois-Bougrine, S., Buisine, S., Vandendriessche, C., Glaveanu, V., et Lubart, T. (2017). Engineering students'use of creativity and development tools in conceptual product design: What, when and how? *Thinking Skills and Creativity, 24*, 104-117. *https://doi.org/10.1016/j.tsc.2017.02.016.*

Brown, T., et Katz, B. (2011). Change by Design. *Journal of Product Innovation Management, 28* (3), 381-383. *https://*doi.org/10.1111/j.1540-5885.2011.00806.x.

Bughin, J., Hazan, E., Lund, S., Dahlström, P., Wiesinger, A., et Subramaniam, A. (2018). Skill shift: Automation and the future of the workforce. *McKinsey Global Institute. McKinsey* et *Company. https://www.mckinsey.com/~/media/McKinsey/Featured % 20Insights/Future % 20of % 20Organizations/Skill % 20shift % 20Automation % 20and % 20the % 20future % 20of % 20the % 20workforce/MGI-Skill-Shift-Automation-and-future-of-the-workforce-May-2018.ashx.*

Buisine, S., et Bourgeois-Bougrine, S. (2018). The creative process in engineering: Teaching innovation to engineering students. In *The Creative Process* (p. 181-207). Londres: Palgrave Macmillan.

Care, L., Jary, D., et Parnell, R. (2012). Healthy design, creative safety. Approaches to health and safety teaching and learning in undergraduate schools of architecture. *Health and Safety Executive Research Report RR925.*

Creative Education Foundation (2016). *Creative problem solving tools* et *techniques resource guide.* Scituate, MA: Creative Education Foundation.

Debois, F., Groff, A., et Chenevier, E. (2015). *La Boîte à outils de la créativité,* 2e éd. Paris: Dunod.

DelPrato, L. (2018). Creative problem solving as a positive intervention and approach to career development. Master of Applied Positive Psychology (MAPP) Capstone Projects. 140. *https://repository.upenn.edu/mapp_capstone/140.*

OCDE (2014). *Examens de l'OCDE des politiques d'innovation*: France. *http://www.oecd.org/fr/innovation/examensdelocdedespolitiquesdinnovation.htm.*

Frey, C.B., et Osborne, M. (2013). The future of employment. *http://sep4u.gr/wp-content/uploads/The_Future_of_Employment_ox_2013.pdf.*

Frey, C.B., et Osborne, M. (2018). Automation and the future of work – understanding the numbers. *https://www.research.ox.ac.uk/Article/2018-10-15-automation-and-the-future-of-work-understanding-the-numbers.*

Gati, I., et Levin, N. (2014). Counseling for career decision making difficulties: Measures and methods. *The Career Development Quarterly, 62* (2), 98-113. *https://doi.org/10.1002/j.2161-0045.2014.00073.x.*

Haase, J., Hoff, E.V., Hanel, P.H., et Innes-Ker, Å. (2018). A meta-analysis of the relation between creative self-efficacy and different creativity measurements. *Creativity Research Journal,* 30 (1), 1-16. *https://doi.org/10.1080/10400419.2018.1411436.*

Isaksen, S.G., et Treffinger, D.J. (1987). *Creative problem solving: Three components and six specific stages. Instructional handout.* Buffalo, NY: Center for Studies in Creativity.

Junghans, P. (2017). La créativité, quelle prospective ? *https://www.ecoreseau.fr/chronique-editorial/strategy-review/2017/12/03/science-fiction-aidait-entreprises/.*

Kaufman, J.C., et Beghetto, R.A. (2009). Beyond big and little: the four C model of creativity. *Review of General Psychology, 13* (1), 1-12. *https://doi.org/10.1037/a0013688.*

Kruglanski, A.W. (1990). Lay epistemic theory in social-cognitive psychology. *Psychological Inquiry, 1,* 181-197. *https://doi.org/10.1207/s15327965pli0103_1.*

Kruglanski, A.W. (2004). *The psychology of closed mindedness.* New York, NY: Psychology Press.

Puccio, G.J., Mance, M., et Murdock, M.C. (2011). *Creative leadership: Skills that drive change.* Bufallo, NY: Sage Publications.

Liu, Z., et Schonwetter, D.J. (2004). Teaching creativity in engineering. *International Journal of Engineering Education, 20* (5), 801-808.

Lubart, T., Mouchiroud, C., Tordjman, S., Zenasni, F. (2015). *Psychologie de la créativité.* Paris: Armand Colin, 2e éd.

Lubart, T., Zenasni, F., et Barbot, B. (2013). Creative potential and its measurement, International *Journal for Talent Development and Creativity, 1* (2), 41-51.

OCDE (2018). Automation, skills use and training. *https://www.oecd-ilibrary.org/fr/employment/automation-skills-use-and-training_2e2f4eea-en.*

Parnes, S. (1967). *Creative behavior guidebook.* New York: Scribner. *http://www.creativeeducationfoundation.org/facilitation_tool/word-dance/.*

Parnes, S.J., Noller, R.B., et Biondi, A.M. (1977). *Guide to creative action.* New York: Scribners.

Petrone, P. (2019a). The skills companies need most in 2019 – And how to learn them. *https://learning.linkedin.com/blog/top-skills/the-skills-companies-need-most-in-2019-and-how-to-learn-them.*

Petrone, P. (2019b). Why creativity is the most important skill in the world. *https://learning.linkedin.com/blog/top-skills/why-creativity-is-the-most-important-skill-in-the-world.*

Roschuni, C., Kramer, J., Zhang, Q., Zakskorn, L., et Agogino, A. (2015). Design talking: an ontology of design methods to support a common language of design. *Proceedings of the 20th International Conference on Engineering Design* (ICED15), 27-30 juillet. Politecnico du Milano, Italy.

Seelig, T. (2012). *inGenius: A crash course on creativity.* New York: HarperCollins Publishers.

Seidel, V.P., Fixson, S.K. (2013). Adopting design thinking in novice multidisciplinary teams: The application and limits of design methods and reflexive practices, *The Journal of Product Innovation Management, 30,*19-33. *https://doi.org/10.1111/jpim.12061.*

Super, D.E., Savickas, M.L., et Super, C.M. (1996). The life-span, life-space approach to careers. *Career Choice* et *Development, 3,* 121-178.

Tierney, P., et Farmer, S.M. (2002). Creative self-efficacy: Its potential antecedents and relationship to creative performance. *Academy of Management Journal, 45* (6), 1137-1148. *https://doi.org/10.2307/3069429.*

Vally, Z., Salloum, L., AlQedra, D., El Shazly, S., Albloshi, M., Alsheraifi, S., et Alkaabi, A. (2019). Examining the effects of creativity training on creative production, creative self-efficacy, and neuro-executive functioning. *Thinking Skills and Creativity, 31*, 70-78. *https://doi.org/10.1016/j.tsc.2018.11.003.*

Van Hiel, A., et Mervielde, I. (2003). The need for closure and the spontaneous use of complex and simple cognitive structures. *The Journal of Social Psychology, 143* (5), 559-568. *https://doi.org/10.1080/00224540309598463.*

Vincent-Lancrini, S., González-Sanchoi, C., Bouckaerti, M., de Lucai, F., Fernández-Barrerrai, M., Jacotini, G., Urgeli, J., Vidali, Q. (2019). *Fostering students' creativity and critical thinking : What it means in school, educational research and innovation.* Paris : Éditions OCDE. *https://doi.org/10.1787/62212c37-en.*

# Chapitre 4

## Histoire, développements et analyse de pratiques d'accompagnement « sens de la vie, sens du travail »[1]

1. Par Caroline Arnoux-Nicolas, Lin Lhotellier, Jean-Luc Bernaud et Isabelle Soidet.

# Sommaire

Il ne se passe guère de semaine sans que la préoccupation du sens résonne dans l'actualité, que ce soit par voie de presse, de réseaux numériques, ou de médias radiophoniques ou télévisés. Si la question du sens n'est pas nouvelle dans le champ de l'orientation (Soidet, Blanchard et Olry-Louis, 2018 ; Soidet et Olry-Louis, sous presse), elle est devenue centrale au XXᵉ siècle, dans un monde en perte de repères et des sociétés dites « liquides » (Bauman, 2006), « du malaise » (Ehrenberg, 2010) ou « du risque » (Beck, 2001). Face aux mutations du travail et à la montée de l'individualisme et du culte de la performance, qui s'accompagnent d'une fragilisation des appartenances collectives (Castel, 2003 ; Dupuy, 2007), la souffrance au travail s'est accrue (Dejours, 1998) et un nombre croissant de personnes ressentent un conflit entre leurs valeurs et leurs activités au travail (Wach, 2005). Le sentiment d'inauthenticité (Gecas, 1991) peut les amener alors à interroger le sens de leur travail, et plus largement de leur vie et à envisager d'éventuels changements professionnels, voire personnels, permettant de revenir à un équilibre. C'est dans ce contexte que les questions d'orientation tout au long de la vie et celles liées à leurs accompagnements se posent aujourd'hui, nécessitant de penser des approches permettant de répondre aux nouveaux besoins des publics et à l'évolution du monde.

La psychologie de l'orientation, tout en s'ouvrant au cours du XXᵉ siècle à la subjectivité de l'individu confronté à ses choix de vie, s'est progressivement heurtée aux questions de réflexivité et de sens. Ce n'est que récemment que différents courants de recherches et de pratiques se sont centrés sur les processus de (co-)construction de sens. Les approches « sens de la vie, sens du travail » s'inscrivent à cet égard dans une perspective à la fois historique et internationale.

Ces dernières, fondées sur une visée humaniste-existentielle de l'orientation, prennent appui sur une démarche visant prioritairement la construction du sens plutôt que la seule élaboration d'un projet (Bernaud, 2018 ; Bernaud, *et al.*, 2015). Un intérêt majeur du courant existentiel en orientation est non seulement de disposer d'une base conceptuelle solide et singulière renouvelant les approches du sens en psychologie de l'orientation, mais aussi de reposer sur des valeurs et une éthique explicites orientant les pratiques d'accompagnement qui y sont attachées. La première partie du chapitre s'attachera à présenter, dans une visée historique, la perspective théorique adoptée, ainsi que ses valeurs et son éthique, en la situant par rapport à d'autres approches internationales sur le sens. La partie suivante se focalisera davantage sur la description d'accompagnements types mis en place en France par le groupe de travail institué au sein de l'INETOP-Cnam. Dans ce cadre seront tout particulièrement présentés le dispositif testé au sein de la Cité des métiers de Paris et ses diverses adaptations aux contraintes institutionnelles et à la diversité des publics. La troisième partie s'attachera à présenter quelques travaux empiriques permettant de situer plus précisément l'intérêt d'une telle approche, mais aussi ses limites. Enfin, des perspectives de recherches et de développement seront esquissées en guise de conclusion.

# 1. Le sens, une préoccupation internationale

## 1.1 Genèse et mise en perspective

Si les approches « sens de la vie, sens du travail » reposent principalement sur les principes de la psychologie existentielle (Bernaud, Lhotellier, Sovet, Arnoux-Nicolas, et Pelayo, 2015 ; Bernaud, 2018), elles sont notamment fondées sur des concepts en lien avec cette tradition (Frankl, 2009 ; Yalom, 2017), en résonance avec les changements des repères sociétaux et économiques actuels, qui reposent sur l'idée que rien n'est déterminé à l'avance et que l'individu construit sa réflexion chemin faisant. D'autres courants de recherche se sont également intéressés au sens ainsi qu'à la manière dont celui-ci se tisse au fil des trajectoires de vie et des transitions qui les jalonnent, comme en témoignent celui du Life Designing – notamment les travaux de Savickas *et al.* (2010) ou de Guichard (2004) – et celui de la psychologie des « transitions professionnelles » (Olry-Louis *et al.*, 2017). Ainsi, les approches « sens de la vie, sens du travail » se situent principalement dans la lignée de celui du Life Designing dont les dialogues de conseils permettent à l'individu d'intégrer ses expériences dans son histoire de vie et d'en questionner le sens (Soidet, Blanchard et Olry-Louis, 2018 ; Soidet et Olry-Louis, sous presse). Il s'agit ainsi d'aider l'individu à construire sa réflexion, dans une perspective constructiviste de l'orientation permettant d'interroger le sens dans la construction du parcours (Savickas, Nota, Rossier, Dauwalder, Duarte, Guichard, et Bigeon, 2010) ainsi que le sens de la vie de l'individu (Guichard, 2009).

Plus précisément, elles s'inscrivent dans une perspective, que l'on pourra qualifier d'humaniste-existentielle de l'orientation. À la différence d'autres courants en orientation, elles visent davantage la construction de sens de la part de l'individu que celle d'un projet professionnel et de vie à proprement parler. Du point de vue de la relation d'aide et d'écoute tissée avec le bénéficiaire, elles entretiennent des liens évidents avec l'approche rogérienne centrée sur la personne (Rogers, 2001). Toutefois, elles s'en différencient en particulier par certains éléments d'interprétation qu'il est possible de distiller auprès du bénéficiaire dans le cadre de l'accompagnement. Par une approche non directive que l'on pourrait qualifier d'une certaine manière de « confrontante », il est notamment possible de souligner le type de problématique soulevé par la situation de la personne accompagnée, ce qui a pour vertu de mettre le bénéficiaire face à ses propres incohérences éventuelles afin qu'il puisse être en mesure d'arbitrer et de choisir ses perspectives de vie.

Une première spécificité de ce courant réside dans le fait d'afficher le sens en tant que tel comme véritable moteur d'une réflexion sur l'orientation, ce qui le singularise à part entière. Ceci constitue une forme de réponse en adéquation avec les attentes de certains individus en matière de réflexion sur leur devenir dans un environnement sociétal, parfois anxiogène et mouvant. Une autre particularité vient caractériser de manière spécifique la posture du conseiller qui accompagne au sens de la vie et du travail. Dans ce type d'accompagnement, le conseiller est censé prodiguer des pistes d'éclairage de manière socratique au bénéficiaire afin de l'aider à progresser dans sa réflexion. Par là même est générée une co-construction du sens par les deux protagonistes. Quant à la mise en place de l'alliance de travail unissant les deux parties, celle-ci peut être facilitée par l'approche structurée et structurante du dispositif constitué de séquences et d'exercices précisément décrits. Loin de demeurer à distance de la relation avec le bénéficiaire, le conseiller investit une part de lui-même dans le processus d'accompagnement dans lequel il s'engage véritablement conjointement avec le bénéficiaire. Le conseiller aide à avancer pas à pas en apportant des questionnements et en proposant une dimension interprétative. L'interprétation croisée générée correspond en l'occurrence à une herméneutique double (Bernaud *et al.*, 2019). En d'autres termes, cette approche vise le développement de compétences à s'orienter chez le bénéficiaire, de sa réflexivité et par là même la construction de sens par le bénéficiaire considéré dans sa globalité. Aussi, sa démarche pourrait-elle être qualifiée d'holistique et à certains égards, d'éducative.

## 1.2 Une philosophie, des valeurs partagées, un cadre éthique

Ce nouveau courant s'est construit autour de valeurs humanistes ainsi que d'un cadre éthique défini. Son émergence a permis l'apport de nouvelles notions et pratiques reposant sur un cadre conceptuel adapté à l'accompagnement de personnes qui s'inscrivent dans une situation de transition ou de crise dans leur parcours. Initialement, il s'est matérialisé par le fait de fournir aux praticiens un cadre d'intervention structuré reposant notamment sur un carnet de bord bâti autour de plusieurs séances guidant ainsi le suivi des bénéficiaires tout au long d'un dispositif (Bernaud *et al.*, 2015). La philosophie et la finalité de cet accompagnement ainsi conçu, consistent à doter l'individu de compétences et d'outils lui permettant d'acquérir une forme de réflexivité pour penser sa vie et son rapport au monde et d'accroître le sens qu'il trouve dans sa vie professionnelle et dans son existence en général.

Des principes existentiels inspirent le cadre des interventions proposées tant initialement que dans les variantes destinées à des publics différents (Bernaud *et al.*, 2019). L'idée sous-jacente est d'aider la personne à se poser des questions fondamentales sur son rapport au monde et de questionner ses choix de vie dans une perspective ontologique. Selon une approche holistique de l'individu, la vie est ainsi considérée comme un ensemble global dans lequel chacune des sphères de vie interagit.

Le cadre référentiel s'est construit à travers l'interaction de plusieurs sciences humaines et sociales telles que la sociologie, la philosophie ou encore l'esthétique, certains exercices issus des carnets de bord pouvant faire appel à l'une ou l'autre de ces disciplines. Par ailleurs, la démarche d'accompagnement au sens de la vie et au sens du travail s'inscrit dans une perspective intégrative dans laquelle le professionnel peut incorporer des ingrédients de la démarche proposée à ses propres modalités d'accompagnement. Ainsi, celui-ci peut en devenir à proprement parler le *designer* et en agencer lui-même les contours et le déroulement, ce qui ouvre sur une possible créativité de sa part. À titre d'exemple, on peut citer l'expérience (Orand, 2015) menée au Cap

Emploi dans le cadre de l'accompagnement de personnes qui, face à la survenue du handicap, se retrouvent « désorientées », voire bloquées, ne trouvant pas d'autre sens à leur parcours que celui qu'elles avaient construit initialement et qui se trouve alors mis à mal, voire empêché. La mobilisation de l'approche « sens de la vie, sens du travail » dans le cadre d'un atelier collectif, basé sur le récit de vie et sur des entretiens individuels s'appuyant sur le concept d'autotranscendance de Frankl, a facilité le passage d'étapes existentielles dans l'acceptation du handicap, proche des « étapes » liées au processus de deuil (Kübler-Roos et Kessler, 2011) : ce processus a favorisé pour les uns une reconfiguration du sens initial de leur parcours et pour les autres une véritable reconstruction identitaire, permettant de signifier un nouvel avenir possible.

Enfin, la réflexion éthique autour de laquelle s'est construit le courant renvoie à une transmission de principes humanistes associée à une forme de réflexivité. L'approche et la méthode sont prodiguées aux acteurs par le biais d'une formation certifiante. Les professionnels de l'accompagnement peuvent ainsi se former à l'intégration des questions de sens dans leur pratique. Les carnets de bord et instruments proposés sont disponibles selon le principe de l'*open access*, et englobent dans leurs dernières versions à destination de publics spécifiques, des règles déontologiques formalisées (Bernaud *et al.*, 2019). Des préconisations sont ainsi émises concernant la qualification et l'expérience des professionnels souhaitant pratiquer l'accompagnement au sens de la vie et au sens du travail.

## 2. Pratiques d'accompagnement « sens de la vie, sens du travail » en France

La volonté d'asseoir la pratique du conseil d'orientation sur des bases scientifiques s'est manifestée dès les débuts d'existence de l'Inetop[1] (alors Inop) en 1928. À l'époque, cette position entrait en concurrence avec des conceptions beaucoup plus empiriques du conseil (Huteau, 2005). L'idée de mener un travail de recherche dans lequel une pratique puisse s'ancrer a présidé à la mise en œuvre d'un accompagnement au sens. C'est donc selon ces quatre aspects – la pratique, la formation, la valorisation et la recherche – que nous allons parcourir le développement de l'accompagnement à la réflexion sur le sens.

Il est possible de considérer que l'acte fondateur d'un groupe de travail fut une conférence prononcée à l'Inetop par Jean-Luc Bernaud, à l'occasion de l'entrée en formation d'une nouvelle promotion de conseillers d'orientation-psychologues stagiaires à l'automne 2011. Le titre en était

1. L'Inetop (Institut national d'étude du travail et d'orientation professionnelle) est un institut du Cnam (Conservatoire national des arts et métiers) qui est un important établissement public d'enseignement supérieur et de recherche en France. L'Inetop, lieu de formation et de diffusion de connaissance, est reconnu comme un des leaders mondiaux pour ses travaux et ses méthodes en matière d'orientation tout au long de la vie.

*Figures esthétiques, sens de la vie et conseil en orientation.* L'intervenant y présentait un certain nombre de pistes culturelles, littéraires et philosophiques en particulier, susceptibles d'alimenter la pensée de celui qui s'interroge sur le sens de sa vie afin de pouvoir l'orienter. Il s'agissait là, déjà, de l'une des pistes de travail constitutive du dispositif d'accompagnement au sens proposé à l'Inetop au public depuis plusieurs années. La mise en place de ce dispositif qui a résulté de la réflexion d'un groupe de recherche, repose de manière principielle sur une démarche clinique en lien avec la consultation mise en place à l'Inetop depuis 2012.

## 2.1 Une consultation dédiée à la réflexion sur le sens de la vie et du travail dans une perspective de développement de soi et de la carrière

### 2.1.1 Modalités et contenu de l'accompagnement

Les objectifs du dispositif sont de deux ordres. D'une part, du point de vue de la vie actuellement vécue par le bénéficiaire, il s'agit de permettre à ce dernier d'identifier avec plus d'acuité ses priorités de vie, ce qui peut faire obstacle à l'atteinte de ces objectifs et ce qui peut au contraire y aider. La question de relations entre vie privée et vie professionnelle est aussi considérée. Le second objectif visé par le dispositif concerne le moyen terme : développer chez l'usager la réflexivité concernant le sens de sa vie et de son rapport au travail, puisque, de façon irrésistible, cette question est appelée à se présenter de nouveau à chaque étape d'une existence humaine.

L'accompagnement proposé est, tout au moins sous sa forme « classique », une série de sept séances, à raison d'une par semaine environ. Le dispositif représente une quinzaine d'heures en individuel ou en collectif (pour ce qui est de l'intervention en face-à-face ; le temps mobilisé, en intégrant les travaux en dehors des rencontres, représentant plutôt une cinquantaine d'heures de travail sur une période d'environ deux à trois mois). Le contenu des séances se présente ainsi :

- La première séance est consacrée au partage du cadre de travail et à la réflexion sur ce qu'est le sens de sa vie. L'échange porte sur ce qui a conduit le bénéficiaire à solliciter cet accompagnement au sens et sur la façon dont ces thématiques l'ont préoccupé par le passé. Un exercice existentiel clôture cette séance : le discours que l'on souhaiterait entendre au moment de ses funérailles.
- La deuxième séance concerne les valeurs du bénéficiaire. La réflexion menée porte sur le degré d'adéquation entre ses valeurs et les caractéristiques de sa vie actuelle et sur les moyens qui lui permettraient d'améliorer cette correspondance. Il aborde de façon opérationnelle le sujet de l'authenticité et permet de dépasser des incohérences, contradictions ou conflits internes.
- La troisième séance invite à considérer la situation d'une autre personne, à partir de l'analyse d'une œuvre d'art (roman, film, pièce de théâtre, opéra, photos, sculpture, peinture, etc.). Le contenu de l'œuvre met en jeu la réflexion sur le sens de la vie et du travail, et l'analyse ouvre

la perspective du bénéficiaire sur ces thèmes et stimule une réflexion sur soi-même. Cette partie utilise l'œuvre ou la fiction comme médiation pour stimuler la réflexion ontologique et débattre des modes de vie possibles au travail ou en dehors du travail. Elle constitue un moyen important de distanciation et d'élaboration autonome d'une réflexion subjective sur la dynamique existentielle et les stratégies d'avenir.

- La quatrième séance aborde le travail : ce qu'il représente pour le bénéficiaire, ce que ce dernier en attend, ce que la sphère professionnelle entretient avec les autres aspects de sa vie. La séance donne lieu à une utilisation spécifique d'offres d'emploi : en préparation de la séance, le bénéficiaire est invité à en collecter quelques-unes et à en expliciter les attraits à ses yeux. L'analyse de valeurs de travail, comparées avec le point de vue de proches, l'interprétation de graphiques sur la centralité et la satisfaction au travail fournissent des matériaux de réflexion.
- Au cours de la cinquième séance, il est proposé au bénéficiaire de se projeter dans l'avenir : elle est préparée par l'élaboration d'au moins deux scénarios de vie future, précis, réalistes et différenciant vie professionnelle et personnelle. L'analyse porte notamment sur les priorités de vie que ces scénarios laissent percevoir, les stratégies mobilisables face aux obstacles, les leviers et freins au changement, l'articulation entre aspects professionnels et extraprofessionnels de l'existence. Cette séance est l'occasion d'évoquer les intentions d'avenir, de façon opératoire et en termes d'actions.
- La sixième séance soumet à la réflexion du bénéficiaire plusieurs thèmes relatifs à l'art de vivre. Chacun d'eux est traduit en actions pratiques qui accroissent le sens de la vie et le bien-être. Le bénéficiaire sélectionne les thèmes prioritaires et réfléchit aux façons concrètes et quotidiennes de les mettre en œuvre, même modestement. Cette séance est la plus liée au thème de la sagesse. Elle introduit les notions de qualité de vie et de sérénité permettant de penser au bien-être de façon globale et écologique.
- La dernière séance est préparée par une synthèse (médiatisée par un écrit, un diaporama, un poster, une série de photos commentées, etc.) des principaux éléments que le bénéficiaire retient de la réflexion menée durant le dispositif. En particulier, sont abordés les priorités qu'il se donne à l'avenir et les moyens envisagés pour les atteindre. Cette synthèse est un moment fort, dans la mesure où il constitue véritablement le temps de l'appropriation des significations de vie.

Le parcours dans le dispositif est facilité par l'utilisation d'outils réunis dans un carnet de bord[1]. Remis au bénéficiaire en début de dispositif, il restera sa propriété et il suit les étapes de la démarche en proposant à chaque moment des instruments soutenant la réflexion, lors des séances et durant le travail inter-séances (Bernaud *et al.*, 2015). Il constitue un outil permettant le développement de l'autonomie du bénéficiaire. Pour autant, le travail de l'intervenant

1. Le carnet de bord est un document relié d'une trentaine de pages dans sa première version, qui comporte les consignes, questions ouvertes, fermées, exercices et supports permettant progressivement d'accompagner au développement du sens du travail et de la vie.

garde toute son importance : ce dernier offre un cadre empathique, reformule les propos du bénéficiaire, suggère des variations de points de vue, l'aide dans le repérage de ses ressources, soutient l'identification des éléments les plus importants à retenir, valorise la mise en œuvre de changements et fournit des interprétations bienveillantes.

Des variantes du carnet de bord ont été élaborées, qui correspondent à des besoins thématiques, pour des publics spécifiques. Ils ont été publiés (cf. tableau 4.1) dans les compléments en ligne d'un ouvrage sur le sens (Bernaud, Lhotellier, Sovet, Arnoux-Nicolas, et Maricourt, 2019).

**Tableau 4.1 – Variantes du carnet de bord « sens de la vie, sens du travail ».**

| Variantes | Auteurs | Publics visés |
|---|---|---|
| A. Adultes en transition de carrière | Bernaud, Lhotellier, Sovet, Arnoux-Nicolas, et De Maricourt | Salariés, demandeurs d'emploi |
| B. SVST lycée | Areguian | Lycéens de la seconde à la terminale |
| C. SVST études supérieures | Lepez, De La Faye, Poaty, et Korber | Étudiants engagés dans les études supérieures |
| D. SVSF sens de la vie et sens de la formation | Baatouche, De Maricourt et Campello | Salariés, demandeurs d'emploi, personnes en formation |
| E. ST sens du travail | Arnoux-Nicolas | Salariés |
| F. SR Sens de la retraite | Lessard et Ruiu-Renard | Personnes en transition à la retraite |
| G. Accompagnement au façonnage de l'emploi pour retrouver du sens | Arnoux-Nicolas et Guénolé | Salariés |

Enfin, des adaptations du carnet de bord ont été réalisées dans plusieurs langues : anglais, allemand, italien et danois.

### 2.1.2 Historique de l'accompagnement

Le développement de cette consultation d'accompagnement au sens a connu plusieurs étapes. Après une première mise en œuvre en groupe au printemps 2012, l'équipe a ensuite privilégié, entre 2013 et 2015, un accompagnement individuel. Le travail s'est alors appuyé sur les relations entretenues par l'Inetop avec la Cité des métiers (CDM) de Paris. Structure de conseil, la CDM reçoit un public s'interrogeant sur de multiples aspects de la vie professionnelle : orientation, création d'activité, changement de vie professionnelle. Depuis 2015, une version hybride a été adoptée intercalant des entretiens individuels entre certaines séances menées collectivement. Chaque année, depuis cette période, un public continue d'être accueilli en accompagnement

« sens de la vie, sens du travail » à l'Inetop. Cette troisième étape de l'histoire de cette consultation se caractérise aussi par une implication directe de la CDM de Paris : plusieurs de ses conseillers ayant été formés à l'Inetop à sa pratique, la CDM propose elle-même cette prestation aujourd'hui, à Paris, en région et dans des pays de langue française. À cette démarche d'accompagnement est associée une mesure des effets, avant et après l'intervention, puis de nouveau après six mois, ce qui fait l'objet d'un recueil de données dans le cadre d'un schéma longitudinal.

## 2.2 La diffusion de l'accompagnement au sens

La pratique de l'accompagnement « sens de la vie, sens du travail » mise en œuvre semble en prise avec les besoins de notre société. Le sens est devenu un sujet majeur, repris dans de nombreux lieux de réflexion, de formation et de débat. En témoignent plusieurs phénomènes :

- la publication, ces dernières années, d'un grand nombre d'articles de presse, de documentaires, et d'émissions qui font explicitement référence à la question du sens[1] ;
- la création en France de chaires sur le sens du travail au sein d'écoles dans l'enseignement supérieur (ICAM[2] en 2016 et HEC[3] en 2018) ;
- l'augmentation des publications scientifiques sur la thématique du sens. Ainsi plus de 3 700 articles ont été publiés dans des revues scientifiques comportant le terme « sens » dans le titre sur la décennie 2009-2018 (référence : www.apa.org).

Néanmoins, la thématique du sens a paru émergente à bien des égards, insuffisamment formalisée, nécessitant de fournir aux professionnels des nouveaux repères théoriques ainsi qu'une description des outils et de la posture nécessaires, à travers le développement de plusieurs axes : la formation, la réalisation de colloques internationaux, le développement d'une nouvelle association et la valorisation.

### 2.2.1 Modalités de formation, chercheurs et professionnels formés au plan national et international

Former à l'accompagnement au sens suppose une démarche en adéquation avec la profondeur existentielle de cette thématique. C'est la raison pour laquelle le temps est une composante importante de la formation, et qui intervient de différentes façons. Tout d'abord, cette formation s'adresse à des professionnels chevronnés. Cette exigence s'explique par la complexité du

1. *https://sites.google.com/site/sensdelavieetsensdutravail/home*
2. *https://www.icam-chaire-sens-et-travail.fr/chaire/*
3. *https://www.hec.edu/fr/news-room/hec-paris-fait-de-la-quete-du-sens-en-entreprise-une-priorite-strategique*

dispositif qui nécessite de bien maîtriser les principes de l'accompagnement d'individus ou de groupes avant d'y associer une perspective existentielle sur le sens.

Par ailleurs, il existe deux niveaux de formation. Le premier propose une présentation théorique et pratique du dispositif utilisé. Le second niveau, donnant lieu à certification, s'appuie sur la présentation par les participants d'un accompagnement qu'ils ont mené et analysé et qui a abordé la question du sens. L'Inetop inclut aussi la thématique du sens dans plusieurs diplômes tels des masters qui ne sont pas spécifiquement centrés sur ce thème.

À ces modalités de formation, s'ajoute depuis plusieurs années une activité d'intervision, développée à partir des volontaires de l'Inetop et de la Cité des métiers qui ont été préalablement formés sur ces questions. Il s'agit de réunions, entre professionnels, conseillers ou psychologues, mettant régulièrement en œuvre l'accompagnement au sens, autour de questions, d'éclairages pratiques ou théoriques, et de difficultés rencontrées lors de cette pratique.

L'équipe se consacre également à diffuser des pratiques de conseil dans le domaine du sens auprès de diverses institutions, nationales et internationales. La première action notoire de ce type date de 2015, année durant laquelle ont été formés des conseillers exerçant au sein de la direction de l'orientation et de l'insertion professionnelle (DOIP) de l'université de Cergy-Pontoise. La réflexion sur le projet d'étude et de profession étant aujourd'hui partie intégrante de la formation de licence, l'université de Cergy-Pontoise propose à certains de ses étudiants de mener ce travail sous l'angle du sens. Un carnet de bord spécifique a d'ailleurs été conçu à cette intention par l'université elle-même, en collaboration avec l'Inetop et a été publié (Bernaud *et al.*, 2019).

Partenaire de ce travail quasiment depuis ses débuts, la Cité des métiers (CDM) de Paris bénéficie de la formation à l'accompagnement depuis plusieurs années. Mais cette diffusion ne reste pas centrée sur cette unique structure puisque, les CDM étant réunies en un réseau national et international, et, de plus, étant des structures partenariales, un essaimage est en cours dans d'autres CDM et vers certains partenaires à l'échelle nationale et internationale, parmi lesquels figurent Pôle emploi Île-de-France, Fongécif Aquitaine, l'Office pour l'orientation, la formation professionnelle continue du canton de Genève. Sur le plan international, des conseillers danois notamment ont été formés en 2016. L'une d'eux (Inger-Lise Petersen) a relayé la présente méthode en formant une trentaine d'accompagnateurs Danois. Ceux-ci exercent en contexte universitaire, à l'University College Copenhagen. L'Italie a également été pionnière dans le développement de l'accompagnement au sens de la vie et du travail. À l'université de Florence, le professeur Annamaria Di Fabio a traduit et adapté l'ouvrage de 2015 en italien, ainsi que le carnet de bord. Le dispositif est régulièrement proposé aux étudiants de l'université de Florence. À l'université de New Dehli, Mariya Jivinskaya, maître de conférences en psychologie, a réalisé une version anglaise du carnet de bord et le propose également comme outil de formation et de développement aux étudiants de son université. En complément de ces démarches formalisées, des conférences et présentations de l'accompagnement au sens et du dispositif ont été réalisées dans plusieurs pays: Angleterre, Allemagne, Argentine, Cameroun, Suisse, Belgique pour les principaux.

Conjointement au développement des formations, deux colloques internationaux ont été réalisés sous le titre générique : « Travailler, s'orienter, quel(s) sens de vie ? », le premier en 2015 et le second en 2019.

### 2.2.2 Développement associatif (AFPE)

Parallèlement, a été créée en 2018, par une partie des chercheurs de l'Inetop, la première association française de psychologie existentielle : l'AFPE[1]. Rassemblant en 2019 une soixantaine de praticiens et de chercheurs, l'association s'est donné pour objectifs :

- de favoriser le développement académique de la psychologie existentielle en suscitant des recherches, en développant des actions de formation ;
- d'encourager la création et le développement d'applications et de pratiques existentielles ;
- de fédérer et reconnaître les professionnels qui interviennent dans le champ de la psychologie et de la psychothérapie existentielle ;
- de médiatiser et vulgariser les connaissances qui émanent de la psychologie existentielle ;
- de favoriser des liens sur le plan international avec d'autres groupes et associations de psychologie et psychothérapie existentielle.

La psychologie existentielle est la principale discipline académique qui sous-tend le concept de sens. L'association propose entre autres des actions de formation et des cafés existentiels. Elle constitue un relais avec d'autres associations internationales sur le sens et sur les thématiques existentielles.

## 2.3 La recherche sur le sens de la vie et du travail

Depuis huit ans que la thématique du sens a été développée à l'Inetop, cette institution a contribué à une activité scientifique dont témoignent les productions qui en ont résulté. À ce jour, une douzaine de chapitres d'ouvrages spécialisés et d'articles ont été publiés dans des revues à comité de lecture. Le sens y est abordé sous différents aspects : conception du sens (Bernaud, 2013 ; Bernaud, 2016), sens du travail (Arnoux-Nicolas, Bernaud, Di Fabio, Dosnon, et Lallemand, 2018 ; Arnoux-Nicolas, Dosnon, Lallemand, Sovet, Di Fabio, et Bernaud, 2016 ; Arnoux-Nicolas, Sovet, Lhotellier, et Bernaud, 2016), composantes du sens (Arnoux-Nicolas, Sovet, Lhotellier, Dupont, Fertin, et Bernaud, 2019), modalités de la mesure du sens (Arnoux-Nicolas, Sovet, Lhotellier., et Bernaud, 2017), accompagnement à la réflexion sur le sens (Arnoux-Nicolas, Sovet, Lhotellier, Baatouche, Bernaud, Lepez, et de la Faye, 2018 ; Lhotellier, Arnoux-Nicolas, et Bernaud, 2016 ; Lhotellier, Arnoux-Nicolas, et Sovet, 2018 ; Patillon, Lhotellier, Pelayo,

1. Pour une découverte de l'AFPE, voir le site Internet : *https://sites.google.com/view/association-afpe*.

Arnoux-Nicolas, Sovet, Loarer, et Bernaud, 2015), études de cas sur le sens (Desrumaux, Jeoffrion, et Bernaud, 2019). Par ailleurs, une quinzaine de communications sur ces mêmes thèmes se sont tenues lors de conférences nationales et internationales. À ce jour, quatre ouvrages ont été publiés (Arnoux-Nicolas, 2019; Bernaud, 2018; Bernaud, Lhotellier, Sovet, Arnoux-Nicolas, et de Maricourt, 2019; Bernaud *et al.*, 2015).

## 3. Résultats de recherche : limites et perspectives

Alors que la psychologie du sens commence à se constituer en une discipline scientifique à part entière (Auhagen, 2000; Proulx, Markman, et Lindberg, 2013), l'ouvrage de Bernaud *et al.* (2019) dessine les éléments fondamentaux pour son développement, à la fois sur le plan théorique et au niveau des interventions. D'un point de vue conceptuel, si un grand nombre de recherches ont été menées, il reste à fédérer des modèles théoriques du sens reposant sur des définitions non équivoques des concepts qui entrent dans leur composition. Ainsi, la vision globale du sens mérite d'être spécifiée tout en analysant le positionnement du sens dans le maillage disciplinaire et sous-disciplinaire des sciences humaines et sociales. Les outils qui en résultent, qualitatifs et quantitatifs, ont été élaborés dans un premier temps par différentes équipes en ordre dispersé et mériteraient d'être unifiés et/ou comparés pour une meilleure appréhension du processus de mesure du sens. Enfin, le sens est loin d'être une panacée dans toutes les situations et pour tous les individus : un niveau élevé de sens ou une quête permanente de sens pourraient générer des effets délétères, dont il convient d'étudier les conditions, les contours et les effets.

Du point de vue des pratiques, beaucoup d'efforts sont à accomplir pour inscrire le sens comme une démarche scientifique, susceptible de montrer des effets consolidés, stables et pertinents, à l'échelle de différents groupes sociaux. L'accent devrait être mis sur la prévention primaire : favoriser de meilleures conditions de vie, développer le climat social, améliorer les conditions de travail, optimiser le management (Lhotellier, Arnoux-Nicolas, et Bernaud, 2016). Par ailleurs, peu d'études ont jusqu'à présent pris en compte les processus en jeu dans la construction du sens au cours des interventions. Des études systématiques sur les « ingrédients critiques » (Brown et Krane, 2000) qui interviennent dans la construction du sens et les effets à long terme devraient constituer des priorités. Shin et Steger (2014) ont également mentionné l'importance des modérateurs des effets des dispositifs d'accompagnement au sens. Des résultats de recherche dans ce domaine permettraient de concevoir des programmes sur mesure en prenant en compte les contraintes, modes de fonctionnement ou caractéristiques individuelles des bénéficiaires.

Il reste donc à bâtir une prochaine étape de consolidation scientifique, car si une génération de chercheurs et praticiens est bien sensibilisée au sens, de nombreux efforts sont à accomplir pour cerner et développer ce qui constitue un espoir et une opportunité pour le développement de l'humain, dans la vie au travail comme dans le cheminement personnel et social.

## Références bibliographiques


Arnoux-Nicolas, C. (2015). *Sens du travail et mobilité professionnelle [La mobilité signifiante]*. Thèse de doctorat en psychologie sous la direction de Jean-Luc Bernaud. Paris : Conservatoire national des arts et métiers.

Arnoux-Nicolas, C. (2019). *Donner un sens au travail. Pratiques et outils pour l'entreprise*. Paris : Dunod.

Arnoux-Nicolas, C., Bernaud, J.-L., Di Fabio, A., Dosnon, O., et Lallemand, N. (2018). Sens du travail et mobilité professionnelle : une étude qualitative auprès de personnels d'une université française. In C. Hellemans (éd.), *Bien-être et diversité des situations de travail*. Tome I : *Mobilités, conciliations et violences au travail*. Paris : L'Harmattan.

Arnoux-Nicolas, C., Dosnon, O., Lallemand, N., Sovet, L., Di Fabio, A., et Bernaud, J.-L. (2016). Influence des différences interindividuelles et de la mobilité professionnelle sur le sens du travail. *Travail humain, 79* (2), 147-168.

Arnoux-Nicolas, C., Sovet, L., Lhotellier, L., et Bernaud, J.-L. (2016). Perceived work conditions and turnover intentions : The mediating role of meaning of work. *Frontiers in Psychology*, en ligne : *http://dx.doi.org/10.3389/fpsyg.2016.00704*.

Arnoux-Nicolas, C., Sovet, L., Lhotellier, L., et Bernaud, J.-L. (2017). Development and validation of the meaning of Work Questionnaire. *International Journal for Educational and Vocational Guidance, 17*, 65-85.

Arnoux-Nicolas, C., Sovet, L., Lhotellier, L., Baatouche, N., Bernaud, J.-L., Lepez, S., et de la Faye, B. (2018). Meaning-centered career intervention for college students. In V. Cohen-Scali, J. Rossier, et L. Nota (éd.), *New perspectives on career counseling and guidance in Europe : Building careers in changing and diverse societies*. Berlin : Springer.

Arnoux-Nicolas, C., Sovet, L., Lhotellier, L., Dupont, M.-P., Fertin, F., et Bernaud, J.-L. (sous presse). Événements vécus et sens de la vie : vers une différenciation des composantes de sens. *Pratiques psychologiques*.

Auhagen, A.E. (2000). On the psychology of meaning of life. *Swiss Journal of Psychology, 59*, 34-48.

Bauman, Z. (2006). *La Vie liquide*. Rodez : Rouergue/Chambon

Beck, U. (2001). *La Société du risque. Sur la voie d'une autre modernité*. Paris : Aubier.

Bernaud, J.-L. (2013). Career counseling and life meaning : a new perspective life designing for research and applications. In A. Di Fabio et K. Maree (éd.), *Psychology of Career Counseling : new challenges for a new aera*. New York : Nova Science Publishers.

Bernaud. J.-L. (2016). Le « sens de la vie » comme paradigme pour le conseil en orientation. *Psychologie Française, 61*, 61-72.

Bernaud, J.-L. (2018). *Introduction à la psychologie existentielle*. Malakoff : Dunod.

Bernaud, J.-L., Lhotellier, L., Sovet, L., Arnoux-Nicolas, C., et Pelayo, F. (2020). *Psychologie de l'accompagnement. Concepts et outils pour construire le sens de la vie et du travail*. Malakoff : Dunod, 2ème édition.

Bernaud, J.-L., Lhotellier L., Sovet L., Arnoux-Nicolas C., et de Maricourt, P. (2019). *Sens de la vie, sens du travail. Pratiques et méthodes d'accompagnement en éducation, travail et santé*. Malakoff : Dunod.

Brown, S.D., et Ryan Krane, N.E. (2000). Four (or five) sessions and a cloud of dust : Old assumptions and new observations about career counseling. In S.D. Brown et R.W. Lent (éd.), *Handbook of counseling psychology* (3e éd., p. 195-226). New York : Wiley.

Castel, R. (2003). *L'insécurité sociale. Qu'est-ce qu'être protégé ?* Paris : Le Seuil.

Dejours, C. (1998). *Souffrance en France, la banalisation de l'injustice sociale*. Paris : Le Seuil.

Desrumaux, P., Jeoffrion, C., et Bernaud, J.-L. (2019). *10 études de cas en psychologie du travail et des organisations*. Malakoff : Dunod.

Dupuy F. (2007). La fatigue des élites, le capitalisme et ses cadres. *Sociologie du travail, 49* (1), 142-143.

Ehrenberg, A. (2010). *La Société du malaise*. Paris : Odile Jacob.

Frankl, V. (2009). *Nos raisons de vivre. À l'école du sens de la vie*. Paris : InterÉditions.

GECAS, V. (1991). The self-concept as a basis theory of motivation. In J.A. Howard, P.L. Callero (éd.), *The self-society dynamic. Cognition, emotion, and action.* Cambridge, NW: Cambridge University Press, 171-187.

GUICHARD, J. (2004). « Se faire soi ». *L'Orientation scolaire et professionnelle, 33*, 499-534.

HUTEAU, M. (2005). La place de l'I.N.O.P. dans l'histoire de la psychologie de l'orientation (1928-1970). *L'Orientation scolaire et professionnelle, 34* (hors série), 39-49.

KÜBLER-ROOS, E., et KESSLER, D. (2011). *Sur le chagrin du deuil.* Paris : Poche.

LHOTELLIER, L., ARNOUX-NICOLAS, C., et BERNAUD, J.-L. (2016). Implanter un dispositif pour développer le sens du travail et de la vie. In J.-L. Bernaud, P. Desrumaux et D. Guédon (éd.), *Psychologie de la bientraitance professionnelle : Concepts, modèles et dispositifs.* Paris : Dunod.

LHOTELLIER, L., ARNOUX-NICOLAS, C., et SOVET, L. (2018). A meaning-centered career intervention : a case study. In A. Di Fabio et J.-L. Bernaud (éd.), *Narrative interventions in post-modern guidance and career counseling. A review of case studies and innovative qualitative approaches.* Heidelberg, Germany : Springer.

OLRY-LOUIS, I., VONTHRON, A.-M., VAYRE, E., et SOIDET, I. (éd.) (2017). *Transitions professionnelles : nouvelles problématiques psychosociales.* Paris : Dunod.

ORAND, S. (2015). *Quel sens de la vie et du travail pour un travailleur handicap ?* Mémoire de Master en Psychologie de l'orientation, Université Paris Nanterre. Document non publié.

PATILLON, T.-V., LHOTELLIER, L., PELAYO, F., ARNOUX-NICOLAS, C., SOVET, L., LOARER, E., et BERNAUD, J.-L. (2015). Sens de la vie, sens du travail et orientation professionnelle : un dispositif innovant d'accompagnement des adultes. *L'Orientation Scolaire et Professionnelle, 44* (4), I-XVII.

PROULX, T., MARKMAN, K.D., et LINDBERG, M.J. (2013). Introduction : The new science of meaning. In Markman, K.D., Proulx, T., et Lindberg, J. (éd.), *The psychology of meaning* (p. 3-14). Washington DC : American Psychological Association.

ROGERS, C. (2001). *L'approche centrée sur la personne. Anthologie de textes présentés par H. Kirschenbaum et V. L. Henderson* (trad. H.-G. Richon). Lausanne : Éditions Randin.

SAVICKAS, M., NOTA, L., ROSSIER, J., DAUWALDER, J.-P., DUARTE, M.E., GUICHARD, J., BIGEON, C. (2010). Construire sa vie (Life designing) : un paradigme pour l'orientation au XXIe siècle. *L'Orientation scolaire et professionnelle, 39* (1), 5-39.

SOIDET, I., BLANCHARD, S., et OLRY-LOUIS, I. (2018). S'orienter tout au long de la vie : Bilan et perspectives de recherches. *Savoirs, 48* (3), 13-51.

SOIDET, I. et OLRY-LOUIS, I. (sous presse). Quelques problématiques actuelles pour une psychologie de l'orientation tout au long de la vie. In I. Soidet, I. Oly-Louis et S. Blanchard (dir), *L'orientation tout au long de la vie. Théories psychologiques et pratiques d'accompagnement.* Paris : L'Harmattan.

WACH, M. (2005). Un panorama des intérêts aux valeurs : un demi-siècle de travaux au service de recherche de l'INETOP. In B. Desclaux et R. Guerrier (dir.), Actes du colloque international « Orientation : passé, présent, avenir ». *L'Orientation scolaire et professionnelle, 34* (H-S), 423-434

YALOM, I.D. (2017). *Thérapie existentielle.* Paris : Librairie générale française.

# Chapitre 5

## Approche intégrative des compétences à s'orienter[1]

1. Par Laurent Sovet, Franck Zenasni et Jérôme Guegan.

# Sommaire

## 1. Introduction

S'orienter au XXI^e siècle relève de nouveaux enjeux à la fois individuels et sociétaux. Selon la directive du 21 novembre 2008 du Conseil de l'Union Européenne, il s'agit d'un « processus continu qui permet aux citoyen·ne·s, à tout âge et tout au long de leur vie, de déterminer leurs capacités, leurs compétences et leurs intérêts, de prendre des décisions en matière d'éducation, de formation et d'emploi et de gérer leur parcours de vie personnelle dans l'éducation et la formation, au travail et dans d'autres cadres où il est possible d'acquérir et d'utiliser ces capacités et compétences ». Si cette définition met l'accent sur l'importance de permettre à chaque personne de construire son parcours de façon autonome, active et éclairée tout au long de la vie, elle souligne tout autant le rôle des structures éducatives et plus largement de la société dans l'accompagnement à ce processus. Ce contexte est enclin à réactualiser et à dynamiser l'intérêt pour les approches éducatives en orientation (Canzittu & Carosin, 2017). Favoriser le développement des compétences à s'orienter devient alors l'un des objets centraux de l'éducation à l'orientation (European Lifelong Guidance Policy Network, 2015). Si cette notion de « compétences à s'orienter » est de plus en plus fréquemment évoquée dans les textes officiels et dans les discours, des précisions méritent d'être apportées sur ce qu'elle recouvre. L'objectif de ce chapitre est de fournir un éclairage sur la conceptualisation et l'évaluation des compétences à s'orienter[1] suivant une perspective intégrative.

## 2. Conceptualiser les compétences à s'orienter

La définition des compétences à s'orienter reste complexe à définir en l'absence d'un consensus clair sur ce qu'elles désignent (Patillon, Dosnon, Dulu, & Loarer, 2018). Nous avons choisi d'examiner la manière dont elles se caractérisent dans les textes officiels relatifs aux politiques d'orientation et dans les travaux scientifiques.

### 2.1 Approche par les politiques d'orientation

En 2012, Sultana a réalisé une synthèse des échanges menés entre des représentants de 15 pays européens en vue d'élaborer une définition partagée des compétences à s'orienter : « [Elles] désignent l'ensemble des compétences qui fournissent aux individus et aux groupes des

1. Le terme « capacité à s'orienter » au singulier ou au pluriel est parfois utilisé. Si des différences peuvent être introduites entre « capacité » et « compétence », nous avons choisi d'utiliser ce dernier terme au regard de son caractère plus englobant (Aubret & Gilbert, 2003).

méthodes structurées pour recueillir, analyser, synthétiser et à organiser les informations sur soi, les formations et les métiers mais aussi les compétences pour définir et gérer des décisions et des transitions » (2012, p. 229). Autrement dit, les compétences à s'orienter peuvent se décliner en savoirs, savoir-faire, et savoir-être critiques pour construire son parcours. Au-delà de cette vision générale, il rappelle que les consensus sont difficiles à trouver avec des variations à la fois entre les pays impliqués et à l'intérieur d'un même pays. En l'occurrence, certaines définitions se focaliseraient davantage sur des aspects plutôt restrictifs comme les comportements de recherche d'emploi tandis que d'autres auraient tendance à y incorporer des aspects plutôt larges comme les compétences transversales. En France, la définition proposée par Sultana semble trouver un certain écho et se retrouve régulièrement dans les documentations officielles publiées par les collectivités territoriales et les opérateurs de l'État en charge d'accompagner la mise en place de la politique d'orientation tout au long de la vie.

Les désaccords deviennent encore plus importants lorsqu'il s'agit de fournir une liste précise et exhaustive des compétences à s'orienter sous-jacentes à la définition retenue. Sultana (2012) souligne qu'aucun consensus n'a pu être trouvé au sein des pays impliqués dans ce groupe de travail. Un tel constat peut notamment s'expliquer par les différences qui distinguent des contextes nationaux au niveau du système éducatif, du monde du travail et des normes et attentes sociales qui s'y rattachent. En ce sens, il est possible de s'attendre à des variations plus ou moins fortes dans les compétences à s'orienter nécessaires à la construction de son parcours et dans la manière dont elles se conçoivent selon l'environnement dans lequel l'individu se trouve. Par exemple, certains pays et notamment la France disposent d'un système éducatif structuré autour de paliers d'orientation qui amènent les élèves à prendre des décisions parfois très tôt sur leur devenir scolaire. Dans de telles circonstances, il est essentiel de favoriser l'émergence des compétences nécessaires pour gérer les transitions scolaires et pour formuler des choix éclairés au moment où une décision critique doit être prise. De même, les démarches à réaliser lors d'un palier d'orientation ne sont pas nécessairement les mêmes et peuvent impliquer la mobilisation de savoir, savoir-faire et savoir-être distincts d'un pays à l'autre.

En France, les préoccupations pour une approche éducative de l'orientation arrivent très tôt dans les réflexions et les pratiques qui en résultent en prenant de l'ampleur vers la fin du XX^e^ siècle (Caroff, 1987 ; Obajtek, 2014). En l'occurrence, les programmes élaborés par Guichard, Pierotti, Scheurer et Viriot (1988) au collège et par Ferré (2000) au lycée offrent des témoignages intéressants dans l'explicitation de compétences à s'orienter sur lesquelles les séquences pédagogiques s'appuient. La circulaire du 31 juillet 1996 relative à la mise en œuvre de l'expérimentation sur l'éducation à l'orientation au collège constitue une volonté manifeste de proposer un référentiel complet des compétences à s'orienter. Il s'organise autour de quatre grands blocs comprenant : (1) les compétences et savoir transversaux (ex : savoir utiliser les sources d'information et de conseil) ; (2) la connaissance de l'environnement économique, social et représentation des métiers (ex : ordonner et classer les métiers selon différents critères) ; (3) la connaissance des systèmes de formation (ex : connaître les principaux diplômes) et (4) la construction d'une représentation positive de soi (ex : être capable de hiérarchiser ses intérêts et ses aspirations professionnelles). Plus récemment, la loi d'orientation et de programmation pour la refondation de l'école du 8 juillet 2013 et l'arrête de juillet 2015 relatif à la mise en place du Parcours Avenir donnent de nouvelles directions en proposant un nouveau référentiel des compétences à s'orienter, à destination des élèves de la 6e à la Terminale. Trois blocs de compétences sont proposés et visent à (1) permettre à l'élève de découvrir le monde économique et professionnel, (2) développer chez l'élève le sens de l'engagement et de l'initiative et (3) permettre à l'élève d'élaborer son projet d'orientation scolaire et professionnelle. Chaque bloc est divisé en plusieurs compétences avec des propositions de démarches possibles à mettre en place en fonction du niveau des élèves concernés[1].

De tels référentiels de compétences à s'orienter tendent le plus souvent à concevoir l'acquisition de chaque compétence suivant une logique développementale. Selon Hooley, Watts, Sultana et Neary (2013), ils s'organisent à travers trois éléments-clés : (1) les compétences visées ; (2) la définition et l'opérationnalisation de chaque compétence visée ; (3) le niveau d'acquisition où les compétences sont déclinées avec un accroissement de leur complexité à mesure de l'avancement de l'élève dans son parcours. Les niveaux peuvent se concevoir dans une trajectoire individuelle, c'est-à-dire qu'un niveau supérieur est visé dès lors qu'un certain niveau est atteint ou par rapport à la classe dans laquelle l'élève est inscrit. Il arrive fréquemment que les compétences soient elles-mêmes organisées en blocs ou en objectifs généraux. Nous retrouvons justement ces différents éléments dans le référentiel des compétences à s'orienter du Parcours Avenir où les trois objectifs mentionnés précédemment se déclinent en compétences, s'accompagnent d'un certain niveau d'opérationnalisation et s'agencent dans une complexité croissante lors du passage du collège au lycée. Le développement et la diffusion d'un référentiel des compétences à s'orienter contribuent à assurer un socle commun sur lequel la communauté éducative peut s'appuyer et favorisent la mise en œuvre de pratiques d'éducation à l'orientation (Gille & Sovet, 2019). Cependant, Hooley *et al.* (2013) soulignent qu'il manque un étayage empirique des compétences à s'orienter identifiées et intégrées à ces référentiels.

## 2.2 Approche par les modèles théoriques

D'un point de vue scientifique, les compétences à s'orienter ne font pas référence à un modèle théorique clairement identifié. En fait, il est plus fréquent de trouver des études centrées sur une compétence isolée ou un ensemble de compétences jouant un rôle critique dans la construction de son parcours. Par exemple, Xu et Tracey (2014) mettent en avant la tolérance à l'ambiguïté tandis que Kim *et al.* (2014) propose cinq compétences associées à la gestion des opportunités

1. https://www.education.gouv.fr/pid25535/bulletin_officiel.html?cid_bo=91137

tout au long de sa trajectoire personnelle et professionnelle. Ce terme peut également être employé comme une finalité à poursuivre sans viser à proposer une définition opérationnelle ou un modèle théorique précis. Ces compétences à s'orienter peuvent alors être mentionnées comme des ressources critiques sur lesquelles il faudrait s'appuyer pour concevoir l'accompagnement en orientation (Savickas et *al.*, 2009 ; Sovet, Annovazzi, Ginevra, Kaliris, & Lodi, 2018). Selon Patillon *et al.* (2018), il serait illusoire d'aboutir à une liste exhaustive des compétences à s'orienter sur la base d'une revue de la littérature. Pourtant, les réflexions nouvelles sur le monde du travail et les rapports au travail réactualisent l'intérêt de la communauté scientifique pour identifier, évaluer et promouvoir les compétences à s'orienter (Akkermans, Brenninkmeijer, Huibers, & Blonk, 2013).

Les compétences à s'orienter prennent racine dans le concept de maturité de carrière – appelée aussi maturité vocationnelle – développé par Super (1957). Une définition assez complète est proposée par Cartier (2010, p. 157) : « La maturité de carrière désigne [...] le fait que la personne maîtrise les différentes tâches permettant de s'orienter et de s'insérer par rapport à son niveau de développement, c'est-à-dire qu'elle possède ou sait se procurer un certain nombre d'informations, d'une part sur elle-même au travers de ses expériences et des évaluations portées par autrui et, d'autre part sur son environnement, mais également qu'elle est aussi capable d'explorer les possibles, de prendre des décisions et de planifier sa carrière ». Elle peut donc se concevoir comme la capacité à faire un choix d'orientation au moment où la personne est appelée à le faire, ce qui passe par la maîtrise de tâches critiques associées. Super (1957) ajoute qu'elle comprend une dimension motivationnelle relative à l'engagement actif de l'individu dans des comportements d'exploration et de planification et une dimension cognitive relative à la connaissance des formations et des emplois et sur la manière de réaliser un choix d'orientation pertinent et cohérent. La maturité de carrière met l'accent sur l'acquisition progressive de ces différentes tâches suivant une perspective développementale. Autrement dit, plus l'individu avance en âge, plus le niveau de complexité est élevé dans les tâches attendues. Elles doivent également se concevoir au travers d'un prisme socio-culturel dans la mesure où les attentes ne sont pas les mêmes selon l'environnement et l'époque. Cela questionne directement l'universalité et la transposabilité d'un référentiel de compétences à s'orienter et constitue une explication potentielle à l'absence d'une liste exhaustive dans la littérature scientifique.

En 1960, Super et Overstreet proposent une liste de cinq compétences comprenant (1) la prise de conscience sur la nécessité de faire un choix d'orientation, (2) la connaissance des formations et des métiers et la planification d'un choix d'orientation, (3) la consistance et la stabilité des préférences dans le temps, (4) la cristallisation du concept de soi et (5) le réalisme dans les choix d'orientation envisagés. S'appuyant sur le modèle proposé par Super (1957), Crites (1973) a repris la distinction entre la composante motivationnelle et la composante cognitive pour proposer l'Inventaire de la Maturité de Carrière (*Career Maturity Inventory* ou CMI). Il aboutit à l'identification de cinq compétences motivationnelles (degré d'implication dans un choix, orientation vers le travail, niveau d'indépendance dans la prise de décision, capacité à motiver ses préférences et ses choix, conceptions fonctionnelles sur les processus de choix) et cinq compétences cognitives (évaluation de soi, information sur les formations et les métiers, sélection de but, planification et résolution de problème). Tout au long du XX^e siècle jusqu'à aujourd'hui, plusieurs études ont permis de réactualiser et de contextualiser les compétences à s'orienter (Forner & Dulu, 2012 ; Patillon *et al.*, 2018). Plus spécifiquement, les travaux menés par Forner et son équipe auprès d'un public collégien, lycéen et étudiant offrent des perspectives intéressantes dans le contexte français (Forner & Dulu, 2012 ; Forner, Guasqueres, Nafati, & Tintillier-Pauwels, 2005 ; Forner, Pépin, & Velten, 2014). À chaque fois, il a pu mettre en évidence trois compétences à s'orienter similaires : (1) la représentation de soi, (2) la connaissance des formations et des métiers et (3) les processus associant ces deux ensembles. Elles sont subdivisées en sous-compétences ce qui permet une analyse plus fine du profil individuel.

L'adaptabilité de carrière s'inscrit comme un prolongement de la maturité de carrière. Même si cette notion apparaît dans les dernières publications de Super (Super & Knasel, 1981), elle fut surtout développée par Savickas (2005) qui l'a définie comme un « construit psychosocial qui traduit chez l'individu l'état de préparation et les ressources pour faire face aux tâches – actuelles ou à venir – relatives à la construction de son parcours, aux transitions professionnelles et aux traumatismes personnels » (p. 51). Selon Savickas et Porfeli (2012), quatre compétences sont mises en œuvre dans ce processus d'autorégulation visant à gérer son parcours personnel et professionnel : (1) le sentiment de se sentir concerné dans la préparation de son futur, (2) le contrôle et la responsabilité vis-à-vis des choix d'orientation réalisés, (3) la curiosité dans l'exploration d'information et d'opportunités et (4) la confiance dans ses capacités à gérer d'éventuelles difficultés. Plusieurs auteurs font ainsi référence à l'adaptabilité de carrière en l'assimilant à des compétences à s'orienter (Mackay, Morris, Holey, & Neary, 2016 ; Patillon *et al.*, 2018 ; Sidiropoulou-Dimakakou, Argyropoulou, Drosos, Kaliris, & Mikedaki, 2015). Si l'argumentaire est pertinent au regard des enjeux actuels de la manière de concevoir l'orientation au XXI^e siècle, il serait en revanche regrettable de réduire les compétences à s'orienter à la seule notion d'adaptabilité de carrière.

Enfin d'autres travaux tentent d'aborder les compétences à s'orienter davantage sous l'angle de l'employabilité en direction d'un public étudiant, salarié ou en transition professionnelle. En l'occurrence, Brigstock (2009) propose un modèle théorique basé sur l'intégration de compétences de gestion de soi comme l'évaluation de ses intérêts ou de ses aptitudes et de compétences relatives à la construction de son parcours comme la connaissance du monde du travail. Néanmoins, l'identification des compétences à s'orienter n'est basée sur aucune donnée empirique. Plus récemment, Akkermans *et al.* (2013) ont pu établir un modèle comprenant six compétences à s'orienter : (1) réflexion sur ses motivations, (2) réflexion sur ses qualités, (3) mise en réseau et gestion de ses contacts, (4) présentation de soi, (5) exploration sur le monde du travail et (6) sentiment de contrôle et planification. Ce modèle fut même utilisé comme cadre de référence pour concevoir un modèle d'intervention avec des résultats probants en termes d'impacts auprès de jeunes adultes en emploi (Akkermans, Brenninkmeijer, Schaufeli, & Blonk 2015).

## 3. Évaluer les compétences à s'orienter

Les modèles théoriques présentés précédemment ont donné lieu à différents outils psychométriques permettant d'évaluer un certain nombre de compétences à s'orienter. Une recension récente et assez complète des instruments disponibles en langue française a été proposée par Patillon *et al.* (2018). Cette partie vise à repositionner les enjeux de l'évaluation des compétences à s'orienter autour de leurs finalités, leurs caractéristiques et les limites qui peuvent être soulevées.

### 3.1 Pourquoi évaluer les compétences à s'orienter ?

L'évaluation des compétences à s'orienter peut s'entrevoir sous différentes formes où le choix de la stratégie sélectionnée dépend avant tout de la finalité poursuivie. Dans un contexte scolaire, les compétences à s'orienter correspondent à des apprentissages qu'il faut gérer et accompagner tout au long du parcours de l'élève. De ce fait, la distinction entre l'évaluation sommative et l'évaluation formative proposée par Harlen et James (1997) offre un éclairage intéressant pour concevoir une démarche d'évaluation. Sultana (2013) propose justement d'en faire un cadre de référence applicable aux compétences à s'orienter à la croisée des besoins de chacune des parties potentiellement impliquées : élèves, parents, équipes éducatives, politiques régionales et nationales d'orientation et communauté scientifique.

L'évaluation sommative vise à fournir une évaluation précise du niveau d'acquisition des compétences ciblées à un moment donné. Autrement dit, il s'agit de situer la maîtrise d'une compétence par rapport à des attendus clairement définis et à un groupe de référence. Une telle description suppose de disposer d'éléments normatifs auxquels il peut se référer. Or, certaines caractéristiques des compétences à s'orienter sont complexes à évaluer à travers une stratégie sommative car elles peuvent s'appuyer sur des éléments de nature subjective, abstraite ou contextuelle. Par exemple, évaluer la capacité d'un élève à élaborer un projet d'orientation cohérent suppose de bien circonscrire et contextualiser la notion de cohérence. Sultana (2013) souligne les limites posées par le fait que plusieurs compétences à s'orienter se positionnent dans un registre réflexif et non dans un registre tourné vers l'action. L'évaluation sommative des compétences à s'orienter peut répondre à plusieurs fonctions et notamment des fonctions administratives et sociales. Tout d'abord, elle peut servir à l'établissement d'un diagnostic dans le niveau d'acquisition de chaque compétence à s'orienter sur lequel les élèves, les parents ou les équipes éducatives pourront s'appuyer pour définir les actions à mener pour développer, consolider ou maintenir les apprentissages. Il est à noter qu'un travail pédagogique peut être réalisé autour d'un tel diagnostic pour tendre parfois vers une évaluation formative. D'ailleurs, comme cela est souligné par Harlen et James (1997), la distinction entre évaluation sommative et évaluation formative n'est pas toujours clairement identifiée car des démarches peuvent se trouver à l'intersection des deux. Ensuite, il est possible d'utiliser l'évaluation sommative en vue d'une certification des compétences à s'orienter pouvant être incorporée dans un relevé de notes ou dans un portfolio. De telles données sont utiles dans une visée informative auprès des élèves et de leurs parents, auprès des équipes éducatives et aussi auprès des politiques régionales et nationales d'orientation. Par comparaison, de nombreux pays s'appuient aujourd'hui sur les enquêtes PISA ciblant des savoirs et savoir-faire critiques en lecture, en sciences et en mathématiques plaçant les compétences comme un repère critique pour définir leurs politiques éducatives (Le Donné, 2017). Enfin, l'évaluation sommative peut permettre à la communauté scientifique de disposer d'indicateurs fiables pour comprendre comment les compétences à s'orienter se développent au cours du temps, le rôle des différences individuelles et l'impact des interventions mises à place auprès des élèves.

De manière contrastée, l'évaluation formative s'inscrit d'emblée dans un objectif d'aider les élèves à progresser dans leurs apprentissages en identifiant leurs difficultés et les stratégies mobilisées. De ce fait, elle se caractérise principalement par sa fonction pédagogique. Dans cette perspective, le feedback occupe une place essentielle pour comprendre le niveau d'acquisition dans chaque compétence ciblée et proposer des pistes d'amélioration. De telles pratiques reposent sur une participation active et une posture réflexive de la part des élèves et des équipes éducatives. Pour Harlen et James (1997), l'évaluation formative nécessite d'être en capacité d'analyser un niveau d'acquisition ou en se référant aux progressions observées entre deux intervalles de temps. Il s'agit donc d'une évaluation centrée sur l'élève où les critères à prendre en compte peuvent être définis en fonction de sa situation. Par exemple, l'atteinte d'un niveau d'acquisition d'une compétence doit être examinée au regard des efforts investis plutôt que d'être prise de manière absolue ou dans une logique de comparaison aux autres élèves. Dans la continuité du paragraphe précédent, le diagnostic établi à partir d'une évaluation sommative peut s'intégrer à une évaluation formatrice pour accompagner les réflexions. Cela signifie qu'il peut exister une complémentarité et un intérêt réciproque à utiliser une approche en addition de l'autre. Une démarche portfolio peut faciliter la mise en œuvre de cette évaluation formative en amenant chaque élève à être dans une position visant à documenter et à argumenter ses progressions pour en extraire une réflexion (Gauthier & Pollet, 2013 ; Sultana, 2013).

## 3.2 Quels modèles pour l'évaluation des compétences à s'orienter ?

À travers une revue de la littérature, nous avons pu identifier trois approches qui peuvent être utilisées dans l'évaluation des compétences à s'orienter : (1) les tests psychométriques, (2) les démarches réflexives et (3) les mises en situation.

Les tests psychométriques restent une entrée privilégiée dans l'évaluation des compétences à s'orienter (Patillon *et al.*, 2018). Selon Chartier et Vrignaud (2018), « un outil psychométrique, test, questionnaire ou inventaire, doit permettre une évaluation objective » (p. 27). Bien qu'ils puissent présenter des différences sur plusieurs caractéristiques comme le temps d'administration ou le modèle théorique sous-jacent, nous avons surtout voulu mettre l'accent sur la distinction entre les mesures auto-évaluées et les tests de performance. Les mesures auto-évaluées consistent à analyser soi-même ses propres comportements, préférences ou attitudes (Bernaud, 2014). Elles sont aujourd'hui très utilisées pour évaluer les compétences à s'orienter en portant le plus souvent sur la perception de l'individu quant à son niveau d'accord dans les énoncés proposés ou quant à sa capacité à réussir des tâches spécifiques. Par opposition, les tests de performance se caractérisent généralement par des problèmes à résoudre pour établir un niveau d'efficience dans un domaine donné. Pour les compétences à s'orienter, les tests de performance concernent principalement le registre cognitif. Par exemple, la compétence relative à la connaissance des métiers proposée dans ÉCO-SUP (Forner & Dulu, 2012) est évaluée par l'intermédiaire d'une série d'items reposant sur la distinction entre différents métiers. Par contraste, les mesures auto-évaluées se positionnent davantage sur la perception de l'individu quant à sa connaissance des métiers. Cette distinction se retrouve également dans le CMI (*Career Maturity Inventory*) développé par Crites (1973) où les compétences motivationnelles sont auto-évaluées tandis que les compétences cognitives sont évaluées à partir de tests de performance.

L'actuelle dominance des mesures auto-évaluées aux dépens de tests de performance peut poser quelques limites. En effet, cela nécessite d'avoir une perception claire sur ses propres compétences et sur ce qui constitue les différents gradients de maîtrise. Par exemple, comment un élève peut-il objectivement considérer bien savoir chercher des informations sur les métiers ? À notre connaissance, aucune étude n'a été menée sur le différentiel entre des mesures auto-évaluées et des tests de performance dans le domaine des compétences à s'orienter. Cependant, quelques données sont disponibles dans d'autres registres. En l'occurrence, Terriot, Grégoire et Loarer (2017) indiquent que les liens entre les mesures auto-évaluées et les tests de performance dans la mesure de l'intelligence cognitive ne dépassent rarement une corrélation de $r$=0.30, soit environ 9 % de variance commune. Une autre étude portant sur l'évaluation des compétences en mathématiques auprès d'un public étudiant en première année à l'université à partir de ces deux méthodes montre que 55 % des auto-évaluations sont correctes tandis qu'elles sont surestimées dans 33 % des cas et sous-estimées dans 12 % des cas (Wathelet *et al.*, 2016). Au regard de ces résultats, il semble nécessaire de faire évoluer les tests psychométriques vers une meilleure prise en compte de l'impact des biais associés à l'auto-évaluation (Bernaud, 2014). En effet, une mauvaise estimation de ses propres compétences à s'orienter pourrait amener un individu à mettre en place des postures inadaptées ou à persévérer dans des attitudes ou comportements inappropriés ou erronés. Par exemple, méconnaître les procédures d'admission pour candidater à une formation tout en penser en maîtriser pleinement les rouages pourrait conduire à un échec de la démarche.

Les démarches réflexives constituent une autre entrée dans l'évaluation des compétences à s'orienter. Elles reposent le plus souvent sur un portfolio où l'élève doit apporter des éléments de documentation ou de preuve associés à chaque compétence ciblée. En l'occurrence, la plate-forme numérique FOLIOS mise en place dans le cadre de la loi d'orientation et de programmation pour la refondation de l'école du 8 juillet 2013 constitue un outil privilégié pour accompagner une telle démarche dans les collèges et les lycées en France. Plus spécifiquement, chaque élève a la possibilité de s'engager dans des activités réflexives sur la base de ses propres réalisations pour alimenter la connaissance de soi, l'engagement dans ses choix et la construction d'un projet d'orientation (Loisy, Malassingne, Fontanieu, & Pérotin, 2014). Sultana (2013) suggère que les démarches portfolio doivent s'élargir aux compétences à s'orienter. Par exemple, un élève pourrait s'interroger sur les preuves dont il dispose pour attester de sa compétence à faire des compromis ou à évaluer la fiabilité d'une source d'information. Bien entendu, cela suppose comme préalable de disposer d'un référentiel de compétences sur lequel il est possible de s'appuyer.

Enfin, les mises en situation constituent une perspective intéressante. Le principe repose sur l'immersion d'un élève ou d'un groupe d'élèves dans un contexte spécifique avec une situation à gérer ou un problème à résoudre. Cette méthode reste assez innovante et encore peu utilisée dans le champ de l'orientation (Chartier & Vrignaud, 2018). Par exemple, Neil (2001) a proposé une mise en situation où des étudiants en biologie doivent candidater à trois offres d'emploi en tant que géophysicien en y intégrant des nuances liées aux caractéristiques de l'emploi et au profil de la personne qui y candidate. Il est intéressant de souligner que l'évaluation sommative peut alors se confondre avec l'évaluation formative où la dimension normative de l'exercice est associée à une restitution complète pour permettre à chaque étudiant de se situer et de progresser. Les mises en situation peuvent prendre aussi la forme d'un *serious game* ou d'un *escape game* où la ludification contribue à renforcer la dimension immersive. Néanmoins, il se pose à nouveau la nécessité de bien identifier préalablement les compétences à s'orienter ciblées pour maximiser l'utilité de telles méthodes.

## 4. Quel cadre pour concevoir les compétences à s'orienter ?

À travers ce chapitre, il ressort que la conceptualisation et l'évaluation des compétences à s'orienter relève de différents enjeux. Bien que les textes officiels et les travaux scientifiques semblent s'accorder sur une définition générale, aucun modèle consensuel n'est encore disponible. Cela peut témoigner de la complexité de cet objet d'étude et de la nécessité de développer un cadre rigoureux et intégratif pour proposer un tel modèle :

- *Aspect complémentaire des registres* : les compétences à s'orienter doivent se concevoir en termes de savoirs, savoir-faire et savoir-être qui peuvent agir en synergie dans la construction de son parcours (Sultana, 2012). Elles peuvent se décrire en termes d'éléments observables à la fois dans les comportements et dans les attitudes de l'individu dans la continuité des premiers modèles basés sur la maturité de carrière. Autrement dit, il ne s'agit pas de compétences exclusivement réflexives.

- *Aspect multidimensionnel*: les compétences à s'orienter doivent s'envisager au pluriel, c'est-à-dire qu'il existe plusieurs compétences pouvant s'organiser en blocs ou en facteurs de second-ordre. Néanmoins, il reste encore difficile voire illusoire d'en proposer une recension exhaustive (Patillon et al., 2018).
- *Aspect développemental*: les compétences à s'orienter se développent de manière progressive dans une perspective d'orientation tout au long de la vie. Autrement dit, elles vont se construire et évoluer durant le parcours de l'individu. Plusieurs travaux antérieurs montrent qu'elles ont tendance à augmenter à mesure de l'avancement de l'élève dans son parcours (Forner & Dulu, 2012; Hartung, 2013).
- *Aspect différentiel*: des différences individuelles sont attendues en termes de maîtrise des compétences à s'orienter et en termes de processus mobilisés dans leur mise en œuvre. Le concept de vicariance proposée par Reuchlin (1978) semble s'accorder avec la vision dynamique et idiosyncrasique des compétences à s'orienter proposée par Sultana (2012, 2013).
- *Aspect socioculturel et contextuel*: les compétences à s'orienter se définissent au regard notamment des caractéristiques du système éducatif, du marché du travail, des attentes sociales et le milieu de vie dans lequel l'individu évolue. Cette sensibilité à l'environnement socioculturel est susceptible d'expliquer la difficulté à dégager des consensus à des niveaux nationaux, européens et internationaux (Sultana, 2012). À l'échelle nationale, il est possible de s'interroger également sur la manière de conjuguer les compétences à s'orienter par rapport aux éléments contextuels. Par exemple, est-ce que les élèves habitant dans des zones particulièrement éloignées d'établissements scolaires n'auraient pas à développer une compétence à s'orienter supplémentaire par rapport à d'autres élèves? En d'autres termes, il s'agirait pour ce premier profil de composer avec une problématique de mobilité dans l'anticipation et dans la mise en œuvre de ses choix qui ne serait pas aussi saillante dans le second profil.
- *Aspect temporel*: en accord avec la définition de la compétence proposée par Aubret et Gilbert (2003), les compétences à s'orienter doivent être mobilisables au moment où l'individu en a besoin (Cartier, 2010). Nous pouvons nous interroger sur la pertinence d'entrevoir la maîtrise d'une compétence à s'orienter par rapport au temps nécessaire à l'exécution d'une tâche comme par exemple savoir recueillir toutes les informations nécessaires pour candidater une offre de stage.
- *Aspect psychométrique*: les compétences à s'orienter peuvent faire l'objet d'une évaluation à partir d'outils psychométriques (Patillon *et al.*, 2018). Même si les mesures auto-évaluées sont actuellement les plus répandues, il est important de promouvoir le développement de mesures s'inscrivant dans la perspective de tests de performance ou de mises en situation. Par exemple, il serait possible d'évaluer les attitudes et comportements mobilisés par un individu dans la recherche d'information sur les métiers.
- *Aspect éducatif*: les compétences à s'orienter peuvent s'acquérir à travers des actions de formation. Les méta-analyses tendent à confirmer le rôle impactant des interventions en

orientation (Whiston, Li, Goodrich Mitts, & Wright, 2017). Celles structurées en séquences et en objectifs visant des compétences à s'orienter précises semblent particulièrement pertinentes (Akkermans *et al.*, 2015; Guichard *et al.*, 1988; Ferré, 2000).

Les compétences à s'orienter représentent un axe fort pour penser et mettre en œuvre des pratiques d'éducation à l'orientation. Elles rencontrent une convergence d'intérêts au niveau des équipes éducatives, des politiques d'orientation et de la communauté scientifique pour mieux accompagner l'individu dans la construction de son parcours tout au long de la vie. Le développement d'une vision commune offre des perspectives prometteuses pour répondre à cet enjeu de la société postmoderne. À ce titre, la prise de compte des compétences à s'orienter dans toute leur complexité relève d'un aspect particulièrement crucial.

## Références bibliographiques


Akkermans, J., Brenninkmeijer, V., Schaufeli, W.B., & Blonk, R.W.B. (2015). It's all about CareerSKILLS: Effectiveness of a career development intervention for young employees. *Human Resource Management, 54*(4), 533-551. *doi:10.1002/hrm.21633*

Akkermans, J., Brenninkmeijr, V., Huibers, M., & Blonk, R.W.B. (2013). Competencies for the contemporary career: Development and preliminary validation of the Career Competencies Questionnaire. *Journal of Career Development, 40*(3), 245-267. *doi:10.1177/0894845312467501*

Aubret, J., & Gilbert, P. (2003). *L'évaluation des compétences.* Bruxelles : Mardaga.

Bernaud, J.-L. (2014). *Méthodes de tests et questionnaires en psychologie.* Paris : Dunod.

Bridgstock, R. (2009). The graduate attributes we've overlooked: Enhancing graduate employability through career management skills. *Higher Education Research & Development, 28*(1), 31-44. *doi:10.1080/07294360802444347*

Canzittu, D., & Carosin, E. (2019). Comment penser l'orientation scolaire et professionnelle dans les écoles du 21e siècle ? Vers une approche orientante de l'école. In D. Canzittu (Éd.), *Penser et agir l'orientation du 21e siècle : De l'élève au citoyen engagé* (pp. 103-114). Paris : Éditions Qui Plus Est.

Caroff, A. (1987). *L'organisation de l'orientation des jeunes en France : Évolution des origines à nos jours.* Paris : Éditions et Applications Psychologiques.

Cartier, J.-P. (2010). *Répertoire opérationnel de compétences.* Paris : Éditions Qui Plus Est.

Chartier, P., & Vrignaud, P. (2018). Les méthodologies d'évaluation. In P. Chartier, K. Terriot, & P. Vrignaud (Éds.), *L'orientation scolaire et professionnelle : Pratiques d'évaluation* (pp. 23-62). Bruxelles : Mardaga.

Crites, J.O. (1973). *Theory and research methods: Career Maturity Inventory.* Monterey, CA : CTB/McGraw-Hill.

European Lifelong Guidance Policy Network (2015). *European lifelong guidance policies: Summative report 2007-2015.* Jyväskylä, Finland : Finnish Institute for Educational Research.

Ferré, D. (Éd.) (2000). *Orientation-Lycée : Méthode d'orientation active.* Paris : L'Harmattan.

Forner, Y., & Dulu, O. (2012). ÉCO-SUP. Une échelle de compétences en orientation dans l'enseignement supérieur : La maturité de carrière à l'université. *L'orientation scolaire et professionnelle, 41*(2), III-XXIII. *doi:10.4000/osp.3819*

Forner, Y., Gasqueres, L., Nafati, S., & Tintillier-Pauwels, C. (2005). La maturité de carrière à la fin du collège : Construction et validation d'un instrument d'évaluation. *Questions d'orientation, 2*, 59-68.

Forner, Y., Pépin, A., & Velten, F. (2014). *Eco-lycée : Échelle de compétences en orientation au lycée : la maturité de carrière des lycéens*. Paris : Eurotests.

Gauthier, P.-D., & Pollet, M. (2013). Accompagner la démarche Portfolio : Du portefeuille de compétences au ePortfolio.

Gille, P., & Sovet, L. (2019). *Développer les compétences à s'orienter : accompagner les élèves et les équipes éducatives*. Retrieved from https://manageduc.fr/

Guichard, J., Pierotti, M., Scheurer, E., & Viriot, M. (1988). *Orientation éducative de la sixième à la troisième*. Paris : Éditions et Applications Psychologiques.

Harlen, W., & James, M. (1997). Assessment and learning: Differences and relationships between formative and summative assessment. *Assessment in Education: Principles, Policy & Practice, 4*(3), 365-379. *doi:10.1080/0969594970040304*

Hooley, T., Watts, A. G., Sultana, R. G., & Neary, S. (2013). The "Blueprint" framework for career management skills: A critical exploration. *British Journal of Guidance & Counselling, 41*(2), 117-131. *doi:10.1080/03069885.2012.713908*

Kim, B., Jung, S.H., Jang, S.H., Lee, B., Rhee, E., Cho, S.H., & Lee, S.M. (2014). Construction and initial validation of the Planned Happenstance Career Inventory. *The Career Development Quarterly, 62*(3), 239-253. *doi:10.1002/j.2161-0045.2014.00082.x*

Le Donné, N. (2017). L'éducation au prisme des enquête PISA. *Idées économiques et sociales, 187*(1), 17-26. *doi:10.3917/idee.187.0017*

Loisy, C., Malassingne, F., Fontanieu, V., & Pérotin, C. (2014). *Suivi de l'expérimentation FOLIOS 2013-2014*. Lyon : IFE-ENS.

Mackay, S., Morris, M., Hooley, T., & Siobhan, N. (2016). *Maximising the impact of career services on career management skills: A review of the literature*. Derby, UK : University of Derby.

Neil, T. (2001). Embedding and assessing career management skills in earth sciences degree courses: A subject-specific group and individual assignment. *Planet, 2*(1), 9-10. *doi:10.11120/plan.2001.00020009*

Obajtek, S. (2014). *L'orientation active à l'université : Mystification pédagogique ou travail éducatif ? Acteurs, représentations, pratiques*. Thèse de doctorat en sciences de l'éducation, Université de Lille 3.

Patillon, V., Dosnon, O., Dulu, O., & Loarer, E. (2018). L'évaluation des compétences à s'orienter. In P. Chartier, K. Terriot, & P. Vrignaud (Éds.), *L'orientation scolaire et professionnelle : Pratiques d'évaluation* (pp. 61-91). Bruxelles : Mardaga.

Reuchlin, M. (1978). Processus vicariants et différences individuelles. *Journal de psychologie, 2*, 133-145.

Savickas, M.L. (2005). The theory and practice of career construction. In S.D. Brown & R.W. Lent (Eds.), *Career development and counselling: Putting theory and research to work* (pp. 42-70). New York, NY : Wiley.

Savickas, M.L., & Porfeli, E.J. (2012). Career Adapt-Abilities Scale : Construction, reliability, and measurement equivalence across 13 countries. *Journal of Vocational Behavior, 80*(3), 661-673. *doi:10.1016/j.jvb.2012.01.011*

Savickas, M.L., Nota, L., Rossier, J., Dauwalder, J.P., Duarte, M.E., Guichard, J., Soresi, S., Van Esbroeck, R., & van Vianen, A.E.M. (2009). Life designing : A paradigm for career construction in the 21st century. *Journal of Vocational Behavior, 75*(3), 239-250. *doi:10.1016/j.jvb.2009.04.004*

Sidiropoulou-Dimakakou, D., Argyropoulou, K., Drosos, N., Kaliris, A., & Mikedaki, K. (2015). Exploring career management skills in higher education: Perceived self-efficacy in career, career adaptability and career resilience in Greek university students. *International Journal of Learning, Teaching and Educational Research, 14*(2), 36-52.

Sovet, L., Annovazzi, C., Ginevra, M. C., Kaliris, A., & Lodi, E. (2018). Life design in adolescence: The role of positive psychological resources. In V. Cohen-Scali, J. Rossier & L. Nota (Eds.), *New perspectives on career counselling and guidance in Europe* (pp. 23-37). Cham, Switzerland: Springer.

Sultana, R.G. (2012). Learning career management skills in Europe : A critical review. *Journal of Education and Work, 25*(2), 225-248. *doi:10.1080/13639080.2010.547846*

Sultana, R.G. (2013). Career management skills: Assessing for learning. *Australian Journal of Career Development, 22*(2), 82-90. *doi:10.1177/1038416213496759*

Super, D.E. (1957). *The psychology of careers.* New York, NY: Harper & Row.

Super, D.E., & Knasel, E.G. (1981). Career development in adulthood: Some theoretical problems and a possible solution. *British Journal of Guidance & Counselling, 9*(2), 194-201. *doi:10.1080/03069888100760211*

Super, D.E., & Overstreet, P.L. (1960). *The vocational maturity of ninth grade boys.* New York, NY: Teachers College Press.

Terriot, K., Grégoire, J., & Loarer, E. (2017). Les évaluation auto et hétéro-rapportées sont-elles des alternatives à la mesure psychométrique classique de l'intelligence? Revue de 25 ans de recherche. *Bulletin de psychologie, 550*(4), 275-289. *doi:10.3917/bupsy.550.0275*

Wathelet, V., Dontaine, M., Massart, X., Parmentier, P., Vieillevoye, S., & Romainville, M. (2016). Exactitude, déterminants, effets et représentations de l'auto-évaluation chez des étudiants de première année universitaire. *Revue internationale de pédagogie de l'enseignement supérieur, 32*(2).

Whiston, S.C., Li, Y., Goodrich Mitts, N., & Wright, L. (2017). Effectiveness of career choice interventions: A meta-analytic replication and extension. *Journal of Vocational Behavior, 100*(6), 175-184. *doi:10.1016/j.jvb.2017.03.010*

Xu, H., & Tracey, T.J.G. (2014). The role of ambiguity tolerance in career decision making. *Journal of Vocational Behavior, 85*(1), 18-26. *doi:10.1016/j.jvb.2014.04.001*

# Partie 2

## Mieux comprendre le fonctionnement de l'orientation scolaire

# Chapitre 6

## L'orientation scolaire et professionnelle face aux enjeux du XXIe siècle : rôle et fonction de l'école dans l'orientation tout au long de la vie[1]

1. Par Damien Canzittu et Émilie Carosin.

# Sommaire

## 1. Une approche durable de l'orientation

Depuis plusieurs années, nombre de scientifiques mettent en avant le caractère complexe et incertain de nos sociétés postmodernes (Bauman, 2007; Guichard, Bangali, Cohen-Scali, Pouyaud, et Robinet, 2017; Pryor et Bright, 2014; Savickas *et al.*, 2009), engendré, notamment, par l'accroissement de la mondialisation et par l'automatisation et la numérisation accrue du travail (Hirschi, 2018). Plusieurs concepts ayant émergé à la fin du XX^e^ siècle et en ce début de XXI^e^ siècle, liés à la notion de carrière, témoignent de cette instabilité professionnelle et de l'évolution de la nature du travail (Blustein, Kenny, Di Fabio, et Guichard, 2019). On peut citer par exemple, sans volonté d'exhaustivité, la carrière protéenne ou protéiforme (*protean career*) (Hall, 1996), la carrière sans frontière (*boundaryless career*) (Arthur et Rousseau, 2001) ou encore la carrière anarchique (*career anarchy*) (Littleton, Arthur, et Rousseau, 2000) qui mettent en évidence le basculement de la responsabilité de la gestion des cheminements professionnels vers les individus au détriment des organisations qui les emploient. Les carrières professionnelles deviennent en quelque sorte comme « physiquement et psychologiquement indépendantes des organisations » (Rodrigues, Butler, et Guest, 2019, p. 1) puisque la mobilité des travailleurs est renforcée et parce qu'elles se bâtissent sur une attitude individuelle de « liberté, d'autodétermination et de choix fondés sur [...] [les] valeurs personnelles » (Briscoe et Hall, 2006, p. 6, cités par Rodrigues *et al.*, 2019, p. 1). D'ailleurs Négroni (2005, p. 332, citée par Duval, 2019, p. 159) précise que « la mobilité, la prise de risque, la prise en charge de sa biographie sont des comportements qui deviennent la norme ».

Comme le mentionne Guichard (2019), cette réorganisation de la gestion du travail au sein des entreprises a induit l'existence de travailleurs centraux et de travailleurs périphériques : les premiers, polyvalents et expérimentés, s'acquittent d'un ensemble de missions particulières (dont la somme ne témoigne pas nécessairement de la progression de la carrière professionnelle) qui assurent une certaine pérennité de la compagnie en cas de crise. Les seconds sont engagés selon les circonstances pour des travaux, souvent, de courte durée et voient alors leur carrière être fragmentée en une succession d'emplois différents et de périodes de chômage, constituant une forme de précariat (Standing, 2011, cité par Guichard, 2019) de leur condition sociale. Si les carrières protéiformes sont caractérisées par une ou plusieurs transitions professionnelles volontaires, celles des travailleurs périphériques relèvent plus souvent de transitions involontaires et sont « non pas le résultat d'une exploration active, mais plutôt d'un ajustement réactif aux aléas du marché du travail (Blustein, Olle, Connors-Kellgren, et Diamonti, 2016; Palmade, 2003) » (Masdonati, 2019, p. 204).

Sans rentrer davantage dans les détails, ces concepts mettent en avant les difficultés que peuvent rencontrer les individus, tant au niveau de leur accès au monde du travail, qu'en ce qui concerne leurs possibilités (notamment celles déterminées par leur milieu de vie) ou leurs capacités à gérer leur vie professionnelle. Ils sont quelquefois contraints de vivre plusieurs vies en une seule et doivent avoir accès à des dispositifs de réversibilité de leur parcours de vie[1] (Mazade et Hinault, 2014, cités par Perez-Roux, 2019). Pour répondre à cette problématique, l'individu est amené à « gouverner son parcours professionnel (et de formation) [...] [en s'engageant] dans des processus réflexifs mobilisant certaines compétences qu'il a construites à l'occasion de ses diverses expériences. Celles-ci varient en fonction de sa position sociale et de son sexe. C'est pourquoi le volume et la nature des compétences qu'une personne détient pour s'orienter peuvent être sans commune mesure avec ceux d'une autre » (Guichard, 2010, p. 13).

Cette capacité de gestion de carrière au sein d'un monde professionnel instable et complexe, que l'on peut approcher par la notion de l'*orientation de la carrière protéiforme* (*protean career orientation*) (Hall, 1996), fait référence à l'agentivité de l'individu, guidé par ses valeurs personnelles, dans la construction de son autonomie et de ses prises de décision (Hall, 2004, cité par Steiner, Hirschi, et Wang, 2019). Cette autogestion des parcours personnels et professionnels, sans encadrement, risque ainsi d'amener ou de renforcer certaines inégalités, qu'elles reposent sur des différences de genre, de niveau social, de génération ou encore de revenus (Carosin, Canzittu, et Loisy, 2019, p. 116). C'est d'ailleurs ce que soulignent les théories relatives à la carrière durable (*sustainable careers theory*) (De Vos et Van der Heijden, 2015a). Celle-ci se définit comme un ensemble de « successions d'expériences professionnelles qui se traduisent de manière variée et continue dans le temps, traversant de ce fait plusieurs espaces sociaux, caractérisées par l'action individuelle [et] donnant ainsi un sens à l'individu » (De Vos et Van der Heijden, 2015b, p. 7). La carrière durable devrait permettre à l'individu d'être en bonne santé, heureux et productif tout au long de sa vie (De Vos, Van der Heijden, et Akkermans, 2018) par la prise en compte des moyens et des contraintes inhérents aux contextes et à l'espace social au sein desquels la personne construit sa carrière (Heslin, Keating, et Ashford, 2019). En effet, la durabilité de la carrière est influencée par l'environnement et favorisée par le travail décent (*decent work*) (International Labor Organisation, 2015) qui doit assurer aux travailleurs d'« avoir accès au plein-emploi productif, [de] bénéficier des droits au travail, [de] bénéficier des garanties d'une protection sociale et [de] promouvoir le dialogue social » (Masdonati, Schreiber, Marcionetti, et Rossier, 2019, p. 12).

C'est pourquoi le développement et le maintien d'une telle carrière durable, bien que centrée sur l'individu et influencée, en partie, par les perceptions qu'en a ce dernier (Duffy *et al.*, 2017 ; Ribeiro, Silva, et Figueiredo, 2016), demandent la participation active de l'environnement de la personne, de la famille aux amis, du système éducatif à l'employeur (De Vos *et al.*, 2018). Pourtant, comme le rappellent Blokker et ses collègues (2019), si la nécessité d'être acteur pour l'individu dans sa construction de carrière, en vue d'assurer son employabilité, est largement documentée dans la littérature scientifique, l'étude du contexte dans lequel s'opère cette construction l'est beaucoup moins. Afin de remédier, en partie, à ce manquement, notre

1. Ces dispositifs de réversibilité consistent, pour les individus, à gérer les possibles *turning points* et bifurcations que les transitions professionnelles peuvent créer (Perez-Roux, 2016).

chapitre propose d'examiner l'École comme premier contexte de construction de carrière, dans une perspective de développement de l'orientation tout au long de la vie afin d'assurer aux individus des sociétés modernes une carrière durable et une possibilité de répondre à la question principielle de l'orientation : « Par quelle vie active donner sens et perspective à mon existence ? » (Guichard, 2019a, p. 19).

Si la théorie sur les carrières durables n'en est encore, actuellement, qu'à ses prémices (Bozionelos, Lin, et Le, 2019), on constate que dans le champ de l'orientation scolaire, la prise en compte de l'environnement et de toutes les personnes gravitant autour des élèves est au cœur des préoccupations, comme en témoignent, notamment, les concepts liés à l'approche orientante (Ministère de l'Éducation du Québec, 2002) ou plus généralement aux approches éducatives de l'orientation : l'enjeu de « l'approche éducative de l'orientation est d'inclure le jeune et sa construction personnelle et professionnelle au sein d'une dynamique déclarée et entraînée par le système scolaire lui-même et ses acteurs » (Canzittu et Demeuse, 2019, p. 167).

Tout comme le concept de durabilité de la carrière (Barthauer, Kaucher, Spurk, et Kauffeld, 2019), l'approche éducative de l'orientation s'organise selon une perspective à long terme et systémique et semble avantageuse tant pour l'élève que pour son environnement : par exemple, l'intégration du travail d'orientation dans le quotidien des établissements scolaires permet un développement accru de la connaissance de soi des élèves, mais également de leur connaissance du monde scolaire et du monde du travail, tout en renforçant leur prise de décision et leur mise en projet. Au sein du corps professoral, ce type de travail rencontre une adhésion relativement forte et la mise en place de travaux collaboratifs, basés sur cette mise en projet, induit une cohésion et un sens aux différents apprentissages disciplinaires et transversaux (Canzittu, 2019b).

Nous définissons dans la suite du texte cette approche éducative de l'orientation.

## 2. Une approche éducative de l'orientation

L'évolution des questions d'orientation professionnelle est historiquement liée au développement des systèmes éducatifs puisque les jeunes sont, d'une part, formés à l'école, en vue d'une spécialisation professionnelle (directement au sortir de l'école dans le cas des enseignements qualifiants ou plus tardivement, avec l'accès aux études supérieures) et d'autre part, intégrés au marché du travail de plus en plus tard avec la tendance internationale de l'allongement du temps de scolarisation obligatoire (Gaxie, 2016).

Même si l'orientation scolaire ne s'est véritablement développée qu'à partir de la seconde moitié du XX<sup>e</sup> siècle (Guichard, 2006), il est aujourd'hui bien difficile de définir clairement une frontière entre celle-ci et l'orientation professionnelle :

> « Centrée sur le développement des personnes, l'orientation, qu'elle soit scolaire ou professionnelle, vise aujourd'hui tous les individus afin de les préparer à l'entrée dans le monde du travail et de leur assurer une profession décente et des transitions professionnelles optimales par le développement de capacités réflexives, personnelles et professionnelles et par l'amélioration des relations entre l'emploi et la formation tout au long de la vie » (Canzittu, 2019a, p. 12).

En effet, si la personne doit gérer sa carrière professionnelle et que cette gestion devient en quelque sorte une méta-compétence (puisqu'elle met en jeu un ensemble de capacités particulières qui permettent à l'individu de prendre des décisions ou encore de s'adapter aux changements professionnels (Patillon, Dosnon, Dulu et Loarer, 2018)), on peut légitimement penser que l'École, comme organe de formation, est un lieu privilégié pour faciliter l'acquisition de cette dernière et de ses différentes composantes que peuvent être la planification, la prise de décision et l'adaptation au travail (Santilli, Nota, et Hartung, 2019).

Plusieurs études (Hartung et Taber, 2015, Porfeli, Hartung, et Vondracek, 2008, Porfeli et Lee, 2012, Super, Savickas, et Super, 1996, cités par Santilli *et al.*, 2019) mettent ainsi en exergue que la construction, dès l'enfance, d'une identité personnelle et professionnelle et « le développement des attitudes, des compétences et des ressources nécessaires à la planification et à l'exploration d'un avenir professionnel s'avèrent essentiels à la progression, à la satisfaction et à la réussite efficaces dans la vie professionnelle » future (Santilli *et al.*, 2019). Ces compétences se basent, chez le jeune, sur le développement (1) d'une approche prospective quant au devenir professionnel, (2) des capacités décisionnelles, (3) de l'exploration du monde du travail et (4) du sens de la responsabilité pour gérer efficacement une carrière (Savickas, 2013, cité par Santilli *et al.*, 2019). Ces quatre types de compétences se retrouvent dans le travail mis en place dans le cadre d'une approche orientante, complété par l'exploration du contexte scolaire et des opportunités qu'il offre aux élèves. Cette exploration parallèle à celle du monde du travail aborde en partie la question des inégalités mentionnées précédemment que le jeune peut rencontrer dans son orientation.

L'approche orientante est un modèle québécois, basé sur les théories de l'apprentissage, de la motivation et du développement de carrière (Canzittu et Demeuse, 2017) dont le substrat premier se compose des concepts d'activation du développement vocationnel et personnel (ADVP) (Pelletier, Noiseux, et Bujold, 1974) (en lien avec les travaux de Super sur le développement de carrière (Quiesse, Ferré, et Rufino, 2007)] et d'école orientante (Ordre professionnel des conseillers et conseillères d'orientation du Québec, 1993)). Ce modèle insiste sur le rôle majeur que doit endosser l'École dans la prise en compte et le travail de l'orientation avec les élèves. L'objectif est que le jeune puisse planifier, au terme de ses études, un projet personnel et professionnel cohérent. L'approche orientante doit donc être appréhendée comme « une conception de l'éducation qui veut développer la connaissance de soi, la motivation scolaire et les liens entre vécus et projets professionnels chez les jeunes. Elle se traduit concrètement par le développement de projets professionnels qui intègrent des notions d'orientation au sein de contenus disciplinaires » (Canzittu, 2019b).

Elle se définit à partir de trois composantes, liées entre elles : l'élève, le monde professionnel et le monde scolaire (Pelletier, 2004). Elle a pour objectif d'aider le jeune à développer un projet personnel et professionnel à partir du sens qu'il trouve (ou qu'il crée) tant dans les contenus disciplinaires que dans le travail vocationnel (Canzittu et Demeuse, 2017). L'approche orientante s'articule à partir de trois principes (Canzittu et Carosin, 2019) :

1. l'infusion qui repose sur l'intégration au sein des contenus disciplinaires et interdisciplinaires, des références du monde scolaire et professionnel et du développement de la connaissance de soi ;
2. la collaboration qui demande la participation de tous les acteurs gravitant autour du jeune (équipe pédagogique, parents, amis, partenaires extérieurs...) dans le processus d'orientation ;
3. la mobilisation qui consiste en l'intervention effective auprès des jeunes par le développement concret de leurs projets personnels et professionnels et le questionnement sur la contribution apportée à la société (Carosin et Canzittu, à paraître).

Organisée depuis le début des années 1990 au Québec (Brehaut et Demeuse, 2016), l'approche orientante est implémentée depuis 2009 en Belgique francophone (Canzittu et Demeuse, 2017). Outre des formations destinées aux équipes des établissements scolaires participant à sa mise en place, plusieurs outils pédagogiques ont été conçus (ou adaptés d'outils préexistants[1]) pour aider les différents acteurs à intégrer les notions d'orientation au sein de leur discipline. Par exemple, ces outils[2] peuvent prendre la forme de fascicules à destination d'un cours particulier (apprentissage du français, des sciences...), de fascicules d'activités transversales (utilisation d'un portfolio, découverte d'entreprises...), de jeu (jeu de l'oie intégrant des notions de mathématiques) ou encore de valises pédagogiques (construction d'une éolienne...) (Canzittu et Demeuse, 2017).

Bien que les formations destinées aux acteurs ainsi que la conception d'outils prêts à l'emploi aient permis d'engager et de pérenniser le travail d'approche orientante dans les établissements scolaires, la nécessité de disposer d'un « cadre de référence » est apparue. En effet, les programmes scolaires belges francophones étant basés sur une approche par les compétences, les équipes pédagogiques ont manifesté un intérêt certain pour disposer d'un outil permettant de mettre en place une approche semblable avec les contenus vocationnels (Canzittu, 2019b).

L'outil relatif aux compétences d'orientation ainsi que ses bases théoriques sont discutés dans la suite du texte.



1. Voir par exemple, l'adaptation du jeu VIP (Brehaut et Demeuse, 2016).
2. Un site internet *approcheorientante.be* peut être consulté pour être informé sur les actions menées et les outils créés dans le cadre des recherches conduites à l'Université de Mons (Belgique) sur le thème de l'orientation.

## 3. Une approche par compétences de l'orientation

Comme nous l'avons déjà mentionné, la société globale actuelle évolue dans un environnement économique, social et écologique instable (Pouyaud et Guichard, 2018). Une telle société, organisée autour d'une économie libérale, peut être caractérisée par l'acronyme VUCA pour *Volatility, Uncertainty, Complexity, Ambiguity* (Bennett et Lemoine, 2014 ; Malaval, 2018 ; Robbins, 2018 ; US Army Heritage and Education Center, 2019 ; Whiteman, 1998) : dans un monde VUCA, tout évènement est considéré comme éphémère ou volatile. Chaque situation est reconnue comme incertaine dans le sens où il est difficile d'anticiper, d'une part, l'ensemble des conditions qui permettront son apparition, et d'autre part, les répercussions qu'elle engendrera. Cela est dû, en partie, au fait que les éléments qui composent chaque situation sont interconnectés et font partie de réseaux complexes, multiformes et chaotiques dont la structure est peu perceptible. De plus, les liens entre ces éléments agissent selon des règles qui sont peu visibles (dans le monde analogue et numérique) et qui, de ce fait, augmentent l'ambiguïté et limitent l'anticipation de stratégies pertinentes.

Pour évoluer dans un monde VUCA, les institutions doivent faire preuve d'agilité ou d'adaptation (Robbins, 2018). En d'autres mots leur structure doit être suffisamment souple et flexible pour intégrer et s'adapter aux différents changements, voire se restructurer. Pour cela, il est essentiel qu'elles adoptent des systèmes de recueil et de gestion de l'information (*knowledge management*) qui facilitent la compréhension des conditions et des répercussions des actions (Nonaka, 1994). L'institution doit également accorder de la place à l'expérimentation et à l'évaluation de différentes stratégies pour identifier la plus adaptée (Thorén et Vendel, 2019). Enfin, il faut que ce processus d'adaptation soit visible et explicité afin de faire ressortir la restructuration interne et réduire la complexité externe (Nandram, 2017).

Dans une société néolibérale VUCA, l'État comme l'École sont donc considérés comme des organisations entrepreneuriales :

> « Marchandisation et commercialisation du savoir caractérisent les finalités explicites de l'activité scolaire, devenue entrepreneuriale. L'éducation s'inscrit dans l'économie du savoir [...] [et] a dès lors bien davantage aujourd'hui pour visée la gestion utilitariste uniformisatrice d'une clientèle scolaire en tant que consommatrice de savoirs et sa transformation en « capital humain » prêt à fonctionner à la sortie (une "pédagogie du service") » (Carnoy, 1999, cité par Lenoir, 2012, p. 13-14).

Une telle gestion managériale rationnelle[1] de l'école vise l'efficacité, la performance et l'efficience en termes de résultats tout en imposant de prouver et de justifier l'administration de l'institution (Hudon et Mazouz, 2014, cités par Plante, 2018). Dans ce cadre, on attend

1. La gestion est dite « rationnelle », car les moyens mis en œuvre sont choisis pour répondre à des objectifs précis et spécifiques (Gendron, 2007, citée par Rich, 2010).

des individus qu'ils développent des « compétences adaptées à des modèles de développement économique et social dynamiques et imprévisibles » (Ananiadou et Claro, 2009) et qu'ils soient créatifs, curieux et flexibles, tout en étant capables d'apprendre tout au long de leur vie et de s'adapter aux changements de façon continue (World Economic Forum, 2018).

Par rapport au monde scolaire, ces compétences posent une question particulière : « Comment préparer les jeunes aux caractéristiques mouvantes et instables du monde professionnel ? » La réponse qui apparaît le plus fréquemment est celle mise en avant par les organisations internationales (OCDE, Unesco, UN[1]...), à savoir l'acquisition chez les jeunes de ce qui est nommé les compétences du XXI<sup>e</sup> siècle (Ananiadou et Claro, 2009) ou encore les compétences de durabilité : ces compétences veulent définir un « profil de connaissances et de capacités [...] pour les étudiants qui doivent devenir de futurs "résolveurs de problèmes", "agents du changement" et "gestionnaires de transition" (Loorbach et Rotmans, 2006 ; McArthur et Sachs, 2009 ; Orr, 2002 ; Rowe, 2007 ; Willard *et al.*, 2010) » (Wiek, Withycombe, et Redman, 2011, p. 204). Lorsqu'elles permettent à l'individu de s'adapter, de s'autogestionner ou de développer d'autres types de compétences, elles sont tantôt considérées comme des « méta-compétences » (Briscoe et Hall, 2006a ; Creed, Fallon, et Hood, 2009 ; Savickas et Porfeli, 2012), tantôt comme des *soft skills* (Nealy, 2005) ou des *life skills* (Trilling et Fadel, 2009) et ont pour caractéristique principale leur caractère transversal et interdisciplinaire (Nance, 2000). De ce fait, ces compétences peuvent être décrites de façon très complexe au niveau *méta*, comme c'est le cas, par exemple, des compétences visées pour répondre aux objectifs de développement durable (Unesco, 2017) qui touchent à la fois à l'analyse systémique, à la collaboration et au développement de stratégies. Cette complexité rend les compétences du XXI<sup>e</sup> siècle difficilement appréhendables par les acteurs de l'éducation et peut être la source d'interprétations divergentes ou erronées. En effet, dans des systèmes éducatifs caractérisés par le cloisonnement des disciplines et des filières d'enseignement (comme peuvent l'être les systèmes français, belge francophone, etc.) (Mons, 2004), focalisés sur la performance des élèves (Maroy, 2012) (notamment par le biais des comparaisons entre élèves, effectuées lors des enquêtes internationales basées sur le courant de la School Effectiveness Research (Rochex, 2008), cette transversalité de compétences complexes soulève de nombreuses interrogations : « Quels sont les acteurs responsables de leur développement (de quels enseignants s'agit-il, de quelles disciplines, etc.) ? Dans quels contextes ou situations développer ces compétences si elles doivent ensuite être transférées et généralisées à d'autres domaines et lors du passage dans le monde professionnel ? Qui se charge de l'évaluation de ces compétences ? Etc. »

De plus, certains auteurs critiquent vivement le concept même de compétences du XXI<sup>e</sup> siècle, comme Bissonnette et Boyer (2018) qui stipulent :

1. Organisation de coopération et de développement économiques, United Nations Educational, Scientific and Cultural Organization, United Nations.

> « Il faut non seulement remettre en question le concept des compétences dites du XXI^e^ siècle, mais également les prescriptions pédagogiques qui les accompagnent. [...] Le courant des compétences du XXI^e^ siècle suppose que le monde scolaire doit développer des macrocompétences comme la pensée critique, la créativité et l'innovation. Autant les recherches récentes sur le transfert des apprentissages (Sala *et al.*, 2018) que les travaux de Rey (1996) et Willingham (2007) ne militent pas du tout dans ce sens : le développement d'une créativité générale et universelle n'existe pas. [...] Quelque compétence que ce soit n'est habituellement pas généralisable à d'autres domaines parce qu'elle est indissociable du contexte dans lequel elle s'exerce (Rey, 1996 ; Willingham, 2007). [...] Les compétences du XXI^e^ siècle s'appuient sur des concepts dont l'existence réelle est plus qu'incertaine et sur des méthodes d'enseignement centrées sur l'élève qui se sont révélées peu efficaces quant au développement des compétences non seulement dans le domaine des sciences (OCDE, 2016), mais également dans plusieurs autres champs de connaissances (Kirschner *et al.*, 2006). L'étude d'Andersen et Andersen (2017) a même montré que le recours aux méthodes d'enseignement centrées sur l'élève augmente les inégalités en matière d'éducation. En toute conséquence de ce qui précède, les prescriptions pédagogiques de ce courant devraient être rejetées par tout organisme scolaire bien informé, conséquent, rigoureux et responsable » (p. 132-133).

Si l'existence de telles compétences transversales peut être discutée en regard de leur base théorique, leur utilisation en classe soulève également une réflexion éthique puisqu'elle repose sur une demande du monde du travail et des entreprises qui recherchent principalement l'adaptabilité, la flexibilité, l'autonomie, la réflexivité… des individus pour qu'ils soient les plus efficaces et productifs possible en emploi (Masdonati, Lamamra, Gay-des-Combes, et De Puy, 2007 ; Sennett, 2000). En fait, la situation apparaît quelque peu paradoxale quand la variable « école » entre en jeu : si elle forme les jeunes aux compétences attendues par les entreprises, elle tend à participer, selon une visée instrumentale de l'apprentissage, à des perspectives libérales d'employabilité. Si elle s'abstient de travailler ces compétences avec les élèves, comment peut-elle s'assurer qu'ils seront préparés adéquatement à l'entrée dans la vie active ?

Pour notre part, nous considérons qu'il est nécessaire de former les jeunes à l'orientation (tout au long de la vie), c'est-à-dire, non pas à les formater pour qu'ils puissent intégrer le marché du travail à tout prix, mais à les préparer à trouver un sens aux diverses démarches, personnelles et professionnelles, qu'ils seront amenés à faire au cours de leur vie. Par ailleurs, nous envisageons l'orientation comme une activité émancipatrice qui permet à chacun de s'épanouir et de tirer profit des opportunités dont il dispose pour créer de nouvelles opportunités d'apprentissage et de développement individuelles et collectives. Nous rejoignons en cela le concept de Life Design (Savickas *et al.*, 2009) dont les interventions « ne présupposent en effet pas qu'une vie active prenne nécessairement la forme d'une insertion dans les systèmes actuellement dominants d'organisations et d'échanges du travail. De ce fait, elles permettent aux personnes de s'interroger sur les formes d'organisations et d'échanges de travail dans lesquelles elles souhaitent s'engager et donc de centrer leur réflexion sur la question de leur contribution à la résolution des graves crises mondiales actuelles» (Guichard, 2019b, p. 147).

Néanmoins, comme le précise Guichard, si de telles interventions en orientation n'ont pas un *impératif éthique* lié au développement de la conscientisation aux crises actuelles, «l'ampleur de ces crises et de l'urgence d'y faire face [...] plaide pour un renouvellement en profondeur des interventions d'accompagnement à l'orientation [...] [basée sur la finalité d']un développement universel, humain, équitable et durable» (Guichard, 2019b, p. 147).

Cette articulation entre demande de compétences par le marché professionnel et nécessité de développement de compétences de gestion de vie est également mise en avant par Nicole-Drancourt (2018) qui s'interroge sur la valorisation, dans nos sociétés, «à la fois des modèles de parcours de vie très encadrés par les instruments des politiques publiques et des figures de comportements individuels très émancipées où le principe d'autonomie prime celui de la prise en charge» (p. 31) et, comme l'auteur, nous estimons, sur la base des résultats aux analyses menées quant au travail des compétences vocationnelles avec des élèves de l'enseignement secondaire (Canzittu, 2019b), que «loin de se neutraliser, le développement de l'agir individuel et son inscription croissante dans des procédures sociales peuvent au contraire se renforcer. La raison de cette conversion est justement à chercher dans l'encastrement croissant de ces deux logiques apparemment contradictoires dont l'observation permet la mise en évidence d'un mécanisme inédit qu'on appellera ici la «gouvernance biographique» [...] définie comme étant la dynamique à l'œuvre dans la construction des parcours de vie contemporains marqués à la fois par l'émergence d'une institutionnalisation des trajectoires et l'autonomie renforcée des devenirs individuels» (p. 31).

Peut-être la résolution de ce paradoxe réside-t-elle dans le fait de travailler à l'école cette *gouvernance biographique*[1], comme le suggère, avec d'autres termes, Guichard lorsqu'il énonce l'intérêt de travailler avec la personne ses *formes identitaires subjectives* pour qu'elle puisse *se faire soi*, les pratiques en orientation permettant à l'individu d'entreprendre un processus réflexif «portant notamment sur les formes identitaires subjectives (actuelles, passées ou anticipées) dans lesquelles il s'est construit ou dans lesquelles il s'anticipe, sur le système des cadres identitaires dans lequel ces formes s'ancrent et sur ses modes habituels de rapport à soi» (Guichard, 2004, p. 523). L'École peut alors jouer un rôle dans le développement de cette biographie, en soutenant «le développement de l'esprit critique et de la collaboration pour que les jeunes construisent ensemble une vision claire du futur, de ce qu'il pourra leur offrir, et de ce qu'ils pourront apporter et demander en termes d'éducation et de formation» (Carosin *et al.*, 2019, p. 117).

1. Dans le champ de l'orientation professionnelle, le travail à partir de la biographie des individus est effectif depuis plusieurs années, comme en témoignent, par exemple, les travaux de Savickas, relatifs aux récits de vie (Savickas, 2019).

## 4. Vers la construction d'un cadre de compétences en orientation ?

Basée sur les théories citées précédemment (l'approche orientante, le Life Design...), nous proposons une modélisation de l'expérience d'apprentissage en orientation (figure suivante) inspirée du modèle de Lent (2008) et relative à une conception sociale cognitive de l'orientation scolaire et professionnelle. Cette modélisation sous-tend l'objectif « de développer l'aptitude des élèves à comprendre et à structurer la société, mais également à poser des choix réflexifs » (Canzittu et Demeuse, 2017, p. 62).

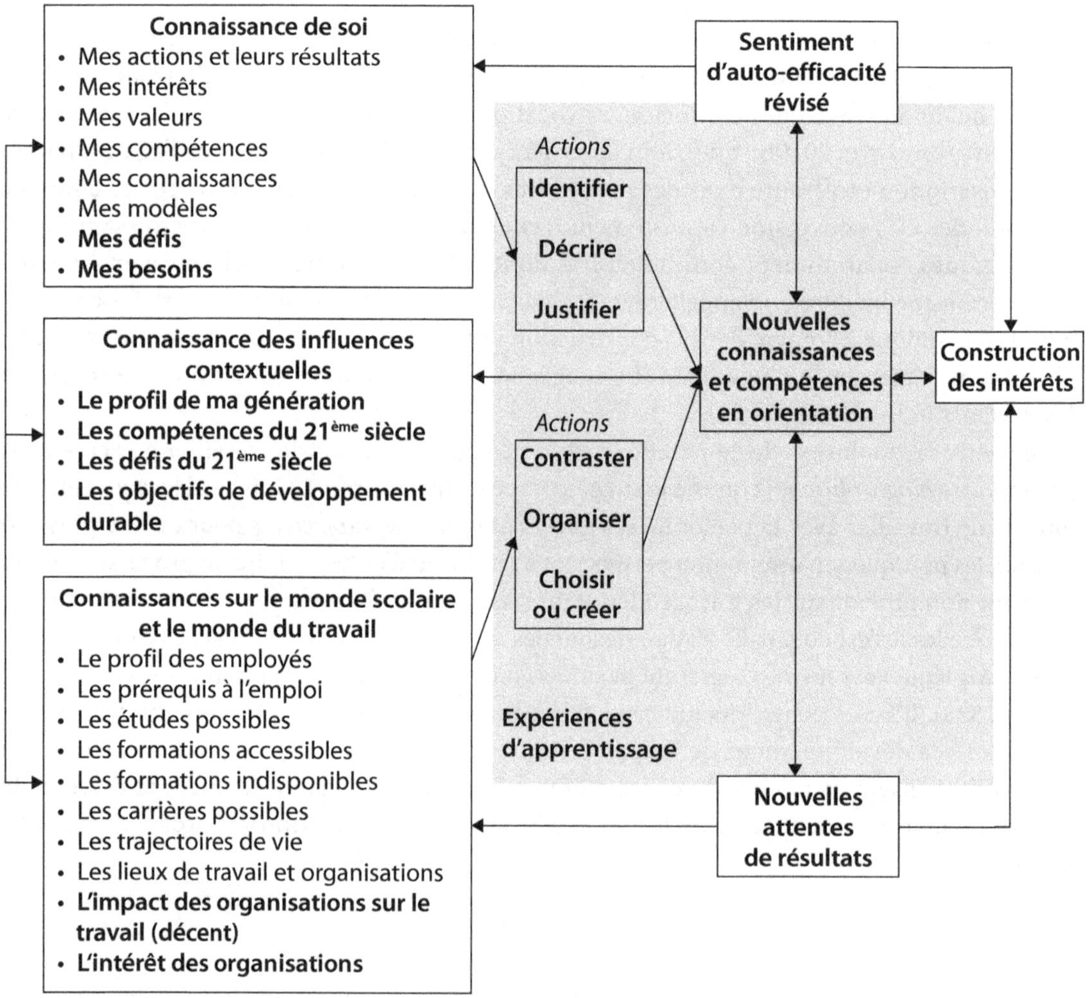


***Figure 6.1 – Modélisation de l'expérience d'apprentissage en orientation (Carosin* et al., *2019).***

L'orientation y est envisagée « dans une perspective de développement de pouvoir d'agir, c'est-à-dire qui contribue au sentiment d'auto-efficacité personnelle de l'adolescent et à la révision de ses résultats pour exercer une influence sur son devenir et la contribution qu'il apportera au sein de la société » (Carosin *et al.*, 2019, p. 119), notamment en vue de soutenir cette gouvernance biographique dont nous avons fait mention plus haut. L'orientation se pose ainsi comme une *expérience d'apprentissage* à part entière, basée sur quatre domaines que sont la connaissance de soi, l'exploration du monde scolaire et professionnel, la recherche et l'utilisation des sources d'information et d'orientation et la prise de décision et la transition (Loisy et Carosin, 2017). Ces domaines sont représentés dans la figure 6.1 par quatre types de connaissances (de soi, des éléments contextuels, du monde scolaire et du monde du travail) : le processus itératif entre les connaissances, les apprentissages et les actions sur ceux-ci constitue « une construction contextualisée des intérêts de l'adolescent, dans laquelle il développe activement une connaissance de soi, où il évalue les possibilités offertes (ou pas) par le contexte [...] tout en considérant les influences contextuelles globales sur son développement et celui de la société » (Carosin *et al.*, 2019, p. 120).

Notre équipe travaille depuis un an à l'actualisation et l'opérationnalisation de cette modélisation dans un outil de suivi-évaluation des compétences en orientation à destination des enseignants et des élèves de l'enseignement secondaire en Belgique francophone, dans le cadre du Pacte pour un enseignement d'excellence[1].

Cet outil revêt un triple objectif : le premier est de « guider » le développement des compétences en orientation, le deuxième est de faciliter le « suivi » de ce développement et le troisième, d'« évaluer » les compétences développées. Ces trois fonctions sont assurées par l'information que ce type d'outil peut apporter sur les éléments des compétences développées (notamment les connaissances qui y sont mobilisées). Dès lors, l'outil vise à :

- encourager et faciliter la récolte de traces par les enseignants et les élèves autour des connaissances abordées en classe et liées à l'orientation ;
- favoriser la communication et l'implication des enseignants, élèves (et éventuellement des parents et autres acteurs de l'éducation impliqués) par rapport aux compétences en orientation mises au travail en contexte scolaire.

Par ailleurs, l'évaluation repose sur l'explicitation et le suivi du développement des compétences en orientation par les enseignants et les élèves *via* l'outil.

Dans ce travail d'opérationnalisation, les compétences sont envisagées à partir de l'activité des élèves et des ressources (notamment les éléments de connaissance et du contexte) qu'ils peuvent mobiliser pour réaliser cette activité. En lien avec le modèle de l'approche par compétence

1. Le Pacte pour un enseignement d'excellence est un ensemble de travaux entrepris au sein de l'enseignement de la Fédération Wallonie-Bruxelles en Belgique francophone visant principalement « l'amélioration des performances du système éducatif et la réduction des inégalités scolaires » (Canzittu, 2018, p. 64). Pour plus d'informations, on peut visiter le site *http://www.pactedexcellence.be/*.

proposé par Loisy, Carosin et Coulet (2018), la compétence est définie comme « une organisation dynamique de l'activité, mobilisée et régulée par un sujet pour faire face à une tâche donnée, dans une situation déterminée » (Coulet, 2011, p. 17). Dans le cadre de l'orientation, ces tâches développementales contribuent à la maturité vocationnelle qui, comme Super (1955) l'explique, visent à assurer un équilibre et une cohérence entre les différentes sphères de vies, les identités vocationnelles et les concepts de soi. Autrement dit, entre les différentes formes identitaires du sujet. À l'adolescence, cette tâche développementale est principalement exploratoire et se fonde sur « a) la recherche des meilleures opportunités, b) l'utilisation de ses ressources et c) la participation de l'individu » (Patillon, 2014, p. 87). Ainsi, il est attendu de l'élève qu'il crée activement des liens entre les éléments de connaissance de soi, de connaissance du monde scolaire et du monde du travail afin qu'ils soient cohérents, pertinents et utiles pour son projet de vie.

L'enjeu de l'outil est d'aider les différents acteurs de l'éducation (principalement les enseignants et les élèves, mais éventuellement les parents et autres intervenants scolaires) à anticiper, à organiser puis à rendre visible l'activité d'orientation de l'élève. Ceci à travers l'explicitation et la formalisation des compétences en vue d'une meilleure organisation de l'activité des élèves :

> « Elles [l'explicitation et la formalisation] sont, en effet, non seulement l'occasion de constituer une mémoire des ingrédients de la compétence organisationnelle, mais également, on va le voir, un formidable levier donnant sens et cohérence aux activités individuelles, collectives et organisationnelles » (Coulet, 2014, p. 149).

Ainsi, l'outil est conçu pour soutenir l'explicitation de l'activité des élèves. Il ne s'agit pas de fournir une liste de compétences « prescrites » tel que cela se fait habituellement dans les socles de compétences éducatifs (comme les socles de compétences de la Fédération Wallonie-Bruxelles), mais plutôt de mettre à disposition des éléments de vocabulaire liés à l'activité et aux connaissances relatives à l'orientation afin que chaque élève puisse décrire son activité. Ce référentiel serait régulièrement alimenté, partagé et comparé avec celui d'autres élèves de sorte que chacun puisse capitaliser sur l'expérience des autres et contribuer à la construction d'un référentiel évolutif commun en orientation. Cela signifie que les acteurs de l'éducation (en particulier les élèves accompagnés des enseignants) participent activement à la construction d'un référentiel *a posteriori* dont l'ambition est d'expliciter les compétences telles qu'elles sont construites, manifestées et construites en classe au plus proche des conditions réelles de leur exercice. D'une part, les élèves sont ainsi davantage impliqués dans la construction et la définition des compétences utiles en orientation. D'autre part, l'exercice d'explicitation peut favoriser le transfert de ces compétences à d'autres situations dans et hors de l'école, pour peu qu'une telle réflexion soit abordée lors de l'explicitation.

Nommé *Mon orientation, notre futur*, cet outil comprend :

- un guide pour l'enseignant ;
- une carte d'orientation pour la classe ;

- un carnet d'orientation pour chaque élève comprenant un ensemble de vignettes et de badges pour faciliter l'identification, le suivi et l'évaluation des compétences à travailler (*cf.* figure 5.2).

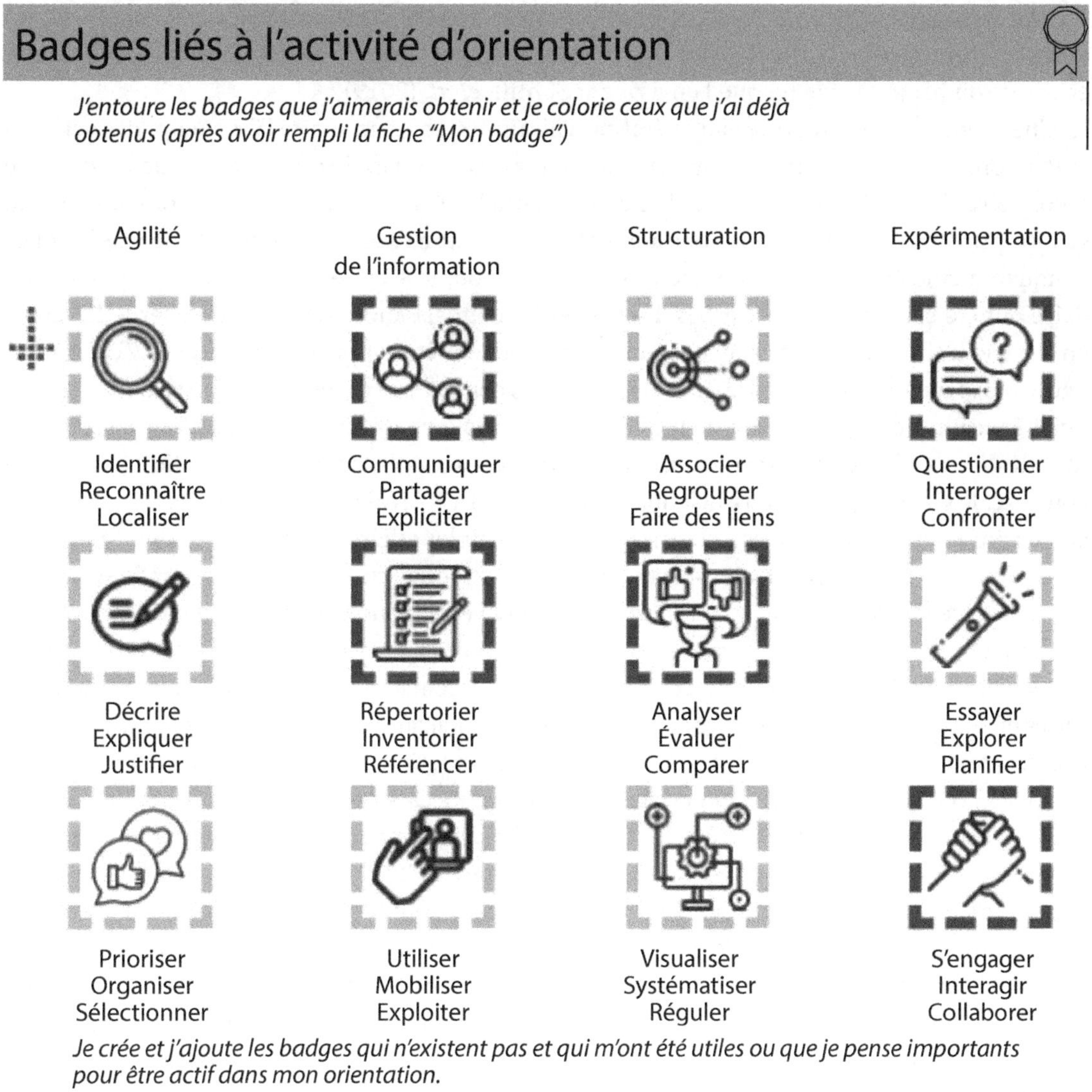


***Figure 6.2 – Types de badges utilisés dans l'outil d'accompagnement et de suivi des compétences en orientation.***

Le diagnostic, le suivi et l'évaluation des processus d'orientation se réalisent par l'identification par l'enseignant et par les élèves des connaissances et des compétences vocationnelles acquises lors des activités de classe, des ressources utilisées et des besoins en termes de connaissances à explorer, de compétences à développer, de ressources à découvrir et à mobiliser pour agir sur le développement vocationnel. En offrant une visibilité sur les éléments de connaissance à explorer et à s'approprier, ainsi que sur le type d'activité à mobiliser pour mettre ces connaissances au service de son orientation, l'outil favorise l'anticipation du devenir professionnel, l'organisation et la structuration de l'activité et des connaissances en vue de prendre des décisions pour guider et gérer son projet de vie tel que l'envisagent Santilli *et al.* (2019).

Une première étape du travail d'opérationnalisation a consisté à faire l'inventaire des activités et des connaissances pertinentes en orientation pour la fin du cycle primaire et le début du cycle secondaire. Pour cela, nous avons utilisé un référentiel existant : le référentiel de compétences du groupe provincial de soutien pour une approche orientante à l'école de l'université de Sherbrooke[1]. Cinquante-cinq énoncés des compétences prescrites pour le 3e cycle primaire et le 1er cycle secondaire ont été classés selon les verbes d'action et les connaissances relatives. Une série de verbes en a été extraite puis associée aux réponses qui peuvent être apportées au monde VUCA (voir figure 6.2). Ensuite, un inventaire (non exhaustif) des connaissances relatives à soi (valeurs, intérêts, qualités, aspirations, peurs, etc.), au monde scolaire (règlements, calendrier, programme, etc.), au monde du travail (secteurs, métiers, tâches, produits et services, lieux et organisations, etc.) et au contexte de vie (famille, amis, associations, médias, etc.) a été réalisé. L'ensemble de ces éléments a été décliné sous forme d'icônes à choisir puis à coller sur les différents supports visuels fournis. La carte d'orientation présente trois espaces (connaissance de soi, connaissance du monde scolaire et connaissance du monde du travail) séparés par un fleuve (connaissance des éléments du contexte) sur lesquels les élèves peuvent organiser et visualiser les connaissances qu'ils explorent et acquièrent à travers les activités d'orientation. Les verbes d'action visent à faciliter l'explicitation des activités mises en œuvre et des compétences acquises et mises en lien avec les éléments de connaissance sur des fiches badges. Des supports similaires (poster d'orientation et fiche badge grand format) sont proposés pour faire l'inventaire et partager les connaissances acquises entre les élèves de la classe.

L'outil visuel élaboré renvoie à la culture visuelle prédominante chez les jeunes aujourd'hui et se base sur quatre principes recommandés par Martin (2012) pour encourager des apprentissages collaboratifs soutenus par des outils pédagogiques (Carosin et Canzittu, à paraître) :

- La connexion (*connection*) : l'outil doit faciliter la communication entre individus. Ici cela est possible grâce aux vignettes et supports d'apprentissages communs dont disposent les élèves.
- La traduction (*translation*) : l'outil doit transformer l'information afin qu'elle soit accessible aux élèves. Ici cela est rendu possible *via* l'utilisation d'icônes, des représentations visuelles familières à la culture visuelle et numérique des adolescents.
- Le déchargement (*off-loading*) : l'outil doit libérer la charge cognitive afin qu'ils puissent se concentrer sur les tâches d'orientation proposées. Ici les supports visuels (notamment les fiches activité) permettent aux élèves d'anticiper et de situer les connaissances à acquérir,

1. *http://gpsao.recherche.usherbrooke.ca/documents/iosp_annexe_II_cycle.pdf.*

mais également de garder des traces de celles-ci pour éventuellement les mobiliser dans le futur et faire des liens entre les différents éléments.

- Le suivi (*monitoring*) : l'outil doit permettre d'obtenir du feedback des élèves, d'évaluer l'état de leurs connaissances et de favoriser les échanges entre différents groupes d'élèves. Ici les supports communs envisagés pour l'ensemble de la classe permettent de dresser un état des lieux des connaissances des élèves et de le partager à d'autres classes pour susciter les échanges et la discussion.

Cet outil est actuellement en phase de test[1] par les enseignants et les élèves. L'évaluation menée voudra déterminer si cet outil permet de remplir l'objectif principal qu'il désire atteindre, à savoir, constituer un référentiel commun et évolutif permettant le suivi et l'évaluation de compétences en orientation, tant au niveau de leur mise en place dans les activités pédagogiques qu'en ce qui concerne leur définition et leur pertinence en regard des objectifs visés.

Il restera néanmoins un grand chantier à entreprendre en vue de répondre à la question suivante : comment s'assurer de façon précise et scientifique que le travail de ces compétences en orientation permette de répondre aux exigences de notre société et au développement personnel et professionnel des individus ?

## Références bibliographiques


Ananiadou, K., et Claro, M. (2009). 21st century skills and competences for new millennium learners in OECD countries. *OECD Education Working Papers, 41*, 33. *https://doi.org/10.1787/218525261154.*

Arthur, M.B., et Rousseau, D.M. (2001). *The boundaryless career : A new employment principle for a new organizational era.* Oxford : Oxford University Press on Demand.

Barthauer, L., Kaucher, P., Spurk, D., et Kauffeld, S. (2019). Burnout and career (un)sustainability: Looking into the Blackbox of burnout triggered career turnover intentions. *Journal of Vocational Behavior. https://doi.org/10.1016/j.jvb.2019.103334.*

Bauman, Z. (2007). *Liquid times : Living in an age of uncertainty.* Cambridge, UK : Polity Press.

Bennett, N., et Lemoine, G.J. (2014). What a difference a word makes : Understanding threats to performance in a VUCA world. *Business Horizons, 57*(3), 311-317. *https://doi.org/10.1016/j.bushor.2014.01.001.*

Bissonnette, S., et Boyer, C. (2018). Les organismes scolaires ne devraient pas répondre aux douces sirènes des compétences du xxie siècle. *Formation et profession, 26* (3), 131-133. *https://doi.org/10.18162/fp.2018.a154.*

Blokker, R., Akkermans, J., Tims, M., Jansen, P., et Khapova, S. (2019). Building a sustainable start: The role of career competencies, career success, and career shocks in young professionals' employability. *Journal of Vocational Behavior, 112*, 172-184. *https://doi.org/10.1016/j.jvb.2019.02.013.*

Blustein, D.L., Kenny, M.E., Di Fabio, A., et Guichard, J. (2019). Expanding the impact of the psychology of working:


1. Pour plus d'informations, on peut consulter le site internet : *www.approcheorientante.be*

engaging psychology in the struggle for decent work and human rights. *Journal of Career Assessment, 27* (1), 3-28. *https://doi.org/10.1177/1069072718774002.*

Blustein, D.L., Olle, C., Connors-Kellgren, A., et Diamonti, A.J. (2016). Decent work : A psychological perspective. *Frontiers in Psychology, 7*, 1-10. *https://doi.org/10.3389/fpsyg.2016.00407.*

Bozionelos, N., Lin, C.H., et Le, K.Y. (2019). Enhancing the sustainability of employees' careers through training : The roles of career actors' openness and of supervisor support. *Journal of Vocational Behavior. https://doi.org/10.1016/j.jvb.2019.103333.*

Brehaut, S., et Demeuse, M. (2016). Etude de la validité concourante de l'outil orientant québécois VIP à l'aide du questionnaire d'investigation des intérêts professionnels Hexa 3D. *Mesure et Evaluation en Education, 39* (2), 85-113.

Briscoe, J.P., et Hall, D.T. (2006*a*). Special sectionon boundaryless and protean careers: Next stepsin conceptualizing and measuring boundaryless andprotean careers. *Journal of Vocational Behavior, 69*, 1-3.

Briscoe, J.P., et Hall, D.T. (2006*b*). The interplay of boundaryless and protean careers: Combinations and implications. *Journal of Vocational Behavior, 69* (1), 4-18. *https://doi.org/10.1016/j.jvb.2005.09.002.*

Canzittu, D. (2018). *Orientation scolaire et approche orientante : les politiques et dispositifs d'orientation dans les systèmes scolaires.* Paris. Consulté à l'adresse : *http://www.cnesco.fr/wp-content/uploads/2018/12/181211_Cnesco_orientation_Canzittu.pdf.*

Canzittu, D. (2019*a*). Introduction générale. In D. Canzittu (éd.), *Penser et agir l'orientation au xxie siècle. De l'élève au citoyen engagé* (p. 11-16). Paris : Éditions Qui Plus Est.

Canzittu, D. (2019*b*). *Vers une école réellement orientante. Penser l'orientation scolaire à l'aube du 21e siècle.* Thèse de doctorat, Université de Mons : Psychologie et sciences de l'éducation.

Canzittu, D., et Carosin, É. (2019). Comment penser l'orientation scolaire et professionnelle dans les écoles du 21e siècle ? Vers une approche orientante de l'école. In D. Canzittu (éd.), *Penser et agir l'orientation au* xxie *siècle. De l'élève au citoyen engagé* (p. 103-114). Paris : Éditions Qui Plus Est.

Canzittu, D., et Demeuse, M. (2017). *Comment rendre une école réellement orientante ?* Louvain-la-Neuve : De Boeck supérieur.

Canzittu, D., et Demeuse, M. (2019). L'école orientante : une ustopie ? In D. Canzittu (éd.), *Penser et agir l'orientation au xxie siècle. De l'élève au citoyen engagé* (p. 161-172). Paris : Éditions Qui Plus Est.

Carnoy, M. (1999). *Mondialisation et réforme de l'éducation : ce que les planificateurs doivent savoir.* Paris : Unesco, Institut international de planification de l'éducation (IIPE).

Carosin, É., et Canzittu, D. (s.d.). A reflection on career guidance skills for the 21st century in a Guidance Oriented Approach to Learning (GOAL). *Journal of Counsellogy.*

Carosin, É., Canzittu, D., et Loisy, C. (2019). Accompagner les adolescents pour faire face aux défis du 21e siècle en orientation : un cadre conceptuel pour le développement d'outils en orientation. In D. Canzittu (éd.), *Penser et agir l'orientation au xxie siècle. De l'élève au citoyen engagé* (p. 115-122). Paris : Éditions Qui Plus Est.

Coulet, J.-C. (2011). La notion de compétence : un modèle pour décrire, évaluer et développer les compétences. *Le Travail humain, 74*, 1-30.

Coulet, J.-C. (2014). La conceptualisation dans l'activité individuelle et collective. *Revue internationale de Psychosociologie et de gestion des comportements organisationnels, XIX*(1), 135-158. *https://doi.org/10.3917/rips.049.0133.*

Creed, P.A., Fallon, T., et Hood, M. (2009). The relationship between career adaptability, person and situation variables, and career concerns in young adults. *Journal of Vocational Behavior, 74* (2), 219-229. *https://doi.org/10.1016/j.jvb.2008.12.004.*

De Vos, A., et Van der Heijden, B.I.J.M. (2015a). *Handbook of research on sustainable careers.* Cheltenham, Royaume-Uni : Edward Elgar Publishing. *https://doi.org/10.1016/j.jvb.2018.06.011.*

De Vos, A., et Van der Heijden, B.I.J.M. (2015b). Sustainable careers : Introductory chapter. In A. De Vos et B.I.J.M. Van der Heijden (éd.), *Handbook of research on sustainable careers* (p. 1-19). Cheltenham : Edward Elgar Publishing.

De Vos, A., Van der Heijden, B.I.J.M., et Akkermans, J. (2018). Sustainable careers : Towards a conceptual model. *Journal of Vocational Behavior. https://doi.org/10.1016/j.jvb.2018.06.011.*

Duffy, R.D., Allan, B.A., England, J.W., Blustein, D.L., Autin, K.L., Douglass, R.P., Santos, E.J. R. (2017). The development and initial validation of the Decent Work Scale. *Journal of Counseling Psychology, 64* (2), 206-221. *https://doi.org/10.1037/cou0000191.*

Duval, H. (2019). Des artistes en formation à l'enseignement des arts : transitions professionnelles entre rupture et continuité. In T. Perez-Roux, M. Deltand, C. Duchesne, et J. Masdonati (éd.), *Parcours, transitions professionnelles et constructions identitaires. Le sujet au coeur des transformations* (p. 159-179). Montpellier : Presses universitaires de la Méditerranée.

Gaxie, L. (2016). *Les services publics en Europe : contribution à l'élaboration d'un concept commun.* Université Paris-Nanterre.

Gendron, B. (2007). Le management éducatif… éclairage sur la notion. *Éducation et Management, 34,* 59-65.

Guichard, J. (2004). Se faire soi. *L'orientation scolaire et professionnelle, 33,* 499-534.

Guichard, J. (2006). Pour une approche copernicienne de l'orientation à l'école. *Rapport du Haut Conseil de l'éducation*, 1-66. Consulté à l'adresse : *http://www.hce.education.fr/gallery_files/site/21/53.pdf.*

Guichard, J. (2010). Qu'est-ce que s'orienter aujourd'hui ? *Questions d'Orientation, 73* (4), 13-40.

Guichard, J. (2019*a*). Guidance en employabilité et conseil en Life Design : objectifs, finalités et fondements des interventions d'accompagnement à l'orientation. In D. Canzittu (éd.), *Penser et agir l'orientation au xxie siècle. De l'élève au citoyen engagé* (p. 19-37). Paris : Éditions Qui plus Est.

Guichard, J. (2019*b*). Quelles interventions d'accompagnement à l'orientation pour contribuer à un développement mondial, humain, équitable et durable ? In D. Canzittu (éd.), *Penser et agir l'orientation au xxie siècle. De l'élève au citoyen engagé* (p. 147-160). Paris : Éditions Qui plus Est.

Guichard, J., Bangali, M., Cohen-Scali, V., Pouyaud, J., et Robinet, M.-L. (2017). *Concevoir et orienter sa vie : les dialogues de conseil en life design.* Paris : Éditions Qui plus Est.

Hall, D.T. (1996). Protean careers of the 21st century. *The Academy of Management Executive, 10* (4), 8-16.

Hall, D.T. (2004). The protean career : A quarter-century journey. *Journal of Vocational Behavior, 65* (1), 1-13. *https://doi.org/10.1016/j.jvb.2003.10.006.*

Hartung, P.J., et Taber, B.J. (2015). Narrating identity in career and self-construction. In A. Di Fabio et J.-L. Bernaud (éd.), *The construction of identity in 21st century : A festschrift for Jean Guichard* (p. 103-115). Hauppauge, NY : Nova Science Publishers.

Heslin, P.A., Keating, L.A., et Ashford, S.J. (2019). How being in learning mode may enable a sustainable career across the lifespan. *Journal of Vocational Behavior. https://doi.org/10.1016/j.jvb.2019.103324.*

Hirschi, A. (2018). The fourth industrial revolution: Issues and implications for career research and practice. *The Career Development Quarterly, 66* (3), 192-204. *https://doi.org/10.1002/cdq.12142.*

Hudon, P.-A., et Mazouz, B. (2014). Le management public entre « tensions de gouvernance publique » et « obligation de résultats » : Vers une explication de la pluralité du management public par la diversité des systèmes de gouvernance publique. *Gestion et management public, 3* (2), 7-22. *https://doi.org/10.3917/gmp.032.0007.*

International Labor Organisation (2015). *Decent work.* Geneva : International Labour Office.

Lenoir, Y. (2012). Éducation scolaire, performance et équité sociale : des relations problématiques. *Lingvarvm Arena, 3,* 9-36.

Lent, R. (2008). Une conception sociale cognitive de l'orientation scolaire et professionnelle : considérations théoriques et pratiques. *L'Orientation scolaire et professionnelle, 37* (1), 57-90. *https://doi.org/10.4000/osp.1597.*

Littleton, S.M., Arthur, M.B., et Rousseau, D.M. (2000). The future of boundaryless careers. In A. Collin et R.A.

Young (éd.), *The future of career* (p. 101-114). New York : Cambridge University Press. *https://doi.org/10.1017/CBO9780511520853.007.*

Loisy, C., et Carosin, É. (2017). Concevoir et accompagner le développement du pouvoir d'agir des adolescent.e.s dans leur orientation. *L'Orientation scolaire et professionnelle, 46*(1) – *https://doi.org/10.4000/osp.5332.*

Loisy, C., Carosin, E., et Coulet, J.-C. (2018). Points de repères pour opérationnaliser l'approche-programme et l'approche par compétences à l'université. In *Compétences et approche programme. Outiller le développement d'activités responsables.* (p. 233-254). ISTE Éditions.

Loorbach, D., et Rotmans, J. (2006). Managing transitions for sustainable development. In X. Olsthoorn et A.J. Wieczorek (éd.), *Understanding industrial transformation* (p. 187-206). Dordrecht, The Netherlands : Springer.

Malaval, C. (2018). Le temps digital de l'entreprise. *Médium, 54* (1), 139-148.

Maroy, C. (2012). Performance scolaire et régulation par les connaissances en éducation. *Recherches sociologiques et anthropologiques, 43* (2), 1-13. *https://doi.org/10.4000/rsa.782.*

Martin, L. (2012). Connection, translation, off-loading, and monitoring : A framework for characterizing the pedagogical functions of educational technologies. *Technology, Knowledge and Learning, 17*(3), 87-107. *https://doi.org/10.1007/s10758-012-9193-6.*

Masdonati, J. (2019). Le travail identitaire lors d'un changement de carrière. In T. Perez-Roux, M. Deltand, C. Duchesne, et J. Masdonati (éd.), *Parcours, transitions professionnelles et constructions identitaires. Le sujet au coeur des transformations* (p. 203-218). Montpellier : Presses universitaires de la Méditerranée.

Masdonati, J., Lamamra, N., Gay-des-Combes, B., et De Puy, J. (2007). Les enjeux identitaires de la formation professionnelle duale en Suisse : un tableau en demi-teinte. *Formation emploi, 100*, 15-29.

Masdonati, J., Schreiber, M., Marcionetti, J., et Rossier, J. (2019). Decent work in Switzerland : Context, conceptualization, and assessment. *Journal of Vocational Behavior, 110*, 12-27. *https://doi.org/10.1016/j.jvb.2018.11.004.*

Mazade, O., et Hinault, A.-C. (2014). Avant-propos. *Sociologies pratiques, 28*(1), 3-8. *https://doi.org/10.3917/sopr.028.0003.*

McArthur, J.W., et Sachs, J. (2009). No Title. *Chronicle of Higher Education, 50*(40), 1-4.

Ministère de l'Education du Québec (2002). *À chacun son rêve. Pour favoriser la réussite : l'approche orientante.* Québec : Gouvernement du Québec.

Mons, N. (2004). *De l'école unifiée aux écoles plurielles. Evaluation internationale des politiques de différenciation et de diversification de l'offre éducative.* Université de Bourgogne.

Nance, W.D. (2000). Improving information systems students' teamwork and project management capabilities: Experiences from an innovative classroom. *Information Technology and Management, 1*(4), 293-306. *https://doi.org/10.1023/A:1019137428045.*

Nandram, S.S. (2017). Integrating simplification theory for navigating the VUCA: The case of Buurtzorg Nederland. In S. S. Nandram et P. K. Bindlish (Éd.), *Managing VUCA Through Integrative Self-Management. Management for Professionals* (p. 263-287). Gewerbestrasse, Cham, Switzeland : Springer International Publishing. *https://doi.org/10.1007/978-3-319-52231-9_18.*

Nealy, C. (2005). Integrating soft skills through active learning in the management classroom. *Journal of College Teaching* et *Learning (TLC), 2*(4), 1-. *https://doi.org/10.19030/tlc.v2i4.1805.*

Negroni, C. (2005). La reconversion professionnelle volontaire : une expérience de conversion de soi. *Carriérologie, 10* (1-2), 331-348.

Nicole-Drancourt, C. (2018). La gouvernance biographique ou l'autonomie au coeur des parcours de vie. In B. Rist et S. Rouxel (Éd.), *Tous autonomes ! Injonction des politiques sociales ou fabrication collective* (p. 31-46). Villeneuve-d'Ascq : Presses universitaires du Septentrion.

Nonaka, I. (1994). A dynamic theory of organizational knowledge creation. *Organization Science, 5* (1), 14-37.

Ordre professionnel des conseillers et conseillères d'orientation du Québec (OPCCOQ). (1993). *Au coeur de la réussite éducative : l'orientation des élèves.* Mémoire présenté à la

Ministre de l'éducation. Mont-Royal : Ordre professionnel des conseillers et conseillères d'orientation du Québec (OPCCOQ).

Orr, D.W. (2002). The labors of Sisyphus. *Conservation Biology, 16* (4), 857-860. *https://doi.org/10.1046/j.1523-1739.2002.t01-1-01643.x.*

Palmade, J. (2003). *L'incertitude comme norme.* Paris : PUF.

Patillon, T. (2014). *Créativité, adaptabilité et compétences à s'orienter tout au long de la vie.* CNAM.

Patillon, T.V., Dosnon, O., Dulu, O., et Loarer, E. (2018). L'évaluation des compétences à s'orienter. In Chartier Ph. (éd.), *L'orientation scolaire et professionnelle. Pratiques d'évaluation* (PSY-Évalua, p. 61-91). Wavre : Mardaga.

Pelletier, D. (2004). *L'approche orientante : la clé de la réussite scolaire et professionnelle.* Sainte-Foy, Québec : Septembre éditeur.

Pelletier, D., Noiseux, G., et Bujold, C. (1974). *Développement vocationnel et croissance personnelle : approche opératoire.* New York : Mac Graw-Hill.

Perez-Roux T. (2019). L'épreuve des transitions à la lumière des parcours professionnels : contraintes, ressources et dynamiques identitaires. In T. Perez-Roux, M. Deltand, C. Duchesne, et J. Masdonati (Éd.), *Parcours, transitions professionnelles et constructions identitaires. Le sujet au coeur des transformations* (p. 181-201). Montpellier : Presses universitaires de la Méditerranée.

Perez-Roux, T. (2016). Transitions professionnelles et transactions identitaires : expériences, épreuves, ouvertures. *Pensée plurielle, 41* (1), 81. *https://doi.org/10.3917/pp.041.0081.*

Plante, J. (2018). L'organisation du travail. In J.-J. Moisset, J. Plante, et P. Toussaint (éd.), *La gestion des ressources humaines pour la réussite scolaire* (2e éd., p. 167-192). Québec : Presses de l'Université du Québec.

Porfeli, E.J., Hartung, P.J., et Vondracek, F.W. (2008). Children's vocational development : A research rationale. *The Career Development Quarterly, 57*(1), 25-37. *https://doi.org/10.1002/j.2161-0045.2008.tb00163.x.*

Porfeli, E.J., et Lee, B. (2012). Career development during childhood and adolescence. *New Directions for Youth Development*, (134), 11-22. *https://doi.org/10.1002/yd.20011.*

Pouyaud, J., et Guichard, J. (2018). A twenty-first century challenge : how to lead an active life whilst contributing to sustainable and equitable development. In T. Hooley, R.G. Sultana, et R. Thomsen (éd.), *Career guidance for social justice : contesting neoliberalism* (p. 29-46). Londres : Routledge.

Pryor, R.G.L., et Bright, J.E.H. (2014). The Chaos Theory of Careers (CTC) : Ten years on and only just begun. *Australian Journal of Career Development, 23*(1), 4-12. *https://doi.org/10.1177/1038416213518506.*

Quiesse, J.-M., Ferré, D., et Rufino, A. (2007). *L'approche orientante, une nécessité. Tome I. Oser l'approche orientante, pourquoi ?* Paris : Éditions Qui plus Est.

Ribeiro, M.A., Silva, F.F., et Figueiredo, P.M. (2016). Discussing the notion of decent work : Senses of working for a group of brazilian workers without college education. *Frontiers in Psychology, 7*(207), 1-14. *https://doi.org/10.3389/fpsyg.2016.00207.*

Rich, J. (2010). *Les nouveaux directeurs d'école. Repenser l'encadrement des établissements scolaires.* Bruxelles : De Boeck.

Robbins, P. (2018). From design thinking to art thinking with an open innovation perspective : A case study of how art thinking rescued a cultural institution in Dublin. *Journal of Open Innovation : Technology, Market, and Complexity, 4* (4), 57-75. *https://doi.org/10.3390/joitmc4040057.*

Rochex, J.-Y. (2008). PISA et les enquêtes internationales. Enjeux scientifiques, enjeux politiques. *Revue française de pédagogie*, (164), 81-85. *https://doi.org/10.4000/rfp.2135.*

Rodrigues, R., Butler, C.L., et Guest, D. (2019). Antecedents of protean and boundaryless career orientations : The role of core self-evaluations, perceived employability and social capital. *Journal of Vocational Behavior, 110*, 1-11. *https://doi.org/10.1016/j.jvb.2018.11.003.*

Rowe, D. (2007). Sustainability : Education for a sustainable future. *Science, 317*(5836), 323-324. *https://doi.org/10.1126/science.1143552.*

Santilli, S., Nota, L., et Hartung, P.J. (2019). Efficacy of a group career construction intervention with early adolescent youth. *Journal of Vocational Behavior, 111*, 49-58. *https://doi.org/10.1016/j.jvb.2018.06.007.*

SAVICKAS, M.L. (2013). Career construction theory and practice. In S.D. Brown et R.W. Lent (Éd.), *Career development and counseling: Putting theory and research to work* (2e éd., p. 147-186). New York: Wiley.

SAVICKAS, M.L. (2019). Composer des portraits de vie pour la construction de carrière : de la théorie à la pratique. In D. Canzittu (Éd.), *Penser et agir l'orientation au xxie siècle. De l'élève au citoyen engagé* (p. 87-100). Paris : Éditions Qui plus Est.

SAVICKAS, M.L., NOTA, L., ROSSIER, J., DAUWALDER, J.-P., DUARTE, M. E., GUICHARD, J., VAN VIANEN, A. E. M. (2009). Life designing : A paradigm for career construction in the 21st century. *Journal of Vocational Behavior, 75* (3), 239-250. *https://doi.org/10.1016/j.jvb.2009.04.004.*

SAVICKAS, M.L., et PORFELI, E.J. (2012). Career Adapt-Abilities Scale : Construction, reliability, and measurement equivalence across 13 countries. *Journal of Vocational Behavior, 80*(3), 661-673. *https://doi.org/10.1016/j.jvb.2012.01.011.*

SENNETT, R. (2000). *Le travail sans qualités : Les conséquences humaines de la flexibilité.* Paris : Albin Michel.

STANDING, G. (2011). *The Precariat. The new dangerous class.* Londres : Bloomsbury Academic.

STEINER, R.S., HIRSCHI, A., et WANG, M. (2019). Predictors of a protean career orientation and vocational training enrollment in the post-school transition. *Journal of Vocational Behavior, 112*, 216-228. *https://doi.org/10.1016/j.jvb.2019.03.002.*

SUPER, D.E. (1955). Transition : From vocational guidance to counseling psychology. *Journal of Counseling Psychology, 2*, 3-9.

SUPER, D.E., SAVICKAS, M.L., et SUPER, C.M. (1996). The Life-Span, Life-Space Approach to Career. In D. Brown et L. Brooks (Éd.), *Career choice and development* (3rd éd., p. 197-261). San Francisco, CA : Jossey-Bass.

THORÉN, K., et VENDEL, M. (2019). Backcasting as a strategic management tool for meeting VUCA challenges. *Journal of Strategy and Management, 12*(2), 298-312. *https://doi.org/10.1108/JSMA-10-2017-0072.*

TRILLING, B., et FADEL, C. (2009). *21st century skills : Learning for life in our times.* San Francisco, CA : Jossey-Bass.

U.S. ARMY HERITAGE AND EDUCATION CENTER (2019). Who first originated the term VUCA (Volatility, Uncertainty, Complexity and Ambiguity) ? Consulté à l'adresse : *http://usawc.libanswers.com/faq/84869.*

UNESCO (2017). *Education for sustainable development goals learning objectives.*

WHITEMAN, W.E. (1998). *Training and educating army officers for the 21st century : Implications for the United States Military Academy.* Fort Belvoir, VA : Defense Technical Information Center.

WIEK, A., WITHYCOMBE, L., et REDMAN, C.L. (2011). Key competencies in sustainability: a reference framework for academic program development. *Sustainability Science, 6*(2), 203-218. *https://doi.org/10.1007/s11625-011-0132-6.*

WILLARD, M., WIEDMEYE, C., FLINT, R.W., WEEDON, J.S., WOODWARD, R., FELDMAN, I., et EDWARDS, M. (2010). The sustainability professional : 2010 competency survey report. *Environmental Quality Management, 20* (1), 49-83.

WORLD ECONOMIC FORUM (2018). Towards a reskilling revolution : a future of jobs for all. *World Economic Forum.*

# Chapitre 7

## Quel rôle de l'orientation scolaire et professionnelle dans la lutte contre le décrochage scolaire ?[1]

1. Par Katia Terriot et Emmanuelle Vignoli.

# Sommaire

La lutte contre le décrochage scolaire, défini par l'Éducation nationale (2014) comme un processus qui conduit chaque année des milliers de jeunes à quitter le système scolaire sans avoir obtenu une qualification équivalente au baccalauréat ou un diplôme à finalité professionnelle (CAP, BEP), est devenue une priorité nationale et européenne. Il concernerait 98 000[1] jeunes en 2016 (DEPP, 2016).

C'est un processus complexe, lent, progressif, cumulatif (Boudesseul, 2013), conjuguant de multiples facteurs : individuels (performance scolaire, rapport à l'école, sexe, facteurs psychologiques, etc.), sociaux et familiaux (milieu socio-culturel, origine, structure, fonctionnement, etc.) et contextuels (territoire, établissement, climat scolaire, pédagogie, etc.).

Lutter contre le décrochage scolaire est prioritaire pour éviter les situations d'exclusion professionnelle et sociale. Le diplôme constitue, en effet, un rempart important à l'exclusion en permettant l'accès à un travail décent, défini par l'Organisation internationale du travail (OIT) comme « un travail qui donne aux individus la possibilité de gagner assez pour qu'eux-mêmes et leurs familles puissent échapper à la pauvreté, non pas temporairement, mais de façon permanente [...] » (Schmidt, 2007, p. 4, cité par l'équipe du rapport mondial de suivi sur l'éducation pour tous, 2012, p. 217). Face aux mutations du monde du travail, il est impératif pour les gouvernements de développer les compétences des jeunes pour leur permettre d'accéder à un travail décent et de participer à l'économie et à la société auxquelles ils appartiennent. La Commission européenne (2011) insiste sur la nécessité de réduire l'abandon scolaire pour répondre à un double objectif : celui d'une « croissance intelligente » permettant l'élévation du niveau d'éducation et celui d'une « croissance inclusive » pour lutter contre le chômage, la pauvreté et l'exclusion sociale.

Le prévenir et y remédier constitue donc un fort enjeu sociétal. L'éducation et l'orientation sont considérées par la Commission européenne comme centrales pour lutter contre le décrochage scolaire et permettre aux jeunes de développer les compétences utiles au XXIe siècle. Les actions mises en œuvre pour y parvenir relèvent de trois grandes catégories : les mesures de prévention, d'intervention et de compensation.

Dans ce chapitre, nous tenterons de discuter de l'apport de l'orientation tout au long de la vie (OTLV) dans la résolution de la question du décrochage.

## 1. Définition de l'orientation tout au long de la vie

Il nous semble dans un premier temps nécessaire de définir ce qu'est l'orientation tout au long de la vie. D'autres termes sont également utilisés comme « guidance » ou « accompagnement en orientation » ou « éducation à la carrière ». Selon Danvers (1992, p. 190), le comité d'experts

1. De nombreux indicateurs sont disponibles. Nous ne présentons ici que le taux de sortants sans diplôme calculé par la DEPP-Insee.

de l'UNESCO (United Nations Educational, Scientific, and Cultural Organization) propose la définition suivante :

> « L'orientation consiste à mettre l'individu en mesure de prendre conscience de ses caractéristiques personnelles et de les développer en vue du choix de ses études et de ses activités professionnelles dans toutes les conjonctures de son existence avec le souci conjoint de servir la société et l'épanouissement de sa responsabilité. »

L'Union européenne[1] (2004, p. 2) définit, quant à elle, l'orientation comme « un processus continu qui permet aux citoyens, à tout âge et tout au long de leur vie, de déterminer leurs capacités, leurs compétences et leurs intérêts, de prendre des décisions en matière d'éducation, de formation et d'emploi et de gérer leurs parcours de vie personnelle dans l'éducation et la formation, au travail et dans d'autres cadres où il est possible d'acquérir et d'utiliser ces capacités et compétences. L'orientation comprend des activités individuelles ou collectives d'information, de conseil, de bilan de compétences, d'accompagnement ainsi que d'enseignement des compétences nécessaires à la prise de décision et à la gestion de carrière ».

L'orientation joue, selon le Conseil de l'éducation, de la jeunesse et de la culture (2008), un rôle déterminant dans la prise de décision des individus tout au long de leur vie, en leur permettant d'organiser leur propre parcours professionnel dans un marché de l'emploi fluctuant et de parvenir à un meilleur équilibre entre vie privée et vie professionnelle.

Elle contribue de manière majeure à l'inclusion sociale et l'égalité des chances.

Le Parlement européen (2006) insiste sur la nécessité de développer des compétences clés en orientation pour favoriser le développement personnel et professionnel des individus et leur permettre leur intégration sociale. Il énonce quatre principes directeurs :

1. Favoriser l'acquisition de la capacité à s'orienter tout au long de la vie, définie comme un ensemble de compétences qui procure aux individus et aux groupes les possibilités de recueillir, analyser, synthétiser et organiser des informations sur soi, les formations et les emplois et des compétences pour prendre des décisions et gérer les transitions (Sultana, 2012). Cette capacité à s'orienter est fondamentale pour développer l'agentivité des individus, c'est-à-dire leur capacité à être des individus actifs et dotés d'intentions qui organisent et orientent leur vie (Bandura, 2007). Elle s'appuie sur diverses compétences comme « apprendre à apprendre », l'entrepreneuriat, les compétences sociales et civiques...
2. Faciliter l'accès de tous les citoyens aux services d'orientation.
3. Développer l'assurance qualité des services d'orientation.
4. Encourager la coordination et la coopération des différents acteurs aux niveaux national, régional et local.

1. *https://*eur-*lex.europa.eu/LexUriServ/LexUriServ.do?uri=OJ%3AC%3A2008%3A319%3A0004%3A0007%3AFR%3APDF.*

Guichard[1] (2019) complète cette définition en l'inscrivant dans une perspective holistique. Selon lui, l'accompagnement à l'orientation des individus doit leur permettre de répondre à la question suivante : « Comment puis-je contribuer au développement d'une économie durable, équitable et humaine ? » L'orientation désigne l'action de donner un sens à son existence ainsi que le fait d'être accompagné·e dans l'activité de réflexion qu'implique cette orientation. Cet accompagnement doit, en outre, se soucier de la réduction des inégalités sociales et de sexe.

Plusieurs auteurs (Robertson, 2013 ; Sultana, 2004) soulignent également l'importance de ne pas réduire l'orientation à l'accompagnement ou l'aide fournie aux individus centrés uniquement sur la prise de décision ou la gestion de carrière. Elle renvoie également aux conseils psychologiques et au soutien dans les apprentissages, en particulier auprès d'élèves en situation de décrochage.

## 2. En quoi l'orientation tout au long de la vie peut-elle participer à la lutte contre décrochage ?

Plusieurs auteurs (Jarvis, 2003 ; Sultana, 2012) mettent en avant le rôle que peut jouer l'OTLV dans la prévention et la prise en charge du décrochage scolaire. Deux résolutions du Conseil de l'éducation (2004, 2008) vont dans le même sens et affirment la nécessité d'une OTLV de qualité avec, notamment, pour objectif l'amélioration de l'efficacité et efficience de l'éducation, de la formation et le marché du travail par sa contribution à la réduction des abandons. Le Conseil national d'évaluation du système scolaire (CNESCO, 2017) insiste aussi sur le fait que préparer les élèves à construire leur orientation future fait partie des mesures de prévention du décrochage. La Commission européenne (2013) recommande elle aussi de s'appuyer sur l'OTLV pour lutter contre l'abandon précoce. La France fait d'ailleurs partie des pays européens où l'OLTV constitue explicitement un moyen de lutte contre l'abandon scolaire.

L'OTLV est ainsi considérée comme une mesure de prévention, d'intervention et de compensation pour lutter contre le décrochage scolaire (Eurydice, 2014). Mais en quoi y contribue-t-elle ? Quel est l'état de la recherche sur la question ? Nous développerons particulièrement la mesure de prévention car elle nous semble la plus fondamentale pour agir en amont du décrochage.

1. *http://apsyen.org/attachments/article/464/Guichard-Rapport-Charvet-Commentaires.pdf.*

## 2.1 La prévention

L'OTLV aborde deux facteurs de risque du décrochage : le manque de sens par rapport à la scolarité et le manque d'aspiration professionnelle. Le postulat sous-jacent est que les individus qui ont un projet scolaire et professionnel et qui sont capables de comprendre et de s'approprier les liens entre l'école et le travail seront davantage engagés dans leur scolarité et auront plus de chances de réussir à l'école (Hamilton et Hamilton, 1994 ; Solberg, Howard, Blustein et Close, 2002). Les compétences professionnelles de bon niveau chez les jeunes représentent un facteur de protection important pour le décrochage (Meijers, Kuijpers et Gundy, 2013).

### 2.1.1 Le manque de sens par rapport à la scolarité

L'OTLV favorise selon plusieurs auteurs (Hooley, Marriott et Sampson, 2011 cités par Oomen et Plant, 2014) l'engagement scolaire et la persévérance en renforçant le lien entre l'école, l'emploi et la vie quotidienne. Plusieurs études soulignent en effet qu'un manque de lien entre les apprentissages scolaires et le monde professionnel/la vie quotidienne entraîne une baisse de la motivation et de l'intérêt porté à l'école, ce qui, à terme, peut conduire au décrochage scolaire (Byrne et Smyth, 2010). En France, l'enquête MODS (« Motifs décrochage scolaire », Bernard et Michaut, CREN, 2016), réalisée dans cinq académies met en avant le manque de sens des apprentissages comme l'un des motifs interne du décrochage scolaire.

Le modèle de Charlot (1999) offre un éclairage théorique pertinent pour comprendre l'importance du sens des apprentissages dans l'engagement scolaire du·de la jeune. Dans cette conception, l'acquisition de sens dans les apprentissages scolaires repose sur un rapport au savoir qui se construit dans le rapport au monde, le rapport à soi et le rapport aux autres, chaque individu s'inscrivant dans une histoire qui lui est propre et fait sa singularité. Le sens des apprentissages scolaires revêt ainsi une dimension identitaire dans la mesure où celui-ci s'élabore dans un rapport au monde qui réside dans l'histoire propre du sujet, ses expériences de vie, ses attentes, ses repères, sa conception de vie, ses relations aux personnes significatives (Charlot, 1997). Ce qui mobilise un·e jeune dans une activité et fait sens pour lui·elle, c'est donc son rapport subjectif aux savoirs, l'appropriation qu'il en fait. Mais ce sens ne préexiste pas à l'individu et n'est pas extérieur à lui, il s'inscrit dans son histoire, dans son rapport à soi et la relation aux personnes l'entourage (par exemple, les enseignants, parents, pairs) avec qui ce savoir est co-construit, partagé, légitimé (Charlot, 1997). Ainsi, comme le souligne Robertson (2013), construire du sens dans les apprentissages nécessite pour l'OTLV de faire en sorte que les élèves établissent des liens entre leurs apprentissages scolaires et la vie professionnelle ou quotidienne, afin qu'il·elle·s s'approprient ces apprentissages sans que ceux-ci soient strictement imposés de l'extérieur. Dans cette perspective les programmes s'appuyant sur un suivi individualisé sous forme de tutorat entre un adulte et un·e élève et/ou faisant intervenir la participation active et positive de la famille contribuent à donner du sens à l'école et concourent efficacement dans la prévention et la réduction du décrochage scolaire.

### 2.1.2 Le manque d'aspirations professionnelles

Plusieurs auteurs (Davies, Lamb et Doecke, 2011 ; Staff, Harris, Sabates et Briddell, 2010 ; Yates, Harris, Sabates et Staff, 2011) affirment qu'un manque d'aspirations professionnelles peut contribuer au décrochage scolaire, voire serait un des facteurs principaux de désengagement scolaire. À titre d'exemple, Yates *et al.* (2011) ont montré que les individus nés en 1970 et incertains de leurs aspirations professionnelles à l'âge de 16 ans avaient près de trois fois plus de chances de passer au moins six mois sans emploi, sans éducation ou sans formation entre 16 ans et 18 ans. Sikora et Saha (2011), quant à eux, ont montré un lien fort entre des projets professionnels clairement définis et ambitieux à l'école secondaire et des emplois de haut niveau à l'âge de 25 ans. Après avoir tenu compte du rendement scolaire des étudiant·e·s, du statut socio-économique de la famille, de leur diplôme universitaire, ils constatent qu'avoir des projets professionnels ambitieux au lycée constitue un bon prédicteur d'un statut professionnel de haut niveau. À l'inverse, l'absence de tels plans apparaît préjudiciable à la réussite professionnelle ultérieure. Homel et Ryan (2014) soulignent le rôle positif des aspirations professionnelles sur la réussite scolaire pour tous les élèves de douzième année, quel que soit leur statut socio-économique.

Plusieurs modèles théoriques peuvent rendre compte de l'importance des aspirations professionnelles dans l'engagement scolaire. Citons en premier lieu le modèle de motivation et d'autorégulation tournées vers l'avenir de Miller et Brickman (2004). Les objectifs futurs éloignés dans le temps (dont un projet professionnel) soutiennent l'adoption de sous-objectifs proches (avoir son diplôme) qui conduisent à un niveau d'instrumentalité perçue (ce cours est utile pour obtenir le diplôme) qui amène, à son tour, à une autorégulation orientée vers la tâche et à un engagement de la personne dans cette tâche (Brickman et Miller, 1998, 2001 ; Miller, Greene, Montalvo *et al.*, 1996).

Pour Viau (2009), parmi les sources de la motivation aux apprentissages figure la perception par l'individu de la valeur de l'activité qu'il doit accomplir et qui correspond à la fois à l'intérêt pour cette activité et son utilité au regard des buts qu'il s'est fixés. Trois types de buts sont ainsi distingués : des buts sociaux, des buts scolaires et des buts éloignés dans l'avenir (perspective temporelle future ; Viau, 2009). La perspective temporelle future correspond à des buts éloignés dans l'avenir et leur intégration dans des activités présentes. Elle est un « espace dans lequel peut se développer la motivation dans sa forme cognitive, c'est-à-dire sous la forme de construction d'objets-buts et de projets » (Forner, 2006, p. 110). Les personnes se fabriquent des images mentales relatives au futur. La perspective temporelle soutient l'engagement dans les activités, à condition qu'elle comporte des buts intermédiaires structurés et des buts lointains réalistes. Un des objectifs de l'accompagnement en orientation serait ainsi selon le modèle théorique de Viau (2009) d'aider les jeunes à développer une perspective future structurée et à se fixer des buts réalistes pour augmenter l'engagement dans la scolarité et éviter le décrochage scolaire.

Dans cette perspective l'OTLV pourrait représenter un moyen efficace de prévention du décrochage scolaire (Suh, Suh et Houston, 2007) qui parallèlement constituerait une contribution primordiale à la réussite professionnelle future (Nguyen et Blomberg, 2014; Sikora et Saha, 2011). Elle participerait à l'engagement scolaire et ensuite à l'occupation d'emplois stables et de haut niveau.

Outre ces deux facteurs (manque de lien entre les apprentissages et la vie professionnelle/quotidienne; manque d'aspirations professionnelles) centraux sur lesquels l'OTLV peut agir, différentes études (Hamilton et Hamilton, 1994; Lamb et Rice, 2008; Schargel et Smink, 2001; Solberg *et al.*, 2002) ont également mis en évidence d'autres effets positifs de l'OTLV. Celle-ci favoriserait l'acquisition de compétences personnelles et sociales, celles de connaissances et de compétences liées à l'emploi et au travail, un bon niveau d'estime de soi, ainsi que l'amélioration des résultats scolaires.

Après avoir montré en quoi l'OTLV pouvait être un moyen de prévenir le décrochage scolaire, nous allons maintenant aborder les implications en termes de modèle scolaire ou de pratiques.

## 2.2 Quelles implications pour l'école et les pratiques en orientation?

### 2.2.1 Au niveau de l'école en général

Ainsi que Guichard (2019) le souligne, aider les élèves à réfléchir sur le sens de leurs apprentissages en relation avec leur vie future (professionnelle et/ou quotidienne), nécessite de passer d'une école dont le fonctionnement vise la sélection d'une élite à une école qui chercherait à développer les talents individuels. Cette approche orientante (au sens québécois) semblerait, selon lui, incompatible avec le système éducatif français actuel qui repose sur une hiérarchisation des disciplines. Ceci impliquerait de revoir le système, mais également les programmes scolaires (Cedefop, 2012; Lamb, 2008 cité dans Dale, 2009), afin de les rendre plus adaptés à la nouvelle génération. La réforme actuelle du système éducatif français, et notamment celle du lycée, est présentée par certains (Forestier et Racine[1]) comme un moyen pour lutter contre cette hiérarchisation des disciplines.

### 2.2.2 Au niveau des pratiques en orientation

Comme nous l'avons vu plus haut, les activités en OTLV devraient principalement se centrer sur l'accompagnement des individus au développement d'une perspective future structurée et à l'appropriation subjective des apprentissages scolaires. Le CNESCO (2017) précise qu'elle pourrait également soutenir les établissements dans des programmes alternatifs aux exclusions temporaires des élèves, participer à l'amélioration du climat scolaire, au développement

1. *https://www.lesechos.fr/idees-debats/cercle/pourquoi-nous-soutenons-la-reforme-du-baccalaureat-1031698.*

des compétences psychosociales des élèves ainsi que des relations avec les familles. Une revue internationale de littérature de grande ampleur (Hugues, Mann, Barnes, Baldauf et McKeown, 2016) a été menée à la demande de l'Education Endowment Foundation[1] pour analyser l'impact d'interventions centrées sur l'éducation à l'orientation sur les résultats scolaires des jeunes, leur situation de travail future, leurs compétences sociales et leur bien-être. Les résultats de cette étude font ressortir l'efficacité de certaines pratiques même si, dans l'ensemble, les résultats de cette question mériteraient d'être confortés par d'autres travaux et surtout précisés car les propositions restent générales. Parmi les pratiques ayant un impact, figurent celles qui font intervenir la réflexion sur l'orientation comme des activités centrées sur la motivation, les aptitudes, l'autorégulation, l'autodétermination et la capacité de rebondir face aux imprévus, celles portant sur l'exploration des possibles en termes de pistes de formation et d'activités, l'action pour l'orientation (par différents types d'intervention), celle recourant au développement du réseau de contacts (professionnel·le·s, anciens élèves, lieux de stage, entreprises...), au vécu des expériences de vie (stimuler des expériences réelles de travail et engager un dialogue autour de ces expériences) et aux entretiens d'orientation (avec les psychologues, conseiller·ère·s, parents, enseignant·e·s, professionnel·le·s).

En tant qu'outil de prévention du décrochage scolaire, l'efficacité de l'OTLV relève de son développement précoce et continu mais également de sa mise en œuvre de manière holistique et multimodale (Hooley, Marriott et Sampson, 2011 ; Kraatz, 2014).

## 3. Une introduction précoce et un développement continu

Plusieurs recherches (Nguyen et Blomberg, 2014; Trice et King, 1991 ; Wallace, 2007) soulignent en effet l'importance de l'introduction précoce de l'OTLV, c'est-à-dire bien avant la période de l'adolescence. Des objectifs scolaires et professionnels peuvent être élaborés au début de l'école primaire (Wallace, 2007), des préférences professionnelles peuvent même émerger dès la maternelle (Trice et King, 1991). L'OTLV pourrait ainsi être introduite précocement, dès l'école élémentaire pour amorcer la réflexion, développer les compétences à s'orienter... Il ne s'agit évidemment pas d'amener chaque jeune à avoir un projet scolaire et professionnel qui ne bougerait plus par la suite, l'enfermant ainsi dans une destinée établie précocement. Cette vision serait contraire à la définition même de l'OTLV, telle que nous l'avons donnée en introduction, dont l'un des objectifs est d'offrir aux individus les possibilités de créer de manière autonome leurs parcours scolaires et professionnels et leur propre chemin de vie.



1. *https://educationendowmentfoundation.org.uk/evidence-summaries/evidence-reviews/careers-education/.*

Par ailleurs, l'OTLV pourrait être proposée en continu tout au long du parcours de vie, et non seulement aux cycles de transition (terminale par exemple). Dans ce cadre, elle pourrait être envisagée comme un processus à développer à tous les niveaux du système éducatif en l'intégrant aux activités scolaires et parascolaires dès l'enfance, ce qui implique qu'elle fasse partie d'une stratégie globale au sein des établissements (Iannis et Kannisto, 2016). Cela nécessite également que coopèrent diverses acteurs et actrices (enseignant·e.s, psychologues de l'Éducation nationale, parents, associations, services publics d'orientation…). Cette coopération est indispensable pour assurer une orientation globale et efficace (Commission européenne, 2015; Eurydice, 2014).

## 3.1 Intervention

Au-delà de la prévention du décrochage, l'OTLV peut participer aux actions d'intervention, qui ont pour objectif de résoudre les difficultés rencontrées par certains élèves. Ces difficultés peuvent être de tout ordre: psychologiques, scolaires, sociales... Cela peut passer, en premier lieu, par le repérage des élèves susceptibles de décrocher (CNESCO, 2017; Conseil européen, 2011) afin de proposer des actions ciblées pour y remédier. Comment nous l'avons évoqué en introduction, le décrochage est un processus multifactoriel: individuels (performance scolaire, rapport à l'école, sexe, facteurs psychologiques, etc.), sociaux et familiaux (milieu socio-culturel, origine, structure, fonctionnement, etc.) et contextuels (territoire, établissement, climat scolaire, pédagogie, etc.). La question du repérage des élèves présentant un risque de décrochage nécessite de disposer d'outils fiables permettant d'apprécier les facteurs psycho-sociaux associés à tel risque. Les travaux scientifiques menés par une équipe de l'Inetop[1] (Institut national d'étude du travail et d'orientation professionnelle) ont contribué à l'élaboration d'un tel outil qui permet d'évaluer la mobilisation scolaire de collégien·ne·s et lycéen·ne·s à partir d'un ensemble de vingt-trois facteurs psycho-sociaux identifiés dans la littérature comme contribuant au risque de décrochage scolaire, et offre la possibilité de la mise en place d'actions ciblées fondées sur les facteurs les plus déterminants. Ce type d'actions s'inscrit dans la politique de l'OTLV qui consiste selon la Commission européenne (2010) à assurer un soutien à long terme aux élèves les plus fragiles pour ce qui est de leur parcours scolaire afin de favoriser la confiance en soi et la motivation pour les apprentissages, et soutenir ainsi leur mobilisation scolaire.

1. Groupe Climat scolaire né en 2016 dont l'objectif est de mener des recherches sur les thèmes du climat scolaire, du décrochage et de développer des outils et des méthodes d'accompagnement.

### 3.2 Compensation

Enfin, les mesures de compensation offrent à celles et ceux qui ont quitté le système de nouvelles possibilités de formation. Elles nécessitent d'identifier les jeunes ayant quitté le système, de leur proposer des solutions, par l'intermédiaire par exemple des écoles de la deuxième chance ou de l'éducation récurrente[1], et de proposer un soutien individuel ciblé au niveau social, financier, psychologique ou social (Conseil européen, 2004, 2011). Comme le souligne la Commission européenne, les mesures de compensation entrent également dans les missions de l'OTLV (Ecorys, 2012). Les jeunes ayant quitté le système éducatif ont besoin d'être accompagnés par des professionnel·le·s spécialisé·e.s, qui, par leurs compétences spécifiques, pourront proposer un suivi individualisé en se centrant sur les particularités du parcours de chaque personne, tenant compte à la fois de ses besoins et de sa situation personnelle.

## 4. Conclusion

Pour conclure, la lutte contre le décrochage scolaire s'inscrit bien dans les missions de l'OTLV que ce soit sous la forme de prévention, d'intervention ou de compensation. Cette lutte passe par la mise œuvre d'actions d'orientation dont l'une des visées consiste à créer du sens dans les apprentissages scolaires et à stimuler les aspirations professionnelles notamment par l'élaboration d'un projet professionnel. Les actions d'orientation fondées sur la réflexion des processus d'orientation, sur l'exploration des alternatives d'orientation, le développement des réseaux de relations... ainsi que sur les processus dialogiques sous-jacents aux récits d'expériences de vie contribuent également à la mobilisation scolaire. Ces actions associées aux missions de l'OTLV, pour porter leurs fruits, se doivent de ne pas être uniquement ponctuelles en se situant aux seules périodes charnières que sont les paliers d'orientation mais être intégrées tout au long du parcours scolaire. Elles nécessitent en outre d'être complétées par des actions de compensation individualisée permettant aux jeunes sorti·e.s du système éducatif d'intégrer de nouvelles formations. La mise en place de l'ensemble de ces actions et leur efficacité résident dans la connaissance scientifique des mécanismes psychosociaux menant au décrochage scolaire et la mise en œuvre et l'usage d'outils fiables permettant d'identifier les facteurs en jeu, tant au niveau collectif qu'au niveau individuel, dans le risque de décrochage scolaire. Elles impliquent également l'élaboration de programmes de lutte contre le décrochage impliquant l'intervention d'une diversité d'acteurs à différents niveaux (psychologues de l'Éducation nationale, enseignant·e.s, éducateur·trice·s,

1. L'éducation récurrente ou dispositif de retour en formation initiale (RFI) sous statut scolaire permet à toute personne ayant arrêté ses études de reprendre un cursus de formation à temps plein dans les formations initiales du ministère de l'éducation nationale.

professionnel·le·s des missions locales…) en fonction de la nature de leur expertise, et leur coordination, pour répondre le plus justement possible aux besoins individuels des jeunes présentant des risques de décrochage scolaire. Le décrochage scolaire représente un coût financier important pour la société dans la mesure où les investissements engagés dans le système éducatif n'entraînent pas les bénéfices escomptés pour ce qui est de l'insertion sociale et professionnelle des individus et pour ce qui est de faire valoir le niveau et la diversité de leurs compétences dans le cadre d'une économie de marché toujours plus compétitive pour les sociétés (Bernard, 2017 ; Blaya, 2013). Il risque en outre, par ces processus de marginalisation ou d'exclusion, de fragiliser la cohésion de la société (Bernard, 2017 ; Blaya, 2013). Favoriser les actions d'orientation tout au long de la vie c'est lutter contre le décrochage scolaire et promouvoir indirectement l'éducation comme une ressource stratégique dans le développement économique compétitif d'une société et dans le maintien de sa cohésion, tout en œuvrant parallèlement dans le sens d'une réduction des inégalités sociales et économiques entre les individus.

## Références bibliographiques


Bandura, A. (2007). *Auto-efficacité : Le sentiment d'efficacité personnelle.* Paris : De Boeck.

Blaya, C. (2013). *Décrochages scolaires. L'école en difficulté.* Bruxelles : De Boeck.

Bernard, P.-Y. (2017). Le décrochage scolaire. Paris : PUF.

Bernard, P.-Y., et Michaut, C. (2016). *Les motifs de décrochage par les élèves : un révélateur de leur expérience scolaire. Éducation et formations*, ministère de l'Éducation nationale, de l'Enseignement supérieur et de la Recherche, Direction de l'évaluation et de la prospective, 95-112.

Boudesseul, G. (2013). Rupture de scolarité : les leçons d'une expérimentation alliant éducation et santé. *Céreq Bref, 317.*

Brickman, S.J., et Miller, R.B. (1998). Valuing of future goals and instrumentality as predictors of cognitive engagement. Paper presented at the international conference on motivation, Thessaloniki, Greece.

Brickman, S.J., et Miller, R.B. (2001). The impact of sociocultural context on future goals and felf regulation. In D.M. McInerney, S. Van Etten (éd.), *Research on sociocultural influences on motivation and learning* (p. 119-137). Greenwich, CN : Information age publishing.

Byrne, D., et Smyth, E. (2010). *No way back ? The dynamics of early school leaving.* Dublin : Liffey Press/ESRI.

Charlot, B. (1997). *Du rapport au savoir. Éléments pour une théorie.* Paris : Anthropos.

Cedefop, (2012). Curriculum reform in Europe : The impact of learning outcomes. Research Paper 29. *http://www.cedefop.europa.eu/EN/Files/5529_en.pdf.*

Cnesco (2017). Comment agir plus efficacement face au décrochage scolaire ? Dossier de synthèse – *http://www.cnesco.fr/fr/decrochage-scolaire/.*

Commission européenne (2011). La lutte contre l'abandon scolaire : une contribution essentielle à la stratégie Europe 2020, Communication de la commission au Parlement européen, au conseil, au comité économique et social européen et au comité des régions.

European Commission (2015). A whole school approach to tackling early school leaving. Education et Training 2020, Schools policy. Brussels : European Commission, Directorate-General for Education and Culture.

Conseil de l'Union européenne (2008). 2 905e session du Conseil Éducation, jeunesse et culture, Bruxelles, 20 et 21 novembre 2008.

DALE, R., (2009). Early school leaving: Lessons from research for policy makers. Report written on behalf of NESSE (Network of experts in social science of education and training). *http://www.nesse.fr/nesse/activities/reports/activities/reports/early-school-leaving-report.*

DANVERS, F. (1992). *700 mots-clefs pour l'éducation. 500 ouvrages recensés (1981-1991).* Lille: Presses Universitaires de Lille.

DAVIES, M., LAMB, S. et DOECKE, E. (2011). *Strategic review of effective re-engagement models for disengaged learners.* Department of Education and Early Childhood Development, Melbourne.

DEPP (2016). *Repères et références statistiques.* Ministère de l'Éducation nationale, de l'enseignement supérieur et de la recherche, Direction de l'évaluation, de la prospective et de la performance (DEPP).

ECORYS (2012). *Learning from second chance education: making use of good practices in second chance education to prevent early school leaving.* Interim report to the European Commission. Rotterdam: Ecorys.

ÉQUIPE DU RAPPORT MONDIAL DE SUIVI SUR L'ÉDUCATION POUR TOUS (2012). *Jeunes et compétences: l'éducation au travail.* Paris: Unesco.

EUROPEAN COMMISSION/EACEA/EURYDICE (2014). *Key data on early childhood education and care in Europe - 2014 Edition.* Eurydice Report. Luxembourg: Publications Office of the European Union.

EUROPEAN COMMISSION (2010). *Reducing early school leaving. Commission Staff Working Paper accompanying document to the Proposal for a Council Recommendation on policies to reduce early school leaving.* Brussels: European Commission.

FORNER, Y., DERAM, B., HERMAN, M., et KAHTERAN, S. (2006). Le Q.M.F.-6: une révision du questionnaire de motivation en situation de formation. *L'Orientation scolaire et professionnelle, 35* (1), 109-131.

HAMILTON, S.F., et HAMILTON, M.A. (1994). *Opening career paths for youth: What can be done? Who can do it?* Washington DC: American Youth Policy Forum.

HOMEL, J., et RYAN, C. (2014). *Educational outcomes: The impact of aspirations and the role of student background characteristics. Longitudinal surveys of Australian youth.* Research report n° 65. Adelaide: National Centre for Vocational Education Research.

HOOLEY, T., MARRIOTT, J., et SAMPSON, J.P. (2011). *Fostering college and career readiness: How career development activities in schools impact on graduation rates and students'life success.* Derby: International Centre for Guidance Studies, University of Derby.

HUGHES, D., MANN, A., BARNES, S.-A., BALDAUF, B., et MCKEOWN, R. (2016). *Careers education: international literature review.* Londres: Education Endowment Foundation.

IANNIS, G., et KANNISTO, M. (2016). *Guiding cities: report on the state of the art.* Roma: Centro sutdi pluriversum.

JARVIS, P.S. (2003). *Career management paradigm shift. Prosperity for citizens, windfallls for governments.* Ottawa: National Life/Work Centre.

KRAATZ, S. (2014). *Reform of educational systems: European policies for lifelong guidance to fight early school leaving and unemployment.* European Parliament Briefing. Brussels: European Parliament.

LAMB, S., et RICE, S. (2008). *Effective intervention strategies for students at risks of early leaving.* Melbourne: University of Melbourne: Centre for Post-compulsory Education and Lifelong Learning.

MEIJERS, F., KUIJPERS, M., et GUNDY, C. (2013). The relationship between career competencies, career identity, motivation and quality of choice. *International Journal for Educational and Vocational Guidance, 13,* 47-66.

MILLER, B.R., et BRICKMAN, J.S. (2004). A model of future-oriented motivation and self-regulation. *Educational Psychology Review, 16* (1), 9-33.

MILLER, R.B., GREENE, B.A., MONTALVO, G.P., RAVINDRAN, B., et NICHOLLS, J.D. (1996). Engagement in academic work: The role of learning goals, future consequences, pleasing others, and perceived ability. *Contemporary Educational Psychology, 21,* 388-442.

NGUYEN, N., et BLOMBERG, D. (2014). *The role of aspirations in the educational and occupational choices of young people.* Adelaide: National Centre for Vocational Education Research.

Oomen, A., et Plant, P. (2014). Early school leaving et lifelong guidance. ELGPN Concept Note n° 6. Jyväskylä : European Lifelong Guidance Policy Network.

Robertson, P.J. (2013). The well-being outcomes of career guidance. *British Journal of Guidance et Counseling, 41* (3), 254-266.

Schargel, F.P., et Smink, J. (2001). *Strategies to help solve our school dropout problem.* Larchmont, New York : Eye on Education.

Sikora J., et Saha, L.J. (2011). *Lost talent ? The occupational ambitions and attainments of young Australians.* Adelaide : National Centre for Vocational Education Research.

Solberg, V.S., Howard, K.A., Blustein, D.L., et Close, W. (2002). Career development in the schools : Connecting school-to-work-to-life. *The Counseling Psychologist, 30*, 705-725.

Staff, J., Harris A., Sabates, R., et Briddell, L. (2010). Uncertainty in early occupational aspirations : Role exploration or aimlessness ? *Soc Forces, 89* (2), 659-683.

Suh, S., Suh, J., et Houston, I. (2007). Predictors of categorical at-risk high school dropouts. *Journal of Counseling and Development, 85*, 196-203.

Sultana, R.G. (2012). Learning career management skills in Europe : A critical review. *Journal of Education and Work, 25* (2), 225-248.

Sultana, R.G. (2004). *Guidance policies in the knowledge society : Trends, challenges and responses across Europe.* Thessaloniki : CEDEFOP.

Trice, A.D., et King, R. (1991). Stability of kindergarten children's career aspirations. *Psychological Reports, 68* (3), 13-78.

Viau, R. (2009). *La motivation en contexte scolaire. Pratiques pédagogiques.* Bruxelles : De Boeck.

Wallace, O.S. (2007). What were they thinking ? Decision-making in the experiences of college students at risk. *NADE Digest, 3* (2), 59-68.

Yates, S., Harris, A., Sabates, R., et Staff, J. (2011). Early occupational aspirations and fractured transitions : A study of entry into « neet » status in the UK. *Journal of Social Policy, 40* (3), 513-534.

# Chapitre 8

## Administré mais pas régulé. Le système d'orientation scolaire français au prisme d'une analyse politique[1]

1. Par Thierry Berthet.

# Sommaire

Une grande partie de la littérature scientifique consacrée à l'orientation des élèves s'intéresse à l'acte d'orientation dans sa double dimension de construction d'un choix individuel et de pratiques d'accompagnement dans ce processus. L'un comme l'autre s'inscrivent dans un cadre institutionnel qui n'est que rarement abordé d'un point de vue politique. En effet, l'acte d'orientation constitue également un objet politique au triple sens où il est un support de politiques publiques, où il s'inscrit dans des logiques institutionnelles et où se jouent des relations d'autorité, de contrainte et de domination. Le fonctionnement des conseils de classe (Berthet, 2012; Calicchio et Mabilon-Bonfils, 2004) en est un bon exemple. Les choix d'orientation et leur traitement par un processus d'affectation dans des places vacantes s'insèrent dans un système dont l'organisation et les modes de régulation ont été faiblement étudiés d'un point de vue politique.

Aborder une analyse politique du système d'orientation scolaire suppose donc d'étudier son armature institutionnelle et ses modes de régulation. Comment le système français d'orientation des élèves est-il administré ? Comment est-il construit et régulé ? Ce sont autant de questions importantes à développer y compris pour comprendre la manière dont est proposé et délivré un conseil en orientation aux élèves français et à leurs familles. L'offre publique d'orientation s'inscrit dans un cadre institutionnel qu'il est important de comprendre car, comme l'ont montré de nombreux travaux inscrits dans une perspective « institutionnaliste » (Hall, 1997 ; Thelen, 1999 ; Steinmo, 2001), les logiques institutionnelles encadrent et bornent l'offre publique d'orientation et la manière dont elle est rendue au public scolaire. Pour traiter de ces questions, ce chapitre est appuyé sur une série d'enquêtes de terrain et d'entrevues conduites auprès d'acteurs centraux et locaux. Il a pour objectif de mettre en perspective la régulation du système d'orientation scolaire durant les cinquante dernières années.

La perspective historique est importante ici parce qu'une des vertus autant que des problèmes que portent les institutions tient à ce que celles-ci génèrent des mécanismes de dépendance au sentier[1] (Ghezzi et Mingione, 2007). Elles créent ainsi des repères, des habitudes et des cadres organisationnels formels et/ou informels qui s'ancrent dans le temps et délimitent l'espace des possibles y compris en termes de réformes. Un détour historique par la manière dont s'est construit et développé dans le temps le système français d'orientation scolaire est donc nécessaire pour en comprendre les logiques institutionnelles actuelles.

Pour une vision complète, un tel détour supposerait de replonger dans l'immédiat après-Première Guerre mondiale où se structurent les premiers jalons de l'orientation scolaire et professionnelle en France[2]. Mais au fond pour décrypter les cadres structurant du système

1. « La notion de *path dependance* ou dépendance au chemin empruntée ici s'est développée en science politique au cours des années 1990, pour souligner le poids des choix effectués dans le passé et celui des institutions politiques sur les décisions présentes » (Palier 2010).

2. Sur ce point on consultera utilement les travaux historiques d'André Caroff (1987), de Jacques Sénécat (2004), d'Alain Prost (1996), de Serge Blanchard et Jean-Claude Sontag (2004) ou de Francis Danvers (2009).

actuel il n'est pas indispensable de faire un tel saut dans le temps. C'est en effet au tournant des années post-68 que se noue l'organisation des services d'orientation au sein du ministère de l'éducation. Les structures mises en place par un train de mesures législatives et réglementaires entre 1970 et 1973 ont posé les bases d'un système, fortement critiqué depuis pour ses dysfonctionnements. Voyons ce qu'il en est.

## 1. Dysfonctionnements du système d'orientation : de quoi parle-t-on ?

Avant d'entrer dans l'explication des dysfonctionnements il est utile de partir des éléments factuels régulièrement pointés par les nombreux rapports d'étude et d'évaluation du système d'orientation. Pour la période récente, L'inspection générale de l'administration de l'Éducation nationale et de la recherche (IGAENR) signale ces dysfonctionnements organisationnels et leur impact sur les collégiens.

> « Comme on le voit, un net déficit de politique est perceptible à tous les niveaux en matière d'orientation. Faute d'une telle politique, le hasard des lieux et des personnes décide bien souvent du destin scolaire – et partant professionnel et social – des jeunes collégiens. Constat dont on ne saurait évidemment se satisfaire » (IGAENR, 1998, p. 7).

Plus critique encore sur la régulation des conseillers d'orientation, le Haut Conseil de l'évaluation de l'école note en 2004 :

> « Non seulement "les conseillers n'ont pas de chefs, pas de contraintes réglementaires, pas d'évaluation des résultats", mais "tous sont unanimes pour souligner que les directives de l'administration centrale concernant leur action ne leur sont d'aucune utilité, par leur généralité, pour les aider à définir clairement leurs activités" » (HCEE, 2004, p. 29).

Quatre ans plus tard, ce rapport parlementaire de 2008 signale lui aussi qu'« à la dispersion et à l'illisibilité des missions s'ajoute l'absence de pilotage, qui peut inciter certains COP à penser qu'ils n'ont de comptes à rendre à personne. [...], ils ne peuvent s'appuyer sur des directives claires, définies à l'échelon central, puis relayées, avec l'attention qu'elles méritent, à l'échelon académique, par une hiérarchie qui a conscience que l'orientation est une priorité nationale » (Reiss, 2008, p. 17). Cinq années plus tard, un rapport conjoint de l'IGAENR/IGEN revenant sur la mise en place d'un service public de l'orientation (SPO) en 2009 signale les mêmes difficultés structurelles :

> « Concernant le réseau des centres d'information et d'orientation (CIO) et les conseillers d'orientation psychologues (COP) de l'éducation nationale [...] : ces services n'ont pas été pris en considération depuis de nombreuses années par leur ministère de tutelle, malgré les enjeux majeurs de la réussite éducative, dont la lutte contre le décrochage scolaire » (IGEN-IGAENR, 2013, p. 7).

Et pour clore ce florilège, on relèvera qu'en juin dernier encore le « rapport Charvet » pointe le caractère périphérique de l'orientation des élèves au sein des services du ministère :

> « Or, à l'heure actuelle, il est révélateur que le terme même d'orientation scolaire ne s'avère pas expressément mentionné dans les attributions génériques de la Dgesco, définies dans l'article 10 du décret 2014-133 du 17 février 2014. [...] Au regard des nouveaux enjeux, la compétence en matière d'orientation mérite donc d'être renforcée au sein de la Dgesco, dans les textes, mais aussi dans son organisation [...]. Malheureusement, cette mission, comme le bureau de l'orientation, se trouve aujourd'hui encore en bout de chaîne hiérarchique » (IGEN-IGAENR, 2019, p. 36-37).

Que faut-il retenir de ces différents constats ? Schématiquement on dira en premier lieu que le pilotage des services d'orientation sous l'égide de leur ministère de tutelle est au mieux défaillant et qu'il ne s'inscrit pas dans l'ambition d'une politique qui permette une mise en cohérence entre les objectifs et les moyens. En second lieu que l'organisation des services d'orientation des élèves connaît des problèmes structurels, organisationnels et fonctionnels. Enfin que le service d'orientation rendu aux usages – les élèves et leurs familles – n'est pas à la hauteur des enjeux sociétaux qui s'y rattachent et laisse perdurer des inégalités fortes, quand il ne les renforce pas.

## 2. Une administration complexe qui laisse une grande autonomie aux acteurs de terrain

Il faut naturellement reprendre ces éléments de manière plus fine pour mieux les comprendre. L'organisation structurelle de ces services, mise en place au début des années 1970 sous la houlette d'Olivier Guichard, reprend les différents niveaux de l'administration de l'éducation nationale : administration centrale, niveau académique régional et départemental et enfin local. Le niveau national a été durablement animé par une division de l'information et de l'orientation et comprenait notamment un corps d'inspecteurs généraux chargés de l'orientation. Cette division a depuis été rétrogradée au rang d'un simple bureau et ses inspecteurs généraux ont disparu après le départ à la retraite du dernier d'entre eux, Robert Denquin. Comme le notait en entretien l'un des derniers chefs de cette division : « Donc on a supprimé la division de l'information et de l'orientation, comme on a supprimé la formation continue, et à partir de ce moment-là il n'y a plus eu d'animation. [...] À partir du moment où on a réduit la formation continue à un bureau et l'orientation à un bureau qu'on est allé exiler là-bas rue du bac, l'orientation a été administrée mais n'a plus été animée. » Cette division était ainsi responsable d'animer un réseau territorial d'agents de l'orientation et de conseiller le ministre en matière d'orientation. Au niveau rectoral, cette tâche est dévolue au CSAIO (chef des services académiques d'information et d'orientation). Là encore les CSAIO, qui perdurent dans cette mission, assument une tâche de conseil auprès du recteur qui est leur supérieur hiérarchique (et non la division devenue bureau). Le réseau académique qu'ils ont pour charge d'animer est composé en premier lieu d'inspecteurs en charge de l'information et de l'orientation (IEN-IO). De la même manière, les CSAIO n'exercent pas de fonction hiérarchique à leur égard, celle-ci est dévolue aux DASEN (Directeur académique des services de l'Éducation nationale qui remplacent depuis 2012 les inspecteurs d'académie). À l'échelon local se retrouve le réseau des CIO (centre d'information et d'orientation) et des conseillers d'orientation psychologues intégrés depuis 2017 au nouveau corps des psychologues de l'Éducation nationale sous la spécialité « éducation, développement et conseil en orientation scolaire et professionnelle ». Depuis plus de trois décennies les IEN-IO ont abandonné l'inspection des conseillers d'orientation se limitant à des tâches d'animation et de production de données sur les trajectoires des élèves dans leur circonscription. Là encore, le regard rétrospectif que porte cet ancien inspecteur général de l'orientation est éclairant : « Tout ça [la discussion sur le temps de travail], ça a créé des conflits avec les inspecteurs aussi, ce qui fait que c'est devenu tellement difficile surtout après les années 1980 où le ministère avec des personnes qui arrivaient au ministère peu expérimentées avec l'esprit de gauche, etc., ils ont changé d'avis après, mais à ce moment-là ils ont plutôt soutenu les conseillers d''orientation et désavoué les inspecteurs, et donc les inspecteurs ont tout lâché. À partir du moment où nous, on n'est plus soutenu dans ce que nous sommes en train de faire, on lâche. Et donc on a vu de plus en plus d'inspecteurs qui se sont détournés des conseillers d''orientation, des personnels [...]. Et puis il y a eu la contestation de l'inspection elle-même. Avant quand on inspectait des stagiaires on définissait des situations, il y avait 4 situations type qui étaient définies, et on allait les inspecter dans ces situations-là et notamment l'une des situations : l'observation d'un examen d'orientation auprès d'un jeune. Comme il y avait en 68 toute la contestation sur l'utilisation des tests et tout ça, les conseillers eux-mêmes ont contribué à leur perte d'une certaine manière en jetant tout ça à l'eau, et du coup les situations d'inspection ont été mises en question et un beau jour, on les a supprimées. Plus d'inspection ! Ça s'est produit dans les années 1978-1980. Je ne sais même pas si à l'époque on était encore obligé d'aller voir les stagiaires avant leur titularisation. »

Les CIO sont administrés par un directeur qui lui non plus n'exerce pas d'autorité hiérarchique sur les conseillers. C'est l'un d'entre eux qui a accepté d'assumer cette responsabilité, un *primus inter pares* sans autorité sur ces agents. Les conseillers, quant à eux, exercent une mission de conseil auprès des chefs d'établissements et des élèves. Ils assistent le premier dans sa stratégie d'établissement en matière de choix d'orientation et aident les derniers à construire leurs choix individuels. Ils ne sont en rien décisionnaires en matière d'orientation des élèves puisque celle-ci relève, après avis du conseil de classe où leur rôle est souvent minoré quand ils sont présents, du chef d'établissement. Il en ressort que les liens fonctionnels et hiérarchiques sont dédoublés dans un schéma organisationnel où les acteurs de l'orientation n'exercent qu'une mission de conseil. Comme l'indique ce directeur de CIO lors d'un entretien :

« Autre problème, c'est la double hiérarchie : la hiérarchie directe – ministre/recteur/inspecteur d'académie – et on a une hiérarchie fonctionnelle : le conseiller technique du recteur, M. X que vous avez dû rencontrer, et M. Y pour l'inspection académique. Et le plus souvent on va organiser une réunion départementale des conseillers d'orientation, et moi j'invite l'inspecteur académique sinon, c'est votre supérieur hiérarchique et on ne le rencontre jamais ! Il y a une espèce de tampon fonctionnel, finalement, notre inspecteur, alors qu'il devrait nous inspecter et nous évaluer ne nous évalue pas, il monte des projets avec nous, c'est autre chose. [...] Il n'y a même plus d'inspection ! la seule fois où le CIO a été audité c'était sur notre demande ! C'était super-intéressant, on n'a certainement pas su tirer ce qu'on aurait pu tirer de ça. Mais un audit volontaire ce n'est pas la même chose ! On n'a pas de contrôle ».

C'est au final une situation complexe qui domine où le pilotage national a été délaissé, où les agents à leurs différents niveaux n'exercent qu'une tâche de conseil et d'animation et où il n'y a pas de chaîne hiérarchique entre ces niveaux. Au bout de cette chaîne, les conseillers d'orientation bénéficient d'une très large autonomie qui leur est souvent reprochée. Comme le rappelle Jacques Sénécat (2004, p. 18), « en réalité, tout se passe comme si les responsables reprochaient à ces personnels leur propre impuissance ».

C'est sous l'administration d'Olivier Guichard (1969-1972), en même temps que se dessine l'architecture du système d'orientation, qu'il nous faut rechercher les origines de cette organisation (dys)fonctionnelle. Parmi les méthodes de management importées du monde de l'entreprise de l'époque, l'une sera déterminante ici : celle qui consiste à distinguer des directions de moyens chargées de mettre en œuvre et gérer le budget de l'éducation et des directions d'objectifs à qui est confié le soin de conseiller et animer la réflexion stratégique. Sous l'égide de Raymond Vatier, transfuge de chez Renault et personnage clé du développement de la formation continue en France, l'administration de l'orientation est placée dans le camp des directions d'objectifs. Elle a dès lors pour mission principale de conseiller les acteurs décisionnaires et ce à tous les niveaux de l'édifice.

« Et Vatier avait l'idée d'une animation qui partirait du haut jusqu'en bas et inversement, une vraie animation. Il estimait que son travail c'était d'animer puisqu'il n'avait pas de moyens. Donc on a décidé de constituer une structure dite "fonctionnelle" et non pas hiérarchique avec un inspecteur de l'information et de l'orientation qui était pour l'essentiel chargé de la mise en œuvre des procédures d''orientation et naturellement de contrôler les centres d'orientation ; mais qui n'a pas en soi de pouvoir hiérarchique. C'est un fonctionnel qui est placé auprès du hiérarchique qu'est l'inspecteur d'académie. Et c'est donc en même temps le conseiller technique de l'inspecteur d'académie. Auprès du recteur, il y a le CSAIO, qui n'est pas non plus un hiérarchique, qui est un fonctionnel et qui est un conseiller technique du recteur. Et donc, la relation entre le CSAIO et l'inspecteur de l'information et de l'orientation est une relation qui n'est pas hiérarchique mais qui est fonctionnelle » (Extrait d'entretien avec un inspecteur général en charge de l'orientation).

## 3. Un moment de rupture : le décret de 1991

Un autre fait marquant dans l'histoire des services d'orientation scolaire tient à l'exigence du titre de psychologue pour pouvoir exercer cette profession. Nous sommes au début des années 1990 sous le mandat de Lionel Jospin alors ministre de l'Éducation au sein du gouvernement Rocard. Le système scolaire français est alors à la sortie de l'âge d'or de la planification et de la massification scolaire qui ont marqué les deux décennies précédentes. Les conseillers d'orientation ont joué un rôle éminent dans ce dernier processus. Mais pour autant la crainte d'une instrumentalisation du conseil en orientation dans une logique de reproduction sociale portée par la planification dans une logique adéquationniste est vive et s'abriter derrière un statut de psychologue devient une sorte de rempart (Sénécat, 2004 ; Prost, 1996). Qui plus est il permet une marge d'autonomie plus grande. Cette revendication statutaire est ancienne mais elle est fortement réactivée depuis le milieu des années 1980. En effet, depuis 1985, l'usage du titre de psychologue est encadré par l'article 44 de la loi n° 85-772 du 25 juillet 1985 et l'enjeu de la négociation est alors d'étendre cette régulation par le titre aux conseillers d'orientation. Comme le rappelle une responsable nationale du SNES lors d'un entretien :

« Voilà c'est une vieille histoire, donc on a été associés et on a contribué avec au départ la coordination nationale des psychologues à faire aboutir cette loi sur le titre qui date de 1985, elle a été liée aussi au changement de gouvernement mais elle date de 1985. La loi de 1985 a transformé le paysage, parce qu'effectivement n'importe qui ne pouvait plus s'appeler psychologue, ni mettre une plaque, mais du coup il fallait quand même que les ministères qui emploient des psychologues, désignent nommément les personnels qui étaient des psychologues et qu'ils mettent en conformité la formation de ces personnels-là avec les exigences de la loi qui est une formation BAC + 5, c'est comme ça que cela s'est passé. Donc on n'avait pas de revendication spécifique pour la profession de conseiller d'orientation psychologue, enfin conseiller d'orientation à l'époque, mais on a participé au mouvement pour faire aboutir la loi sur le titre et ensuite on en a tiré les conséquences, c'est-à-dire, il faut que la formation des conseillers d'orientation psychologue soit conforme à la loi de 1985 et il faut que leur titre porte explicitement cette mention, il faut que l'on dise qu'il est psychologue. C'est normal les usagers ont le droit de savoir à qui ils s'adressent. »

Rue de Grenelle, Luc Soubré, conseiller du ministre de l'Éducation nationale et Jacques Sénécat chef de la division à l'orientation s'y opposent : « Celui qui a cédé c'est Antoine Prost, conseiller de Rocard. Il a cédé après une journée d'études sur l'orientation. L'ACOF a demandé une audience et Antoine Prost a cédé» (extrait d'entretien avec un ancien inspecteur général). Ce dernier, sans s'en expliquer, justifie à la fois cette évolution en lien avec l'importance prise par psychologie au sein de la profession et ses risques qu'il définit en ces termes: «On le voit, les conseillers d'orientation psychologues constituent un cas singulier d'exercice libéral au sein même de la fonction publique. Ils n'ont en fait de compte à rendre à personne» (Prost, 1996, p. 23-327). Le moyen utilisé, consistant à court-circuiter l'opposition du ministère de tutelle pour arracher le résultat escompté auprès du cabinet du premier ministre aura pour effet délétère de brouiller définitivement le lien entre le ministère et son réseau d'orientation. Laissons la parole ici à cet acteur clé qui a été chargé de rédiger le décret[1] en question: «Donc un beau jour je reçois un coup de téléphone il me semble que ça venait du ministère mais pas de chez Soubré, quelqu'un me disait voilà: la décision est prise à Matignon il faut faire un statut de psychologue pour les conseillers d'orientation. [...] J'ai réuni les services et je leur ai dit: "Voilà vous allez préparer un statut de psychologue." Quand ils sont revenus quinze jours après avec un statut, ça n'était pas un statut de psychologue qu'ils m'avaient pondu, et ils me soutenaient que je ne leur avais pas demandé un statut de psychologue. C'est intéressant quand même. C'est-à-dire que la structure y était tellement hostile, qu'ils n'avaient pas imaginé qu'on leur demandait vraiment de faire un statut de psychologue!»

## 4. Des tentatives inabouties de réintroduire des modes de régulation

Ce décret marque un tournant et provoque chez les acteurs du ministère en charge de l'orientation, notamment Jacques Sénécat, Paul Ricaud-Dussarget et Robert Denquin, une réaction forte qui va les amener à tenter de réconcilier l'administration centrale avec son réseau. Ce sera le début d'un long processus de réforme. Deux tentatives sont lancées dans les années suivantes. La première consiste en l'organisation d'un grand séminaire à Lacanau en Gironde en 1994. «Ça a été très difficile de remettre en place l'idée qu'il fallait réguler tout ça. Et c'est nous qui l'avons fait avec Paul Ricaud-Dussarget et le point d'aboutissement ça a été Lacanau où nous avons essayé d'associer les IPR vie scolaire pour l'inspection des directeurs de CIO parce que ce sont eux qui officiellement inspectent les directeurs de CIO et ce sont les IEN-IO qui inspectent les conseillers. [...] D'où le séminaire de Lacanau pour remettre en selle les inspecteurs, tant les inspecteurs d'information et d''orientation que les inspecteurs d'académie, IPR de la vie scolaire. Et ça avait bien fonctionné sauf que le ministère n'a pas suivi, il n'y a jamais eu de textes. Une forme d'indifférence, d'autres problèmes à traiter... et voilà, c'est la traduction du désintérêt

1. Décret n° 91-290 du 20 mars 1991 relatif au statut particulier des directeurs de centre d'information et d'orientation et conseillers d'orientation-psychologues.

de l'administration centrale pour les services d'orientation. » Faute de pouvoir réintroduire des modes de régulation dans un système grippé, la même équipe, deux ans plus tard en 1996, a tenté d'agir sur les missions et le sens de l'action des conseillers d'orientation. Cette tentative conduite par Paul Ricaud-Dussarget a pris la forme des circulaires sur l'éducation à l'orientation. Un groupe de travail piloté par ce dernier a travaillé sur ce projet à partir de l'expérimentation lancée en 1995 auprès de 360 collèges. L'idée de réintroduire l'orientation de manière transversale aux actions pédagogiques a emporté l'adhésion du réseau (IEN-IO, directeurs de CIO, conseillers d'orientation) mais s'est rapidement heurtée aux enseignants ; ce dont témoigne l'auteur de cette réforme : « Et je m'étais rapproché de mes collègues IGEN des disciplines… et je ne suis pas arrivé à quelque chose de satisfaisant. Pas d'opposition. Quelque part toute l'éducation à l'orientation remet en cause un peu toutes les pratiques évaluatives des enseignants dans leur classe. Mais je ne pouvais pas moi tout seul résoudre tout ça s'il n'y avait pas de volonté positive de mes collègues. Plutôt dans l'inertie qu'opposés. Donc on a abandonné. […] mais ce qu'il y a de sûr c'est qu'à l'époque de la DESCO il n'y a pas eu une volonté politique affichée très fortement d'autant plus que le corps n'étant pas régulé… » À la fin des années 1990, la situation semble bloquée et les ponts rompus entre le ministère et ce corps qui s'échine à marquer sa singularité et revendiquer sa différence. La capacité des conseillers et de leurs représentants syndicaux à faire valoir leurs revendications a ancré l'idée de son « ingouvernabilité » auprès de tous les ministres de l'Éducation qui se sont succédé. La négociation autour de la mise en œuvre de la réduction du temps de travail parachèvera cette rupture autour d'une question qui fait débat depuis longtemps dans la profession : le temps de travail. Nous sommes en 2002 et se pose la question de la négociation autour de la mise en œuvre de la RTT dans ce corps. Pour en saisir l'enjeu il faut remonter rapidement à 1969 et en lien avec le statut des documentalistes qui leur accorde un quart temps de préparation ne faisant pas l'objet d'un suivi par leur hiérarchie. Les conseillers ont obtenu l'extension de cette disposition à leur égard d'abord à Lille puis pour toute la France. Ils ne doivent ainsi rendre compte que de 30 heures de travail hebdomadaire jusqu'au début des années 2000. Le dernier inspecteur général de l'orientation en témoigne : « Oui. C'était considéré comme acquis. Je pense qu'il n'aurait pas fallu laisser passer. Donc ils ont remis ça avec la RTT. » La négociation a en effet repris à cette occasion et a abouti à un résultat particulièrement favorable que rappelle le rapport Reiss : « En effet, lors de la mise en œuvre des lois sur les 35 heures, les négociations entre les syndicats et le ministère de l'éducation nationale ont abouti à l'arrêté du 4 septembre 2002, en vertu duquel le temps de travail hebdomadaire des CO-P est de 27 heures et 30 minutes, le reste du temps étant laissé « sous la responsabilité des agents » d'une part, à l'organisation de leurs missions, à raison de 4 heures hebdomadaires, d'autre part, à « la préparation des séances d'information, à la documentation personnelle et au perfectionnement individuel », pour une durée de 9 heures et 10 minutes, soit un total de 40 heures et 40 minutes » (Reiss, 2007, p. 26). Autant dire que ce dernier élément résonnait au ministère avec une ritournelle bien rodée sur le temps de travail des conseillers d'orientation que rappelle cet ancien chef de la division à l'orientation : « Les administrateurs civils n'ont jamais digéré le fait que, d'un seul coup, on a perdu 25 % de l'effectif. Demander aux conseillers de ne rendre compte que des trois quarts de leur horaire hebdomadaire dans l'esprit des administrateurs civils ça veut dire qu'ils ne font plus que 30 heures donc, je perds 25 % du potentiel en termes de postes ça représentait un nombre important. »

Faut-il dès lors s'étonner qu'à peine un an plus tard le gouvernement ait voulu se débarrasser de ce corps d'agents ? En effet, en 2003, dans le cadre de l'acte II de la décentralisation portée par le gouvernement Raffarin, il est décidé de décentraliser les personnels d'orientation de l'éducation nationale aux conseils régionaux. Cette décision annoncée sans concertation ni préalables est l'objet d'une mobilisation forte des personnels et la menace d'enrôlement des personnels enseignants aboutira rapidement au retrait de cette disposition. Ce dernier épisode aura montré la capacité de mobilisation du corps des conseillers d'orientation-psychologues. Il aura également comme double conséquence politique que d'une part, les élus régionaux seront durablement échaudés et refuseront de renouveler l'opération dix ans plus tard dans le cadre de la réforme Peillon. Le conseiller d'un président de région nous déclarait ainsi à l'automne 2013 en entretien : « Nous ici on était opposés parce qu'on a considéré que ça relevait de l'éducation nationale et c'est elle qui doit les [les conseillers d'orientation-psychologues] garder. Il y a eu un échange entre le président et Vincent Peillon, on lui a dit : "Tu les gardes" » (Berthet, 2014). Et d'autre part, que le ministère de l'Éducation aura compris la leçon et sait dorénavant qu'il devra trouver en interne les moyens d'assumer seul la reprise en main de la régulation de l'orientation scolaire.

## 5. Les émeutes urbaines de 2005 : une fenêtre d'opportunité politique pour tenter de réformer l'orientation scolaire

Deux ans plus tard, les émeutes de novembre 2005 constituent, à travers l'interprétation qui est faite de leurs causes (Berthet et Simon, 2013), le déclencheur d'un processus de réformes qui n'est pas, à ce jour, stabilisé. Une fenêtre d'opportunité politique s'ouvre en effet dans la foulée des émeutes urbaines qui ont enflammé les banlieues françaises. Pour reprendre un modèle classique en analyse des politiques publiques (Kingdon, 1984), trois flux politiques se rejoignent alors en une conjonction favorable. Le flux des problèmes, des solutions et de la situation politique. Du côté de l'objectivation des problèmes de nombreux rapports et analyses pointent les dysfonctionnements du système d'orientation scolaire et sa présumée trop faible prise en compte de l'insertion professionnelle comme finalité à l'acte d'orientation. Pour ce qui concerne les solutions, ces mêmes travaux, qu'ils émanent des inspections générales, des travaux parlementaires ou d'instances de contrôle comme le HCEE ou la Cour des comptes, proposent de nombreuses pistes qui convergent toutes vers une réorientation des missions de l'orientation scolaire et une territorialisation plus forte. Enfin, les émeutes de l'automne 2005 et l'analyse des facteurs les ayant déclenchées tendent à établir un lien causal entre violence urbaine, difficultés d'insertion sociale et professionnelle et carences du système d'orientation. Cette conjonction de flux aboutit à la mise à l'agenda politique de la réforme de l'orientation scolaire.

Le processus de réforme lancé par le gouvernement Villepin dans la foulée du rapport Hetzel (2006) sur l'insertion des diplômés du supérieur donne pour objectif cardinal un nouveau paradigme d'action publique fondé sur la valorisation de la dimension professionnelle de l'orientation. La mise en place d'une délégation à l'orientation (DIO) et le rapport du premier délégué à l'orientation, Pierre Lunel, préconise un renforcement du rôle des enseignants dans les processus d'orientation. Cette réorientation demeure un cap de pair avec l'objectif d'insertion professionnelle que l'inclusion de l'orientation dans la négociation interprofessionnelle sur la modernisation du marché du travail tend à renforcer. En 2009, la discussion puis la signature de l'accord interprofessionnel (ANI) sur le développement de la formation tout au long de la vie professionnelle sont l'occasion de discuter la mise en place d'un droit à l'orientation. Celui-ci est reconnu par la loi n° 2009-1437 du 24 novembre 2009 et inscrit dans les missions du futur service public de l'orientation (SPO). Ce dernier repose sur une logique de labellisation de structures territoriales relevant de différents réseaux (CIO, missions locales, centre d'information jeunesse, structures *ad hoc*, etc.). Devant les demandes persistantes de redéfinition de leurs missions par les agents du réseau des CIO et leurs représentants syndicaux, le gouvernement y répond par le décret n° 2011-990 du 23 août 2011. Ce dernier repositionne plus fortement le réseau sur un public scolaire, réaffirme l'autorité de directeurs de CIO sur les conseillers et ouvre le recrutement de nouveaux conseillers au-delà du verrou du titre de psychologue introduit vingt ans plus tôt (cf. *supra*). Les régions françaises qui ont pour certaines pris pied dans le champ de l'orientation et se trouvent marginalisées par la mise en place du SPO. Aussi lors de la conférence sociale de juillet 2012 l'idée est avancée de leur donner un rôle de « chef de filat » dans sa mise en œuvre. À partir de 2013, six régions françaises vont expérimenter la mise en place d'un SPRO (Service public régional de l'orientation) sous l'égide d'un comité national de suivi réunissant représentants des régions et ministères concernés. Au final, et sans attendre les résultats des expérimentations lancées un an plus tôt, la loi du 2014-288 du 5 mars 2014 introduit la généralisation d'un SPRO faisant des régions des acteurs pilotes de l'orientation. Pour autant, l'orientation scolaire ne leur est pas transférée et le public des élèves et étudiants demeure sous la responsabilité du réseau d'orientation relevant du ministère de l'éducation nationale. Un partage de fait des publics est ainsi instauré entre public scolaire et postscolaire.

Sur le plan du statut des agents et comme un contrefeu à l'élargissement de la loi de 2011, le décret n° 2017-120 du 1er février 2017 rebat les cartes en créant un nouveau corps au sein du ministère de l'éducation nationale; celui des psychologues de l'éducation nationale (PsyEN) comprenant deux spécialités : « éducation, développement et apprentissages » et « éducation, développement et conseil en orientation scolaire et professionnelle ». Les conseillers d'orientation-psychologues sont, dans ce cadre, regroupés au sein de cette deuxième spécialité tout en continuant d'exercer leur activité au sein des CIO et des établissements scolaires.

Enfin, la loi n° 2018-771 du 5 septembre 2018 pour la liberté de choisir son avenir professionnel introduit, dans son article 18, une césure fonctionnelle en distinguant information et orientation. Les fonctions d'information, et donc le réseau ONISEP, sont placées sous la responsabilité des régions tandis que le conseil en orientation scolaire demeure piloté par le ministère de d'Éducation nationale et le réseau des PsyEN. Le décret n° 2019-830 du 5 août 2019 prévoit la mise à disposition des personnels de l'ONISEP auprès des régions.

## 6. Conclusion

Au final, que peut-on retenir de ce regard rétrospectif sur l'organisation du système français d'orientation scolaire et quelles perspectives se dessinent à travers ces tentatives successives de réforme ?

Le premier élément saillant qui se dégage tient à la force du phénomène de dépendance au sentier (cf. *supra*). En effet le poids des choix managériaux effectués au début des années 1970 apparaît clairement à travers cette organisation singulière de la chaîne hiérarchique – même si des rapprochements peuvent être effectués avec l'administration de l'emploi des années 2000 (Berthet, 2004) – qui inscrit les services d'orientation dans des liens de subordination lâches et une position de conseil aux acteurs décisionnels ou opérationnels. L'évolution vers une autonomie sans cesse croissante des services et la fin de leur pilotage national au cours des années 1980 et 1990 s'est traduit par une désaffection croissante du ministère vis-à-vis de ses agents de terrain. Les épisodes successifs du décret de 1991, du séminaire de Lacanau, des circulaires sur l'éducation à l'orientation, de la négociation sur la RTT puis de la décentralisation avortée de 2003 ont constitué autant de victoires pour les agents et leurs représentants que de points de rupture pour l'administration centrale.

Le cycle de réforme engagé à la suite des émeutes de novembre 2005 s'inscrit dans le prolongement de cette histoire à rebonds tout en y ajoutant une rupture de paradigme à deux niveaux. Le premier niveau concerne les finalités du processus d'orientation où la question de l'insertion professionnelle devient centrale. En témoigne, dès 2006, la désignation d'un délégué interministériel à l'orientation placé sous la double autorité des ministères de l'Éducation et du Travail. Ce repositionnement des finalités de l'orientation scolaire – qui peut s'apparenter à une forme de « déscolarisation de l'orientation » (Berthet et Simon, 2013, p. 39) – ne va pas cesser de s'affirmer durant la décennie qui suit. Le second niveau relève du système d'acteurs en charge de l'orientation scolaire. De manière paradoxale, alors qu'est affirmé avec force le repositionnement de l'orientation scolaire au regard du projet d'insertion professionnelle des jeunes, les réformes engagées visent à conférer aux enseignants, et notamment aux professeurs principaux, un rôle prépondérant dans la construction des choix d'orientation des élèves. Ce n'est certes pas un phénomène nouveau et on rappellera pour mémoire que le rapport Reiss relevait déjà en 2007 que l'indemnité versée à ce titre aux enseignants pesait bien davantage que le salaire des conseillers d'orientation sur le budget du ministère[1].

À partir de ces constats, quelles perspectives se dessinent? En juin 2019, le rapport intitulé *Refonder l'orientation* (IGEN-IGAENR, 2019) rédigé par Pascal Charvet propose une réforme dont il est naturellement prématuré de dire quels en seront les effets si elle est adoptée. On peut néanmoins y distinguer quatre lignes de force qui s'inscrivent totalement dans la logique des dernières réformes. La première de ces lignes de force consiste en une régionalisation accentuée et fondée sur une distinction entre information sur les métiers décentralisée et conseil en orientation géré au sein des établissements scolaires. La seconde renforce encore la dépossession des conseillers d'orientation (aujourd'hui PEN) au profit des enseignants. « L'heure est venue d'inscrire définitivement le corps enseignant parmi les acteurs légitimes de l'accompagnement à l'orientation » proclame ce rapport (p. 76 et 86) tout en reconnaissant l'effort de formation sans précédent à réaliser pour des enseignants toujours peu aguerris à cette nouvelle mission. En témoigne d'ailleurs le rapprochement des formations traditionnelles des conseillers d'orientation avec le réseau des ESPE devenues entretemps INSPE. Troisième ligne de force légitimant la précédente, le rapport remet en selle l'éducation à l'orientation. En affirmant que « l'éducation à l'orientation cesse d'être la tâche exclusive des professionnels de l'orientation pour devenir la mission de l'ensemble de la communauté éducative » (p. 3). Ce rapport réintroduit l'idée d'une « pédagogie de l'orientation » transversale justifiant de mobiliser les enseignants. La quatrième et dernière ligne n'est pas une ligne de force. Elle a jusqu'ici été une ligne de faiblesse et a de grandes chances de le rester. Elle concerne en même temps la régulation et les finalités des acteurs professionnels de l'orientation. Si le rapport affirme bien la nécessité de « renforcer le rôle du bureau de l'orientation », il faut constater qu'aucune disposition précise n'en donne les moyens. Il est seulement préconisé de le rapprocher de la mission éducation-économie signant par là la vivacité du nouveau paradigme « professionnalisant » de l'orientation. Par ailleurs, la fonction de conseil instaurée depuis un demi-siècle par la distinction managériale entre directions d'objectifs et de moyens n'apparaît pas remise en question. Elle laisse persister la double-hiérarchie directe et fonctionnelle en dépit d'un repositionnement des CSAIO (devenant DRAO) et des IEN-IO toujours en charge d'une activité de conseil des autorités académiques. La dépendance au sentier emprunté dans les années 1970 demeure ainsi structurante et le système d'orientation scolaire semble devoir inexorablement s'affaiblir.

1. « Par ailleurs, le coût du personnel des 578 CIO est, comme on l'a vu, d'environ 270 millions d'euros. Il n'est pas excessif, surtout si on le compare au montant des crédits correspondant à « l'indemnité de suivi et d'orientation » (ISO), créée en janvier 1993 en faveur des enseignants du second degré, qui s'élève à environ à 650 millions d'euros » (Reiss, 2007, p. 18).

## Références bibliographiques


BERTHET, T., SIMON, V., et BRIZIO, A. (2018). Dans la diversité des contextes locaux : une analyse de l'offre territoriale de remédiation au décrochage scolaire. *Formation Emploi. Revue française de sciences sociales, 4*, 55-72.

BERTHET, T. (2004). Les politiques régionales d'orientation scolaire en France. Un essai de synthèse. *Dynamiques régionales, 1*, 51-57.

BERTHET, T., et SIMON, V. (2013). La réforme de l'orientation scolaire : De la crise des banlieues à la loi de 2009 : quelles dynamiques de changement ? *Agora Débats/Jeunesse, 64* (2), 31-44.

BERTHET, T. (2012). L'orientation scolaire en France : quelle place pour la délibération ? In P. Quantin et A. Smith (éd.), *Délibération et gouvernance : l'émergence d'une logique d'action* (p. 239-267). Paris : L'Harmattan.

BERTHET, T. (éd.) (2004). *Des emplois près de chez vous. La territorialisation des politiques d'emploi en questions.* Pessac : Presses universitaires de Bordeaux.

BLANCHARD, S., et SONTAG, J.-C. (2004). Histoire de l'orientation scolaire et professionnelle en France, *Formation et Territoires, 4*, 27-51. *https://www.orientation-montpellier.fr/ressources/Histoire_de_lorientation_scolaire_et_professionnelle_en_France.pdf.*

CALICCHIO, V., et MABILON-BONFILS, B. (2004). *Le conseil de classe est-il un lieu politique ? Pour une analyse des rapports de pouvoir dans l'institution scolaire.* Paris : L'Harmattan.

CAROFF, A. (1987). *L'organisation de l'orientation des jeunes en France.* Issy-les-Moulineaux : Éditions EAP.

DANVERS, F. (2009). *S'orienter dans la vie : une valeur suprême ? Essai d'anthropologie de la formation*, Villeneuve-d'Ascq : Presses universitaires du Septentrion.

GHEZZI, S., et MINGIONE, E. (2007). Embeddedness, path dependancy and social institutions. An economic sociology approach. *Current Sociology, 55*, 11-23.

HALL, P., et TAYLOR, R. (1997). La science politique et les trois néo-institutionalismes. *Revue Française de Science Politique, 47* (3/4), 469-496.

HCEE (2004). *L'évaluation de l'orientation à la fin du collège et au lycée. Rêves et réalité de l'orientation*, Rapport rédigé par Henoque M., Legrand A., au Haut Conseil de l'évaluation de l'École, mars, n° 12.

HETZEL, P. (2006). *De l'université à l'emploi : rapport final de la Commission du débat national Université-Emploi.* Paris : La Documentation française.

IGAENR (2005). *Le fonctionnement des services d'information et d'orientation*, Rapport n° 2005-101.

IGAENR (1998). *Regards sur le collège - Bilan de l'observation de 45 collèges menée dans le cadre du suivi permanent en 1997-1998*, juin. *https://www.education.gouv.fr/cid1916/regards-sur-le-college-bilan-de-l-observation-de-45-colleges-en-1997-1998.html.*

IGEN-IGAENR (2013). *Le service public de l'orientation : état des lieux et perspectives dans le cadre de la prochaine réforme de décentralisation*, Rapport n° 2013-008, janvier.

IGEN-IGAENR (2019). *Refonder l'orientation. Un enjeu État-Régions*, Rapport rédigé par P. Charvet, juin.

KINGDON, J.W. (1984). *Agendas, alternatives and public policies.* Boston, Massachusetts : Little, Brown et Cie.

PALIER, B. (2010). Path dependence (Dépendance au chemin emprunté). In L. Boussaguet, S. Jacquot et P. Ravinet P. (éd.), *Dictionnaire des politiques publiques* (p. 411-419). Paris : Presses de Sciences Po, 3e éd.

PROST, A. (1996). Des professions à l'école : jalons pour une histoire de l'orientation en France, *Vie sociale, 5*, 11/315-24/328.

REISS, F. (2007). *Avis présenté au nom de la Commission des affaires culturelles, familiales et sociales sur le projet de loi de finances pour 2008 (no 189).* Tome IV : *Enseignement scolaire.* Avis n° 277, Assemblée nationale, 11 octobre.

SÉNÉCAT, J. (2004). Historique de l'orientation professionnelle en France. *Rencontres de la DESCO, http://eduscol.education.fr/D0122/orientation_accueil.htm.*

STEINMO, S. (2001). The new institutionalism. In B.Clark et J. Forewaker, (éd.) *The encyclopedia of democratic thought.* (p. 570-574). Londres : Routledge. *http://lib.ysu.am/open_books/312295.pdf*

THELEN, K. (1999). Historical institutionalism in comparative politics. *Annual Review of Political Science, 2*, 369-404.

# Chapitre 9

## L'orientation à l'heure des algorithmes. Sélection automatisée, vécu de l'orientation et sentiment de justice parmi les étudiants[1]

1. Par Élise Tenret.

# Sommaire

L'orientation dans l'enseignement supérieur occupe le devant de la scène depuis la loi du 8 mars 2018 relative à l'« orientation et réussite des étudiants » (dite « loi ORE ») qui prévoit, avant l'inscription dans l'enseignement supérieur, « une procédure nationale de préinscription [permettant] aux candidats de bénéficier d'un dispositif d'information et d'orientation qui, dans le prolongement de celui proposé au cours de la scolarité du second degré, est mis en place par les établissements d'enseignement supérieur[1] ». Cette loi réaffirme ainsi l'importance de l'orientation et de l'information dans le supérieur, tout en prévoyant un dispositif de « traitements automatisés » pour l'inscription des étudiants.

Jusqu'à présent étudiée principalement dans le secondaire (Chauvel, 2014; Dubet, 1991), l'orientation occupe une place croissante dans le supérieur, politiquement et socialement, pour différentes raisons : l'augmentation très importante des effectifs de ce degré d'enseignement, l'importante diversification de ses publics (Duru-Bellat et Kieffer, 2008 ; Blöss et Erlich, 2000 ; Poullaouec, 2010) et la multiplication afférente des formations et des modalités d'accès (van Zanten et Olivier, 2015), ou encore l'injonction à la professionnalisation (Chambard, 2017 ; Le Cozanet, 2019). Ces évolutions questionnent plus largement la manière dont se construisent les choix des lycéens et dont l'orientation est vécue dans le supérieur. Les transformations récentes des modalités d'attribution des places dans l'enseignement supérieur (Frouillou, 2016 ; Allouch, 2017) – capacités d'accueil limitées, recours à des procédures automatisées ou algorithmes… – interpellent également sur les effets de ces transformations sur l'expérience et les choix des étudiants.

Si plusieurs travaux interrogent l'effet des algorithmes sur les stratégies de choix des étudiants (Bugeja et Couto, 2018 ; Bodin et Orange, 2019 ; Probœuf, 2017 ; Frouillou, 2016) ou sur les pratiques de sélection (Chauvel, Deles et Tenret, 2020 ; Chauvel et Hugrée, 2019), peu de travaux s'interrogent sur la perception, par les étudiants, des procédures mêmes de sélection. Or l'un des registres de justification de la mise en place de Parcoursup est d'œuvrer à une démocratisation de l'orientation étudiante et une réduction des inégalités sociales. « Parcoursup, c'est la fin du fatalisme face aux inégalités d'accès à l'enseignement supérieur. C'est le moyen très concret de répondre à l'exigence de démocratisation. » Cette citation de la ministre de l'Enseignement supérieur et de la Recherche[2], résume les ambitions de la loi ORE qui vise à réduire les inégalités d'accès à l'enseignement supérieur, à travers une plus grande transparence affichée de l'information et un traitement « juste » car à la fois individualisé et automatisé : comment les étudiants passés par une plateforme comme Parcoursup ont-ils vécu cette orientation automatisée ? Les jugements émis sur la procédure transforment-ils la perception des inégalités dans l'enseignement supérieur, voire la perception étudiante de la justice sociale ?

1. Article 1, loi n° 2018-166 du 8 mars 2018 relative à l'orientation et à la réussite des étudiants.

2. F. Vidal, 23 janvier 2019, citation reprise du site : *http://m.enseignementsup-recherche.gouv.fr/pid38616/www.enseignementsup-recherche.gouv.fr/pid38616/loi-relative-a-l-orientation-et-a-la-reussite-des-etudiants-loi-ore.html.*

Pour ce chapitre, nous nous appuierons sur les résultats de l'enquête « Transition entre le secondaire et le supérieur de l'OVE », réalisée en mai 2019 auprès d'un échantillon représentatif de 4 482 étudiants inscrits en première année d'université en 2018 – première promotion d'étudiants passés par Parcoursup (voir encadré) : comment l'orientation est-elle vécue par les étudiants ? Quelle perception ont-ils des critères pris en compte dans leur orientation ? Comment ces représentations varient-elles en fonction de leurs caractéristiques sociales ? Dans la première partie du chapitre, nous revenons sur les promesses de la plateforme pour l'orientation des étudiants, avant d'interroger, dans une deuxième partie, la manière dont les étudiants, selon l'issue de la procédure et leurs caractéristiques, ont vécu leur orientation ; nous insisterons également sur les angles morts et les insatisfactions qui demeurent quant à la procédure et au résultat de celle-ci.

**L'enquête « Transition entre le secondaire et le supérieur 2019 »**

L'enquête nationale sur la transition entre le secondaire et le supérieur (TSS 2019 - OVE) a été réalisée par l'Observatoire national de la vie étudiante entre avril et mai 2019. Un échantillon aléatoire de 29 173 étudiantes et étudiants inscrits pour la première fois en en 2018-2019 à l'université et en classe préparatoire aux grandes écoles a été sollicité pour répondre à l'enquête. Cette dernière porte sur les choix d'orientation lors de l'accès à l'enseignement supérieur et sur l'évolution des conditions de vie et d'étude entre le secondaire et le supérieur. L'enquête a permis d'aboutir à un échantillon de 4 482 questionnaires exploitables, redressés en fonction de l'âge, le baccalauréat, la filière, la nationalité, la région d'études et le sexe. Elle a donné lieu à la publication d'un *OVE Infos* présentant les premiers résultats (Belghith *et al.*, 2019).

## 1. Les promesses de Parcoursup : l'individualisation et la transparence au service d'une orientation plus juste ?

Dans sa présentation institutionnelle, la loi ORE vise à réduire les inégalités d'accès à l'enseignement supérieur à travers un certain nombre de promesses. Plusieurs logiques sont en effet mises en avant à travers cette loi et le plan étudiant de 2017, présentés comme deux piliers œuvrant à la démocratisation de l'accès à l'enseignement supérieur[1] : d'une part, la logique d'individualisation de l'orientation ; d'autre part, la transparence de la plateforme. Sur ces deux aspects, nous détaillerons les modalités spécifiques mises en place par la plateforme et nous interrogerons le caractère novateur de ce dispositif pour l'orientation des étudiants par rapport aux situations antérieures

1. Le plan étudiant est issu d'une concertation et a été présenté le 30 octobre 2017 par le gouvernement.

## 1.1 Une logique d'individualisation

La plateforme Parcoursup vise à réduire l'autocensure en permettant aux étudiants de formuler un grand nombre de vœux de formations qui, à la différence d'APB, ne nécessitent pas d'être hiérarchisés au moment où ils sont formulés. Ainsi, pour la rentrée 2018, les étudiants passés par Parcoursup (soit environ 650 000 lycéens scolarisés en France) ont émis en moyenne 7,4 vœux[1] (hors vœux en apprentissage – Boulet et Bluntz, 2018). Pour autant, en dépit du traitement à grande échelle des vœux que suppose la plateforme, l'une des dimensions les plus mises en avant concernant la procédure est paradoxalement la promesse d'une individualisation du traitement réservé aux étudiants. En effet, dans sa présentation institutionnelle, la loi ORE promet d'« accompagner chacun vers la réussite[2] » en permettant notamment un « accès facilité à l'enseignement supérieur » grâce à un « accompagnement renforcé des bacheliers ». Cet accompagnement en amont et en aval de la saisie des vœux sur la plateforme Parcoursup garantirait un « accès plus juste et plus transparent dans le supérieur ».

L'individualisation de la procédure se traduit par la mise en place de plusieurs dispositifs. Celle-ci passe notamment par l'accompagnement, en amont de la saisie des vœux, des enseignants du secondaire autour du projet des étudiants, formulé dans le « projet de formation motivé » et validé institutionnellement à travers la « fiche Avenir[3] ». Dans le premier, les lycéens doivent indiquer, « au regard des caractéristiques de la formation demandée, les raisons qui motivent leur candidature et leurs atouts pour y réussir » ; dans le second, présenté comme « un outil de dialogue entre les acteurs de l'enseignement scolaire et de l'enseignement supérieur », les enseignants comme le chef d'établissement émettent un avis sur le projet motivé du candidat. Cette logique d'individualisation prolonge des évolutions déjà soulignées concernant l'orientation dans l'enseignement secondaire, les lycéens étant de plus en plus invités à devenir acteurs de leur propre orientation (voir par exemple Oller, 2015 ou Chauvel, 2015) ; elle accentue également la logique de projet, autour de laquelle l'orientation s'organise institutionnellement (Charles et Deles, 2018).

La mise en avant, d'un point de vue institutionnel, de l'individualisation apparaît en outre comme un moyen de conjurer le spectre du tirage au sort, pratiqué dans certaines licences à capacités d'accueil limitées dans le système APB et fortement sujet à caution. En effet, les objectifs du plan étudiant sont résumés en trois points, dont deux mettent en regard tirage au sort et personnalisation : « mettre fin à l'injustice du tirage au sort lors de l'admission post-bac » et « encourager la personnalisation des cursus pour endiguer le taux de 60 % d'échec en licence ».

1. Vœu ou sous vœu, sachant que « Dans sa liste, un candidat peut faire 10 vœux maximum et jusqu'à 20 sous-vœux (limités à 10 par spécialité), sans hiérarchisation de ses préférences » (Boulet et Bluntz, 2018, p. 2).

2. Voir *http://www.enseignementsup-recherche.gouv.fr/pid38616/loi-relative-a-l-orientation-et-a-la-reussite-des-etudiants-loi-ore.html.*

3. Voir par exemple « Accompagner les lycéens vers l'enseignement supérieur », *Vade-mecum à destination des chefs d'établissement, des professeurs principaux et des psychologues de l'éducation nationale Année 2018-2019.*

## 1.2 L'automatisation et la transparence

La justification institutionnelle de Parcoursup fait également une place importante à la transparence des procédures automatisée, présentée comme une condition de leur équité comme de leur légitimité. Avec la mise en place de Parcoursup, le traitement des vœux d'orientation est en effet automatisé à deux niveaux : centralement, dans un premier temps, dans la mesure où les lycéens entrent leurs choix sur la plateforme nationale ; de manière délocalisée, ensuite, dans la mesure où les établissements d'enseignement supérieur examinent les différents dossiers qui leur parviennent. Ils peuvent alors recourir, pour le tri qu'ils effectuent entre ces candidatures, à un outil d'« aide à la décision ». Ce dernier s'apparente à un algorithme local, pour lequel sont précisés *a minima* les « attendus » et les « critères généraux[1] ». Les controverses autour d'APB ne sont sans doute pas sans lien avec la publicité faite sur la « démarche de transparence », évoquée notamment sur le site de la plateforme. En effet, suite à diverses mobilisations lycéennes (notamment l'association « Droits de lycéens ») en lien avec des suspicions d'un recours au tirage au sort pour les licences à capacité d'accueil limité, le code source[2] d'APB avait été publié en octobre 2016, suscitant de nouveaux débats autour des difficultés d'interprétation d'un code informatique et du caractère incomplet de sa diffusion.

L'exigence de transparence est également liée à la logique de projet qui accompagne le dispositif, puisque la plateforme met en avant l'importance de disposer de nombreuses informations pour les lycéens. *De facto*, de nombreuses informations sont présentes sur le site parcoursup.fr et les lycéens encouragés à les consulter[3]. Parmi ces informations, figurent, outre les contenus et organisation des enseignements, les « connaissances et compétences attendues », les « critères généraux d'examen des vœux », les « dates des journées portes ouvertes ou des journées d'immersion », le nombre de places proposées l'année précédente, le nombre de candidats et le nombre d'admis l'année précédente, le taux de passage en deuxième année et le taux de réussite selon le bac, les débouchés et taux d'insertion professionnelle et enfin le secteur géographique (pour les licences et la PACES). Cette profusion d'informations, sur le modèle de l'*open data* ne veut pas pour autant dire que tous les étudiants les utilisent (seuls 31 % d'entre eux déclarent avoir utilisé internet pour s'informer sur leur premier choix – Belghith *et al.*, 2019) ni que les informations mises à disposition soient facilement compréhensibles ou utilisables : par exemple, l'affichage du nombre de places et du pourcentage d'admis pourrait brouiller l'information sur la sélectivité réelle des formations, particulièrement dans un contexte où les choix ne sont plus hiérarchisés. Par ailleurs, la technicité des algorithmes peut diminuer la transparence des procédures car

1. *Cf.* rapport du comité éthique et scientifique de Parcoursup (2018).
2. C'est-à-dire les lignes de langage informatique permettant de faire fonctionner l'algorithme.
3. Les informations diffusées sont présentées aux lycéens comme « essentielles pour faire vos choix ».

l'interprétation de lignes de code nécessite des compétences particulières[1]. En outre, toutes les informations ne sont pas mises à disposition au nom du « secret des délibérations des commissions ». Cela met ainsi en évidence une frontière délicate entre la souveraineté des commissions et la transparence perçue comme nécessaire des décisions individuelles automatisées, dans le cadre du règlement général sur la protection des données (RGPD) (cf. rapport du Sénat, Jossains, 2018).

Cette première partie a contribué à montrer comment le recours à une plateforme d'orientation non centralisée telle que Parcoursup vise à transformer le processus d'orientation, tout en s'inscrivant aussi, par d'autres aspects, dans la continuité avec ce qui précédait. Dans la partie suivante, nous nous interrogerons sur la manière dont les étudiants passés pour la première fois par Parcoursup ont vécu ces modalités d'orientation.

## 2. Ce que fait l'algorithme aux étudiants : vécu et jugements sur l'orientation

### 2.1 Une individualisation sur mesure ? L'accompagnement institutionnel perçu par les étudiants

Dans l'enquête nationale sur la transition entre le secondaire et le supérieur, les étudiants témoignent d'un accompagnement important des enseignants dans la formulation de leurs projets d'orientation. En effet, 33 % des étudiants citent les enseignants comme l'une de leurs trois principales sources d'information pour leur orientation (10 % comme leur première source d'information) – derrière Internet, cité par 66 % des étudiants, et les journées portes ouvertes, citées par 40 % des étudiants ; plus de 80 % d'entre eux déclarent par ailleurs avoir eu des échanges avec leurs professeurs sur Parcoursup, et pour plus de 50 % d'entre eux, ces échanges ont pris la forme d'entretiens personnalisés (plusieurs entretiens pour 19 % des étudiants contre un seul entretien pour 34 % d'entre eux). Cet accompagnement s'est fait en amont plus que pendant la saisie des vœux, qui s'est faite fréquemment seul·e (pour 47 % des étudiants) ou en présence d'un membre de la famille (pour 43 % des étudiants), plus rarement en la présence d'un enseignant (8 % des cas – plus fréquemment pour les élèves issus de catégories moyennes ou ayant passé un baccalauréat technologique ou professionnel). Cette aide a porté surtout sur l'explication de la procédure, la présentation des différents choix d'orientation (77 % des étudiants), la clarification des choix d'orientation (67 % des étudiants) ou encore l'aide à la rédaction du projet de formation motivé (44 % des étudiants) (Belghith *et al.*, 2019).

1. La diffusion du code d'APB suite à la demande d'associations lycéennes a permis de mettre en évidence les difficultés de son interprétation et a nécessité l'intervention d'informaticiens.

**Tableau 9.1 – Nombre et nature des échanges avec le(s) professeur(s) sur Parcoursup (en %).**

| Pour Parcoursup, avez-vous eu avec votre ou vos professeurs principaux... | | |
|---|---|---|
| | Un entretien personnalisé | Des échanges |
| Oui, un seul | 34 % | 23 % |
| Oui, plusieurs | 18 % | 59 % |
| Non, aucun | 48 % | 18 % |

*Source : enquête « Transition entre le secondaire et le supérieur », OVE 2019.*
*Champ : étudiants en première année d'étude supérieure (N = 4482).*

Le vécu de cet accompagnement se perçoit aussi dans l'évaluation de la procédure par les étudiants : 51 % d'entre eux se sont ainsi déclarés « satisfaits » ou « très satisfaits » de l'aide de leurs enseignants. Cette satisfaction est toutefois d'autant plus forte que les étudiants présentent un profil favorisé : les titulaires d'un baccalauréat général, les étudiants ayant eu une mention « très bien » et les étudiants d'origine sociale favorisée sont ainsi plus nombreux à se déclarer satisfaits de l'accompagnement des enseignants. C'est également le cas des étudiants ayant obtenu un résultat favorable à leurs vœux d'orientation, qui se déclarent à 67 % satisfaits ou très satisfaits de l'aide de leurs enseignants, contre 22 % des étudiants pas du tout satisfaits du résultat de la procédure.

## 2.2 Une procédure transparente ? L'incertitude sur les critères

Dans l'ensemble, les étudiants se montrent satisfaits de l'information dont ils ont pu disposer en amont de leur orientation, puisque plus de 65 % d'entre eux, quelle que soit la nature de l'orientation, se déclarent satisfaits ou très satisfaits de l'information qu'ils ont eue. Ils se déclarent particulièrement satisfaits de l'information dont ils ont pu disposer sur le nombre de places disponibles dans les formations (41 % de très satisfaits et 30 % de satisfaits), tandis que l'information sur les débouchés professionnels ou encore sur le contenu des formations a suscité une satisfaction moindre, même si 67 % et 68 % des étudiants s'en déclarent satisfaits.

**Tableau 9.2 – Satisfaction sur les informations reçues par les étudiants concernant leur orientation dans le supérieur (en %).**

| Êtes-vous satisfait de l'information que vous avez eue... | | | | | |
|---|---|---|---|---|---|
| | 1 : Tout à fait | 2 | 3 | 4 : Pas du tout | Total |
| ...sur les différents parcours d'études possibles ? | 34 % | 39 % | 20 % | 7 % | 100 % |
| ...sur les débouchés professionnels des différentes filières ? | 28 % | 39 % | 25 % | 8 % | 100 % |
| ...sur les contenus des formations ? | 28 % | 40 % | 23 % | 10 % | 100 % |
| ...sur le nombre de places disponibles dans les formations ? | 41 % | 30 % | 17 % | 13 % | 100 % |

*Source : enquête « Transition entre le secondaire et le supérieur », OVE 2019.*
*Champ : étudiants en première année d'étude supérieure (N = 4 482).*

Néanmoins, les étudiants sont plus partagés lorsqu'on les interroge sur les deux critères les plus importants qui, d'après eux, permettent d'obtenir une proposition satisfaisante, ce qui révèle une certaine opacité du fonctionnement de Parcoursup. Ainsi, à la question sur les critères permettant selon eux d'obtenir une proposition satisfaisante, 70 % des étudiants ont répondu les résultats scolaires et 45 % d'entre eux ont indiqué les appréciations des enseignants. Les évaluations scolaires, qu'elles prennent la forme de notes ou d'évaluations sont donc, pour les étudiants, le critère essentiel de sélection dans Parcoursup ; ces derniers montrent donc une intériorisation forte de la méritocratie scolaire (Tenret, 2011). Le caractère méritocratique de la procédure est particulièrement souligné par les étudiants de classes préparatoires aux grandes écoles et les bons étudiants, comme le montrent les résultats du tableau 8.3. Toutes choses égales par ailleurs, le fait d'être inscrit en CPGE, d'être titulaire d'un baccalauréat général ou d'avoir eu une mention bien ou très bien au baccalauréat augmente la probabilité d'avoir répondu « les notes » à la question des critères les plus importants pour avoir une proposition satisfaisante.

**Tableau 9.3 – Modèles sur les critères cités comme importants et le sentiment de justice : résultats des régressions logistiques sur la probabilité d'avoir cité les notes ou le lycée d'origine comme critère important pour avoir une proposition satisfaisante.**

| | | Probabilité d'avoir cité comme critère important : | | | |
|---|---|---|---|---|---|
| | | Les notes | | Le lycée d'origine | |
| *Variable* | *Modalités* | *Odds ratios* | *Significativité* | *Odds ratios* | *Significativité* |
| Constante | | 3,6 | *** | 0,2 | *** |
| Sexe | Femme | ref | | | |
| | Homme | 0,9 | ns | 0,8 | ** |
| Nationalité | Français | ref | | | |
| | Etranger | 1,0 | ns | 0,8 | ns |
| Âge | 18 ans | ref | | | |
| | 19 ans et plus | 0,9 | ns | 1,1 | ns |
| | Moins de 18 ans | 1,0 | ns | 1,2 | ns |
| Bourse | Boursier | ref | | | |
| | Non boursier | 1,0 | ns | 1,1 | ns |
| Origine sociale | Classe moyenne | ref | | | |
| | Classe populaire | 1,2 | * | 0,8 | ns |
| | Classe supérieure | 1,1 | ns | 1,1 | ns |
| Baccalauréat | Général | ref | | | |
| | Professionnel ou autre | 0,6 | * | 0,1 | ** |
| | Technologique | 0,8 | * | 0,3 | *** |
| Mention | Assez bien | ref | | | |
| | Bien | 1,5 | *** | 1,1 | ns |
| | Passable | 0,7 | *** | 0,9 | ns |
| | Très bien | 2,0 | *** | 1,2 | ns |
| Filière | IUT | ref | | | |
| | LSHS | 0,8 | ns | 1,2 | ns |
| | Santé | 0,8 | ns | 1,0 | ns |
| | Sciences | 0,9 | ns | 1,0 | ns |
| | Droit et IAE | 1,0 | ns | 1,9 | *** |
| | CPGE | 1,7 | ** | 2,0 | *** |

34 % des étudiants citent également le projet professionnel comme critère important pour obtenir une proposition satisfaisante, sans doute en lien avec la formalisation de ce projet dans la procédure. Pour respectivement 20 % et 12 % des enquêtés, c'est le baccalauréat d'origine et

le lycée d'origine qui importent pour obtenir une proposition satisfaisante. L'accent mis sur ces enchaînements institutionnels révèle ainsi une approche sans doute plus critique de la procédure, car les enchaînements institutionnels ainsi soulignés pourraient être un frein à l'équité de la procédure. Les femmes, les bacheliers généraux et les élèves de CPGE (dont la sélection tient compte du lycée d'origine – Buisson Fenet et Draelants, 2010) sont les plus portés à citer le lycée d'origine comme un critère important, toutes choses égales par ailleurs.

## 2.3 Une procédure juste ?

Dans l'ensemble, les étudiants se montrent plutôt satisfaits de la procédure d'orientation (voir aussi Belghith *et al.*, 2019), notamment du résultat de leur propre orientation, puisque plus de 60 % des étudiants se disent satisfaits ou tout à fait satisfaits de ce résultat. L'information disponible et les délais de la procédure sont moins souvent source de satisfaction, tandis que l'aide des enseignants est soulignée comme indiqué *supra*. *In fine*, les étudiants se disent moins souvent satisfaits de la procédure en général, y compris lorsque l'issue en a été positive pour eux-mêmes : ainsi, près de 8 % des étudiants interrogés sont à la fois satisfaits ou très satisfaits du résultat de la procédure pour eux mais pas du tout satisfaits ou pas satisfaits de la procédure en général.

**Tableau 9.4 – Satisfaction des étudiants vis-à-vis de Parcoursup.**

| Dans quelle mesure êtes-vous satisfait(e) de la procédure d'orientation Parcoursup ? | | | | | | |
|---|---|---|---|---|---|---|
| | 1 : Pas du tout satisfait | 2 | 3 | 4 | 5 : Tout à fait satisfait | Total |
| D'une manière générale | 11 | 18 | 29 | 27 | 14 | 100 |
| Des délais de la procédure | 14 | 19 | 29 | 24 | 14 | 100 |
| De l'information disponible | 14 | 21 | 28 | 22 | 14 | 100 |
| De l'aide de vos enseignants | 11 | 15 | 24 | 27 | 24 | 100 |
| Du résultat (votre inscription) | 11 | 10 | 16 | 24 | 39 | 100 |

*Source : enquête « Transition entre le secondaire et le supérieur », OVE 2019.*
*Champ : étudiants en première année d'étude supérieure (N = 4482).*

Ce jugement apparaît notamment tributaire de la justice perçue de la procédure. En effet, le tableau 9.5 montre une corrélation importante entre l'équité perçue de la procédure (mesurée par la question « quel est votre jugement sur cette procédure : est-elle juste ? ») et la satisfaction vis-à-vis de la procédure. La satisfaction est en revanche moins liée à la question du stress généré par la procédure (R = – 0,40) ou de sa simplicité perçue (R = 0,48).

**Tableau 9.5 – Matrice de corrélation entre les items de satisfaction et l'évaluation subjective de la procédure.**

| | | SG | SD | SI | SE | SR | PS | PJ | PSi |
|---|---|---|---|---|---|---|---|---|---|
| SG | Satisfaction d'une manière générale | **1,00** | | | | | | | |
| SD | Satisfaction des délais de la procédure | 0,74 | **1,00** | | | | | | |
| SI | Satisfaction de l'information disponible | 0,63 | 0,60 | **1,00** | | | | | |
| SE | Satisfaction de l'aide de vos enseignants | 0,39 | 0,36 | 0,41 | **1,00** | | | | |
| SR | Satisfaction du résultat (votre inscription) | 0,62 | 0,51 | 0,42 | 0,41 | **1,00** | | | |
| PS | Procédure stressante | – 0,40 | – 0,37 | – 0,31 | – 0,19 | – 0,23 | **1,00** | | |
| PJ | Procédure juste | 0,54 | 0,47 | 0,40 | 0,21 | 0,37 | – 0,40 | **1,00** | |
| PSi | Procédure simple | 0,48 | 0,44 | 0,44 | 0,23 | 0,30 | – 0,38 | 0,52 | **1,00** |

*Note : Tous les tests sont significatifs au seuil de 1 °/₀₀.*
*Source : enquête « Transition entre le secondaire et le supérieur », OVE 2019.*
*Champ : étudiants en première année d'étude supérieure (N = 4 482).*

À la question de la justice perçue de la procédure, seuls 7 % des étudiants ont répondu que la procédure leur apparaissait tout à fait juste et 20 % d'entre eux ont répondu qu'elle leur apparaissait plutôt juste. 27 % des étudiants ont répondu à l'inverse que la procédure leur apparaissait injuste ou tout à fait injuste, tandis que 36 % ont opté pour la modalité médiane et 10 % ont indiqué ne pas avoir d'avis ou ne pas savoir, ce qui montre la complexité de cette question (et de son interprétation). Toutes choses égales par ailleurs, ce sont les étudiants les plus favorisés socialement (dont les parents sont cadres ou enseignants) et scolairement (ayant eu la mention bien ou très bien au baccalauréat) qui ont souligné le caractère juste de la procédure.

**Tableau 9.6 – Les jugements sur la procédure.**

| Quel est votre jugement sur la procédure ? Est-elle... | | | |
|---|---|---|---|
| | ... stressante ? | ... juste ? | ... simple ? |
| 1 – Pas du tout | 4,9 | 9,7 | 7,1 |
| 2 | 15,4 | 17,4 | 15,1 |
| 3 | 27,4 | 35,6 | 35,3 |
| 4 | 22,7 | 19,7 | 26,2 |
| 5 – Tout à fait | 22,6 | 7,3 | 8,8 |
| 6 – Je ne sais pas/je n'ai pas d'avis | 7,0 | 10,3 | 7,6 |

*Source : enquête « Transition entre le secondaire et le supérieur », OVE 2019.*
*Champ : étudiants en première année d'étude supérieure (N = 4482).*

Ce jugement est notamment tributaire des critères perçus comme importants pour obtenir une proposition satisfaisante. Les étudiants ayant cité les résultats scolaires ou les appréciations des enseignants comme des critères importants ont davantage été portés à souligner le caractère juste ou tout à fait juste de la procédure, tandis que les étudiants ayant souligné l'importance du lycée d'origine se montrent plus critiques sur la justice perçue de la procédure.

**Tableau 9.7 – Les critères perçus comme importants pour obtenir une proposition d'orientation satisfaisante en fonction de la justice perçue de la procédure.**

| Quel est votre jugement sur la procédure ? | % parmi les étudiants ayant cité comme critère important pour avoir une proposition satisfaisante... | | | | | |
|---|---|---|---|---|---|---|
| | Les résultats scolaires | Le projet professionnel | Les appréciations des enseignants | Le lycée d'origine | Le baccalauréat d'origine | Ensemble |
| 1 – pas du tout juste | 7,3 | 9,8 | 7,1 | 18,6 | 10,5 | 9,7 |
| 2 | 16,6 | 16,9 | 14,2 | 26,1 | 20,7 | 17,4 |
| 3 | 36,2 | 36,7 | 37,6 | 33,9 | 34,4 | 35,6 |
| 4 | 21,4 | 19,6 | 21,5 | 12,6 | 19,0 | 19,7 |
| 5 – Tout à fait juste | 8,8 | 7,0 | 7,7 | 4,3 | 5,4 | 7,3 |

| | | | | | | |
|---|---|---|---|---|---|---|
| 6 – Je ne sais pas/ je n'ai pas d'avis | 9,7 | 9,9 | 11,8 | 4,5 | 10,0 | 10,3 |
| Total | 100,0 | 100,0 | 100,0 | 100,0 | 100,0 | 100,0 |
| *% du total* | *70,1* | *33,8* | *45,3* | *12,4* | *20,3* | *100,0* |

*Source: enquête « Transition entre le secondaire et le supérieur », OVE 2019.*
*Champ: étudiants en première année d'étude supérieure (N = 4482).*

En dépit du caractère automatisé, du moins à certaines étapes de la procédure, plusieurs étudiants indiquent avoir eu le sentiment d'avoir été traités différemment de leurs camarades dans la procédure Parcoursup. Ainsi, 11 % des étudiants interrogés considèrent dans l'ensemble avoir été moins bien traités que leurs camarades, tandis que 16 % des étudiants interrogés considèrent avoir été mieux traités. Parmi les premiers, outre les bacheliers professionnels (19 %), les étudiants n'ayant obtenu aucun de leurs vœux d'orientation (49 %) et les étudiants n'ayant eu qu'une mention passable ou aucune mention au bac (16 %) sont surreprésentés.

L'enquête invitait les étudiants exprimant le sentiment d'avoir été traités différemment à expliciter les raisons de cette différence de traitement, afin de mesurer les discriminations perçues (voir par exemple Ferry et Tenret, 2017). Parmi les étudiants estimant avoir été moins bien traités que les autres, c'est toujours le passé scolaire qui arrive en tête des raisons données par les étudiants (pour 44 % des étudiants), ainsi que l'établissement scolaire précédent (pour 33 % des étudiants) et la filière de baccalauréat (27 %). Viennent ensuite le statut de boursier (10 %), l'origine ou la nationalité (9 %), l'âge (4 %) et le sexe (2 %). Par contraste, 16 % des étudiants considèrent avoir été mieux traités que les autres dans la procédure Parcoursup en raison principalement de leurs notes (65 %), puis leur filière de baccalauréat (22 %), leur établissement scolaire précédent (19 %), leur statut de boursier (6 %), leur origine ou nationalité (5 %), leur sexe (2 %), leur âge (2 %).

**Tableau 9.8 – Les différences de traitement ressenties (en %).**

| Dans la procédure Parcoursup, par rapport aux autres étudiants, pensez-vous avoir été... | |
|---|---|
| Mieux traité(e) | 15,7 |
| Pareillement traité(e) | 43,8 |
| Moins bien traité(e) | 11,3 |
| Je ne souhaite pas répondre | 8,6 |
| Je ne sais pas | 20,6 |

*Source: enquête « Transition entre le secondaire et le supérieur », OVE 2019.*
*Champ: étudiants en première année d'étude supérieure (N = 4482).*

## 2.4 Quatre profils types d'étudiants

Afin d'étudier la manière dont s'agencent jugements sur la procédure et critères perçus comme importants, une analyse des correspondances multiples a été réalisée, suivie d'une classification ascendante hiérarchique, issue de l'analyse. Celle-ci permet de dégager quatre profils contrastés d'étudiants (figure 9.1 ci-dessous). Les étudiants convaincus que la procédure garantit la méritocratie scolaire (type 1), les étudiants critiques sur la justice et l'accessibilité de la procédure, en lien avec leur propre expérience de la plateforme (type 4) ; les étudiants mettant en avant le projet, comme étant au cœur de la justice de la procédure (type 3) ; enfin, les étudiants portant une critique plus distante de la procédure, ayant eux-mêmes une expérience plutôt positive de Parcoursup (type 2).

Un premier groupe d'étudiants, situés dans la partie gauche du plan délimité par les deux premiers axes (figure 8.1 ci-dessous), se distingue par sa confiance dans le caractère juste de la procédure (pour 85 % d'entre eux). Les étudiants de ce groupe soulignent également la simplicité (pour 90 %) et le caractère peu voire non stressant de Parcoursup (73 %). Ils considèrent davantage que les appréciations des enseignants sont des critères importants pour obtenir une proposition satisfaisante (54 %) ainsi que les notes (89 %). Les étudiants des catégories favorisées, les étudiants de CPGE ou inscrits en droit à l'Université, et les étudiants ayant eu une mention bien ou très bien au baccalauréat sont surreprésentés dans ce groupe. Sont également surreprésentés les étudiants estimant avoir été traités comme les autres (63 %) et satisfaits ou très satisfaits du résultat de leur propre orientation (87 % d'entre eux).

Ce premier type s'oppose presque en tout point au groupe 4, situé à droite du graphique. Dans ce groupe, les étudiants se caractérisent par une dénonciation plus importante du caractère injuste de la procédure (pour 90 % des étudiants), stressant (92 %) et complexe (69 %). Pour les étudiants de ce groupe, le baccalauréat d'origine (cité par 32 % des étudiants) et le lycée d'origine (30 %) sont deux critères souvent cités comme importants pour obtenir une proposition satisfaisante. Dans ce groupe, sont surreprésentés les étudiants n'ayant eu aucune mention au baccalauréat, les étudiants de la filière « lettres et sciences humaines », et très légèrement les étudiants boursiers et les étudiants issus de familles populaires, de même que les titulaires d'un baccalauréat technologique. Les étudiants de ce groupe estiment de manière nettement plus fréquente que les autres avoir été moins bien traités dans leur orientation et sont beaucoup moins satisfaits du résultat de leur orientation.

Dans le groupe 2, le plus nombreux, se retrouvent les étudiants moyennement convaincus du caractère juste de la procédure (26 % d'entre eux), qui soulignent également son caractère stressant (43 %) mais plutôt simple (37 %). Ce sont des étudiants ayant obtenu plus fréquemment une mention au baccalauréat, et qui considèrent, dans une moindre mesure que les étudiants du groupe précédent, que le baccalauréat d'origine (20 %) et le lycée d'origine (15 %) peuvent être des critères importants pour obtenir une proposition satisfaisante, même s'ils sont très nombreux à répondre également que les résultats sont importants (93 %). Les étudiants de CPGE sont légèrement surreprésentés dans ce groupe, de même que les bacheliers généraux. Les étudiants de ce groupe, quoique relativement critiques sur la procédure, sont néanmoins satisfaits de leur propre orientation (69 % contre 45 % dans l'ensemble de la population. Les étudiants de ce groupe se rapprochent ainsi de « spectateurs équitables », capables d'émettre un jugement général indépendant de leur propre situation, sur le modèle des répondants étudiés par Forsé et Parodi (2002) et de leurs opinions sur le montant (perçu et souhaité) du RMI.

Le groupe 3, enfin, que nous avons qualifié de « justice par le projet », est un peu plus convaincu de la justice de la procédure (28 %) mais considère cette dernière plus stressante (pour 55 % d'entre eux). Très peu d'étudiants de ce groupe ont souligné l'importance des notes pour obtenir une proposition d'orientation satisfaisante (seuls 3 % ont évoqué ce critère), et ils ont mis bien davantage l'accent sur le projet personnel (93 % des étudiants) ou les appréciations des enseignants (70 %) ; dans ce groupe, les étudiants sont particulièrement peu nombreux à avoir évoqué le lycée d'origine (0,4 %) ou encore la filière du baccalauréat (11 %) comme critères importants pour avoir une proposition satisfaisante. Les étudiants de ce groupe sont plus fréquemment des bacheliers technologiques et professionnels ; les élèves de CPGE y sont particulièrement sous-représentés, tandis que les étudiants de Santé, de Sciences, de LSHS ou d'IUT y sont surreprésentés ; ce sont des étudiants en moyenne plus âgés que dans les autres groupes.

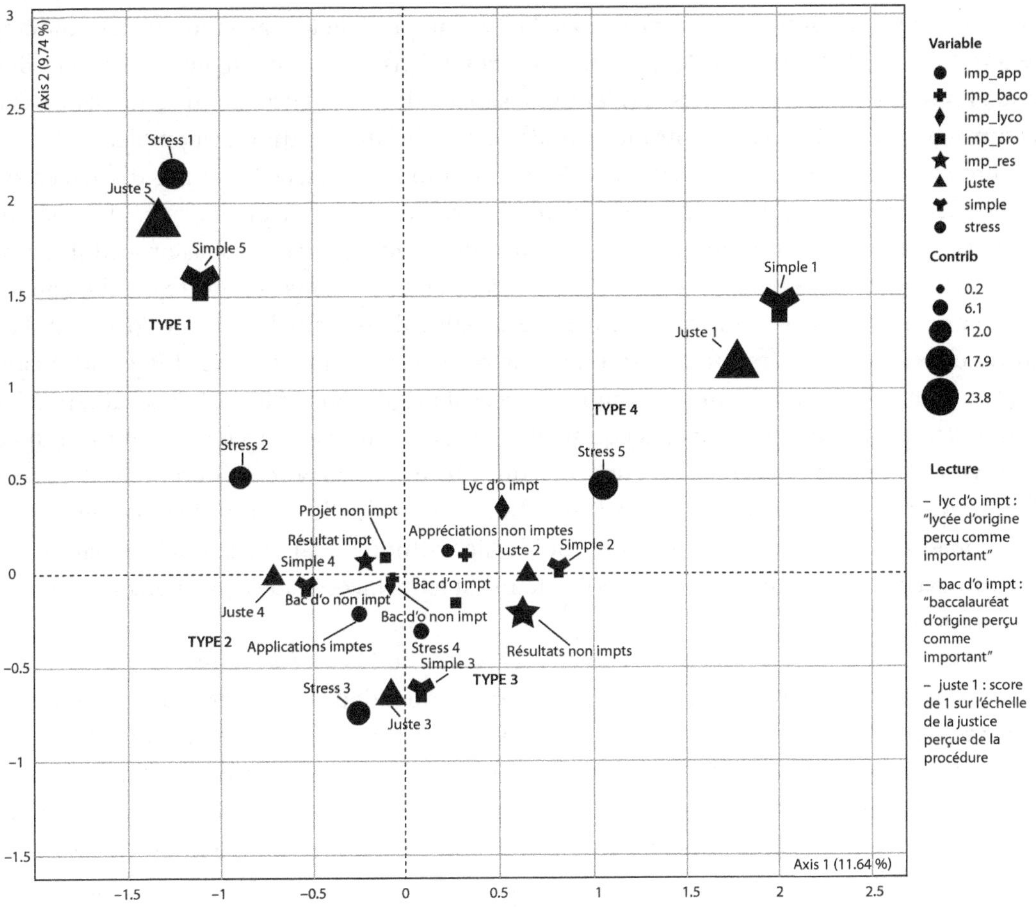


***Figure 9.1 – ACM présentant les variables actives et supplémentaires dans le plan (seules les modalités dont la contribution est supérieure à 2 sont représentées par leur étiquette).***



## 3. Conclusion

La justification de la mise en place de Parcoursup s'est construite autour de deux propositions en apparence contradictoires : l'équité visée de la procédure et l'individualisation du traitement réservé aux étudiants. La première s'appuie sur la promesse d'une transparence de procédures automatisées : l'équité serait alors garantie, comme pour la plupart des algorithmes (O'Neil, 2018), par le caractère impersonnel et uniforme du traitement réservé aux étudiants. La seconde, en promettant des solutions « sur mesure » adaptées au profil et aux aspirations des étudiants, vise à réduire l'autocensure et démocratiser l'accès à l'enseignement supérieur. Sur ces deux points, les réponses des étudiants révèlent une satisfaction tout aussi importante vis-à-vis de l'accompagnement des enseignants du secondaire que de l'information disponible.

Toutefois, l'incertitude quant aux critères d'allocation des places témoigne d'une certaine opacité, aux yeux des étudiants, des mécanismes d'orientation par la plateforme. Or la perception de l'importance relative de ces critères détermine la justice perçue de la procédure : ainsi, pour certains étudiants, la procédure est peu remise en cause dans la mesure où elle apparaît comme une forme rationalisée de méritocratie scolaire, dans laquelle les notes priment. Pour d'autres élèves, l'automatisation ne s'accompagne pas nécessairement d'une plus grande justice, dans la mesure où certains critères, comme le lycée d'origine ou la filière du baccalauréat leur apparaissent prédominants et moins équitables. Cela peut aller jusqu'à alimenter un soupçon de discrimination de la part de certains, qui ont pu se sentir traités différemment de leurs camarades en fonction de certaines caractéristiques individuelles (statut de boursier, origine ou nationalité, sexe...). Le recours à un double algorithme (local et national) explique sans doute, en partie, ces doutes de la part des étudiants et leurs incertitudes quant aux mécanismes d'orientation.

S'il est délicat d'attribuer systématiquement ces perceptions à la procédure elle-même (dans la mesure où nous n'avons pas les réponses à des questions identiques pour des étudiants passés par les procédures précédentes), ces résultats interpellent néanmoins. Ils montrent certains clivages qui traversent la population étudiante et se révèlent dans la justice perçue de Parcoursup. Si les étudiants les plus portés à défendre la légitimité de la procédure sont ceux qui occupent des positions plus valorisées scolairement et socialement, ceux qui la remettent en cause ne sont néanmoins pas toujours les plus vulnérables ou les plus insatisfaits de leur orientation. Une petite frange de la population enquêtée se montre en effet en mesure de produire une critique « équitable » du système d'orientation, indépendante de leur propre situation.

## Références bibliographiques


Allouch, A. (2017). *La société du concours. L'emprise des classements scolaires*. Paris : La République des idées.

Belghith, F., Carvalho, H., Ferry, O., et Tenret, E. (2019). L'orientation étudiante à l'heure de Parcoursup : des stratégies et des jugements socialement différenciés. *OVE Infos, 39*.

Blöss, T., et Erlich, V. (2000). Les nouveaux acteurs de la sélection universitaire. Les bacheliers technologiques en question. *Revue française de sociologie, 41* (4), 747-775.

Bodin, R., et Orange, S. (2019). La gestion des risques scolaires. « Avec Parcoursup, je ne serais peut-être pas là ». *Sociologie, 10* (2), 217-224.

Boulet, P., et Bluntz, C. (2018). Orientation dans l'enseignement supérieur : les vœux des lycéens dans Parcoursup pour la rentrée 2018. *Note flash du SIES, 4*.

Buisson-Fenet, H., et Draelants, H. (2010). *Du lycée à la classe préparatoire : le rôle du vivier d'établissements et du processus d'admission dans la fabrication de la clôture sociale*. Communication présentée au congrès de l'AREF, Genève.

Bugeja-Bloch, F., et Couto, M.-P. (2018). Le Parcoursup des filles. Classe et genre à l'université. *La Vie des idées*, 1er juin. http:*//www.laviedesidees.fr/Le-Parcoursup-des-filles.html.*

Chambard, O. (2017). *La Fabrique de l'homo entreprenans. Sociologie d'une politique éducative aux frontières du monde académique et du monde économique*. Thèse de doctorat, Université Paris-I, soutenue le 30 juin 2017.

Charles, N. (2015). *Enseignement supérieur et justice sociale*. Paris : La Documentation française.

Charles, N., et Delès, R. (2018). L'individualisation des parcours étudiants en Europe : ce que faire des études veut dire. *Administration* et *éducation*, *4* (160).

Chauvel, S., Delès, R. & Tenret, É. (dir.) (2020), Sélections dans l'enseignement supérieur et sens de la justice. *L'Année sociologique*, *70* (2).

Chauvel, S. (2015). Processus d'orientation en fin de collège : le principe d'autonomie face à deux modèles d'évaluation des élèves. In M.-H. Jacques, *Transitions en contexte scolaire*. Rennes : PUR, p. 179-187.

Chauvel S. (2014). Le chemin de l'école : professeurs, élèves et parents face aux parcours scolaires. *Politix*, *108* (4), 53-73

Chauvel, S., et Hugrée, C. (2019). Enseignement supérieur : l'art et les manières de sélectionner. *Sociologie*, *2* (10).

Dubet, F. (1991), *Les Lycéens*, Paris : Le Seuil.

Duru Bellat, M., Farges, G., et van Zanten, A. (2018). *Sociologie de l'école*. Paris : Armand Colin.

Duru-Bellat, M., et Kieffer, A. (2008). Du baccalauréat à l'enseignement supérieur : déplacement et recomposition des inégalités. *Population*, *63* (1), 123-157.

Ferry, O., et Tenret, E. (2017). À la tête de l'étudiant ? Les discriminations perçues dans l'enseignement supérieur. *OVE Infos*, *35*.

Forsé, M., et Parodi, M. (2002). L'horizon du spectateur équitable : un modèle pour comprendre l'opinion. *L'Année sociologique*, *52* (1), 15-81.

Frouillou, L., Pin, C. et Van Zanten, A. (2019). Le rôle des instruments dans la sélection des bacheliers dans l'enseignement supérieur. *Sociologie*, *2* (10).

Frouillou, L. (2016). Admission post-bac : un « libre choix » sous contrainte algorithmique. La production spatiale des inégalités par l'affectation informatique des étudiants du supérieur. *Justice spatiale*, *spatial justice*, n° « Liberté-égalité-computer. Gouvernementalité algorithmique et justice spatiale ».

Jossains, S. (2018). Rapport relatif à la protection des données personnelles. *Rapports du Sénat*, n° 350.

Le Cozanet, L. (2019). *La Professionnalisation des études. Quand l'Université (s')adapte à l'économie*. Thèse de doctorat de l'université Paris-Dauphine.

Oller, A.-C. (2015). Le coaching scolaire : Un espace intermédiaire contre l'école et la famille. In Rayou P. (éd.), *Aux frontières de l'école : Institutions, acteurs et objets* (p. 155-174). Saint-Denis, France : Presses universitaires de Vincennes.

O'Neil, C. (2018). *Algorithmes, la bombe à retardement*. Paris : Les Arènes.

Poullaouec, T. (2010). *Le diplôme, arme des faibles. Les familles ouvrières et l'école*. Paris : La Dispute.

Probœuf, P. (2017). Étudier le choix en train de se faire. Une analyse de la fabrication des choix d'orientation post-bac. Mémoire de Master 2, Sciences Po.

Tenret, É. (2011). *L'École et la méritocratie. Représentations sociales et socialisation scolaire*. Paris : PUF.

Van Zanten, A., et Olivier, A. (2015). Les stratégies statutaires des établissements d'enseignement supérieur. Une étude des « journées portes ouvertes ». *LIEPP Working Paper*, *40*.

# Annexes

## Annexe 1 – Les promesses de la loi ORE

*"Avec la loi ORE, les universités ont désormais tous les outils pour mieux s'adapter aux étudiants et accompagner chaque étudiant sur la voie de la réussite. Mon engagement pour cette seconde année reste entier : en rendant plus lisible les formations et en ouvrant le champ de la mobilité pour chaque étudiant, nous relèverons ce magnifique défi."*
*Frédérique Vidal (2 octobre 2018)*

Loi ORE : la loi du 8 mars 2018 relative à l'orientation et à la réussite des étudiants, dite loi ORE, est la traduction du Plan Etudiants que Frédérique Vidal a souhaité construire avec toutes les parties prenantes de l'enseignement supérieur en France. **Le premier objectif de cette loi est d'améliorer la réussite des étudiants**, quelles que soient leur filière d'origine ou leurs aspirations.

Plan Etudiants : plan national annoncé fin octobre 2017. Il est destiné à transformer le 1er cycle et à accompagner tous les étudiants vers la réussite. Ce plan est accompagné par le déploiement de moyens supplémentaires, par exemple en faveur de la vie étudiante (logement, santé, culture, vie associative...). **La loi ORE en résulte.**

Parcoursup : la plateforme nationale de préinscription en première année de l'enseignement supérieur (plus de 14 000 formations disponibles). Tous les lycéens, apprentis, étudiants qui souhaitent s'inscrire en première année doivent formuler des vœux sur Parcoursup.

> Le Comité de suivi de la loi ORE
> Le dossier de presse de rentrée étudiante (25 septembre 2818)
> Conférence de presse de rentrée 2018 - Discours de Frédérique Vidal
> Parcoursup 2019 : une procédure raccourcie et accélérée pour que chacun trouve sa place dans l'enseignement supérieur

LOI ORIENTATION
ET RÉUSSITE
DES ÉTUDIANTS (ORE)
ACCOMPAGNER
CHACUN VERS LA RÉUSSITE

**Un accès facilité à l'enseignement supérieur**
Accompagnement renforcé des bacheliers, Parcoursup (accès plus juste et plus transparent dans le supérieur), suppression du tirage au sort, dernier mot donné au futur étudiant...

**Un 1er cycle réformé**
Organisation des cursus revue, dispositifs de réussite, parcours personnalisés, licence modulable, nouveaux cursus universitaires innovants, création de places supplémentaires dans toutes les filières, mise en place de quotas boursiers et hors secteurs, année de césure...

**Des conditions de vie améliorées**
Nouveaux logements étudiants, baisse des droits d'inscription, rattachement des nouveaux étudiants au régime général de la sécurité sociale, suppression de la cotisation sociale étudiante de 217 € à la rentrée 2018, aide à la mobilité pour les étudiants entrants...

UNE DÉMARCHE DE TRANSPARENCE

- Information des candidats sur les formations : capacité d'accueil, taux de réussite, débouchés professionnels, attendus nationaux
- Installation du Comité éthique et scientifique Parcoursup (7 février 2018)
- Publication des algorithmes de Parcoursup (21 mai 2018)
- Information en temps réel des candidats et l'information de tous sur l'évolution de la phase principale d'admission (22 mai 2018) : accès aux informations sur leur situation personnelle, notamment l'état de chacun de leurs vœux et, le cas échéant, leur rang dans la liste d'attente d'une formation demandée. Un tableau de bord quotidien a été mis à la disposition des candidats et du grand public du 22 mai au 5 septembre 2018.

DES MOYENS IMPORTANTS

450 M€
du Grand Plan d'investissement pour accompagner la mise en place de nouveaux cursus, la modularisation, la mise en œuvre des contrats de réussite et l'accompagnement personnalisé de chaque étudiant, dont 325 M€ ouverts au titre des appels Nouveaux cursus à l'université

500 M€
sur la durée du quinquennat afin d'ouvrir des places, de créer des postes dans les filières en tension et de valoriser l'engagement des enseignants-chercheurs au service de la réussite des étudiants

***Capture d'écran du site http://www.enseignementsup-recherche.gouv.fr/pid38616/loi-relative-a-l-orientation-et-a-la-reussite-des-etudiants-loi-ore.html, consulté le 27 septembre 2019***

## Annexe 2 – Les 20 mesures du Plan Étudiant

### Les 20 mesures du Plan Étudiants

1. **Deux professeurs principaux en classe de terminale** pour accompagner individuellement les élèves dans la construction de leur projet d'études
2. **Intégration dans l'année de terminale** de deux semaines dédiées à l'orientation pour tous les élèves
3. **Examen approfondi par le conseil de classe** du projet d'orientation de chaque élève
4. **Dialogue renforcé**, sous l'autorité du recteur, entre enseignement secondaire et enseignement supérieur
5. **Déploiement du dispositif "étudiant ambassadeur"**
6. **Suppression de la sélection par le tirage au sort**
7. **Une nouvelle plateforme** plus simple et plus transparente
8. **10 vœux maximum** et non hiérarchisés pour éviter les choix par défaut
9. **Meilleure connaissance des attendus** pour réussir dans la filière souhaitée
10. Prise en compte du profil de chaque lycéen et de ses choix
11. **Un "contrat de réussite pédagogique"** pour mieux suivre le parcours de l'étudiant
12. Un **premier cycle sur mesure**, personnalisé et modulable (+ ou – de 3 ans)
13. **Renforcement du tutorat** et de l'accompagnement des étudiants (nomination d'un directeur des études par champ disciplinaire)
14. **Encouragement des nouvelles formes de pédagogie** (pédagogie par projet, pédagogie inversée, enseignements par les pairs...)
15. **Rattachement des nouveaux étudiants au régime général de la Sécurité sociale** dès 2018
16. **Fusion des contributions "vie étudiante"** pour rendre le système plus lisible
17. **Soutien à la mobilité** jusqu'à 1 000 euros pour un étudiant qui change d'académie
18. **Création de nouveaux centres de santé** au sein des universités pour améliorer l'accès aux soins de proximité
19. **450 millions d'euros** du Grand Plan d'Investissement pour accompagner la mise en place des nouveaux cursus, la modularisation, la mise en œuvre des contrats de réussite et l'accompagnement personnalisé de chaque étudiant
20. **500 millions d'euros** sur l'ensemble du quinquennat afin d'ouvrir des places, de créer des postes dans les filières en tension et de valoriser l'engagement des enseignants dans la mise en place de la réforme.

***Les 20 mesures du plan étudiant – tiré du site http://www.enseignementsup-recherche.gouv.fr/cid122054/le-plan-etudiants-accompagner-chacun-vers-la-reussite.html***

## Annexe 3 – Les informations mises à disposition des lycéens sur la plateforme Parcoursup

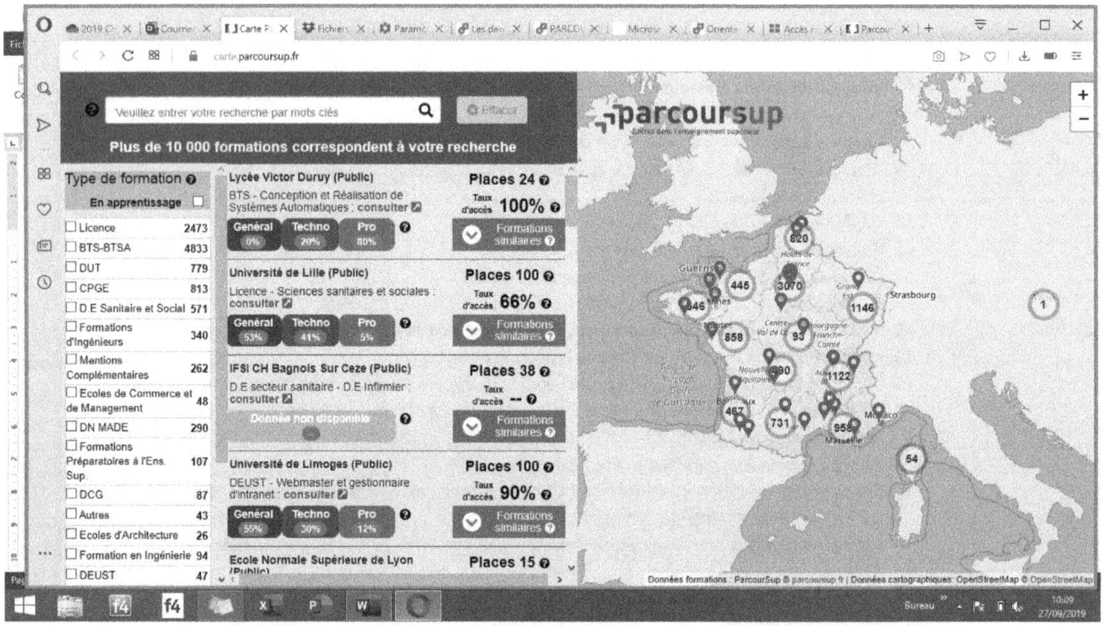


*Capture d'écran de la plateforme Parcoursup (consultation depuis site https://carte.parcoursup.fr le 27 septembre 2019)*

# Partie 3

## Orientation tout au long de la vie et construction du rapport au travail

# Chapitre 10

## Transitions professionnelles et construction des rapports au travail : nouveaux enjeux pour l'orientation tout au long de la vie[1]

1. Par Alexis Le Blanc, Marie-Pierre Cazals, Jean-Luc Mègemont et Violette Hajjar.

# Sommaire

Nombre d'auteurs s'accordent à considérer que les modèles traditionnels de l'orientation de carrière ne sont plus suffisants pour répondre efficacement aux problématiques actuelles et à venir des mondes professionnels. En effet, les parcours de carrière se sont considérablement transformés au cours des dernières années en fonction des évolutions plus ou moins radicales du travail. Ces évolutions sont diverses et elles sont surtout consécutives à la mondialisation de l'économie et aux logiques concurrentielles qui la caractérisent, ainsi qu'aux mutations technologiques et sociotechniques (Badham, 2010) nécessaires pour, à la fois, assurer la pérennité des organisations employeuses, et répondre aux changements sociétaux contemporains. Elles exigent des adaptations incessantes des systèmes de travail, des emplois qui les composent et des salariés qui les occupent. Sur le plan de la recherche, elles supposent de s'interroger sur les caractéristiques des nouveaux contextes de travail, sur la place que le travail occupe dans la vie de l'individu et sur les significations nouvelles qu'il lui attribue. Ces interrogations conduisent à envisager quelques perspectives pratiques en matière d'aide à l'orientation tout au long de la vie.

## 1. Changements du travail et transitions professionnelles

La précarisation des emplois, qui rend les perspectives de carrière très incertaines, constitue l'une des expressions majeures de ces changements. En effet, la figure du salarié stable (en CDI, dans une grande entreprise), bien qu'elle n'ait pas disparu, s'est désormais effritée (Barbier et Seiller, 2015). Ainsi, la construction du parcours professionnel repose davantage aujourd'hui sur un modèle où les individus doivent assurer par eux-mêmes les conditions de leur maintien sur le marché du travail, plutôt que sur la perspective d'un l'emploi stable et durable tout au long de la vie (Côté, 2013; Trottier, 2000). Pour Paugam (2011), le salarié est en situation précaire lorsque son emploi est incertain et qu'il ne peut prévoir son avenir professionnel. C'est le cas des salariés dont le contrat de travail est de courte durée, mais aussi de ceux sur lesquels pèse le risque permanent d'être licenciés. Pour l'auteur, cette précarité de l'emploi se double d'une précarité du travail. Celle-ci est ressentie lorsque l'individu occupe un travail dont il interroge l'utilité, qui lui semble présenter peu d'intérêt, et qui est faiblement reconnu dans l'entreprise. On peut ajouter que cette précarité du travail est sûrement aussi liée, dans le contexte actuel, aux potentielles transformations des métiers, que ce soit dans leurs contenus, dans leurs finalités, ou dans leurs conditions d'exercice (Piotet, 2015). Le sentiment d'incertitude qui affecte, plus ou moins fortement, les perspectives futures de carrière mais aussi le sens, la valeur et la pérennité du métier auquel on se destine, peut concerner non seulement les salariés en poste mais aussi les individus en quête d'orientation, d'insertion ou de réinsertion professionnelles, et ce aux différents âges et étapes de vie.

Ce contexte d'instabilité du monde du travail génère ainsi un sentiment d'incertitude croissant à l'égard du déroulement de la vie professionnelle. Il se traduit également par une exigence d'adaptabilité et de flexibilité des personnes au plan, surtout, de leurs compétences mais aussi à celui de leurs aspirations de vie et de leur identité même. Les logiques de productivité au sein d'un univers hyperconcurrentiel soutenues par les politiques publiques de l'emploi[1] nécessitent une adaptation rapide des ressources humaines aux besoins évolutifs des organisations, qui se traduit notamment par la délégation aux individus de la gestion de leur propre devenir professionnel. On assiste alors à une « déconstitutionnalisation » de la notion de carrière à laquelle se substitue celle de parcours (Monchatre, 2007). Un parcours versatile et imprévisible (Fraccaroli, 2007), que certains auteurs désignent sous le nom de *boundaryless career* ou carrière nomade (Arthur et Rousseau, 1996), dont la construction repose principalement sur la capacité des individus à prendre en main leur destin professionnel. Ce qui suppose, pour Van Vianen, De Pater et Preenen (2009), de savoir prendre des décisions d'orientation à court terme, se déplacer entre différents rôles, activités, emplois ou domaines professionnels, se former tout au long de la vie et se doter d'une identité « malléable ». Dès lors, les parcours professionnels ne sont plus aussi linéaires et cohérents que par le passé. Ils sont le plus souvent ponctués de bifurcations plus ou moins importantes. Un parcours ainsi scandé par des minicycles composés de périodes successives d'exploration, de croissance et d'établissement (Mahmoudi, 2014 ; Van Vianen, De Pater et Preenen, 2009) qui impliquent nécessairement des phases de transitions entre les différentes étapes du parcours de vie au travail (Balleux et Perez-Roux, 2013).

Les transitions qui interviennent durant le parcours professionnel ne constituent pas un phénomène récent. L'entrée sur le marché du travail à l'issue des études (Beret, 2002 ; Masdonati, Fournier, Pinault et Lahrizi, 2016), les phases d'insertion ou de réinsertion professionnelles (Delobbe et Vandenberghe, 2000), les mobilités professionnelles sous leurs différentes formes (Forrier, Sels et Stynen, 2010 ; Mègemont, 1998 ; Nicholson et West, 1988), le passage à la retraite (Alaphilippe, Gana et Bailly, 2001 ; Wang, 2007), constituent autant de changements qui ont toujours caractérisé les déroulements de carrière. Mais les transitions professionnelles sont devenues aujourd'hui plus fréquentes et plus diverses dans leurs forme et nature en raison des exigences de flexibilité des emplois et, plus largement, des fluctuations du marché du travail. Elles sont aussi rendues plus complexes dans la mesure où les incertitudes qui fragilisent les perspectives d'avenir des salariés et les contraintes qu'elles impliquent (car les changements sont de plus en plus souvent subis) entravent leurs capacités à opérer des choix dont ils puissent convenablement maîtriser les finalités et conséquences. C'est pourquoi on assiste depuis quelques années à une résurgence des problématiques des transitions de vie au travail et de l'intérêt qui leur est porté par les chercheurs et praticiens qui œuvrent dans le champ de l'orientation professionnelle, en particulier (Cohen-Scali, 2014 ; Hall et Suddarth, 2015 ; Krumboltz, Foley

1. Pour exemple, on se référera à la loi pour la liberté de choisir son avenir professionnel (adoptée en France le 1er août 2018), texte qui a pour objectif de « sécuriser les personnes et leurs parcours » et de « leur donner les moyens de faire face aux aléas d'une vie professionnelle souvent moins linéaire ».

et Cotter, 2013; Masdonati et Zittoun, 2012; Peake et McDowall, 2012; Prudhomme, Loarer et Lallemand, 2018).

Bien que la notion de transition puisse renvoyer à des significations diverses selon les disciplines scientifiques qui s'y intéressent, nous considérons pour notre part, dans une perspective d'analyse psychosociale, que la transition correspond à un ensemble de processus intrapsychiques (qui ne s'opèrent pas indépendamment de relations à autrui) « d'élaboration du changement » (Dupuy, Mègemont, Cazals-Ferré, 2016). Sous cette perspective, la transition n'est pas réductible au changement qui s'appréhende, quant à lui, sur le plan objectif, d'un point de vue externe au sujet. Dès lors, on doit concevoir que les processus transitionnels puissent déborder en amont ou en aval le changement lui-même et qu'ils ne sont pas mécaniquement circonscrits à sa seule temporalité. Les processus de la transition mobilisent chez les sujets qui en font l'expérience des activités réflexives, à la fois intrasubjectives et interpersonnelles, qui impliquent des délibérations sur le sens de leurs différents engagements de vie, de leur valorisation et de leur hiérarchisation, les perspectives temporelles qui les sous-tendent, et les investissements auxquels ils donnent lieu (Dupuy et Le Blanc, 2001). Ces activités de délibération peuvent ainsi anticiper la survenue du changement, se prolonger durant son déploiement et être consécutives à son accomplissement. Elles invitent le sujet « à opérer des retours sur soi, à se placer face aux divergences de ses engagements de vie (actuels, passés ou projetés), à rechercher et à donner un sens à ses activités personnelles et à ses relations avec le monde qui l'entoure » (Mègemont et Baubion-Broye, 2001). De ce point de vue, les phases de transition de vie, et plus spécifiquement celles qui scandent le parcours professionnel, ne peuvent être appréhendées seulement comme des épreuves de rupture déstructurantes ou des moments de crise plus ou moins aigus. Elles peuvent être sources de relance et de réélaboration identitaires, d'apprentissages nouveaux et de reconstruction des systèmes de significations (Zittoun et Perret-Clermont, 2002). En ce sens, elles assurent aussi une fonction de « personnalisation » (Baubion-Broye et Hajjar, 1998; Hugon, Villatte et Prêteur, 2013; Mègemont et Dupuy, 2013).

L'étude de ces processus de transition professionnelle exige d'appréhender comment les individus concernés construisent et/ou transforment leur relation au travail, les valeurs et les projets qui la sous-tendent, la place qu'occupe le travail dans leur vie... en somme, leurs « rapports au travail ». L'objectif de cette contribution est double : d'une part, il s'agira de définir la notion de « rapports au travail » à partir d'un examen critique des travaux scientifiques du domaine ; d'autre part, de présenter quelques résultats extraits de recherches actuellement menées sur la construction des rapports au travail dans la transition formation-emploi.

## 2. « Rapport(s) au travail » : une notion aux contours flous, objet de controverses théoriques

La notion de « rapports au travail » doit d'abord être démarquée d'autres notions – notamment celles de « signification du travail » et de « sens du travail » – souvent invoquées à tort de manière interchangeable, afin d'éviter deux types de réductionnismes : l'un, sociologique ; l'autre, psychologique.

La notion de « signification du travail » (*meaning of work* : Ruiz Quintanilla et Wilpert, 1991 ; Mercure et Vultur, 2012 ; Méda et Vendramin, 2013) insiste sur la question sociétale de la centralité du travail, de la valeur et des normes sociales du travail dans différents contextes culturels. Elle permet d'appréhender leurs évolutions au regard de l'histoire des civilisations, des bouleversements actuels du marché de l'emploi et des différentes générations de travailleurs : déclin du travail ou centralité du travail, individualisation du travail, rapport spécifique des jeunes au travail et nouvelles attentes d'expressivité et de socialité des nouveaux travailleurs (Mercure, 2007)… Au-delà de l'intérêt de souligner le rôle des contextes socio-historiques, l'usage de cette notion s'inscrit dans une approche sociologiste et culturaliste qui ne permet guère d'expliquer les variabilités interindividuelles, ni d'éclairer les dimensions subjectives et psychosociales en jeu dans la construction du ou des rapports au travail.

À l'inverse, la notion de « sens du travail » (Morin, 2003) insiste sur une expérience éminemment subjective puisqu'elle vise à repérer, dans les représentations des sujets, les attributs d'un travail qui le rendent signifiant à leurs yeux. Morin définit le sens du travail comme un effet de cohérence entre les caractéristiques qu'un individu recherche dans la vie et celles qu'il perçoit dans le travail qu'il accomplit. Elle insiste donc sur le degré d'harmonie ou d'équilibre qu'il atteint dans sa relation avec le travail. Cette cohérence est supposée procurer un sentiment de sécurité psychologique et de sérénité qui aide le travailleur à faire face aux épreuves qu'il rencontre quand il exerce ses fonctions ; cette recherche de cohérence pouvant être permise ou empêchée par l'environnement professionnel. À côté de cette dimension de « cohérence » qui vient d'être évoquée, le « sens du travail » recouvre deux autres niveaux de processus distincts (Morin, 2008) : d'une part, la « signification » du travail renvoie à la valeur du travail pour l'individu et à la définition ou la représentation qu'il en a ; d'autre part, l'« orientation » correspond à ce qu'il recherche dans le travail et aux desseins qui guident ses actions. Ainsi selon Morin (2008), « un travail a du sens » lorsqu'il comporte les caractéristiques ou propriétés suivantes : il est utile pour les autres (utilité du travail qui engage la responsabilité des cadres) ; il est accompli de façon responsable, dans sa réalisation mais aussi dans les conséquences qu'il génère (rectitude morale) ; il procure du plaisir à la personne qui l'exécute car il correspond à ses champs d'intérêts, lui permet d'exercer ses propres compétences, mais aussi de se réaliser (occasions d'apprentissage et de développement) ; il doit permettre à chacun d'exercer sa propre capacité de jugement et de créativité pour apporter des solutions dans son périmètre de responsabilité, mais aussi d'être consulté pour les décisions le concernant (autonomie) ; il doit être supervisé par un « manager » qui exprime clairement ses attentes, offre son soutien quand il est aux prises avec des difficultés, et avec qui il est possible de discuter ouvertement des problèmes pour les résoudre (qualité du management); il doit être réalisé dans un milieu qui stimule les relations humaines positives et permet d'exercer son influence (qualité des relations au sein de l'équipe, leadership moral et reconnaissance du travail). Pour cette auteure, donner un sens au travail est donc une question de santé et de qualité de vie au travail (QVT) mais aussi d'engagement, puisque face aux incertitudes et aux aléas de la vie, c'est en étant responsable de sa vie au travail qu'une personne peut trouver un sens à son existence et accéder à une certaine sérénité ou sécurité psychologique. Parce qu'elle se rapporte à une psychologie positive qui s'intéresse au fonctionnement optimal des personnes, des groupes sociaux et des institutions ou des organisations (Bernaud, 2018), cette notion de « sens du travail » opère selon nous une psychologisation et une normalisation du ou des rapports au travail qui mérite d'être discutée, notamment au regard des travaux qui insistent sur la contextualisation des processus de signification du travail (cf. paragraphe précédent).

Un autre niveau de controverse théorique concerne l'usage au singulier ou au pluriel de la notion de « rapport(s) au travail ».

Sous le paradigme du *parcours de vie* (Lavive d'Épinay, Bickel, Spiniet Cavalli, 2005), la notion de rapport au travail est invoquée au singulier par l'équipe québécoise RIPOST (Coté, 2013) pour expliquer pourquoi, dans le secteur de la santé et des services sociaux, certaines difficultés rencontrées (de recrutement, turnover important, problèmes de santé, déstabilisation des équipes de soin...) concernent souvent les jeunes travailleurs. Les jeunes auraient-ils construit un rapport spécifique au travail ? Selon Coté (2013), plusieurs constats peuvent être établis à partir d'un examen critique de la littérature scientifique consacrée à cette question : le rapport au travail est étudié de manière univoque, en considérant trop souvent « les jeunes » comme un groupe homogène, en négligeant le rôle du contexte et en étudiant rarement le rapport au travail comme un processus à part entière référé à un « parcours de vie », constitué par l'ensemble des trajectoires de travail, de famille, de santé et d'éducation d'un individu (Lalive D'Épinay *et al.*, 2005). Pour surmonter ces limites, une perspective à la fois longitudinale (évolution dans le temps) et comparative (comparaison à des travailleurs plus âgés) est préconisée. À partir du modèle de Mc Daniel et Bernard (2011) qui combine deux axes d'analyse – un axe temporel qui consiste à évaluer l'effet du temps sur les trajectoires et un axe multidimensionnel qui place l'individu au carrefour de multiples domaines de vie, ce qui implique d'évaluer l'interaction entre ces domaines –, Coté a adopté une approche systémique et développementale du rapport au travail comme un processus itératif. Dans une recherche qualitative menée auprès de jeunes infirmières et infirmières auxiliaires au Québec, elle montre que le rapport au travail est le résultat d'un processus complexe où les aspirations des individus, leurs conditions concrètes d'emploi et les événements qui surviennent dans leur vie personnelle et familiale entretiennent des liens dynamiques et interdépendants. Et de proposer la définition suivante du rapport au travail :

> « Nous concevons le « rapport au travail » comme le résultat de la rencontre entre les représentations, les attentes et les valeurs que les individus entretiennent à l'égard du travail et l'expérience concrète qu'ils font du marché du travail, qui, dans un mouvement itératif, contribue à redéfinir continuellement leur identité en fonction des événements qui surviennent aussi bien dans leur vie au travail que dans leur vie hors travail » (Côté, 2013, p. 184).

Quelques années auparavant, d'autres études avaient également eu recours à cette notion de « rapport au travail » (par exemple, Paugam, 2000 ; Castel, 2001 ; Méda, 2011). À partir d'une grande enquête de l'Observatoire sociologique du changement menée auprès de mille salariés, Paugam (2000) validait une typologie des formes d'intégration professionnelle en croisant leur rapport au travail (appréhendé essentiellement en termes de satisfaction/insatisfaction au travail) et leur rapport à l'emploi (stabilité/instabilité de l'emploi). S'il relevait que les catégories socioprofessionnelles sont fortement corrélées aux quatre types d'intégration distingués (intégration assurée, incertaine, laborieuse et disqualifiante), il soulignait toutefois que l'instabilité de l'emploi des travailleurs temporaires n'est pas toujours associée à l'insatisfaction au travail, tout comme la stabilité d'emploi d'autres salariés à la satisfaction au travail. Dans leur étude menée auprès d'une population de salariés permanents et sous-traitants in situ dans une grande entreprise industrielle, Budi, Almudever et Hajjar (2003) ont proposé une approche multidimensionnelle et intégrative du rapport au travail. Neuf composantes susceptibles de constituer un « rapport au travail » sont prises en compte dans cette étude : l'implication organisationnelle, la centralité du travail, la motivation au travail, la satisfaction au travail, l'estime de soi professionnelle, le contrôle professionnel, les normes sociales liées au travail, la définition d'une activité de travail, l'organisation actuelle et souhaitée des sphères de vie. L'analyse des données recueillies a permis de dégager cinq dimensions principales : la valorisation du travail ; le bien-être au travail ; les normes sociales liées au travail ; la définition du travail comme activité ; l'organisation des sphères de vie et des échanges entre ces sphères. L'originalité de cette approche réside dans le fait de retenir parmi les dimensions constitutives du rapport au travail, d'une part les représentations que les sujets ont des critères qui spécifient une activité comme étant une « activité de travail » et, d'autre part, comment ils envisagent les relations entre leurs différentes sphères de vie (professionnelle, familiale, sociale, personnelle). De manière complémentaire, une autre étude menée par le Blanc, Gaudron, Budi et Rosa (2003) auprès de deux populations de salariés sous-traitants et de salariés à temps partiel visait à appréhender le vécu de la précarité d'une situation d'emploi à partir de l'analyse du rapport au travail de ces salariés. Les auteur·e.s ont construit une typologie des rapports au travail de ces salariés qui intègre à l'analyse précédente (pour les salariés sous-traitants) d'autres dimensions spécifiques pour caractériser les rapports au travail des salariés à temps partiel : les anticipations de développement de carrière ; les attitudes affectives à l'égard du futur professionnel ; les comparaisons sociales aux salariés à temps plein sur des aspects de la vie de travail et de la vie hors travail. Les auteur·e.s montrent que la précarité objective des situations d'emploi des salariés sous-traitants et à temps partiel n'est pas forcément corrélée avec la précarité subjective vécue par ces mêmes salariés. L'originalité de cette approche tient à l'intégration des perspectives temporelles et des comparaisons à autrui dans la définition des dimensions et des indicateurs du « rapport au travail », ce qui permet de soutenir une approche résolument psychosociale de cette notion.

À cet endroit, une analogie pourrait être faite entre la notion de *rapport au travail* au singulier et celle de *rapport au savoir*, introduite en particulier à la fin des années 1990 par les travaux de l'équipe ESCOL[1] (Charlot, 1999). Cette analogie conduit à présupposer que tout individu entretiendrait un certain type de rapport dominant au travail (comme les étudiants entretiendraient un rapport unique au savoir). En ce sens, étudier le rapport au travail (au singulier) d'un individu, reviendrait à considérer que l'individu se construit comme sujet dans une société qui lui assignerait une place particulière dans le travail, appréhendé comme « institution ». Mais au regard des transformations actuelles du travail, la question se pose de savoir de quel rapport parle-t-on quand on évoque la notion de « rapport au travail » au singulier. Dans un contexte de profonds changements sociaux qui affectent la définition même du travail, et dans les diverses phases de transition psychosociale qui jalonnent la vie au travail d'un individu au cours desquelles il expérimente différentes formes de travail, il devient nécessaire de concevoir que « le travail » n'est pas l'objet d'une seule question spécifique et que chaque individu n'entretient pas nécessairement un seul rapport dominant avec cet objet. Tout individu peut construire *des rapports au travail*, plus ou moins ambivalents et contradictoires, selon ce à quoi est rapporté « le travail », une activité ou un contrat (un travail saisonnier, un travail étudiant, un travail alimentaire, un travail qui correspond ou non à sa qualification), un métier, une organisation dans laquelle l'individu exerce son activité de travail, ou encore *le travail* entendu dans son sens générique comme institution dans la société.

Le modèle d'analyse dans lequel s'inscrivent nos travaux de recherche est fondé sur la conception d'une socialisation active parce que plurielle et conflictuelle, régressive et prospective (Malrieu, 2003 ; Baubion-Broye, Dupuy et Prêteur, 2013). Il invite à distinguer différents rapports au travail qui prennent en compte la pluralité des niveaux de signification de l'objet « travail ».



1. L'équipe ESCOL (Education et SCOLarisation) regroupe des enseignants-chercheurs et chercheurs associés exerçant pour la plupart à l'université Paris-8-Saint-Denis ou à l'université Paris-Est-Créteil – ESPÉ de l'académie de Créteil.

## 3. Les rapports au travail dans la transition formation-emploi : une étude exploratoire

Des recherches en cours, menées dans le cadre du réseau national GRIOT[1] sous l'égide de la chaire Unesco « Lifelong Guidance and Counselling », visent à examiner comment les rapports au travail rendent plus intelligible la diversité des projets d'insertion professionnelle lors de la transition formation-emploi. Ces travaux ont permis, à partir d'une série d'entretiens semi-directifs (Mègemont *et al.*, 2018 ; Visière *et al.*, 2017) menés auprès de différentes populations d'étudiants en fin de cursus de formation, de circonscrire la notion même de « rapports au travail » et d'en proposer une opérationnalisation. Ainsi nous avons élaboré un questionnaire qui prend en compte sept types de rapports au travail :

- le rapport au travail en tant qu'institution (Comment est-ce que je me représente le travail en général et sa place dans la société ? Qu'est-ce que « travailler » veut dire pour moi ?) ;
- le rapport au travail référé aux relations avec les autres domaines de vie (Quelle importance j'accorde au domaine professionnel par rapport à mes autres domaines de vie ?) ;
- le rapport à soi dans le travail (Qu'est-ce qui est important pour moi dans le travail ?) ;
- le rapport à autrui dans le travail (Qu'est-ce que j'attends du travail : sur le plan des relations interpersonnelles ? sur le plan social et sociétal ?) ;
- le rapport aux activités de travail (Qu'est-ce que je valorise dans les activités de travail ?) ;
- et enfin, le rapport à l'organisation de travail (Quelles sont mes attentes à l'égard de ma future organisation employeuse ?).

Ce questionnaire a été diffusé, dans différents instituts de formation en soins infirmiers en France, auprès d'élèves infirmier·e.s en fin de cursus. L'échantillon final est constitué de 464 sujets : 416 femmes (90 %) et de 47 hommes (10 %), dont la moyenne d'âge est de 24,4 ans. Les premières analyses descriptives mettent en évidence la manière dont les rapports au travail se structurent au sein de cette population. Pour chacun des types de rapports au travail que nous avons distingués, nous présentons les éléments les plus saillants.

Lorsque l'on demande aux élèves infirmier·e.s d'évoquer spontanément ce que travailler veut dire pour elles/eux, ils/elles mentionnent des signifiants attachés à trois dimensions (instrumentale, sociale et symbolique) habituellement distinguées dans la littérature (Nicole-Drancourt et Roulleau-Berger, 2001). La dimension instrumentale, fait référence aux attentes « matérielles » telles que le salaire, la sécurité, les possibilités de promotion. La dimension sociale se rapporte aux relations humaines dans le travail et, enfin, la dimension symbolique recouvre notamment les opportunités de développement personnel, la capacité de s'épanouir, le sentiment de reconnaissance. Dans la population étudiée, ce sont majoritairement des vocables inhérents à la dimension symbolique qui sont rapportés (77 %). En outre, le travail est principalement envisagé,

1. Groupe de recherche interuniversitaire sur l'orientation et le travail qui regroupe des chercheur.e.s du CNAM-Inetop et des universités de Toulouse Jean-Jaurès, de Bordeaux-Ségalen et catholique d'Angers.

dans sa fonction quasi ontologique, comme une direction dans l'existence et orienté vers une finalité identitaire en termes de support à la définition de soi (figure 10.1).

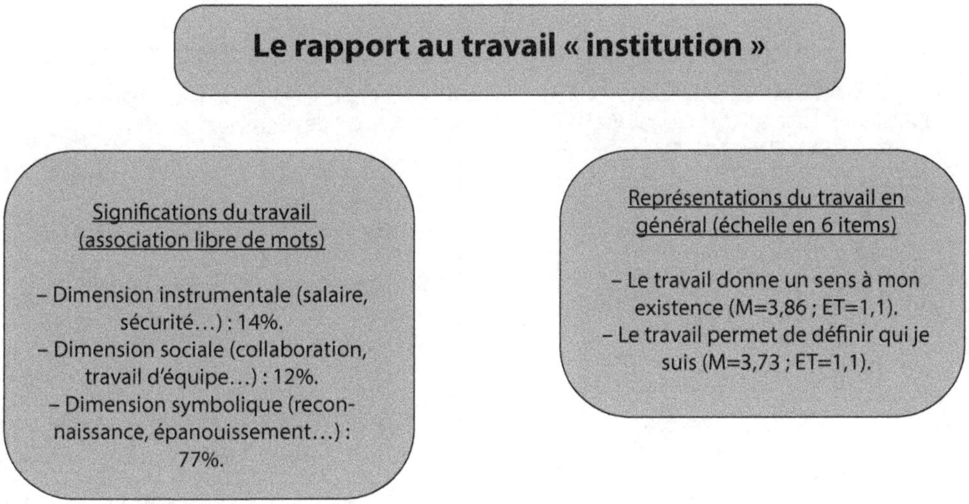


***Figure 10.1 – Le rapport au travail « institution ».***

On observe dans la figure 10.2 que le domaine professionnel n'arrive qu'en 5e position parmi les neuf domaines distingués (familial, amical, personnel, professionnel, politique, spirituel…). La vie familiale et la vie amicale semblent être ce qui importe le plus pour cette population d'élèves infirmier·e.s, avec le souhait d'y consacrer du temps et de s'y épanouir.

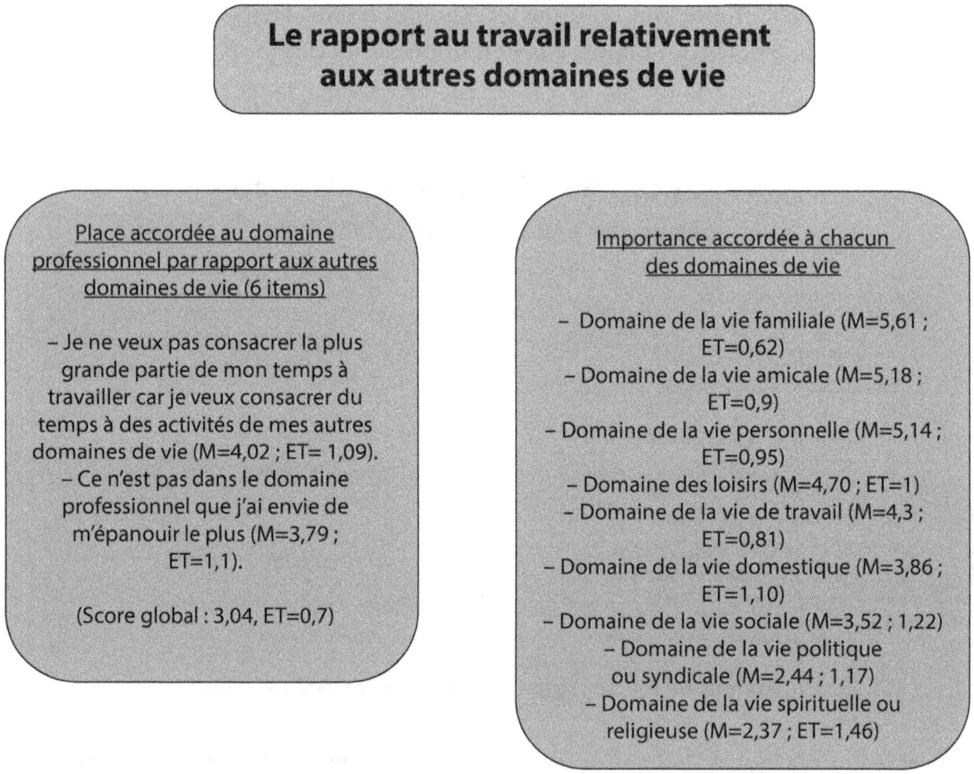


***Figure 10.2 – Le rapport au travail relativement aux autres domaines de vie.***

Concernant le rapport à soi dans le travail (fig. 10.3), les aspects expressifs du travail qui regroupent les dimensions sociale et symbolique (Zoll, 1992) sont les plus valorisés par les élèves infirmier·e.s interrogé·e.s. Cependant, ces attentes intrinsèques n'excluent pas la présence de composantes instrumentales axées principalement sur une recherche : d'autonomie financière, ce qui n'est certainement pas sans rapport avec l'âge moyen des sujets interrogés (24,4 ans) ; de conditions de travail décentes, ce qui peut faire être écho aux conditions de travail difficiles et exigeantes caractérisant la profession d'infirmier·e. ; de structuration du temps personnel qui renvoie à une fonction importante du travail.

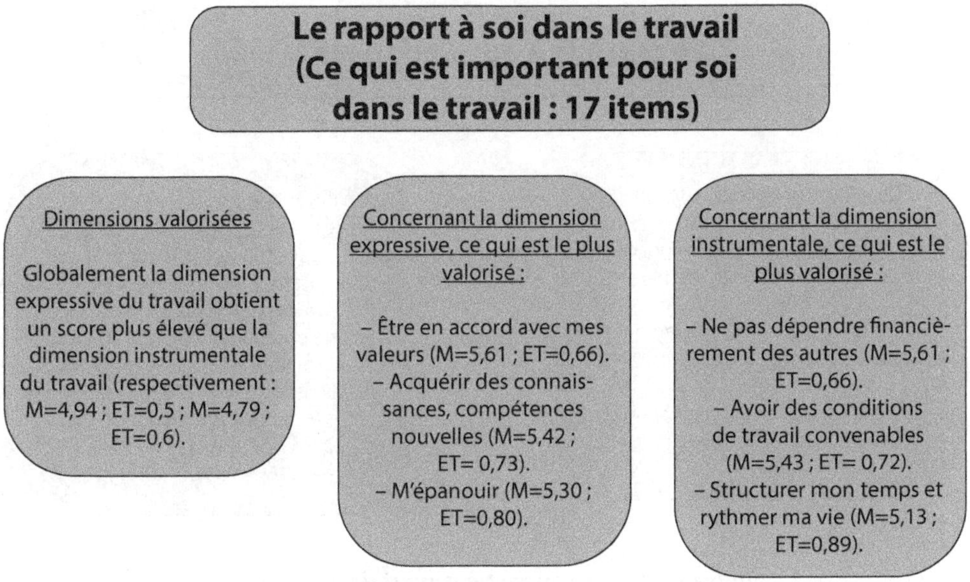


***Figure 10.3 – Le rapport à soi dans le travail (Ce qui est important pour soi dans le travail: 17 items).***

Ce qui caractérise le rapport à autrui dans le travail des élèves infirmier·e.s (figure 10.4), aussi bien sur la dimension sociale/sociétale que sur celle des relations interpersonnelles dans le travail, répond sans doute aux attendus en matière de missions et rôles inhérents au métier d'infirmier·e: soutenir, aider, être utile aux autres, travailler en équipe...

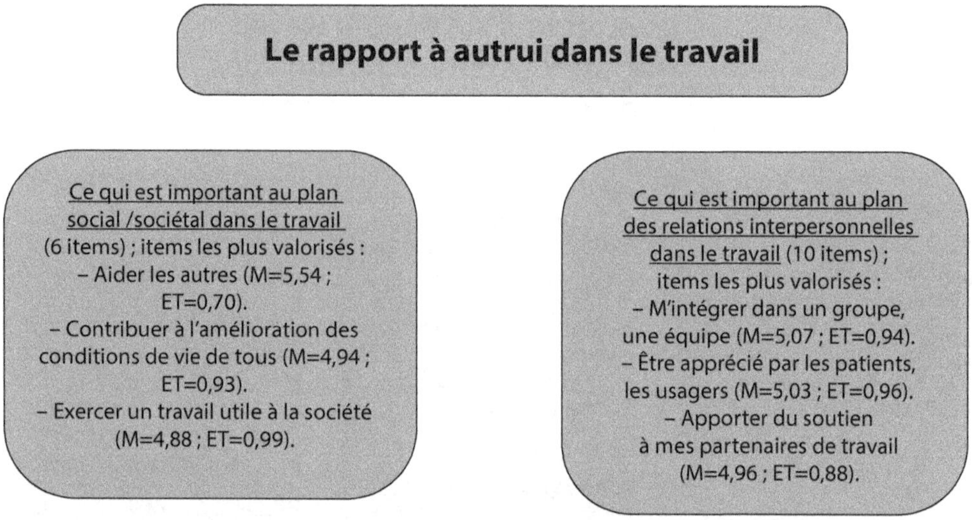


***Figure 10.4 – Le rapport à autrui dans le travail.***

Le rapport aux activités de travail (figure 10.5) se caractérise par la valorisation du « travail bien fait », du « plaisir » et du « bien-être ». Le travail « bien fait » est à entendre non pas en termes de performance ou de rentabilité, mais au sens de faire un travail soigné, c'est-à-dire faire un travail de qualité dans lequel on peut se reconnaître (Clot, 2013).

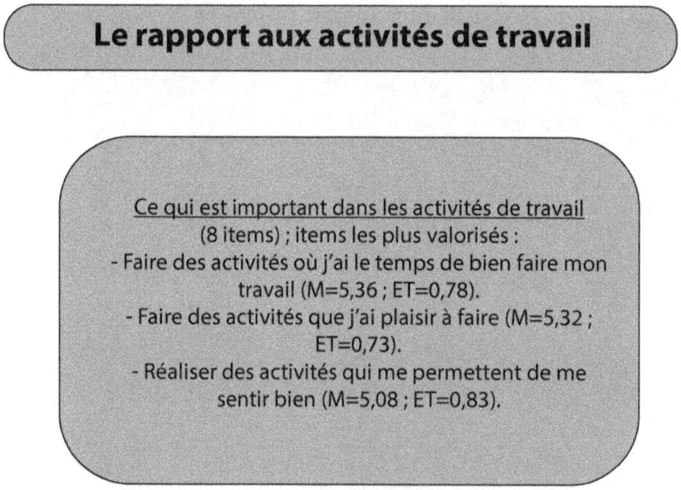


***Figure 10.5 – Le rapport aux activités de travail.***

Le rapport à la future organisation de travail (fig. 10.6) est structuré autour de trois items relatifs au respect des valeurs humaines, au respect des personnes et au respect de l'éthique. Ce critère de « respect » est, en théorie, au cœur des préoccupations des organisations relevant du secteur de soins vers lesquels ces élèves se destinent. Parmi les items proposés, ils n'ont pas, par exemple, privilégié les items tels qu'« être dans un milieu où je peux prendre part aux décisions » ou « travailler dans un milieu qui favorise la mobilité ».

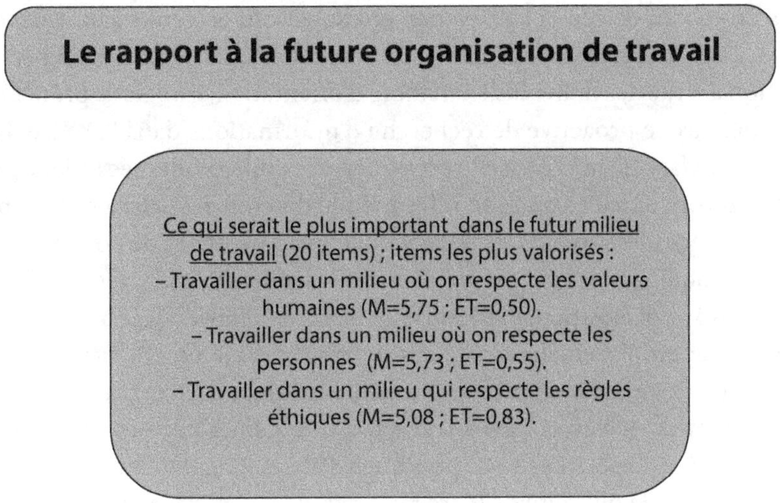


***Figure 10.6 – Le rapport à la future organisation de travail.***

Au final, l'ensemble de ces premiers résultats tend à montrer combien il serait réducteur d'en rester à la notion de « rapport au travail » au singulier. On saisit toute la complexité du phénomène, dès lors que l'on s'attache à examiner la diversité des rapports au travail selon ce à quoi il est rapporté. Il s'agit d'un véritable processus réflexif de mise en liens de connaissances, de valeurs, de normes, de préférences, d'attentes, de souhaits, inscrits dans des temps et des espaces sociaux multiples (Dupuy et Cazals-Ferré, 2013). Se dessine, au sein de cette population d'élèves infirmier·e.s, une sorte de « cartographie » des rapports au travail où se tissent des enjeux identitaires en termes de définition de soi (en se rendant utiles et soutenants), où se trame une quête hédoniste d'épanouissement et de plaisir au travail qui passe avant des considérations matérialistes ou de prestige social. Se construit aussi une certaine conception du professionnalisme « infirmier » sous-tendue par un faisceau d'attitudes et de valeurs humanistes. Enfin, on y décèle, un point de vue « polycentrique » de l'existence (Méda et Vendramin, 2013) lorsque l'on met en rapport le travail avec les autres domaines de vie, soit une conception du travail qui s'articule autour de plusieurs centres (le travail lui-même, la famille, les amis, les loisirs...). Parmi eux, les domaines de la vie affective (famille, amis) semblent revêtir, pour cette population, une importance première et prioritaire.

## 4. Perspectives d'accompagnement à l'orientation tout au long de la vie

Les changements contemporains du travail s'accompagnent de l'injonction sociétale de l'individualisation des parcours professionnels dont témoignent, par exemple, les mesures récentes mises en place en France suite à l'adoption de la loi relative à l'orientation et à la réussite des étudiants » (loi ORE, 2018). Ces mesures, *via* le dispositif d'« orientation active », ont notamment transformé les modalités d'accès à l'enseignement supérieur en renforçant l'accompagnement individuel des lycéens qui doivent élaborer leur choix d'orientation. Dans la perspective d'une responsabilisation accrue des individus en matière d'orientation, il s'agit de prôner chez les futurs bacheliers une démarche proactive de recherche d'informations dans le cadre d'un accompagnement qui a pour visée de leur conseiller les filières les mieux adaptées à leur profil et à leurs aspirations pour favoriser leur « réussite ». De même, du côté des salariés, la loi pour la liberté de choisir son avenir professionnel (2018) met chacun en demeure de construire son parcours professionnel en mobilisant par lui-même diverses ressources (financières, informationnelles, formatives...) mises à sa disposition. Parce qu'elles placent l'individu face à sa seule responsabilité dans ses choix d'orientation scolaire et professionnelle tout au long de sa vie, de telles mesures induisent une psychologisation de la relation qu'il entretient avec le travail et une conception normative du « rapport au travail ». Nos travaux s'attachent à déconstruire cette conception afin de promouvoir des dispositifs et des pratiques d'accompagnement susceptibles d'aider les individus à délibérer sur la pluralité de leurs rapports au travail. Dispositifs et pratiques fondés sur une approche systémique et constructiviste qui prend en compte les relations entre les engagements du sujet dans ses différents milieux de socialisation. Cette approche qui s'accorde avec celles du *life designing* (Savickas *et al.* 2010 ; Beaumatin, Baubion-Broye et Hajjar, 2010) préconise aussi d'appréhender, par le récit et les « dires sur soi », la construction des rapports au travail dans les différentes temporalités (passée, présente et future) dans lesquelles s'inscrivent, en continuité ou en rupture, ces engagements.

La reconnaissance de rapports différenciés au travail remet en cause l'idée d'un accompagnement « prêt à porter » reposant sur un modèle unique et hégémonique du travail. Ainsi, pour accompagner les diverses transitions qui scandent la vie professionnelle, il s'agit d'« être au plus près de la personne dans l'exploration... d'une épreuve à franchir, dans les moments de positionnement et d'orientation, de choix et de prise de décision, dans l'évolution d'une situation problématique » (Paul, 2009, p. 101). Cette exploration qui sous-tend la (re)construction des rapports au travail repose sur des relations dialogiques à autrui, des narrations autobiographiques, des confrontations d'expériences au sein de collectifs de pairs, la conscientisation d'une intersignification des activités réalisées ou projetées en différents domaines de vie.

## Références bibliographiques


ALAPHILIPPE, D., GANA, K., et BAILLY, N. (2001). Le passage à la retraite : craintes et espoirs. *Connexions, 76* (2), 29-40.

ARTHUR, M.B., et ROUSSEAU, D.M. (1996). *The boundaryless career: A new employment principle for a new organizational era*. New York : Oxford University Press.

BADHAM, R.J. (2010). Technology and the transformation of work. In S. Ackroyd, R. Batt, P. Thompson et P. Tolbert (dir.), *The Oxford Handbook of work and organisation* (p. 115-137). New York : Oxford University Press.

BALLEUX, A., et PEREZ-ROUX, T. (2013). Transitions professionnelles. *Recherche* et *formation, 74* (3), 101-114.

BARBIER, P., et SEILLER, P. (2015). Rapport au travail et carrière des jeunes salariés d'exécution des grandes entreprises du privé. *Agora débats/jeunesses, 69* (1), 37-50.

BAUBION-BROYE, A., et HAJJAR, V. (1998). Transitions psychosociales et activités de personnalisation. In A. Baubion-Broye (dir.), *Événements de vie, transitions et construction de la personne* (p. 17-43). Toulouse : Érès.

BAUBION-BROYE, A., DUPUY, R., et PRÊTEUR, Y. (2013). *Penser la socialisation en psychologie. Actualité de l'œuvre de Philippe Malrieu*. Toulouse : Érès.

BEAUMATIN, A., BAUBION-BROYE, A., et HAJJAR, V. (2010). Socialisation active et nouvelles perspectives en psychologie de l'orientation. *L'Orientation scolaire et professionnelle, 39* (1), 43-52.

BÉRET, P. (2002). Projets professionnels et emplois ultérieurs : Une analyse des mécanismes de l'insertion professionnelle. *L'Orientation scolaire et professionnelle, 31* (2), 179-194.

BERNAUD, J.-L. (2018). *Introduction à la psychologie existentielle*. Malakoff : Dunod.

BUDI, A., ALMUDEVER, B., et HAJJAR, V (2003). Nouvelles formes d'emploi et construction de l'identité professionnelle : étude comparative entre salariés « permanents » et salariés « sous-traitants in situ » d'une grande entreprise industrielle. In N. Delobbe, G. Karnas et C. Vandenberghe, (dir.), *Evaluation et développement des compétences au travail* (vol. 1 : p. 467-478). Louvain-la-Neuve : Presses Universitaires de Louvain.

CASTEL, R. (2001). Les jeunes ont-ils un rapport spécifique au travail en France ? In L. Roulleau-Bergeret et M. Gauthier (dir.), *Les jeunes et l'emploi dans les villes d'Europe et d'Amérique du Nord* (p. 287-298). La Tour d'Aigues : Éditions de l'Aube.

CHARLOT, B. (1999). *Du rapport au savoir. Éléments pour une théorie*. Paris : Anthropos.

CLOT, Y. (2013). L'aspiration au travail bien fait. *Le journal de l'école de Paris du management, 99* (1), 23-28.

COHEN-SCALI, V. (2014). School to work transition and the model « to make oneself self ». In A.M. Di Fabio et J.-L. Bernaud (dir.). *The construction of the identity in 21st century : A festschrift for Jean Guichard*. (p. 171-186). New York : Nova Science Publishers.

COTÉ, N. (2013). Pour une compréhension dynamique du rapport au travail : la valeur heuristique de la perspective des parcours de vie. *Sociologie et sociétés, 14* (*1*), 179-201.

DELOBBE, N., et VANDENBERGHE, C. (2000). Vers une modélisation des processus et facteurs d'adaptation à un nouveau contexte organisationnel : l'apport de la littérature sur la socialisation organisationnelle. *Revue québécoise de psychologie, 21* (3), 111-131.

DUPUY, R., et LE BLANC, A. (2001). Enjeux axiologiques et activités de personnalisation dans les transitions professionnelles. *Connexions, 76* (2), 61-79.

DUPUY, R., et CAZALS-FERRÉ, M.P. (2013). Dynamiques identitaires et activité de travail. Une approche active de la socialisation professionnelle. In A.M. Costalat-Founeau (dir.), *Dynamique identitaire, action et changement*, (p. 39-55). Paris : l'Harmattan.

DUPUY, R., MÈGEMONT, J.-L., et CAZALS-FERRÉ, M.-P. (2016). Transitions professionnelles. In G. Vallléry, M.-E. Bobillier-Chaumon, E. Brangier et M. Dubois (dir.), *Psychologie du Travail et des Organisations : 110 notions clés*. Paris : Dunod.

FORRIER, A., SELS, L., et STYNEN, D. (2010). Career mobility at the intersection between agent and structure : A conceptual model. *Journal of Occupational and Organizational Psychology, 82* (4), 739-759.

Fraccaroli, F. (2007). L'expérience psychologique de l'incertitude au travail. *Le Travail humain, 70* (3), 235-250.

Hall, M.E., et Suddarth, B.H. (2015). Facilitating midcareer transitions. In P.J. Hartung, M.L. Savickas et W.B. Walsh (dir.), *APA handbook of career intervention*, vol. 2 : *Applications*. (p. 495-505). Washington, DC : American Psychological Association.

Hugon, M., Villatte, A., et Prêteur, Y. (2013). Philippe Malrieu : un modèle de la socialisation-personnalisation. In A. Baubion-Broye (dir.), *Penser la socialisation en psychologie. Actualité de l'œuvre de Philippe Malrieu* (p. 37-51). Toulouse : Érès.

Krumboltz, J.D., Foley, P.F., et Cotter, E.W. (2013). Applying the happenstance learning theory to involuntary career transitions. *The Career Development Quarterly, 61* (1), 15-26.

Lalive d'Épinay, C., Bickel, J.-F., Spini D., et Cavalli, S. (2005). Parcours de vie : émergence d'un paradigme interdisciplinaire. In J.-F. Guillaume (dir.), *Parcours de vie* (p. 187-210). Liège : Éditions de l'Université de Liège.

Le Blanc, A., Gaudron, J.-P., Budi, A. et Rosa, C. (2003). Nouvelles formes d'emploi, précarité et rapport au travail. Dynamiques psychosociales. In G. Fournier, B. Bourassa et K. Béji (dir.), *La précarité au travail. Une réalité aux multiples visages* (p. 79-108). Québec : Les Presses Universitaires de Laval.

Mahmoudi, R. (2014). Cycle de carrière objectif et cycle de carrière subjectif : essai de structuration – cas Worldwide express. *Management* et *Avenir, 72* (6), 35-49.

Malrieu, P. (2003). *La construction du sens dans les dires autobiographiques*. Ramonville : Érès.

Masdonati, J., et Zittoun, T. (2012). Les transitions professionnelles : Processus psychosociaux et implications pour le conseil en orientation. *L'Orientation scolaire et professionnelle, 41* (2), 229-253.

Masdonati, J., Fournier, G., Pinault, M., et Lahrizi, I.Z. (2016). The evolution of work values during the school-to-work transition : The case of young adults in the « missing middle. » *International Journal for Educational and Vocational Guidance, 16* (2), 189-212.

Mc Daniel, S., et Bernard, P. (2011). The lifecourse as a policy lens : Challenges and opportunities, *Canadian Public Policy – Analyse de politiques, 37*, 1-11.

Méda, D. (2011). Les jeunes ont-ils un rapport spécifique au travail ? In M. Vultur et D. Mercure (dir.). *Perspectives internationales sur le travail des jeunes* (p. 177-198). Québec : Presses de l'Université Laval.

Méda, D., et Vendramin, P. (2013). *Réinventer le travail*. Paris : PUF.

Mègemont, J.-L. (1998). Mobilité professionnelle : construction de l'identité et formation de la personne. In A. Baubion-Broye (dir.), *Événements de vie, transitions et construction de la personne* (p. 87-109). Toulouse : Érès.

Mègemont, J.-L., et Baubion-Broye, A. (2001). Dynamiques identitaires et représentations de soi dans une phase de transition professionnelle et personnelle. *Connexions, 76*,15-28.

Mègemont, J.-L., et Dupuy, R. (2013). La personnalisation au travail : enjeux et processus de reconnaissance. In A. Baubion-Broye (dir.), *Penser la socialisation en psychologie : Actualité de l'œuvre de Philippe Malrieu* (p. 153-170). Toulouse : Érès.

Mègemont, J.-L., Visière, N., Pouyaud, J., le Blanc, A., Hajjar, V., Martin, C., et Cazals, M.-P. (2018). *Rapports au travail et parcours de vie dans la transition université-emploi*. Communication présentée au XXIe Congrès international de psychologie du travail et des organisations de langue française (AIPTLF), juillet 2018, Bordeaux.

Mercure, D. (2007). Les jeunes et le travail : un fait social total. In M. Vultur et S. Bourdon (dir.), *Les jeunes et le travail* (p. 283-303). Québec : Presses de l'Université Laval.

Mercure, D., et Vultur, M. (2012). *La signification du travail. Nouveau modèle productif et ethos du travail au Québec*. Laval : PUL.

Monchatre, S. (2007). Des carrières aux parcours… en passant par la compétence. *Sociologie du Travail, 49* (4), 514-530.

Morin, E. (2003). Sens du travail. Définition, mesure et validation. In C. Vandenberghe, N. Delobbe, G. Karnas (dir.), *Dimensions individuelles et sociales de l'investissement professionnel* (vol. 2 : p. 11-20). Louvain-la-Neuve : Presses Universitaires de Louvain.

Morin, E. (2008). *Sens du travail, santé mentale au travail et engagement organisationnel*, Rapport R-543, Montréal : IRSST.

Nicholson, N., et West, M.A. (1988). *Managerial job change : Men and women in transition*. New York : Cambridge University Press.

Nicole-Drancourt, C. et Roulleau-Berger, L. (2001). *Les jeunes et le travail. 1950-2000*. Paris : PUF.

Paugam, S. (2000). *Le salarié de la précarité*. Paris : PUF.

Paugam, S. (2011). La solidarité organique à l'épreuve de l'intensification du travail et de l'instabilité de l'emploi. In S. Paugam (dir.), *Repenser la solidarité* (p. 377-396). Paris : PUF.

Paul, M. (2009). Accompagnement. *Recherche et formation, 62*, 91-108.

Peake, S., et McDowall, A. (2012). Chaotic careers : a narrative analysis of career transition themes and outcomes using chaos theory as a guiding metaphor. *British Journal of Guidance* et *Counselling, 40 (*4), 395-410.

Piotet, F. (2015). *La révolution des métiers*. Paris : PUF.

Prudhomme, N., Loarer, E., et Lallemand, N. (2018). Sentiment d'auto-efficacité vocationnelle et engagement organisationnel lors de transitions professionnelles. *Le Travail humain, 81* (1), 61-84.

Ruiz Quintanilla, S.A., et Wilpert, B. (1991). Are work meanings changing ? *European Work and Organizational Psychologist. 1*, (*2-3*), 91-109.

Savickas, M.L., Nota, L., Rossier, J., Dauwalder, J.-P., Duarte, M.E. Guichard, J., Soresi, S., Van Esbroeck, R., van Vianen, A.E.M., et Bigeon C. (2010). Construire sa vie (*Life Designing*) : un paradigme pour l'orientation au xxi^e siècle. *L'Orientation scolaire et professionnelle, 39* (1), 5-39.

Trottier, C. (2000). Le rapport au travail et l'accès à un emploi stable, à temps plein, lié à la formation : vers l'émergence de nouvelles normes ? In G. Fournier et B. Bourassa (dir.), *Les 18 à 30 ans et le marché du travail. Quand la marge devient la norme...* (p. 35-57). Québec : Les Presses de l'Université Laval.

Van Vianen, A. E.M., De Pater, I.E., et Preenen, P.T.Y. (2009). Adaptable careers : Maximizing less and exploring more. *The Career Development Quaterly, 57* (4), 298-309.

Visière, N., Pouyaud, J., Mègemont, J.-L., Martin, C., le Blanc, A., Cazals-Ferré, M.-P., et Hajjar, V. (2017). *Relation to work, life context and decent work*. Communication présentée à l'International Conference, Counseling and Support. Decent Work, Equity and Inclusion : Passwords for the Present and the Future, Università di Padova, Italy, octobre 2017.

Wang, M. (2007). Profiling retirees in the retirement transition and adjustment process : Examining the longitudinal change patterns of retirees'psychological well-being. *Journal of Applied Psychology, 92* (2), 455-474.

Zittoun, T., et Perret-Clermont, A.N. (2002). Esquisse d'une psychologie de la transition. *Éducation permanente, 36* (1), 12-15.

Zoll, R. (1992). *Nouvel individualisme et solidarité quotidienne*. Paris : Éditions Kimé.

# Chapitre 11

## La pratique de l'orientation confrontée à la complexité des parcours[1]

1. Par María Eugenia Longo.

# Sommaire

Les parcours de vie se construisent dans un contexte de changements radicaux dans l'histoire récente de nos sociétés occidentales. Ces changements affectent plusieurs domaines d'ancrage des parcours, que ce soit la sphère de la formation et de son allongement, la sphère de l'emploi et des conditions de travail, en ce qui concerne les inégalités sociales ou encore les temporalités collectives et biographiques sur lesquelles le quotidien se bâtit. Considérées dans leur ensemble, ces caractéristiques du contexte rappellent l'intérêt de l'étude des conditions sociales et historiques de construction des parcours de vie (Mayer, 2004; Lévy et Bühlmann, 2016). Tout d'abord, parce que ces conditions expliquent en partie la diversification et déstandardisation des cheminements auparavant assez linéaires (Mayer et Müller, 1986). Ensuite, parce qu'elles élucident les raisons de la plus grande réflexivité des acteurs (Beck, 2001) et de la récurrente réversibilité des situations et des états au sein des parcours, mettant en lumière la fragilité des positions et des états auparavant considérés durables. À d'autres niveaux, ces conditions de construction stimulent également des nouvelles réflexions à la fois sur les outils conceptuels et sur l'accompagnement des parcours. Autrement dit, les parcours des individus sont transformés par des conditions sociales qui transparaissent à travers certains éléments devenus incontournables lorsque l'objectif est de les interpréter ou d'intervenir pour les orienter. Parmi ces éléments, nous allons réfléchir en premier lieu aux dimensions subjectives révélant les motivations des acteurs, en deuxième lieu aux temporalités et durées des états et des changements qui les composent et en troisième lieu aux déterminations sociales et sociétales dans lesquelles ils s'ancrent.

Ce chapitre a donc l'objectif de développer et d'illustrer des réflexions portant sur ces trois éléments clés résultant des recherches des dernières années portant sur l'orientation et la construction des parcours professionnels et de vie. La première partie est consacrée à une description du contexte et ce qui semble être des caractéristiques centrales des parcours de vie. Dans une deuxième partie le chapitre abordera trois éléments jouant un rôle clef dans la composition des parcours. D'abord, il soulignera l'apport des facteurs subjectifs qui guident les parcours d'insertion, approfondis ici à travers les notions de « rapports au travail » et de « modèles de réussite ». Ensuite, il mettra en évidence l'importance d'une analyse temporelle, dynamique et processuelle des parcours qui prend en compte autant l'évolution des facteurs et de ses « séquences » que les types de changements – doux ou radicaux, tels que les « bifurcations » ou les réorientations biographiques. Puis, nous mettrons en perspective les différents contextes pour éclairer plus finement le rôle des déterminants sociaux et sociétaux sur l'évolution des parcours. Ces éléments seront illustrés par des analyses primaires et secondaires de données qualitatives et longitudinales issues de recherches menées en France, au Québec et en Argentine, particulièrement auprès des jeunes[1]. Enfin, la conclusion soulèvera certaines conséquences de ces phénomènes pour la pratique de l'orientation.

## 1. Un contexte en transformation et des parcours diversifiés, réfléchis et réversibles

Si on revient au contexte de construction des parcours de vie, plusieurs phénomènes assez marquants depuis les années 1980 peuvent être synthétisés ici. Tout d'abord, la place de l'éducation au sein des cheminements a évolué pour les dernières générations, non seulement du fait de l'augmentation du niveau de scolarisation, mais aussi par la transformation de l'école comme institution clé de la socialisation (Dubet, 2002). On observe depuis une vingtaine d'années la construction progressive du paradigme de « la société du savoir » (Organisation des Nations Unies pour l'éducation, la science et la culture [Unesco], 2005), ainsi qu'une certaine instrumentalisation de l'éducation – à travers les exigences de certification pour la recherche et le maintien dans l'emploi sur le marché du travail (Bourdon, 2010). Ce paradigme est souvent accompagné de politiques d'apprentissage « tout au long de la vie » qui rompent avec l'idée d'une formation circonscrite à l'enfance ou à la jeunesse.

Dans le domaine de l'emploi, et en considérant la place centrale que le travail possède encore pour l'intégration sociale plus large, les parcours se déroulent dans des conditions de plus en plus précaires depuis les années 1980. Ces conditions résultent d'une plus grande flexibilité de

1. Les données mobilisées ici résultent de plusieurs recherches. Faisons mention tout d'abord au projet « Jeunes précaires et politiques publiques : convergences et divergences autour de l'emploi au Québec, en France et en Argentine », financé par le Fonds de recherche du Québec – Société et culture (2016-2019), dont l'auteure a été chercheure principale. Ensuite, le Projet BIPAJE « La bifurcation biographique au cœur de la dynamique des parcours d'entrée dans la vie professionnelle : une approche qualitative et quantitative dans trois contextes France, Québec et Argentine » (ANR, 2011-2014), coordonné par Claire Bidart (CNRS/LEST), a comparé trois enquêtes longitudinales par panels similaires suivant des parcours des jeunes en France, Québec et Argentine. Le panel qualitatif et longitudinal français avait été conçu et coordonné par Claire Bidart (LEST-CNRS) et avait été démarré en 1995 dans la ville de Caen, pour réinterroger tous les trois ans une cohorte de 87 jeunes qui étaient au départ en classe de terminale (ES et baccalauréat professionnel) ou en stage d'insertion. Cinq vagues d'enquêtes ont été réalisées jusqu'en 2008. Le panel qualitatif québécois a été conçu et coordonné par Sylvain Bourdon (Université de Sherbrooke) et Johanne Charbonneau (INRS) pour suivre le parcours de jeunes de 17 à 19 ans qui ont commencé leurs études collégiales en 2003. Les 54 jeunes retenus ont été interrogés six fois (à l'automne 2004, au printemps 2005, à l'automne 2005, aux printemps 2007, 2008 et 2009). Le panel qualitatif argentin a été conçu et coordonné par María Eugenia Longo (INRS). La population considérée par ce dernier implique de jeunes hommes et femmes âgés de 16 à 19 ans, qui étaient en fin d'études secondaires au début de l'enquête, issus de neuf institutions scolaires et de trois filières de formation différentes. L'enquête a démarré par une première vague d'entretiens réalisés en 2006 auprès de 85 jeunes. La deuxième vague a été réalisée en 2008 et la troisième en 2011. Les trois panels ont en commun de nombreuses questions, notamment celles qui concernent les situations d'emploi et de formation, le sens donné à ces situations, les motifs des choix et les projets tout au long du parcours.

l'organisation du travail, des techniques utilisées, des contrats et du droit du travail (Mercure, 2001). Des problèmes nouveaux s'ajoutent au chômage ou à l'accès au marché du travail : l'instabilité, le sous-emploi, le faible salaire, le déclassement et d'autres formes de précarité associées au statut, au contrat, à la durée, au temps de travail et aux protections sociales. Les emplois dits « atypiques » se multiplient. Pour certains auteurs, ces emplois pourraient constituer de nouvelles ressources dans un contexte de mobilité (Vultur, 2010), alors que pour d'autres, ils impliquent une source de précarité (Eckert, 2010), en particulier chez les jeunes, chez les moins qualifiés ou chez ceux déjà défavorisés sur d'autres plans (logement, santé, relationnel...).

Les parcours s'insèrent également dans un cadre paradoxal par rapport aux inégalités sociales constatées dans différentes études et différents systèmes nationaux des statistiques (Organisation de coopération et de développement économiques [OCDE], 2008 ; Institut national de la statistique et des études économiques [INSEE], 2012). Ainsi, tandis que certaines « inégalités structurelles » ou « traditionnelles » en fonction du sexe, de la formation et des revenus ont été réduites, la fragmentation du marché du travail a conduit à une requalification des catégories sociales auparavant assez stables et homogènes, introduisant des différences « intracatégorielles ou dynamiques » (Fitoussi et Rosanvallon, 1996). Ces dernières ne sont plus transitoires, mais durables, impliquant une exclusion de l'individu de certaines catégories sociales et remettant en question les représentations de soi et des autres par rapport à la place que chacun occupe dans la structure sociale.

Puis, les individus font face à une plus grande incertitude personnelle, sociale et naturelle. Cette incertitude résulte à la fois des transformations déjà mentionnées et des temporalités propres à ce moment historique caractérisé par une « accélération » des technologies, des rythmes de vie et des changements sociaux (Rosa, 2010) ainsi que de « l'éclatement » des repères du temps et de l'espace induit par les nouvelles technologies. L'incertitude se dégage aussi d'une certaine « compression du présent », lequel raccourcirait et deviendrait instable (les métiers, technologies, mariages, programmes politiques, expérience, savoir-faire, consommation deviennent ainsi plus facilement obsolètes). Ces phénomènes divers accompagnent un décloisonnement des activités et des étapes du cycle de la vie. Ceci a pour résultat par exemple, que la formation ne se limite pas à la jeunesse, mais s'envisage tout au long de la vie ; que le travail ne finit pas avec la retraite, en raison souvent des contraintes financières et de styles de vie ; que les réorientations et bifurcations biographiques sont envisageables même dans des catégories socioprofessionnelles assez stables.

Ce contexte permet donc d'expliquer, en partie, quelques caractéristiques des parcours sur lesquels un certain consensus existe. Sans prétendre à l'exhaustivité, le prolongement des études, l'instabilité professionnelle ou l'incertitude sociale et personnelle ont accentué aussi bien la différenciation que la réflexivité et la réversibilité des situations et des états au sein des parcours.

En effet, les débats sur l'individualisation (Cavalli, 2007) augurent également d'un développement important d'études focalisées sur la singularité et la diversité des parcours. On constate depuis les années 1980 une plus grande diversification des parcours éducatifs, professionnels et de vie (Robette, 2010 ; Roberts, Clarck et Wallace, 1994 ; European Group for Integrated Social

Research [EGRIS], 2000). Gautié (2003) démontre que cette différenciation est observable à travers :

a. la multiplication des transitions, c'est-à-dire des passages d'un état à l'autre (emploi-chômage, inactivité-emploi, emploi-formation, formation-chômage) ;
b. l'existence de plusieurs états et transitions à partir d'une même origine sociale ou visant à atteindre une même situation professionnelle ;
c. la difficulté croissante à aborder les transitions en raison de la diversification des situations et du flou de leurs frontières.

Certains moments qui étaient auparavant considérés comme ponctuels (l'entrée et la sortie de la vie active) deviennent dès lors, pour les institutions et les individus, des « phases de transition » dont la durée, les étapes et les âges des événements varient.

De plus, la réflexivité croissante de la part des acteurs (Beck, 2001) constitue, depuis, un point de départ incontournable des débats sociologiques. Sans nier les appartenances ni les ancrages sociaux, les parcours se diversifient actuellement en raison d'une plus grande singularisation, associée aussi aux arbitrages et aux choix des acteurs. L'expérience vécue, les récits de la part des acteurs sont essentiels et fondent la causalité du processus (Bernard, 1993). Par exemple, si la précarisation et l'informalité d'emploi sont déterminantes au regard des possibilités pour les travailleurs moins qualifiés ou situés au bas de l'échelle sociale, aux transitions professionnelles involontaires s'en ajoutent d'autres, volontaires, associées à un « désir de transition » (Gautié, 2003). Il existe des usages sociaux d'une même catégorie d'emploi, en fonction des représentations liées au travail. On observe également une recomposition des étapes de la vie active et du cycle professionnel en fonction du sens donné au travail et aux autres sphères de vie (Bidart et Longo, 2008). Le revers de cette situation est la forte responsabilisation de l'individu dans la construction du sens de sa trajectoire (Dubar, 1994), tout en considérant que cette responsabilisation peut être vécue dans une plus ou moins grande solitude, souffrance et exclusion en fonction des ressources personnelles, culturelles, sociales et relationnelles.

Enfin, l'instabilité résultant des différents domaines d'activité mène à une plus grande réversibilité des parcours. Des transformations du contexte font en sorte que les parcours biographiques apparaissent aujourd'hui davantage fragmentés et de moins en moins linéaires. Ce constat semble plus marqué à certaines étapes de la vie, par exemple, à la jeunesse. Ainsi, tandis que le passage à la vie d'adulte s'allonge (Galland, 1990), les jeunes sont des témoins principaux des transformations structurelles de la société (Lefresne, 2003). Ils expérimentent avec frustration le contraste marqué entre les attentes créées par l'éducation et la consommation et l'accès effectif à des droits, à des produits et à des projets (Van de Velde, 2017). Ceci ne permet pas d'affirmer que les parcours se construisent en dehors des cadres institutionnels ou des normes sociales, mais, au contraire, qu'il existe d'anciennes et de nouvelles « institutionnalités » (Jacinto, 2016) contribuant à une plus grande diversité dans les cheminements.

Ces conséquences suggèrent déjà la nécessité de considérer certaines perspectives théoriques ainsi que des résultats de recherche pour comprendre, orienter et accompagner les parcours.

## 2. Des éléments clés pour comprendre les parcours des jeunes

Même si la liste des caractéristiques sociohistoriques des parcours ici n'est pas exhaustive, trois éléments qui en découlent semblent primordiaux pour les interpréter. Nous les développerons ici, en référant à des résultats et à des angles spécifiques issus de recherches.

### 2.1 Les dimensions subjectives à travers les rapports à la vie professionnelle et à la réussite

Il existe aujourd'hui un consensus pour affirmer que le sens donné au travail et à la formation par les personnes est central dans la construction de leur parcours de vie (Meda, 1995; Baudelot et Gollac, 2003). En effet, dans le cadre d'une plus grande réflexivité des acteurs, les significations, ou en termes sociologiques, les dimensions subjectives, impliquées dans les pratiques sont des facteurs clés pour comprendre les parcours éducatifs et professionnels. Ces sens pourraient être abordés de multiples manières. Parmi elles, et spécifiquement en ce qui concerne le travail et la formation, les « rapports à la vie professionnelle » et les « figures de réussite » sont apparus, dans nos recherches, heuristiquement pertinents pour dévoiler ces significations.

Malgré la nébuleuse conceptuelle et les entrées disciplinaires variées pour les étudier (Loriol, 2017), les rapports au travail constituent l'exemple d'une notion féconde pour aborder la construction des parcours et leurs sens. Loin de les réduire à la seule importance ou marginalité du travail dans la vie des personnes, les rapports au travail sont composés de différentes dimensions que définissent la force et la forme de l'engagement avec lesquelles l'individu s'assume en tant que travailleur (Nicole-Drancourt, 1994). La notion de « rapport à la vie professionnelle », conçue à partir des données argentines (Longo, 2014a, 2018), sert à représenter cette idée. Appliquée aux contextes français ou québécois auprès des jeunes (Longo, 2011; Longo, Perez, Busso et Bidart, 2014; Longo et Bourdon, 2016), elle prend en compte la signification du travail en articulant à la fois les différentes sphères de vie (rapport à l'activité), le sens profond du travail (rapport au travail), les aspects pratiques des emplois occupés (rapport à l'emploi) et l'image du marché du travail (rapport au monde professionnel).

Approfondis séparément au sein de ces recherches, les rapports à l'activité professionnelle relèvent de la place du travail dans la vie des jeunes. C'est par la confrontation avec d'autres activités (les études, la famille, les loisirs, etc.) qu'on définit mieux la place donnée au travail. Des rapports hétérogènes se dégagent de cette double valeur absolue-relative de l'activité professionnelle (le travail lui-même et le travail en lien avec d'autres sphères). Le rapport au travail, quant à lui, fait mention des raisons qui encouragent l'insertion. On ne travaille pas toujours ni dans tous les cas pour les mêmes raisons. De plus, ces raisons sont de nature diverse: rétribution, épanouissement, expérience, lien formation-emploi, autonomie, reconnaissance sociale ou de l'entourage… Pour sa part, le rapport à l'emploi réfère aux critères mobilisés pour évaluer les emplois concrets. L'analyse effectuée dans les différents pays montre que plusieurs critères sont pris en compte par les jeunes : stabilité, carrière, tâche, salaire, horaires, ambiance… et de plus sont rarement isolés. Par exemple, le contenu peut être prioritaire pour accepter un emploi, mais pas à n'importe quel salaire ; ou les horaires sont privilégiés si la tâche est valorisante. Enfin, le rapport au monde professionnel configure une certaine conscience des possibilités de travail qui vont structurer, stimuler ou limiter la recherche d'emploi. Malgré le contexte similaire, il est possible d'identifier des positions opposées. En effet, certains jeunes regardent ce monde comme étant un monde de possibilités et d'autres le croient sans perspectives d'avenir. Or, à l'intérieur de ces deux positions, certains définissent les possibilités comme étant « individuelles » (la capacité à se débrouiller) et d'autres comme étant davantage « sociales » (institutionnelles). À l'opposé, le manque de possibilités peut provenir des exigences (âge, expérience) trop rigides pour être embauché ou résulter de conditions précaires (Longo, 2018).

Toujours en lien avec les dimensions subjectives, un constat similaire a été dégagé à partir d'une autre recherche se focalisant cette fois sur les « figures de réussite » (Bourdon, Longo et Charbonneau, 2016).

> « Le sociologue peut tenter de formuler à partir de sa perspective une norme de réussite à l'aune de laquelle il pourra juger de l'efficacité des diverses filières ou de celle des stratégies individuelles observées. Mais il peut aussi s'intéresser à la définition même de cette norme de réussite du point de vue du sujet, afin de mieux comprendre son effet sur les choix effectués et leur enchaînement dans les parcours d'insertion » (Bourdon *et al.*, 2016, p. 134).

Les figures de réussite forment des conceptions véhiculées dans l'espace social auxquelles se rapportent les individus pour imaginer et sélectionner les possibilités qui s'offrent à eux en termes de formation et de travail.

Ces figures touchent à plusieurs aspects de la réussite sociale : centralité du travail ; articulation travail et vie hors travail ; importance du diplôme et de la certification ; niveau ou spécialité de la formation ; forme d'articulation entre le diplôme et l'emploi ; savoirs pratiques ou théoriques et aussi argent, prestige, sécurité, savoir et activité. Elles regroupent plusieurs dimensions qui définissent un « terme perçu comme favorable » au parcours d'insertion, orientent les choix et offrent des critères d'évaluation de la réussite de cette insertion pour les jeunes. Nous avons donc pu identifier (Bourdon *et al.*, 2016) différentes cibles à atteindre chez les jeunes Québécois et Québécoises, prenant la forme de différentes « figures de réussite » (« professionnel diplômé » ; « travailleur identitaire » ; « travailleur en sécurité » ; « consommateur hédoniste » ; « entrepreneur » ; « éternel étudiant »).

Ainsi, les choix et les décisions – ainsi que les non-choix et les indécisions – qui jalonnent les parcours d'insertion sont opérés en fonction de la lecture que les individus font de leur situation à un moment donné et de certaines aspirations plus ou moins clairement définies

(Longo, Bourdon, Charbonneau, Kornig et Mora, 2013). Sens, significations, rapports, modèles de réussite ont des effets sur les parcours et les construisent.

## 2.2 L'analyse processuelle des parcours et des changements

La non-linéarité des parcours déjà mentionnée montre le besoin de prendre en compte le temps, l'évolution (Abbott, 2001) et donc le changement d'orientation d'un parcours. L'analyse temporelle ou processuelle des parcours (Longo, 2016), en tant qu'enchaînement de séquences dans la durée d'une suite de situations et de facteurs devient ainsi une perspective clé pour la compréhension des cheminements et celle des inégalités sociales qui les affectent.

En premier lieu, les parcours prennent du temps et l'analyse de la situation initiale (tel diplôme ou une origine sociale précise, par exemple) ou finale (l'obtention d'un type de contrat d'emploi, par exemple) ne suffit pas pour comprendre la totalité du cheminement. Il faut remonter le fil du temps et suivre le processus de réalisation pour voir les situations sociales et professionnelles qui, au fur et à mesure, ont contribué au développement d'un tel parcours (Mendez, 2010; Bidart, Longo et Mendez, 2013).

Pour comprendre cette dimension temporelle des parcours, la notion de « séquence » apparaît utile (Longo, 2011, 2014c). Les séquences permettent d'analyser – et donc de rendre lisible – un moment plus large et non un point unique du parcours. Elles peuvent être perçues comme des unités d'un processus et représenter des maillons dans la chaîne articulée qui compose un parcours. Cette lecture « rapprochée » d'un segment du temps éclaire d'autres aspects temporels du parcours. De plus, les événements mineurs peuvent avoir de grandes conséquences selon leur place dans l'histoire ou leur interdépendance (Sewell, 1996). La durée, l'ordre, la simultanéité, l'occurrence, les récurrences des événements (une naissance, un décès, un diplôme, un accident) et des états (étudier, travailler, élever des enfants) dans un parcours caractérisent de manière singulière la carrière et marquent son évolution.

Ainsi, nos recherches auprès des jeunes Français, Argentins et Québécois (Longo *et al.*, 2013) ont mené au constat du poids différenciateur d'une insertion professionnelle démarrée avant l'obtention du diplôme, de la simultanéité d'un emploi et des études, du passage par des emplois stables et sécurisés (ou, à l'inverse, du cumul d'emplois précaires) et enfin, de l'inactivité ou du chômage dans le parcours. Le temps passé dans l'un ou l'autre de ces états importe également.

En deuxième lieu, les facteurs qui participent à la construction des parcours ne sont pas fixes et sont susceptibles de se modifier avec le temps. Ainsi, non seulement la valeur du diplôme peut évoluer en fonction de la demande dans un tel secteur d'activité ou de l'offre d'emploi, mais également en fonction du regard que la personne porte sur cette ressource (par exemple, vue au départ de l'insertion comme une possibilité et, postérieurement, comme une limite à l'avancement de la carrière après plusieurs années sur le marché du travail). Même les facteurs subjectifs que nous avons déjà décrits subissent le changement. Nous avons observé dans les trois pays, à partir des données longitudinales auprès des mêmes jeunes (suivis et interrogés en France pendant 12 ans, au Québec et en Argentine pendant 6 ans) que les rapports à la vie professionnelle évoluent. À ce propos, mentionnons quelques exemples. La priorité de l'activité professionnelle dans la vie et la désinstrumentalisation du travail avec un intérêt majeur pour ses fonctions expressives et identitaires augmentent chez les jeunes des trois pays. L'intérêt croissant pour l'ambiance et la stabilité dans l'emploi existe davantage chez les jeunes Français (Longo *et al.*, 2014). La perte de poids du salaire et l'augmentation croissante de la sécurité et les horaires parmi les critères de choix d'emploi se développent chez les jeunes Argentins, autant que leur déception croissante quant au monde du travail (Longo, 2018). L'intérêt à la tâche chez les jeunes Québécois, et la perte de naïveté sur les possibilités qu'offre le marché du travail, augmentent dans ce contexte au fur et à mesure qu'ils gagnent en expérience (Longo et Bourdon, 2016).

Les rapports à la vie professionnelle ou d'autres facteurs peuvent ainsi évoluer progressivement, au fur et à mesure que le parcours avance ou au contraire peuvent se modifier de manière soudaine devant des situations clés ou des brusques réorientations. En effet, l'étude des bifurcations biographiques constitue un terrain heuristiquement fécond pour mettre en lumière le sens des actions qui composent les parcours (Bidart, 2009 ; Grossetti, 2004), sens qui n'est pas strictement individuel, mais qui renvoie à des logiques sociales qui surplombent et construisent les cheminements individuels.

Dans une étude comparative sur les bifurcations professionnelles des jeunes des trois pays à l'étude (Longo *et al.*, 2013), nous avons observé que ce n'est pas parce que les jeunes s'orientent vers une trajectoire bien balisée qu'ils atteindront la cible. Ils peuvent changer d'idée ou de cible en cours de route, d'autant plus que les conditions sociales de sa réalisation peuvent elles-mêmes évoluer. Selon cette même étude, des réorientations en apparence « radicales » ne le sont pas, car elles sont normées ou institutionnalisées (comme pour les ponts existant entre programmes d'études ou les équivalences syndiquées entre métiers...), ou bien parce qu'elles sont fondées seulement sur un changement de moyens pour atteindre une même cible (la consommation, un diplôme, la reconnaissance sociale...). D'autres changements en apparence moins surprenants impliquent une réorientation fondamentalement plus brutale du parcours (comme les jeunes qui commencent une formation courte en vue de poursuivre ensuite dans le même domaine, mais au niveau universitaire et abandonnent le projet en cours de route).

Enfin, l'outillage tant méthodologique, conceptuel que pragmatique au service des temporalités longues (comme les dispositifs longitudinaux ou l'ancrage d'une intervention dans l'histoire de vie plus large de l'individu) est essentiel pour capter ces dimensions processuelles des parcours.

## 2.3 La mise en lumière des déterminants sociétaux

Le constat tant de la différenciation des pratiques que de la réflexivité des acteurs ou leurs évolutions ne doit pas nous tromper sur les déterminants individuels et sociaux. Les personnes construisent leurs parcours selon un éventail de possibilités de sens et de ressources offerts par le contexte sociétal dans lequel elles se trouvent (Bernard, 2007). La mise en perspective des parcours et de leurs composantes (facteurs d'origine, rapports subjectifs, évolutions) permet d'aborder ce dernier point. Si l'influence du contexte social est davantage étudiée en ce qui concerne les orientations effectives (Moulin, Dupray et D'Amours, 2013), des logiques sociales surplombent aussi les significations au sein des parcours (Longo, 2012).

En effet, dans une recherche longitudinale sur l'emploi des jeunes Argentins, nous sommes parvenue à une distribution du panel selon quatre types de trajectoires : « stabilisation immédiate » ; « stabilisation différée » ; « instabilité professionnelle » et « inactivité continue » (Longo, 2018). Au premier abord, ces trajectoires ne sont pas exclusives à seule catégorie éducative ou sociale. Cependant, ce dernier constat mettant en exergue la différenciation des parcours peut être nuancé à l'aide des rapports à la vie professionnelle. En effet, il est possible de mieux comprendre la manière dont le niveau ou le type de diplôme de même que l'origine sociale s'associent non seulement aux pratiques des parcours, mais également à la subjectivité engagée, créant des possibilités différentes d'orientation future du parcours.

Les résultats d'une recherche auprès des jeunes cégépiens au Québec (Longo et Bourdon, 2016) soulignent la détermination sociale et culturelle du rapport au travail. Au cours des dernières décennies, leur situation se caractérise par une augmentation importante des heures travaillées parallèlement aux études. Outre des conditions sociales favorables sous les angles institutionnel, juridique et du marché du travail (Charbonneau, 2007), cette situation singulière résulte aussi des dispositions et des temporalités juvéniles. Une analyse des rapports à la vie professionnelle fait ainsi ressortir une configuration « en deux temps » des dispositions de ces jeunes. Cette configuration révèle non seulement un mode de vie et d'activité juvéniles adapté au contexte de précarisation de l'emploi, mais également une intériorisation de l'injonction sociale à la gestion individuelle du parcours (Longo et Bourdon, 2016).

Il en est de même pour la comparaison des rapports à la stabilité/l'instabilité des jeunes Français et Argentins. Nous avons pu mettre en évidence des régimes étatiques de prise en charge des transitions des parcours très contrastés (Longo, 2012, 2014b). En effet, dans cette analyse, nous avions observé qu'en Argentine, contexte où l'informalité de l'emploi est dominante chez les jeunes (Longo *et al.*, 2014), la quête de stabilité revient peu dans les récits et ne réfère pas toujours à un type de contrat. Au contraire, le contexte français encourage et permet non seulement une plus grande stabilisation, mais également, dans les cas où l'instabilité existe ou est envisagée, une prise en charge par un État régulateur. L'existence d'une gestion sociale des transitions entre emplois, chômage, inactivité ou formation par des dispositifs de toute sorte, et la connaissance et l'appropriation des ressources institutionnelles de la part des jeunes semblent être une caractéristique du panel français.

Prenons un autre exemple. Les bifurcations peuvent impliquer une résolution de conflits ou un passage entre modèles normatifs ou entre idéaux de vie, mettant en évidence le rôle des institutions, des dispositifs, des lois et des réglementations des espaces nationaux (Moulin *et al.*, 2013). En effet :

> « Les particularités des découpages, des exigences et même de l'offre de contenu des différents systèmes de formation jouent un rôle important dans ces distinctions normatives, tout comme les institutions et réglementations encadrant l'emploi ou les conditions d'admissibilité aux prestations sociales. Au Québec et en France par exemple, l'accès aux prestations de chômage est limité, voire impossible, pour un jeune qui étudie à plein temps, car le statut d'étudiant est jugé incompatible avec la recherche d'emploi, ce qui n'est pas le cas en Argentine. De la même manière, les passerelles qui permettent les trajectoires dites "assurantielles", articulant une formation professionnelle courte à la possibilité de poursuivre une formation universitaire dans le même domaine sans pénalité, sont courantes au Québec, peu nombreuses en Argentine et encore rares ou peu fructueuses en France » (Longo *et al.*, 2013, p. 104).

Enfin, une analyse des référentiels de l'action publique au sein des programmes d'emploi touchant les jeunes dans les trois pays à l'étude permet de dégager des normes au sein des politiques qui balisent l'orientation des parcours (Longo, Cardona et Desroches-Maheux, 2018). Outre les critères qui agissent comme des « faits générateurs de droits » (manque de qualification ; d'expérience professionnelle ; de travail, de sécurité sociale de base ; l'âge, la citoyenneté), ces référentiels ont des conséquences sur les populations cibles, mettant en évidence des priorités entre groupes ou catégories sociales, et en conséquence, peuvent refléter la marginalisation ou l'exclusion de certains groupes (Longo *et al.*, 2018). Par exemple, l'accent sur le développement des compétences et les qualifications, les bourses et prêts étudiants présupposent déjà une catégorie de jeunes qui sont susceptibles de se former, laissant de côté des groupes vulnérables qui cumulent de multiples barrières à l'emploi et qui n'arrivent pas à réunir les conditions d'admissibilité ni aux programmes d'études ni aux programmes d'emploi. Enfin, l'accent sur la norme salariale, l'adéquation formation-emploi, l'insertion typique comme moyen de réintégration des jeunes éloignés de l'emploi exclut les jeunes démotivés, découragés qui résistent à s'investir dans un modèle d'emploi qui incarne pour eux une grande déception.

## 3. Conclusion

Pour conclure, la pratique de l'orientation fait face aujourd'hui à de plus grands défis en raison de la complexité des parcours. Une liste plus longue des facteurs à considérer implique également une source davantage étendue de possibilités sur lesquelles intervenir. Les perspectives présentées ici deviennent un éclairage d'une part, pour comprendre les parcours de formation et de travail, et d'autre part, pour envisager des pistes d'accompagnement ajustées aux besoins et aux projets des personnes ainsi qu'à leurs inégalités d'accès à des ressources pour les réaliser.

Pour dégager ces pistes d'accompagnement, les rapports subjectifs, dont le rapport à la vie professionnelle, confirment la portée d'une vision unifiée et signifiante des parcours des jeunes et de leurs champs d'action. Il signale l'importance d'observer conjointement les différentes sphères de la vie, les autres espaces d'engagement différents du travail, que ce soit la vie privée (la famille, les rapports de couple) ou publique (leur participation à des associations, le volontariat, la formation). Les parcours se construisent dans un équilibre toujours provisoire et souhaité entre les intérêts et les mondes sociaux dans lesquels les jeunes évoluent. Ce rapport contredit l'idée que dans un contexte de précarisation et de dégradation des conditions de travail, ce dernier semblerait se départir de ses fonctions expressives et identitaires. Le rapport au travail nous invite à construire un éventail de propositions et d'options formatives et professionnelles qui susciteront différentes formes d'engagement de la part des travailleurs et des jeunes. À travers le rapport à l'emploi, pour sa part, il est possible d'observer que les personnes créent leurs propres normes vis-à-vis de l'emploi et que l'emploi individuellement souhaité et adéquat n'est pas toujours en convergence avec les modèles socialement répandus et les normes d'emploi. Cela n'implique pas d'accorder une moindre importance à un accompagnement qui souligne le caractère protégé de l'emploi, mais plutôt de ne pas réduire l'insertion visée par l'intervention à une seule forme d'emploi. Cette dernière variété amène aussi à résister à la tentation de mesurer la réussite des parcours à l'aune d'une seule norme, scolaire ou professionnelle, alors que d'autres normes peuvent coexister.

Par ailleurs, comme d'autres auteurs, nous confirmons qu'au moment d'effectuer des choix, les individus tendent à négliger des données en fonction des intérêts (Savard, Michaud, Bilodeau et Arseneau, 2007) et des informations (Gallant, Supeno, Atkin, Labrecque, Cardona et Longo, 2016). Ainsi, la perception que les personnes ont de leur place dans la société mène à prévenir une vision erronée du marché du travail, en améliorant l'information et son accès pour les différentes catégories de population accompagnées.

De plus, comme déjà mentionné, regarder les parcours seulement en fonction d'un moment ponctuel entraîne une simplification indue, loin de refléter la complexité dans laquelle se construit une vie et empêche de comprendre la situation de cette personne, son cheminement et le sens de son évolution, à savoir le parcours en termes de processus. Les évolutions montrent déjà le besoin de suivi et de perspectives à moyen et long termes concernant l'intervention auprès des bénéficiaires ainsi que l'effort pour développer chez eux la conscience de leurs propres significations. Cette vision temporalisée de l'accompagnement, contribue par ailleurs à déconstruire quelques figures stéréotypées des bénéficiaires ou demandeurs d'orientation (« hésitants », « galériens », « instables ») et à relativiser leurs états issus d'observations objectives, sans tenir compte du point de vue des individus ou du long terme (Longo *et al.*, 2013). Ce double point de vue permet également d'observer des changements importants qui ne sont pas objectivement observables – du moins à court terme – et qui peuvent marquer durablement le parcours. Par exemple, une révision à la baisse des ambitions scolaires, si elle ne va pas jusqu'à l'interruption des études, peut ainsi produire un changement « silencieux » qui pourrait passer inaperçu aux yeux de l'observateur.

Enfin, nous avons vu que, dans aucun cas, ni la singularisation de sens ni la différenciation des parcours n'impliquent l'individualisation. Il existe des déterminations sociales (des catégories) et sociétales (des contextes) de sens et des pratiques associées aux décisions des personnes accompagnées. Ainsi, des représentations en apparence individuelles se déclinent pourtant en des logiques sociales et même, en des politiques étatiques qui encadrent les parcours. La pratique de l'orientation gagne à confronter les paradigmes et les usages du champ issus des différents contextes nationaux.

## Références bibliographiques


ABBOTT, A. (2001). *Times matters. On theory and method.* Chicago : The University of Chicago Press.

BAUDELOT, C., et GOLLAC, M. (2003). *Travailler pour être heureux ?* Paris : Fayard.

BECK, U. (2001). *La société du risque. Sur la voie d'une autre modernité.* (Trad. de l'allemand par L. Bernardi, 521 p.). Paris : Aubier.

BERNARD, P. (1993). Cause perdue ? Le pouvoir heuristique de l'analyse causale. *Sociologie et sociétés, 25* (2), 171-189.

BERNARD, P. (2007). The interconnected dynamics of population change and life course processes. *Horizons, 9* (4), 13-16.

BIDART, C. (2009). Bifurcations biographiques et ingrédients de l'action. In M. Bessin, C. Bidart et M. Grossetti (éd.), *Bifurcations. Les sciences sociales face aux ruptures et à l'événement.* Paris : La Découverte.

BIDART, C., et LONGO, M.E. (2008). Bifurcations biographiques et évolutions des rapports au travail. In J.-F. Giret *et al.*, *Rupture et irréversibilités dans les trajectoires, Relief n° 22.* Marseille.

BIDART, C., LONGO, M.E., et MENDEZ, A. (2013). Time and process : an operational framework for processual analysis. *European Sociological Review, 29* (4), 743-751.

BOURDON, S. (2010). La nouvelle jeunesse étudiante, entre études, travail et temps libres. In J. Hamel, C. Pugeault-Cicchelli, O. Galland et V. Cicchelli (éd.), *La jeunesse n'est plus ce qu'elle était* (p. 81-91). Rennes : Presses universitaires de Rennes.

BOURDON, S., LONGO, M.E., et CHARBONNEAU, J. (2016). Les figures de réussite, des clés pour appréhender les bifurcations scolaires et professionnelles, *Formation emploi* [En ligne], 134, avril-juin, mis en ligne le 23 juin 2018, consulté le 25 juillet 2016. *http://formationemploi.revues.org/4718.*

CAVALLI, S. (2007). Modèle de parcours de vie et individualisation. *Gérontologie et société, 2007/4* (123), 55-69. doi : *10.3917/gs.123.0055.*

CHARBONNEAU, J. (2007). L'influence du contexte sociétal sur les trajectoires scolaires et professionnelles des jeunes adultes. In S. Bourdon et M. Vultur (éd.), *Regard sur... Les jeunes et le travail* (p. 53-68). Sainte-Foy : Presses de l'Université Laval.

DUBAR, C. (1994). L'insertion comme articulation temporelle du biographique et du structurel. *Revue française de sociologie, XXXV*, 283-291.

DUBET, F. (2002). *Le déclin de l'institution.* Paris : Le Seuil.

ECKERT, H. (2010). « Précarité » dites-vous ? *SociologieS* [En ligne], Débats, La précarité. Document téléaccessible à l'adresse *http://sociologies.revues.org/3285.*

EGRIS [European Group for Integrated Social Research]. (2000). Trayectorias encauzadas o no encauzadas ? *Propuesta educativa, 10* (23) diciembre.

FITOUSSI, J.-P., et ROSANVALLON, P. (1996). *Le Nouvel Âge des inégalités.* Paris : Le Seuil.

GALLAND, O. (1990). Un nouvel âge de la vie. *Revue française de sociologie, XXXI* (4) oct.-déc.

GALLANT, N., SUPENO, E., ATKIN, S., LABRECQUE, K., CARDONA, J., et LONGO, M.E. (2016). *Pratiques informationnelles en matière d'insertion en emploi. Le cas des jeunes et des immigrants récents au Québec.* Rapport remis au ministère du Travail, de l'Emploi et de la Solidarité sociale, décembre.

Gautié, J. (2003). Transition et trajectoires sur le marché du travail. *Quatre Pages*, 59. Paris : CEE.

Grossetti, M. (2004). *Sociologie de l'imprévisible*. Paris : PUF.

INSEE [Institut national de la statistique et des études économiques] (2012). *France, portrait social*. Insee Références, novembre.

Jacinto, C. (coord.). (2016). *Protección social y formación para el trabajo de jóvenes en la Argentina reciente. Entramados, alcances y tensiones* (p. 3-24). Buenos Aires : Instituto de Desarrollo Económico y Social. Disponible : *http://ides.org.ar/wp-content/uploads/2016/11/Libro_IDES_FINAL_dic1.pdf.*

Lefresne, F. (2003). *Les jeunes et l'emploi*. Paris : La Découverte.

Lévy, R., et Bühlmann, F. (2016). Towards a socio-structural framework for life course analysis. *Advances in Life Course Research, 30*, 30-42.

Longo, M.E. (2011). *Transitions des jeunes vers la vie adulte : processus d'insertion et rapports à la vie professionnelle. Perspectives pour les programmes d'action*. (Rapport d'étude). Paris : INJEP.

Longo, M.E. (2012). Les enjeux de la comparaison internationale des données biographiques. *Terrains et Travaux, 21*, 125-143.

Longo, M.E. (2014a). ¿Singularidad o desigualdad ? Las disposiciones laborales en las trayectorias de jóvenes. In M. Busso et P. Perez (éd.), *Tiempos contingentes. Inserción laboral de jóvenes en la Argentina posneoliberal*. Buenos Aires : Miño y Davila Editores.

Longo, M.E. (2014b). Co-construire l'insertion professionnelle des jeunes en France et en Argentine. In Clip Emploi, *Les dispositifs publics en action. Vers une sécurisation des parcours ?* Rueil Malmaison : Éditions Liaisons.

Longo, M.E. (2014c). Insertion sequences : an alternative for analyzing the labor pathways of the young. In C. Jacinto (éd.), *Social construction of the labor pathways of the young : policies, institutions, mechanisms and subjectivities* (p. 71-89). NORRAG.

Longo, M.E. (2016). Les parcours de vie des jeunes comme des processus. *Cahiers dynamiques, 67* « Parcours des jeunes et institutions », 48-57.

Longo, M.E. (2018). Rapports des jeunes au travail, pratiques d'emploi et diplômes : l'amalgame de parcours différenciés. *Agora Débats Jeunesse*.

Longo, M.E., et Bourdon, S. (2016). La construction en « deux temps » des rapports à la vie professionnelle : une particularité des jeunes à l'aube des études postsecondaires au Québec. *Sociologies, http://sociologies.revues.org/5711.*

Longo, M.E., Bourdon, S., Charbonneau, J., Kornig, C., et Mora, V. (2013). Normes sociales et imprévisibilités biographiques. Une comparaison France, Québec et Argentine. *Agora Débats jeunesses, 65*, 93-108.

Longo, M.E., Cardona, J., et Desroches-Maheux, E. (2018). Inégalités d'offre des programmes d'emploi pour les jeunes au Canada, en France et en Argentine : des choix de société ? *Bulletin de l'Observatoire Jeunes et Société, 14* (3).

Longo, M.E., Perez, P., Busso, M., et Bidart, M. (2014). La estabilidad y la inestabilidad en los procesos de inserción laboral de jóvenes en Argentina y en Francia. *Revista Estudios del Trabajo*.

Loriol, M. (2017). *Le(s) rapport(s) des jeunes au travail. Revue de littérature 2006-2016*. (Rapport d'étude). Paris : INJEP.

Mayer, K. (2004). Whose lives ? How history, societies, and institutions define and shape life courses. *Research in Human Development, 1* (3), 161-187. Lawrence Erlbaum Associates, Inc.

Mayer, K., et Muller, W. (1986). The state and the structure of the life course. In A.B. Sorensen, F.E. Weinert et L.R. Sherrod (éd.), *Human development and the life course : Multidisciplinary perspectives* (p. 217-245). Hillsdale, NJ : Lawrence Erlbaum Associates Publishers.

Meda, D. (1995). *Le travail. Une valeur en voie de disparition*. Paris : Aubier.

Mendez, A. (éd.). (2010). *Processus. Concepts et méthode pour l'analyse temporelle en sciences sociales*. Academia Bruylant.

Mercure, D. (2001). Nouvelles dynamiques d'entreprise et transformation des formes d'emploi. Du fordisme à l'impartition flexible. In J. Bernier *et al.* (éd.), *L'Incessante évolution des formes d'emploi et la stagnation des lois du travail* (p. 5-20). Sainte-Foy : Presses de l'Université Laval.

Moulin, S., Dupray, A., et D'Amours, R. (2013). Les politiques publiques au cœur des bifurcations individuelles. *Sociologie et Sociétés, 45* (1), 203-228.

Nicole-Drancourt, C. (1994). Mesurer l'insertion professionnelle. *Revue française de sociologie, 1* (35), 37-68.

OCDE [Organisation de coopération et de développement économiques] (2008). *Croissance et inégalités.* Paris : Les Éditions de l'OCDE.

Roberts, S., Clarck, S.C., et Wallace, C. (1994). Flexibility and individualisation : a comparison of transitions into employment in England and Germany. *Sociology, 28* (1), 31-54.

Robette, N. (2010). The diversity of pathways to adulthood in France : Evidence from a holistic approach. *Advances in Life Course Research*, 15, 89-96.

Rosa, H. (2010). *Accélération. Une critique sociale du temps.* Paris : La Découverte.

Savard, R., Michaud, G., Bilodeau, C., et Arseneau, S. (2007). L'effet de l'information sur le marché du travail dans le processus décisionnel relatif au choix de carrière. *Canadian Journal of Counselling, 41* (3), 158-172.

Sewell, W.J.R. (1996). Three temporalities : Toward an eventful sociology. In T.J. McDonald (éd.), *The Historic turn in the human sciences* (p. 245-280). Ann Arbor : The University of Michigan Press.

Unesco [Organisation des Nations Unies pour l'éducation, la science et la culture] (2005). *Vers les sociétés du savoir.* Paris : Éditions de l'UNESCO.

Van de Velde, C. (2017). Les barrières à l'emploi des jeunes : atouts et risques de la situation canadienne. *Bulletin de l'Observatoire Jeunes et Sociétés, 14* (1), 22-25.

Vultur, M. (2010). La précarité : un « concept fantôme » dans la réalité mouvante du monde du travail. *SociologieS* [En ligne], Débats, La précarité. Document téléaccessible à l'adresse *http://sociologies.revues.org/3287.*

# Chapitre 12

## Quel sens donner aux transitions adultes lorsqu'il s'agit de ruptures intentionnelles et inattendues ?[1]

1. Par Laurence Cocandeau-Bellanger, Élodie Chevallier et Jean-Pierre Boutinet.

# Sommaire

Le champ de l'orientation scolaire et professionnelle est aujourd'hui en effervescence. Nous pouvons facilement nous faire les témoins de ses soubresauts provoqués par la conjonction de différents phénomènes, en partie liés aux évolutions technologiques. Il s'agit, entre autres, de la large diffusion de la culture du numérique et de ses temporalités présentistes, ainsi que du déploiement de l'intelligence artificielle jetant une énigme sur l'organisation à venir des postes de travail susceptibles d'être encore disponibles. Au moment où s'impose une orientation tout au long de la vie, nous assistons paradoxalement à de continuelles réorientations dans les parcours de vie adulte, avec leurs ruptures souhaitées ou imposées, leurs transitions, leurs périodes d'inactivité plus ou moins prolongées. Parmi la diversité des mobilités observées, notre attention a été attirée par des transitions et reconversions volontaires aux formes particulières et inattendues. Ce sont par exemple des changements de métiers initiés par des personnes qui sont pourtant satisfaites de leur choix d'activité originelle, des cadres qui se réorientent vers des métiers déclassés socialement, ou encore des adultes qui se dirigent vers des professions peu voire non valorisées socialement. Autant de transitions inattendues, inhabituelles, qui amènent notamment à interroger le(s) sens à donner à ces continuelles réorientations, en particulier lorsqu'elles peuvent sembler atypiques. Dans ce chapitre, il sera d'abord fait état de ce que nous définissons comme transition et reconversion professionnelle et comme rupture intentionnelle et inattendue, puis nous analyserons le sens du travail au regard de ces formes de transitions particulières à partir de données empiriques issues de deux recherches de terrain.

## 1. Les transitions professionnelles dans le champ de l'orientation adulte

Depuis plus d'un siècle que les chercheurs s'intéressent à la psychologie de l'orientation (Parsons, 1909), les pratiques qui lui sont liées ont fortement évolué et elles représentent aujourd'hui un champ fort vaste. Ce champ concerne d'abord l'orientation scolaire, qui s'intéresse aux choix de formations et de métiers des jeunes et tout particulièrement à la transition de l'école vers le travail ; il implique aussi l'orientation professionnelle, qui intègre l'ensemble des choix professionnels (de formations et de métiers) de l'adulte[1] tout au long de sa vie ainsi que les nombreuses mobilités que celui-ci expérimente.

1. On entend ici par adulte la catégorie d'âge aujourd'hui pourvoyeuse d'autonomie dans le mode d'organisation d'une existence, sitôt passée la post-adolescence des 16-18 ans en quête de liberté et dans l'attente de la vieillesse lorsque du moins celle-ci se caractérise par une perte d'autonomie. Cf. J.-P. Boutinet, *Psychologie de la vie adulte*, Paris, PUF, 2013.

## 1.1 Mobilités et transitions

Au cours de son parcours, depuis maintenant plusieurs générations, l'adulte est amené à vivre de nombreuses mobilités professionnelles. Ce terme « mobilité » est appréhendé par différentes disciplines. Par exemple, en géographie, les mobilités sont définies comme les déplacements des individus dans l'espace géographique alors qu'en sociologie, elles renvoient aux mouvements dans la hiérarchie des statuts sociaux (Lallement, 2007). La mobilité n'est pas pour autant totalement polysémique, puisque sa définition renvoie toujours aux mouvements, aux déplacements, mais elle possède plusieurs dimensions. En psychologie de l'orientation, la mobilité correspond donc aux déplacements et mouvements que l'adulte réalise tout au long de sa carrière, en relation avec la préoccupation de l'accès à l'emploi. De fait, cette mobilité est qualifiée de professionnelle, lorsqu'il s'agit de décrire les déplacements de l'adulte tout au long de son parcours professionnel vers un autre métier ou une formation. Pour autant, la réalisation d'une formation et l'exercice d'un travail ne s'effectuent plus de façon successive et une bonne fois pour toutes comme autrefois (d'abord l'école puis le travail). La mobilité revêt actuellement d'autres formes : des mouvements, de la part de la personne, du travail vers la formation (reprise d'étude, valorisation de l'expérience, bilan des acquis...), au sein même d'une séquence de travail : de l'emploi vers l'absence d'emploi (chômage) et inversement, ou encore des déplacements d'une entreprise à une autre, d'un secteur d'activité à un autre, d'un territoire à un autre... Les mobilités professionnelles sont donc nombreuses et diversifiées au cours de la vie adulte.

Au-delà de l'aspect objectif de la mobilité (description des mouvements), la psychologie de l'orientation s'intéresse particulièrement à l'aspect subjectif de la mobilité, à savoir la façon dont l'adulte vit ces mobilités. La notion de transition est alors pertinente pour comprendre l'expérience de la mobilité par les adultes. Pour Guichard (2007), la transition est « un changement marquant la vie de l'individu, l'affectant, et se traduisant par des transformations de ses conduites, de ses rôles ou de ses représentations » (Guichard, 2007, p. 427). L'auteur ajoute que ce terme transition a quatre acceptations dans le champ de l'orientation :

a. le passage d'une étape à une autre ;
b. un changement dû à un événement qui se produit aléatoirement ou compte tenu de l'absence d'un évènement qui était attendu ;
c. le passage d'un contexte à un autre par transformation du contexte dans lequel agit la personne ;
d. le passage régulier d'un contexte à un autre par l'individu (Guichard, 2007).

La notion de transition renvoie ainsi aux changements, aux mouvements et aux passages, vécus par l'adulte, dans la mesure où ils l'affectent directement, positivement ou négativement, et induisent des questionnements, des remises en question, voire des dissonances cognitives chez cet adulte.

En 1971 déjà, Parkes qualifiait la transition de psychosociale. En ce sens, elle correspond pour cet auteur « aux changements majeurs dans l'espace de vie advenant dans une période de temps relativement courte mais ayant des effets durables et affectant une bonne partie des présomptions de l'individu sur le monde» (Parkes, 1971, p. 103). Jusque dans les années 1980, les auteurs construisent des modèles de stade de la vie adulte (notamment Levinson *et al.*, 1978; Super, 1980; Riverin-Simard, 1984). Ils se penchent alors sur les transitions habituelles, celles qui sont attendues socialement selon l'avancée en âge de la personne, selon les étapes de développement de la personne, comme par exemple l'entrée dans le monde du travail chez le jeune adulte ou le passage à la retraite chez l'adulte en fin de vie professionnelle (Levinson *et al.*, 1978). Schlossberg (1984) de son côté insistera sur l'idée de rupture, de discontinuité. Elle ajoutera que les changements peuvent être liés à des évènements qui se produisent ou non, et distinguera ainsi trois types de transitions: anticipées, imprévues et par absence d'évènement. Dans ce chapitre, ce sont les transitions voulues, souhaitées par l'adulte et qui caractérisent une rupture par rapport à ce qui précède qui sont à l'étude.

Par ailleurs, qualifier la transition de professionnelle parce que l'on s'intéresse à des mobilités vécues par l'adulte au cours de son parcours professionnel ne doit pas nous amener à ignorer l'aspect personnel de la transition. Pour étudier les transitions de l'adulte tout au long de sa vie, il faut se centrer sur le développement de carrière de l'adulte au sens de ce que Super appelait le *life space career development* (Super, 1980) ou de ce que Gysbers, Heppner et Johnston (2000) dénommaient plus récemment le développement de carrière tout au long de la vie. Dans cette perspective, la carrière est assimilée à un parcours orienté ponctué d'une diversité d'expériences professionnelles et personnelles au niveau du travail et des apprentissages. «Elle est marquée par des changements et reliée aux autres expériences de l'existence, dans lesquelles s'engage la personne à travers des stratégies et des choix qu'elle effectue tout au long de sa vie» (Cocandeau-Bellanger, 2009, p. 95). Cette conception de la carrière intègre donc les expériences de vie de travail et les autres expériences de vie, qu'elles soient familiale, personnelle ou sociale, et notamment les expériences liées aux transitions et mobilités. Elle s'apparente de fait à une carrière chaotique voire même à un chaos de carrière.

Au regard de ces approches de la carrière et du développement de carrière, Gysbers *et al.* (2000) considèrent que tout au long de la vie adulte, une interaction se produit entre les «rôles» (ceux de parent, de salarié, de bénévole...), entre «les cadres de vie» (maison, travail, école, association...) et entre «les évènements de vie» (premier emploi, mariage, mitan de la vie, passage à la retraite...). En ce sens, il y a une inter-influence continuelle entre le professionnel et le personnel (Cocandeau-Bellanger, 2011). Les changements professionnels qui bousculent la carrière adulte peuvent ainsi prendre leurs origines dans la sphère professionnelle mais tout autant dans les autres sphères de vie (sociale, familiale et personnelle). Quoi qu'il en soit, ces changements auront des répercussions sur les autres sphères de vie (Cocandeau-Bellanger, 2011). Par exemple, un adulte décidera de réduire son temps de travail au regard de la maladie d'un de ses enfants ou encore l'acceptation d'une promotion professionnelle l'amènera à une mobilité géographique ayant de forts impacts familiaux. Au vu de ces interactions entre les aspects professionnel et personnel de la carrière et du développement de carrière, la transition, qui renvoie aux changements majeurs au cours de la carrière d'un adulte, ne peut être qualifiée que simultanément de professionnelle et personnelle.

Dans la variété des transitions psychosociales, la réorientation professionnelle est une forme de transition qui marque une rupture dans la trajectoire de l'adulte (Schlossberg, 1984). Denave (2006) définit la rupture professionnelle comme le changement de profession et de domaine professionnel quand « le nouveau métier exercé sollicite de nouvelles compétences, de nouveaux savoir-faire et s'effectue dans un domaine professionnel sans lien avec le précédent » (Denave, 1986, p. 86). Les ruptures professionnelles de carrière sont susceptibles légalement de prendre le nom de « ruptures conventionnelles de contrats » mais pour les adultes, elles relèvent tantôt de leur volonté, tantôt des impératifs dictés par le contexte.

## 1.2 Des changements de carrière aux ruptures de carrière

Comme le souligne Masdonati (2017) dans la préface de l'ouvrage dirigé par Olry-Louis *et al.* (2017), les changements de carrière renvoient à des situations très différentes, hétérogènes et plus ou moins choisies par l'adulte (Perez-Roux et Balleux, 2014). D'un côté, ces ruptures de carrière peuvent être accidentelles, lorsqu'une réorientation n'a pas été anticipée, ni voulue par l'adulte (transition imprévue) et qu'elle se trouve subitement imposée par le contexte, qu'il s'agisse de la conjoncture ou d'un employeur. Elles peuvent être, par exemple, celle d'une entreprise qui procède subitement à des licenciements massifs pour raisons économiques, ou qui se délocalise, ou encore qui ferme son site. Les salariés sont alors souvent contraints de changer d'activité, en restant sur place ou en se déplaçant dans une autre région. À travers ces exemples, l'adulte est souvent confronté à devoir affronter une situation professionnelle qui lui semble absurde, avec du non-sens, une situation qui se dérobe à lui et pour laquelle il devra faire le deuil (transition imposée). D'un autre côté, ces ruptures de carrière peuvent être intentionnelles, lorsque les réorientations professionnelles sont souhaitées, recherchées par l'adulte (transition anticipée). Ce dernier choisit donc de mettre en œuvre un certain nombre d'actions, de conduites, de comportements pour parvenir à rompre avec son ancienne situation professionnelle. Pour autant, le désir et la volonté de rupture de carrière chez l'adulte n'amènent pas toujours à la réalisation d'une rupture intentionnelle. Elle peut ainsi correspondre à une transition en l'absence d'événement voulu (Schlossberg, 1984).

Dans ce chapitre, nous souhaitons porter un intérêt aux ruptures intentionnelles de carrière. Au-delà du changement de métier et d'activité qui caractérise la réorientation professionnelle choisie, pour comprendre le changement de vie professionnelle – et son impact sur la carrière – lorsqu'il ne s'inscrit pas dans une progression de carrière, le concept de rupture intentionnelle de carrière paraît tout à fait opportun (Chevallier, 2017). La notion de rupture est ici empruntée aux travaux sur la sociologie des bifurcations, lesquels s'intéressent aux transitions professionnelles les plus inattendues. Dans ce cadre, Grossetti et Bidart (2006) évoquent la notion de rupture biographique, qui met l'accent sur le caractère brutal du moment où le changement professionnel se présente. La rupture biographique diffère des réorientations ou des reconversions professionnelles par son caractère imprévisible, l'imprévisibilité résidant autant dans le moment où ce changement intervient que sur le chemin qui va être emprunté par l'adulte après ce moment.

## 2. Les ruptures intentionnelles de carrière

La notion d'intentionnalité de la rupture met en avant l'initiative de l'adulte au travail, assez souvent en position de cadre. Elle représente la dimension profonde qui sous-tend les intentions (Drolet, 1991). Il s'agit d'un processus préréflexif qui donne un sens à l'expérience et qui exprime les désirs, la volonté, les décisions et la motivation en général. De son côté, Pastré (2005) soutient que derrière une rupture se cache une continuité. Par conséquent, la rupture intentionnelle de carrière n'est pas à comprendre au sens littéral du terme comme une nouvelle carrière, mais plutôt comme une métamorphose à l'intérieur de la carrière, consistant en l'appropriation d'un nouveau rôle professionnel.

### 2.1 Qu'en est-il des ruptures intentionnelles de carrière attendues ?

Les ruptures intentionnelles sont donc anticipées. De fait, elles ne sont pas accidentelles, puisque non imposées par le contexte. Tout un chacun devrait donc s'y attendre, savoir qu'elles peuvent arriver dans la vie d'un adulte. Et pourtant, bien que certaines de ces ruptures soient attendues, d'autres ne le sont pas. Arrêtons-nous sur les ruptures attendues. Celles-ci le sont par nombre de personnes, par la société en général, au regard d'une norme établie. Guichard (2007) qualifie ces ruptures qu'il dénomme transitions (plutôt fréquentes jusque dans les années 1980) de normatives. Elles peuvent en effet être souhaitées et attendues par la personne et conformes à la norme sociale. Dans certains cas, ces ruptures peuvent ne pas être attendues par la société. Ici, nous les qualifierons alors de ruptures intentionnelles et inattendues. Ces dernières s'opposent aux transitions normatives, comme une forme de déviance à la norme (Sirota, 2002). L'adulte qui choisit de rompre avec sa situation professionnelle préalable peut faire un choix qui semble déviant pour la société, non cohérent avec ce que son environnement attend de lui, non conforme à ce que la société porte comme valeurs et règles de référence. Qu'en est-il alors du sens de ces ruptures intentionnelles et inattendues ?

## 2.2 Questionnement autour de la rupture de carrière intentionnelle et inattendue

La société française, comme les autres sociétés occidentales, est dominée par un modèle individualiste au sein duquel le sujet est placé au cœur du système et où le *je* domine. Par opposition à un modèle collectiviste, dans une société individualiste telle que la nôtre, il est attendu de la personne qu'elle se prenne en charge, qu'elle fasse ses choix elle-même. Elle doit être autonome et responsable, sans s'appuyer sur le groupe, ni sur la communauté. De fait, dans le champ de l'orientation, cette injonction à l'autonomie (Duvoux, 2009) conduit l'adulte à devoir savoir ce qu'il veut faire de sa vie en général et de sa vie professionnelle en particulier. Elle oriente l'adulte : de son présent et de son avenir, c'est à cet adulte de pouvoir en décider ! Or, au vu des nombreux évènements de vie que l'adulte rencontre, qu'ils soient choisis et désirés ou impromptus et subis, se déterminer pour un métier une bonne fois pour toutes n'a plus guère de sens. L'adulte est amené à se questionner plusieurs fois dans sa vie sur ce qu'il veut et peut faire professionnellement, sur le métier et les études qu'il envisage, qu'il aimerait exercer ou entreprendre et qui lui sont ou non accessibles. Les nombreux dispositifs favorisant l'évolution de carrière tels les bilans de compétence, les validations des acquis de l'expérience, les conseils en évolution professionnelle, les comptes personnels de formation... en sont la preuve. Ils ont été mis en œuvre en France les uns après les autres à partir des années 1990 en tenant compte de cette conception du sujet responsable et autonome dans la société française, un sujet qui doit se construire, s'engager dans l'un ou l'autre dispositif, agir selon les normes de la société. Malgré le chômage, la vie professionnelle demeure centrale aujourd'hui, le travail demeure une norme importante. La pression sociale à exister par le travail est toujours très forte, ce qui n'empêche pas l'adulte d'être de plus en plus souvent en perte de repères (Boutinet, 2007). Mais quel type de travail doit exercer l'adulte d'aujourd'hui ? Quel est l'emploi à valoriser pour un adulte ? Y a-t-il un parcours attendu pour lui ou désiré par lui ? Autant de questions qui amènent à s'interroger sur le sens accordé par les adultes qui s'engagent dans des ruptures intentionnelles et inattendues.

Ici, ce que nous nommons « rupture intentionnelle et inattendue de carrière » correspond donc à :

a. une mobilité de l'adulte, puisqu'il y a changement de situation professionnelle (au sens de Masdonati, 2017) ;
b. une transition dans la mesure où l'on s'intéresse à l'expérience que l'adulte fait de la mobilité (au sens de Guichard, 2007) ;
c. une forme de discontinuité professionnelle puisqu'il y a une rupture perçue dans le parcours (au sens de Schlossberg, 1984 et de Denave, 2006) ;
d. une volonté de l'adulte puisqu'il y a une transition anticipée (au sens de Schlossberg, 1984), une intention de rompre (au sens de Drolet, 1991) ;
e. une déviance sociale puisque la transition ne correspond pas aux normes de la société en termes de développement de carrière (au sens de Sirota, 2002).

Intéressons-nous à présent à quelques exemples de ruptures intentionnelles et inattendues pour comprendre quel(s) sens les adultes attribuent à leur travail lorsqu'ils vivent ce type de transition.

## 3. Le sens à donner aux ruptures intentionnelles et inattendues de carrière

Si la rupture accidentelle de carrière devient aujourd'hui une banalité dans un contexte de forte mobilité et d'imprévisibilité, l'une et l'autre au service de l'exigence sociale des changements, cette rupture n'est donc plus la seule dans les itinéraires de vie des adultes au travail. Avec ce type de rupture, il existe également des ruptures intentionnelles de carrière (Chevallier, 2017). Elles sont comprises comme une volonté de changer radicalement de vie professionnelle jusqu'à faire en sorte que plus aucun retournement de situation ne soit possible. Les ruptures intentionnelles trouvent leur source dans diverses motivations : le désir de retrouver une activité qui permettra un meilleur équilibre entre la vie personnelle et la vie professionnelle, l'envie de faire de sa passion un métier (Négroni, 2005*a*, 2005*b*) ou encore le besoin de redonner du sens à sa vie professionnelle (Chevallier, 2016). La société en questionne d'autant plus le sens qu'elles sont inattendues, c'est-à-dire en dehors de la norme sociale, qui attend plutôt, et encore aujourd'hui, une progression de carrière linéaire (dans un même secteur d'activité, voire une même entreprise), ascensionnelle (au regard des catégories socio-professionnelles), valorisante (choisir des métiers désirés socialement) et qui permette une amélioration de l'employabilité (vers un métier qui garantisse l'emploi).

Lorsque le sens est évoqué comme une des motivations pour effectuer une rupture intentionnelle de carrière, il est souvent exprimé en termes de métier ou de secteur d'activité. C'est le cas dans les travaux de Duchesne (2011) traitant des adultes abordant une « seconde carrière » dans l'enseignement. Ses recherches partent du postulat que ce métier est générateur de sens et l'auteure s'attache à identifier comment l'exercice de cette activité peut être significatif. Les travaux de Mayaux (2001) abordent la mobilité professionnelle des cadres de l'économie marchande vers l'économie sociale justifiant ce changement professionnel également par la recherche de sens que l'on pourrait trouver dans un tel secteur. Il semble que certains métiers ou secteurs d'activité soient considérés comme porteurs de sens, tels ceux liés au soin, à l'éducation, à l'insertion sociale et justifient alors aux yeux de la société un changement professionnel radical. Cependant, redonner du sens à son travail par une rupture intentionnelle de carrière, mettant en péril l'employabilité de l'adulte ne signifie pas exclusivement rejoindre un secteur d'activité ou un métier réputé être porteur de sens. Bien au contraire, ce qui caractérise ces ruptures intentionnelles de la part de l'adulte et inattendues de la part de la société, c'est aussi le choix de l'adulte de rompre avec une situation professionnelle originelle qui pourtant est mieux valorisée socialement que la situation choisie et envisagée, mieux classée socialement, davantage rémunératrice, voire qui plaît et satisfait plus. Pour autant, le sens tiré de la nouvelle activité ciblée et exercée peut prendre sa source dans d'autres composantes du travail telles que l'autonomie ou le sentiment de maîtrise de sa carrière. Les deux recherches présentées ci-après s'inscrivent dans ces cas de figure.

## 3.1 Sens et ruptures de carrière de cadres au mitan de leur vie

La première recherche porte sur les ruptures intentionnelles de carrière observées chez des cadres arrivant au mitan de leur vie et désirant redonner du sens à leur activité professionnelle (Chevallier, 2016). Ces cadres justifient leur désir de changement professionnel non pas tant par une envie mais par un besoin, par une nécessité, quitte à choisir pour l'avenir un secteur socialement moins prestigieux, moins bien rémunéré mais qui leur permet de s'engager dans une activité professionnelle davantage porteuse de sens pour eux. Pourtant, socialement, les activités choisies ne sont pas réputées pour être porteuses de sens. Dans l'échantillon rencontré, il s'agit de cadres qui se sont réorientés vers les métiers de paysagiste, œnologue, conseiller en économie d'énergie, micro-éditeur, écrivain, conseiller en insertion, professeur de yoga, sophrologue, assistante maternelle. Leur changement professionnel leur vaut un déclassement social et financier. Il est possible de parler de déclassement, car ces cadres choisissent de quitter leur statut pour des métiers appartenant à une catégorie socioprofessionnelle inférieure selon la typologie actuelle pour se diriger vers des métiers moins valorisés socialement et moins rémunérateurs.

Comment comprendre alors le sens de ce type de rupture intentionnelle et inattendue de carrière ? Les récits de vie des anciens cadres interrogés ne montrent pas un consensus sur un type d'activités ou de compétences mobilisées qui soient porteuses de sens. Bien sûr, la satisfaction d'aider l'autre lorsque l'on est conseiller en insertion, sophrologue ou encore professeur de yoga peut se comprendre. Pourtant, le sens évoqué par ces anciens cadres réside davantage dans la manière dont ils peuvent aujourd'hui réaliser leur activité professionnelle : avec autonomie, avec plus de maîtrise sur le processus de réalisation, avec moins de pression. Les conditions de travail et de management des organisations de ces anciens cadres sont une motivation pour les pousser à aller vers de plus petites organisations ou vers le milieu associatif, ou encore à créer leur propre entreprise afin d'être dans un environnement de travail moins complexe et plus intelligible, où les relations seront envisagées comme plus saines. Ainsi, les éléments de non-sens au travail exprimés par les anciens cadres afin de justifier leur rupture intentionnelle de carrière portent principalement sur les paramètres structurant la vie d'une entreprise : sa politique stratégique, son mode d'organisation, son mode de management, ses valeurs, sa déontologie et son équipe.

Reprenons par exemple les propose de David, 45 ans au moment de sa rupture intentionnelle de carrière, ancien directeur dans l'industrie pharmaceutique et reconverti vers le métier d'œnologue : « Ils m'ont dit [...] 70 heures ce n'est pas assez suffisant, plus la pression, plus la déstabilisation de mon équipe parce qu'ils m'évitaient, ils me mettaient de plus en plus dans le placard en ne me donnant pas les bonnes informations pour ne pas pouvoir faire bien mon métier. »

Par ailleurs, la rupture intentionnelle et inattendue de carrière peut avoir comme objectif de (re)trouver une activité professionnelle (indépendante ou salariée) qui permette d'organiser son temps.

À ce sujet, Armelle, 37 ans au moment de sa rupture de carrière, ancienne cadre marketing reconvertie vers le métier d'écrivain public évoque ceci : « En 2007, j'ai eu mon 1er enfant, et donc là j'ai commencé à me poser des questions, par rapport à [mon entreprise], parce que je voulais un peu tout, parce que je voulais continuer à travailler mais en évoluant, parce que j'avais de l'ambition et parce que je voulais aussi avoir du temps pour m'occuper de lui. »

Ces anciens cadres considèrent qu'ils appartiennent aujourd'hui à une organisation moins complexe, une organisation où le travail est moins morcelé et moins aux prises avec des systèmes de gestion de l'activité de travail. Ce type d'organisation leur laisse plus d'autonomie et une visibilité sur les résultats de leur travail. Le sens accordé au travail prend alors une forme simplifiée qui va à l'essentiel et où chaque personne peut s'organiser afin de satisfaire ses propres attentes et de pouvoir constater le résultat de son travail.

## 3.2 Sens et ruptures de carrière chez des populations satisfaites de leur activité professionnelle

La seconde recherche, qui illustre des ruptures intentionnelles et inattendues, porte sur des adultes qui ont décidé de se réorienter alors qu'ils ne connaissaient pas de crise particulière, ni dans leur vie en général, ni dans leur activité professionnelle (Cocandeau-Bellanger et Rouzier, 2014). Les parcours professionnels des adultes de cet échantillon sont déjà marqués par quelques changements et ces adultes sont passés par la formation continue. Ces changements pour eux ne sont pas vécus comme des échecs, mais bien comme des étapes logiques de leur vie professionnelle.

Jonathan, 29 ans qui a été 7 ans fonctionnaire de police et qui effectue au moment de l'entretien un CAP cuisine l'exprime ainsi : « *J'ai été fonctionnaire de police et là je souhaite être cuisinier. Ça peut paraître complètement différent mais dans ces deux métiers, je suis au service de la personne.* » Les activités professionnelles exercées auparavant semblent satisfaisantes, tant par le contenu du travail que par les liens avec l'environnement. Elles sont même présentées comme comblant un sentiment d'utilité et de développement des compétences. Fanny, 39 ans, agent immobilier durant 17 ans et en 3e année de licence de psychologie au moment de l'interview, présente les choses de la manière suivante : « *Malgré le fait d'être restée agent immobilier pendant de nombreuses années, j'ai toujours été dans l'apprentissage de nouvelles choses.* »

*Ces adultes justifient leur réorientation afin d'*éviter une lassitude qui pourrait survenir ou par la recherche d'un idéal professionnel. Ce changement professionnel est dicté par la recherche d'une augmentation d'un niveau de bien-être professionnel qui était déjà satisfaisant. De plus, cette rupture n'est pas considérée comme l'ultime virage dans leur parcours. Plusieurs de ces adultes envisagent de changer de métiers à d'autres moments, à l'image de Lucie 35 ans, qui a travaillé dix ans comme assistante de direction et qui occupe aujourd'hui des fonctions de chargée de communication à la suite d'une reprise d'études : *« Peut-être que ce n'est pas fini, je suis prête à entreprendre une nouvelle formation si l'envie s'en fait sentir ? »*

Ce qui est recherché par ces adultes, c'est aussi une certaine maîtrise de leur avenir. L'anticipation leur permet de contrôler leur parcours professionnel, de *« prendre* [leur] *vie en mains » comme l'indique Jérémie 51 ans, qui a passé une large partie de sa carrière dans la maintenance et qui projette aujourd'hui d'ouvrir une quincaillerie. Gwendoline, 35 ans, assistante de direction durant dix ans et qui vient de reprendre une formation pour devenir professeure des écoles* évoque aussi le fait d'être *« maître de* [sa] *carrière »*.

Pour certains adultes interrogés dans cette recherche, le souhait de changer de métier est lié au choix de moduler leur carrière en fonction de leur situation familiale : les femmes qui envisagent une maternité dans les années à venir anticipent leur changement professionnel afin qu'il soit compatible avec leur projet. Gwendoline, présentée ci-dessus, l'explicite de cette manière : *« J'ai 35 ans, mais ce n'est pas grave, je me donne à fond dans mon projet et une fois que je serai institutrice, j'envisagerai de faire des enfants. » Les femmes qui se sont investies dans leur vie de famille voient l'opportunité de réinvestir leur vie professionnelle maintenant que leur(s) enfant(s) est (sont) plus autonome(s). C'est le cas d'Éloïse, 42 ans, 3 enfants, qui a occupé un poste de secrétaire médicale pendant 20 ans et qui s'engage aujourd'hui dans des études pour devenir infirmière : « C'était impossible de faire les deux en même temps, j'ai dû choisir* [...] *et j'ai préféré penser à ma famille et mes enfants avant moi. »*

Ces ruptures intentionnelles et inattendues de carrière peuvent, pour ces adultes, être comprises comme une stratégie visant à les aider à rester maîtres de leur parcours, à contrôler leur vie et à décider de leur choix de carrière mais aussi comme la revendication d'un désir d'épanouissement au travail. Ces changements professionnels se basent sur l'anticipation d'une éventuelle crise à venir. Auparavant, l'adulte attendait de subir une crise avant de s'engager dans un changement pour la combattre. Aujourd'hui, il n'attend plus de subir mais anticipe son avenir en se positionnant en véritable auteur de son existence, quitte à être perçu comme agissant en dehors de toutes attentes sociales, en dehors de la norme sociale.

## 4. Repères ou lignes de fuite : à propos d'une interminable recherche de sens

Le choix d'une rupture intentionnelle et inattendue de carrière s'explique-t-il par le sens que ces adultes recherchent et pensent pouvoir trouver dans ce choix ? Cette notion de sens est tout à fait pertinente dans le contexte que nous vivons actuellement, sans cesse interrogé par l'absurde, le non-sens ou l'une ou l'autre forme de nihilisme. Concevoir ici le sens comme relevant d'une notion permet d'évoquer un terme flou, dont le caractère éminemment polysémique se trouve confirmé par son étymologie plurielle. Au sein de la langue française, le mot « sens » amalgame en effet étymologiquement deux origines différentes, d'un côté l'origine germanique *sinn* qui désigne le sens-direction ; d'un autre côté l'origine latine *sensus* qui constitue une polysémie associant trois dimensions : sagesse-raison, sensation-perception, signe-signification (Cassin *et al.*, 2003). Le sens-direction issu de *sinn* permet de convoquer les trois temporalités que sont le passé, le présent et l'avenir dans la réflexion sur le sens conféré au travail. À cet effet, comme l'indiquent très justement Savickas et *al.* (2010, p. 246) à propos des préconisations en matière de conseil, « le sens peut résulter d'une intention prospective ou d'une réflexion rétrospective [...] ils [les clients et les conseillers] ne devraient pas se concentrer sur le choix dans un monde incertain et comportant peu d'opportunités. Ils devraient plutôt se concentrer sur le sens des décisions en analysant les processus intentionnels dans l'histoire de leur vie ». Selon les termes de Savickas et de ses collaborateurs (2010), il s'agit donc de faire expliciter par l'adulte le sens que ce dernier a pu attribuer à ce qu'il a déjà décidé (la rupture intentionnelle) puis ce qu'il réalise pour devenir plus autonome dans ses transitions successives au sein d'un monde professionnel instable auquel il ne devra cesser de s'adapter.

En prenant en compte le caractère polysémique du sens, qui lui permet de mieux se confronter à ses trois contradicteurs que sont l'absurde, le non-sens et le nihilisme, le sens susceptible d'être engendré par le vécu d'une rupture intentionnelle et inattendue peut donc être appréhendé par l'une et/ou l'autre des cinq approches suivantes (Boutinet, 2015) :

- le sens-sensibilité amène l'adulte à réinterpréter son histoire personnelle à la lumière d'une relecture qu'il fait de ce passé chargé d'expériences plus ou moins bien explicitées ; *l'histoire de vie* peut être l'instrument de cette réinterprétation ;
- le sens-sensorialité conduit l'adulte à interroger ce dont il fait présentement l'expérience dans le momentané de la situation vécue avec ce que cette dernière suscite ou évoque en termes de perceptions ou d'émotions ;
- le sens-orientation questionne l'adulte face à son avenir, dans ses initiatives et l'orientation qu'il compte leur donner, comme perspectives à se situer dans un horizon temporel à venir qui reste à déterminer ;
- le sens-signification verbalise des clés de compréhension sur la manière d'interpréter le sens-orientation, en explicitant les motifs, les justifications qui rendent compte de ce qui pousse le jeune ou l'adulte à vouloir agir de la sorte pour son propre avenir ;

- le sens-relation met en interaction le jeune ou l'adulte avec son entourage pour penser le réel tel qu'il se présente comme possibilité de partage d'un sens commun à expliciter, à travers les facilités et résistances qu'il offre.

Les adultes ayant effectué une rupture intentionnelle et inattendue de carrière, issus des deux recherches citées ci-dessus, pour redonner du sens à leur vie professionnelle illustrent le fait que le sens, et notamment le sens au travail, est à comprendre comme une notion polysémique qui touche à l'ensemble des composantes du travail (et non seulement à sa finalité). Aussi, Morin et Aranha (2008) distinguent le sens *au* travail (lié à l'environnement de travail) du sens *du* travail (lié à l'activité professionnelle). La notion de sens appliquée au domaine du travail est transversale, guidée par un souci de cohérence entre les besoins du salarié et ce qu'offrent son activité et son organisation.

Il n'est donc pas exact de réduire la quête de sens aux réorientations vers des métiers valorisés socialement, réputés être porteurs de sens car cette quête de sens comprend une dimension à la fois individuelle et collective. *Sinni*, en islandais, la plus ancienne langue germanique, signifie le « compagnon de route ». Le mot, à ses origines, semble ainsi exclure l'idée d'un sens solitaire. Rechercher du sens par une quête d'un absolu de soi-même est aux antipodes du sens initial du mot. Cependant, il n'existe plus dans notre société hypermoderne de système de sens collectif permettant de structurer la vie commune. Les deux systèmes de sens considérés comme dominants au cours du XX^e^ siècle, à savoir le communisme et le libéralisme sont tous eux en déclin : le communisme a perdu une grande partie de sa légitimité dominante avec la chute du mur *de* Berlin en 1989 et le retour de la Russie sur les décombres de l'URSS ; le libéralisme ici entendu comme idéologie prônant la défense de la libre concurrence et de l'économie de marché a peine à résister aujourd'hui à ses deux opposants que sont les monopoles d'un côté, l'État centralisateur de l'autre. Face à ce constat de manque de repères tangibles collectifs, la recherche de sens de la vie tend à devenir individuelle et construite par chacun à partir de son propre système de valeurs et de ses croyances. Une activité professionnelle qui a du sens sera donc tout à fait relative à chacun. La rupture intentionnelle de carrière qui n'est pas conforme aux normes sociales est certes inattendue socialement et en ce sens peut paraître déviante, mais elle est surtout voulue par l'adulte qui cherche à donner du sens à sa vie au travail et en cohérence avec son propre système de valeurs mais qui lui-même n'est pas pérenne.

Ainsi peut-on reconnaître avec le philosophe Henri Maldiney (1973) que le sens, dans l'une ou l'autre de ses variantes, telles que nous venons de les passer en revue, est l'occasion qui nous est donnée en définitive de comprendre le réel en vue de le saisir. Or ce réel, c'est toujours ce que l'on n'attendait pas, ou ce que l'on n'attendait plus et qui nous surprend, dont la venue réfute notre habituelle volonté de le concevoir. Le sens est donc ce lieu de rencontre avec l'existant lui-même, cet existant dissimulé en quête duquel se met en marche toute démarche d'orientation ou de réorientation, parsemée de mobilités, de transitions, de reconversions ou de ruptures.

## Références bibliographiques


BOUTINET, J.-P. (2013). *Psychologie de la vie adulte.* Paris : PUF.

BOUTINET, J.-P. (2015). En quoi un projet peut-il faire sens ? *Soin-Cadres, 87,* 16-18.

BOUTINET, J.-P. (2007). Vulnérabilité adulte et accompagnement de projet, un espace paradoxal à aménager. In J.-P. Boutinet, N. Denoyel, G. Pineau et J.-Y. Robin, *Penser l'accompagnement adulte. Ruptures, transitions, rebonds* (p. 27-49). Paris : PUF.

CASSIN B. (dir.) (2003). *Vocabulaire européen des philosophies ? Dictionnaire des intraduisibles.* Paris : Le Seuil.

CHEVALLIER, E. (2017). Les ruptures intentionnelles de carrière chez les cadres français : description d'un processus. *L'Orientation scolaire et professionnelle, 46* (3), 427-453.

CHEVALLIER, E. (2016). *Redonner du sens à sa vie professionnelle par une rupture intentionnelle de carrière chez des cadres français au mitan de la vie.* Thèse de doctorat en éducation, Université de Sherbrooke, Québec.

COCANDEAU-BELLANGER, L. (2009), Carrière adulte. In J.-P. Boutinet (éd.), *L'ABC de la VAE.* (p. 95-97). Toulouse : Érès.

COCANDEAU-BELLANGER, L. (2011), *Femmes au travail - comment concilier vie professionnelle et vie familiale.* Paris : Armand Colin.

COCANDEAU-BELLANGER, L. et ROUZIER, J. (2014), Je vais bien... je change de travail, *Chemins de formation, au fil du temps, 18,* 59-65.

DENAVE, S. (2006). Les conditions individuelles et collectives de ruptures professionnelles, *Cahiers internationaux de sociologie, 1120* (1), 85-110.

DROLET, J.-L. (1991). L'intentionnalité et le projet professionnel : préalables conceptuels de recherche. *Canadian Journal of Counselling and Psychotherapy/ Revue canadienne de counseling et de psychothérapie, 25* (2), 230-238.

DUCHESNE, C. (2011). Effectuer une transition professionnelle pour donner sens à sa vie. *Recherches en éducation, 11,* 11-38.

DUVOUX, N. (2009). *L'autonomie des assistés, sociologie des politiques d'insertion.* Paris : PUF.

GROSSETTI, M., et BIDART, C. (2006). *Trajectoires sociales et bifurcations.* Paris : PUF.

GUICHARD, M. (2007). Transition (transition). In J. Guichard et M. Huteau (éd.), *Orientation et insertion professionnelle - 75 concepts clés.* (p. 427-435). Paris : Dunod.

GYSBERS, N.C., HEPPNER, M.J. et JOHNSTON, J.A. (2000). Conseil et développement de carrière tout au long de la vie, *L'Orientation scolaire et professionnelle, 29* (1) (trad. D. Bonora), 91-111.

LALLEMENT, M. (2007). Mobilité (Mobility). In J. Guichard et M. Huteau (dir.), *Orientation et insertion professionnelle - 75 concepts clés.* (p. 295-298), Paris : Dunod.

LEVINSON, D.J, DARROW, C., KLEIN, E.B., LEVINSON, M.H. et MCKEE, B. (1978). *The seasons of Man's life.* New York : Knopf.

MALDINEY, H. (1973). *Regard Parole Espace.* Lausanne : Éditions L'Âge d'Homme

MASDONATI, J. (2017). Préface : Les transitions professionnelles au cœur de la psychologie de l'orientation. In I. Olry-Louis, A.M. Vonthron, E. Vayre et I. Soidet (dir.), *Les transitions professionnelles - Nouvelles problématiques psychosociales* (p. 11-16). Paris : Dunod.

MAYAUX, F. (2001). La mobilité professionnelle des cadres de l'économie marchande vers l'économie sociale. Pourquoi ? Comment ? *Revue internationale de l'économie sociale, 281,* 170-182.

MORIN, E. et ARANHA, F. (2008). *Sens du travail, santé mentale et engagement organisationnel.* Rapport. Institut de recherche Robert-Sauvé en santé et en sécurité du travail ; Montréal : IRTS.

NÉGRONI, C. (2005*a*). La reconversion professionnelle volontaire : d'une bifurcation professionnelle à une bifurcation biographique. *Cahiers internationaux de sociologie, 119* (2), 311-331.

NÉGRONI, C. (2005*b*). La reconversion professionnelle volontaire : une expérience de conversion de soi. *Carriérologie, 10* (1/2), 331-348.

OLRY-LOUIS, I., VONTHRON, A.M., VAYRE, E., et SOIDET, I. (éds.) (2017). *Les transitions professionnelles. Nouvelles problématiques psychosociales*. Paris : Dunod.

PARKES, C.M. (1971), Psycho-social transitions : A field for study. *Social Sciences and Medicine, 5* (2), 101-115.

PARSONS, F. (1909). *Choosing a vocation*. Boston : Hougton Mifflin.

PASTRÉ, P. (2005). *Modèles du sujet pour la conception. Dialectiques activités développement*. Toulouse : Octarès.

PEREZ-ROUX, T., et BALLEUX, S. (2014). Introduction. Transitions professionnelles désirées-contraintes : quelles dynamiques identitaires des acteurs à l'épreuve des contextes ? *L'Orientation scolaire et professionnelle, 43* (4), 391-396.

RIVERIN-SIMARD, D. (1984). *Etapes de vie au travail*. Montréal, Québec : Saint Martin.

SAVICKAS, M.L., NOTA, L., ROSSIER, J., DAUWALDER, J.-P., DUARTE, M.E., GUICHARD, J., SORESI, S., VAN ESBROECK, R., VAN VIANEN, A.E.M., et BIGEON, C., (2010). Construire sa vie : un paradigme pour l'orientation au XXIe siècle. *L'Orientation scolaire et professionnelle, 39* (1), 5-39.

SCHLOSSBERG, N. (1984). *Counseling adults in transitions – Linking practice with theory*. New York : Springer Publishing Compagny.

SIROTA, A. (2002). Normes et déviance. In J. Barus-Michel, E. Enriquez et A. Lévy, *Vocabulaires de psychosociologie*, Toulouse : Érès.

SUPER, D.E. (1980). A life-span, life space approach ta career development. *Journal of Vocationnal Behavior, 13*, 282-298

# Partie 4

## Orientation tout au long de la vie et développement humain durable

# Chapitre 13

## Accompagner l'orientation des vies actives vers une économie durable, équitable et humaine[1]

1. Par Jean Guichard.

# Sommaire

Dans de nombreuses villes d'Europe, l'hiver et le printemps 2019 furent marqués par des démonstrations hebdomadaires de nombreux jeunes gens exigeants que soit engagée rapidement une politique sérieuse de protection de l'environnement et de lutte contre le réchauffement climatique. Dans le même temps, des dizaines de milliers de jeunes « sans qualification », de demandeurs d'emploi, de travailleurs et de retraités pauvres – les « gilets jaunes » – réclamaient que le gouvernement français prenne des mesures nécessaires pour qu'ils puissent mener une existence digne. Au niveau mondial, l'OIT (Organisation internationale du travail) soulignait, dans sa note d'actualité du 13 février 2019, que « les mauvaises conditions de travail sont le principal problème mondial de l'emploi ». Ce texte (qui présente le rapport « Emploi et questions sociales dans le monde – Tendances 2019 », ILO, 2019) observe :

> « La mauvaise qualité de l'emploi est le problème majeur auquel sont confrontés les marchés mondiaux du travail, des millions de personnes étant contraintes d'accepter de travailler dans de mauvaises conditions [...]. Les données recueillies [... pour ce rapport] montrent que la majorité des 3,3 milliards de personnes qui occupaient un emploi en 2018 déplorent l'absence de sécurité économique, de bien-être matériel et d'égalité de chances. Qui plus est, les progrès réalisés pour réduire le chômage à l'échelle de la planète ne sont pas synonymes d'amélioration de la qualité de l'emploi » (OIT, 2019).

Le 24 juin de cette même année, un groupe de milliardaires américains – parmi lesquels les détenteurs des plus grosses fortunes mondiales – publiait un appel aux candidats à la future élection présidentielle des États-Unis les enjoignant de créer un impôt sur leur fortune : une mesure qu'ils considèrent comme indispensable pour faire face (notamment) à la crise du climat et à la surmortalité des moins nantis (la différence d'espérance de vie entre les Américains favorisés et défavorisés étant, soulignent-ils, de quinze années) (lettre ouverte aux candidats de l'élection présidentielle 2020 : « It's Time to Tax Us More », 2019).

Ces différents phénomènes peuvent être considérés comme des manifestations d'une prise de conscience de la gravité de la crise qui touche aujourd'hui notre planète. Comment y faire face ? Comment les professionnels de l'accompagnement à l'orientation peuvent-ils participer à sa résolution ? C'est à ces deux questions que ce chapitre vise à apporter des éléments de réponse. Il se structure en deux parties. La première rappelle que les actuels désordres mondiaux majeurs sont des aspects d'une même crise à laquelle il convient de faire face en définissant les principes d'une politique mondiale adaptée et en mettant en œuvre une réglementation qui y correspond. La seconde décrit deux interventions d'accompagnement à l'orientation destinées à préparer – respectivement des jeunes et des adultes – à construire des vies actives contribuant à sa résolution.

## 1. Faire face à une crise mondiale multidimensionnelle

L'humanité est désormais confrontée à une très grave crise induite par les systèmes dominants de production et de répartition des richesses d'une population mondiale qui devrait être d'environ dix milliards d'êtres humains vers 2050. Les manifestations de cette crise sont multiples : réchauffement climatique, pollutions, épuisement des ressources naturelles, disparition d'espèces naturelles, conditions non décentes de travail, etc. Des organisations internationales telles que l'ONU, l'UNESCO, l'OIT ont attiré l'attention sur l'extrême gravité de cette crise multidimensionnelle. De plus, elles ont souligné l'impératif d'y faire face très rapidement. Par exemple, le paragraphe 14 de l'introduction de la résolution « Transformer notre monde : les objectifs de développement durable à l'horizon 2030 » adoptée à l'unanimité lors de l'assemblée générale de l'ONU de septembre 2015 affirme :

> « D'immenses défis se posent en matière de développement durable. Des milliards de personnes continuent de vivre dans la pauvreté, privées de leur dignité. Les inégalités se creusent dans les pays et d'un pays à l'autre. Il y a d'énormes disparités en termes de perspectives, de richesse et de pouvoir. Les inégalités entre les sexes constituent toujours un problème de taille. Le chômage est un sujet de préoccupation majeur, surtout le chômage des jeunes. Les menaces sanitaires mondiales, les catastrophes naturelles de plus en plus fréquentes et intenses, la recrudescence des conflits, le terrorisme et les crises humanitaires connexes, et les déplacements forcés de populations risquent de réduire à néant une grande partie des progrès accomplis au cours des dernières décennies en matière de développement. L'épuisement des ressources naturelles et les effets néfastes de la dégradation de l'environnement, notamment la désertification, la sécheresse, la dégradation des terres, la pénurie des ressources en eau douce et l'appauvrissement de la biodiversité viennent s'ajouter à la liste des difficultés avec lesquelles l'humanité est aux prises aujourd'hui, ce qui rend la situation encore plus difficile. Les changements climatiques représentent l'un des plus grands défis de notre temps et leurs incidences risquent d'empêcher certains pays de parvenir au développement durable. L'élévation des températures à l'échelle mondiale et du niveau de la mer, l'acidification des océans et d'autres effets des changements climatiques ont de graves répercussions sur les zones côtières et les pays côtiers de basse altitude, y compris nombre de pays parmi les moins avancés et de petits États insulaires en développement. C'est la survie de bien des sociétés qui est en jeu ainsi que celle des systèmes biologiques dont la planète a besoin. »

Cette même résolution souligne que c'est seulement dans le cadre du droit international que l'humanité pourra faire face à cette crise délétère multidimensionnelle. Ainsi, ses paragraphes 18 et 19 indiquent :

> « Dans ce cadre, nous réaffirmons notre attachement au droit international et soulignons que la mise en œuvre du Programme devra être conforme aux droits et obligations des États selon le droit international » (§ 18).

> « Nous réaffirmons l'importance de la Déclaration universelle des droits de l'homme et des autres instruments internationaux relatifs aux droits de l'homme et au droit international » (§ 19).

Mais, dans le même temps, comme l'a montré Alain Supiot (2015) – le grand spécialiste du droit international – dans tous les traités et accord internationaux, depuis les années 1970, le « consensus de Washington » a progressivement remplacé « l'esprit de Philadelphie ». Cela signifie que le principe fondateur du droit international défini lors de la déclaration de Philadelphie (1944) (un principe qui gouverne aussi la Déclaration universelle des droits de l'homme (1948) – celui de la reconnaissance d'une égale dignité de tous les êtres humains – a laissé la place à l'idée centrale du consensus de Washington. À savoir, l'affirmation qu'un unique marché économique mondial entièrement libéré de toute barrière limitant les échanges et les investissements, est la condition nécessaire et suffisante pour réaliser le bien commun de toute l'humanité. C'est oublier, rappelle Supiot, citant Milton Friedman, l'un des penseurs majeurs de l'économie libérale, que dans le cadre du Marché, l'objectif primordial des entreprises ne peut être de contribuer à une plus grande justice sociale ou au développement de conditions décentes de travail :

> « Dans une société libre [...] les entreprises n'ont qu'une - et une seule - responsabilité sociale : utiliser leurs ressources pour s'engager dans des activités augmentant leurs profits, en respectant les règles du jeu, c'est-à-dire en s'engageant dans une libre concurrence sans entraves, sans tromperie et sans fraude » (Friedman, 1970).

Le marché – dans sa forme actuelle – place ainsi les entreprises dans une situation de compétition mondiale effrénée telle qu'elles n'ont d'autres solutions pour survivre que d'accroître leurs profits en absorbant les plus faibles qu'elles. De cette *hybris* résultent précisément tous les désordres listés au paragraphe 14 de la résolution de l'ONU, cité plus haut. Ceux-ci ont un impact d'autant plus massif que la population mondiale devrait être en 2050 dix fois plus importante qu'en 1850. C'est la raison pour laquelle un grand nombre d'économistes, de sociologues, de philosophes, etc., (notamment les quatre mille signataires – dont un grand nombre d'analystes majeurs – du Manifeste convivialiste (Collectif, 2013)) concluent de la même manière que Guillaume Carbou, dans une tribune publiée dans le quotidien *Libération,* que « la crise écologique (sous ses multiples aspects environnementaux, sociaux, politiques) ne se réglera que par un projet de société global qui implique à des degrés divers sobriété énergétique, territorialisation des activités économiques et sociales, solidarité et démocratie locale ou encore réorientation de la conception technologique » (Carbou, 2019, p. 25).

Faire face à la crise mondiale actuelle implique par conséquent de revoir en profondeur les traités et accords internationaux régulant l'organisation de la production et du travail, ainsi que le commerce mondial. L'Organisation internationale du travail (OIT) – qui fête en 2019 son centenaire – a ainsi défini il y a vingt ans un certain nombre de critères précisant ce que cette organisation internationale considère comme un « travail décent ». Bien que cette définition ne soit pas exhaustive (elle ignore par exemple les effets particulièrement négatifs de certains modes d'organisation du travail sur la subjectivation des travailleurs (voir Dejours, 2000), pas plus qu'elle n'aborde la question de la valeur pour l'humanité des produits de l'activité de travail), elle constitue néanmoins une avancée significative. L'OIT a été créée par le traité de Versailles. Celui-ci soulignait que « la non-adoption par une nation quelconque d'un régime de travail réellement humain fait obstacle aux efforts d'autres nations désireuses d'améliorer le sort des travailleurs dans leur propre pays » (traité de Versailles, 1919, p. 211). En dépit de cette affirmation, l'OIT n'a pas la capacité juridique de faire adopter un droit mondial du travail décent et, encore moins, d'en faire respecter les principes. Dans le contexte de l'actuel marché (voir ci-dessus), il n'est donc pas étonnant que ses nombreuses recommandations restent lettre morte.

Dans un article publié il y a près de trente ans – « De la mondialisation économique à la décomposition sociale » – Serge Latouche décrivait de manière prémonitoire la plupart des aspects de la crise – idéologique, sociale, économique, politique et environnementale – actuelle. Il notait en introduction : « Jamais l'emprise de l'économie sur l'ensemble de la société n'a été aussi forte, mais jamais la dépossession du politique sur l'économie n'a été aussi flagrante. Le nouvel ordre mondial, pour ces raisons, n'a pas d'autres projets économiques que le laissez-faire » (Latouche, 1992, p. 7). Il concluait que « les espoirs de recomposition du tissu social ne peuvent provenir que de la réinsertion de l'économique dans le social » (Latouche, 1992, p. 23). Autrement dit : mettre fin aux désordres actuels implique que le marché soit organisé d'une manière telle qu'il laisse une place à des productions locales – ainsi qu'à des systèmes d'échanges locaux – permettant aux participants d'exercer leurs talents et de s'inscrire dans un échange à la fois économique, social et symbolique (lié à la reconnaissance que chacun donne à l'autre).

Une telle réorganisation économique implique de réviser en profondeur les traités commerciaux internationaux pour les fonder sur un principe très différent de celui gouvernant les rédactions actuelles : une totale liberté de circulation de toutes les marchandises et de tous les capitaux. Ce nouveau principe pourrait être nommé « subsidiarité territoriale » (ou « subsidiarité écologique »). Celle-ci consiste à accorder la priorité aux systèmes de production et d'échanges dont l'empreinte écologique est la plus faible (parce qu'ils n'impliquent pas de longs transports, parce qu'ils n'assèchent pas la nappe phréatique, parce qu'ils ne produisent pas des déchets en quantité telle que l'environnement immédiat ne peut les régénérer, etc.). Ce principe de subsidiarité implique de distinguer entre des productions pouvant être uniquement (ou principalement) conçues, fabriquées et échangées dans un système de commerce mondialisé (par exemple, médicaments, recherche scientifique, innovations technologiques majeures, etc.) et d'autres susceptibles de l'être dans des systèmes d'échanges locaux, régionaux ou interrégionaux, en fonction de l'empreinte écologique immédiate et à plus long terme associée à chacun de ces niveaux de production et d'échanges (par exemple, au niveau local, soins personnels, transports collectifs, activités culturelles, certaines productions alimentaires, etc.). Une telle distinction conduirait à autoriser un échange sans obstacle des produits relevant du premier ensemble (par exemple, les médicaments), alors que la circulation de ceux appartenant au second serait d'autant plus lourdement taxée qu'ils peuvent être aisément produits à un niveau local (par exemple, les œufs).

Ce principe économique mondial de subsidiarité territoriale pourrait être complété par le développement de systèmes locaux de production et d'échanges (SEL) de biens et de services (voir Lang, 1994; Laville, 2016). Ces SEL organisent l'échange de productions et services locaux (coupes de cheveux, transports, légumes, plats cuisinés, vêtements sur mesure, retouches, etc.). Ils permettent souvent de satisfaire des besoins qui ne sont pas ou mal satisfaits dans l'économie dominante (par exemple: aide pour remplir un document sur Internet, transports de personnes âgées, offres d'activités culturelles proches: théâtre, expositions, formations à des activités artisanales ou artistiques, etc.). Ils peuvent conduire à s'organiser collectivement pour produire de l'énergie renouvelable (en utilisant le soleil, le vent, les cours d'eau, etc.). Dans les zones rurales, ils offrent la possibilité de mettre en place des services de proximité et de promouvoir une agriculture locale respectueuse de l'environnement. Aux niveaux social et individuel, les SEL stimulent le développement – dans le collectif – d'un sentiment de solidarité et – chez chaque participant – de ses savoirs, de ses talents, de son estime de soi, de son sentiment d'être reconnu comme porteur de talents et de sa capacité à reconnaître les autres ainsi, etc. (Mandin, 2009).

Il est peu probable que les deux changements qui viennent d'être évoqués (droit mondial du travail décent, principe de subsidiarité territoriale) – ou d'autres ayant les mêmes finalités – se produisent sans que de forts mouvements revendicatifs ne les réclament. Les fonds mondiaux d'investissement, les entreprises multinationales, les grandes organisations financières mondiales, la plupart des gouvernements et des médias de masse (presque tous contrôlés par des groupes financiers dont l'intérêt particulier est le maintien du marché dans son état actuel) diffusent en effet de manière quasi ininterrompue une idéologie louant les bienfaits de l'organisation économique mondiale d'aujourd'hui. La majorité d'entre eux ne nient pas l'existence de problèmes (croissance des inégalités de richesse, pollutions, changements climatiques, extinction d'espèces naturelles, accumulation de déchets, conditions de travail proches de l'esclavage, migrations massives de populations, etc.). Mais ils les présentent, d'une part, comme indépendants les uns des autres et, d'autre part, comme des maux passagers liés au non-achèvement actuel d'un marché mondial parfait. En conséquence, ils considèrent qu'il est possible de résoudre séparément chacune de ces difficultés passagères tout en poursuivant un développement conforme aux principes du consensus de Washington. Dans le domaine de l'écologie, cela donne ce qu'Alain Carbou nomme « l'environnementalisme » qui « se concentre sur les conséquences environnementales des activités humaines (pollution, risques sanitaires, déforestation, etc.) et considère que de simples aménagements de notre système social et économique permettront de les contenir. L'environnementalisme étant peu engageant, il peut être omniprésent dans l'espace public et tous les partis politiques peuvent se targuer de le mettre à leur programme » (Carbou, 2019, p. 25).

En s'appuyant sur les analyses et conceptualisations de penseurs tels que Cornelius Castoriadis (2005), René Dumont (1991), André Gorz (1978), Jacques Ellul (2018), Hans Jonas (2005), Ivan Illich (2003), Dominique Méda (2014), Serge Latouche (1992), Serge Moscovici (2002), Alain Supiot (2010) (pour n'en citer que quelques-uns), ce chapitre se fonde sur des conclusions radicalement différentes. Il affirme que la crise mondiale actuelle forme un tout dont les divers phénomènes mentionnés précédemment ne sont que des composants en interrelations. Pour l'illustrer de manière caricaturale, cette conclusion considère la catastrophe industrielle de Bhopal de 1984 (plus de 10 000 morts et de 300 000 malades), la désertification du Sahel et les guerres de l'eau en Afrique (Bouquet, 2011), l'accumulation des déchets des pays du nord dans certains pays du sud, l'afflux de migrants en Europe et Amérique du Nord, etc., comme des conséquences « logiques » d'une organisation économique mondiale fondée sur l'idéologie résumée par le « consensus de Washington ». Accompagner l'orientation des vies actives vers une économie durable, équitable et humaine » implique par conséquent d'informer les collectifs et les individus de la nécessité d'une révision fondamentale des principes organisateurs du marché mondial d'aujourd'hui et de les sensibiliser notamment aux principes du travail décent et de la subsidiarité territoriale (ou d'autres principes similaires), ainsi qu'à ceux présidant à l'organisation de SEL. C'est à une telle sensibilisation que visent d'abord les ateliers d'accompagnement à l'orientation schématisés ci-dessous. Leurs objectifs sont cependant plus ambitieux encore.

## 2. Aider les personnes et les collectifs à s'orienter vers une économie durable, équitable et humaine

La gravité de la crise multidimensionnelle qui vient d'être décrite et l'urgence d'y faire face requièrent que tous – collectifs, institutions, organisations, personnes individuelles, etc. – s'investissent sans délais dans sa résolution. Un tel engagement concerne tout particulièrement les organisations et les professionnels chargés d'accompagner les personnes dans l'orientation de leur vie active. Ils peuvent en effet jouer un rôle moteur facilitant cette transition mondiale. Encore faut-il qu'ils puissent s'appuyer sur des méthodologies adaptées. Or celles-ci sont extrêmement rares. Il semble bien que, pour le moment, seule la chaire Unesco de l'université de Wroclaw (Guichard, Drabik-Podgorna et Podgórny, 2016 ; Cohen-Scali *et al.*, 2018) ait esquissé des propositions de méthodes (Guichard, 2019) visant à accompagner l'orientation des personnes et des collectifs vers une économie durable, équitable et humaine. L'une d'entre elles s'adresse à des jeunes. Il s'agit d'ateliers d'éducation à l'orientation pouvant, soit s'inscrire dans le programme d'une école orientante (Canzittu, 2019), soit être proposés à des petits groupes de jeunes (étudiants, jeunes déscolarisés ou insatisfaits de leur situation actuelle) s'interrogeant sur leur avenir. La seconde méthode est destinée à des adultes et, plus particulièrement encore, à ceux formant des collectifs. Elles visent à les aider à répondre à la question des vies actives leur permettant de devenir – à court ou moyen terme – des acteurs proactifs de la conversion de notre économie et de nos modes de vie.

Ces deux méthodes présentent plusieurs points communs. Le premier est de se centrer sur le concept de « vie active ». En cela, elles se différencient fondamentalement des méthodes les plus fréquentes d'aide à l'orientation ou à l'insertion professionnelles. Celles-ci visent à aider ceux à qui elles sont proposées (que l'on nomme « stagiaires » dans ce chapitre) à réfléchir à leurs perspectives d'avenir – ou à leur insertion – en termes de carrière (scolaire ou professionnelle), de professions, de métiers, de fonctions professionnelles, etc. C'est-à-dire à penser à leur avenir en se référant au monde d'hier et d'aujourd'hui. Les deux méthodes esquissées ici ont pour point d'ancrage un monde à construire et, à cette fin, elles centrent la réflexion de chaque stagiaire sur sa vie active.

« Vie active » (Arendt, 1983) est un concept englobant toutes les activités productives de biens et services susceptibles de s'inscrire dans un système d'échanges. Les fonctions professionnelles, les métiers, les professions, telles qu'elles existent dans l'actuel système mondialisé d'échanges économiques, peuvent être un constituant majeur d'une vie active. Cependant, le concept de vie active ne se réduit pas à ces formes déterminées de vies actives. Les activités d'une vie peuvent s'inscrire dans des systèmes d'échanges économiques locaux, de reconnaissance symbolique, de dons/contre-dons et dans le système d'activités que forme une vie de famille, etc. « Vie active » renvoie ainsi à une interrogation plus générale sur les « formes de vie » (Ferrarese et Laugier, dir., 2015) et les systèmes d'échanges qu'elles impliquent.

S'engager dans une réflexion sur sa vie active à venir est une tâche plus complexe que celle portant sur une future carrière professionnelle. Réfléchir sur sa « vie active » implique en effet de penser tout à la fois aux différentes sortes d'activités dans lesquelles s'engager (compte tenu des intérêts et des talents que la personne souhaite développer en relation avec les valeurs qui la guident), mais aussi – et surtout – aux « formes de vie » et aux systèmes d'échanges dans lesquelles ces activités peuvent trouver leur place. Par ailleurs, dans le cadre des ateliers proposés ici, seuls sont considérés comme légitimes les systèmes d'activités et d'échanges – s'inscrivant dans des formes de vie – qui concourent à une économie soutenable et à une plus grande justice sociale, et qui, de plus, reposent sur des activités décentes de travail n'ayant pas de conséquences délétères sur la santé ou la subjectivisation des personnes.

Ces deux propositions ont pour deuxième point commun d'être des activités de groupe (d'une taille idéale d'une quinzaine de personnes). Un tel fonctionnement collectif permet, d'une part, des échanges et rétroactions stimulant la réflexion de chacun et, d'autre part, la diffusion d'une information plus riche sur les ressources et opportunités qu'offre à chacun l'environnement immédiat ou plus lointain. Les phases de réflexions individuelles ou d'échanges avec des proches – qui se produisent entre les réunions du groupe – s'en trouvent enrichies. Par ailleurs, un *counseling* individuel peut aussi être proposé à certains stagiaires qui en expriment le désir.

Ces deux méthodes n'étant pour le moment que des esquisses, leur mise en œuvre suppose la constitution d'un comité de pilotage composé d'animateurs de ces ateliers et de personnes possédant une expertise dans les domaines de l'économie soutenable, des organisations « décentes » du travail, de la justice sociale et des techniques d'animation de groupe. Les objectifs de ce groupe de pilotage sont, premièrement, de recenser les travaux fondamentaux dans ce domaine en vue de définir une progression pédagogique facilitant l'assimilation des informations nécessaires à la réflexion de chacun, deuxièmement, de définir les contenus pédagogiques – ainsi que les méthodes – les mieux adaptées à chaque étape de la progression de tel ou tel groupe (compte tenu de l'âge des stagiaires, de leur niveau d'information, de leurs capacités d'analyse, etc.), et, troisièmement, d'améliorer progressivement la méthode, notamment en recensant, au fur et à mesure du déroulement des ateliers, les exercices qui rencontrent le plus de succès.

## 2.1 Éduquer à l'orientation d'une vie active décente contribuant à une économie soutenable et équitable

Ce programme d'éducation à l'orientation comprend quatre moments.

### 2.1.1 S'informer sur les enjeux de l'économie soutenable et équitable et du travail humain décent

L'objectif de cette première phase est de développer les connaissances des stagiaires dans les domaines de l'économie soutenable et équitable et du travail humain décent. Les contenus et la durée de cette phase doivent être adaptés au niveau de connaissance des stagiaires et à leurs capacités d'assimilation de l'information. La pédagogie doit être active. Prenant la forme, par exemple, de travaux en sous-groupes (de deux ou trois stagiaires) visant à synthétiser des informations et à la présenter sous la forme d'un clip publicitaire. Les contenus sont définis par le groupe de pilotage, qui choisit parmi différents matériels existants ou conçoit des exercices adaptés. Il peut s'agir, par exemple, d'extraits de mallettes pédagogiques ou de jeux tels que ceux conçus par le Centre national de coopération au développement de Belgique (jeu « Globale Poursuite », mallettes pédagogiques « Travail décent » et « Justice climatique », etc.) (*https://www.cncd.be*). Il peut s'agir de projections de films (documentaires ou fictions) sur ces questions suivies de discussions en groupe et/ou de réalisation de travaux ayant un caractère ludique (exemple : conception d'une affiche). Les travaux des plus âgés peuvent être fondés sur l'étude de textes extraits d'études rigoureuses sur l'économie soutenable, le changement climatique et le travail décent, tels que le rapport de l'OIT de 2013 : *Sustainable Development, Decent Work and Green Jobs* (ILO, 2013), l'ouvrage de Peter Poschen (2015) ou encore des analyses des relations entre subjectivation et activité de travail (par exemple, celles de Christophe Dejours, 2001, 2009).

### 2.1.2 Sélectionner des activités dans lesquelles s'investir pour s'engager dans une vie active décente contribuant à une économie soutenable et équitable

L'objectif de cette deuxième phase est d'aider chaque stagiaire à se former une représentation mentale précise des différents facteurs constitutifs d'une vie active décente, contribuant à une économie soutenable et équitable, en précisant les caractéristiques majeures de celle qu'il souhaiterait mener.

Les propositions du « Programme de développement durable à l'horizon 2030 » de l'ONU peuvent servir de base à cette réflexion. D'autres sources peuvent bien entendu être utilisées. L'avantage du programme de l'ONU est, d'une part, d'avoir été adopté à l'unanimité et, d'autre part, de constituer un programme d'action composé de dix-sept grands objectifs pour chacun desquels sont précisées un ensemble de cibles concrètes (au total 169). Par exemple, l'objectif 8 est de « promouvoir une croissance économique continue, partagée et durable, le plein-emploi productif et un travail décent pour tous ». Sous cet objectif, la neuvième cible est la suivante : « D'ici à 2030, élaborer et mettre en œuvre des politiques visant à développer un tourisme durable qui crée des emplois et met en valeur la culture et les produits locaux ». L'objectif 11 est : « faire en sorte que les villes et les établissements humains soient ouverts à tous, sûrs, résilients et durables ». La cible 2, qui lui est subordonnée, souligne qu'il convient d'assurer d'ici à 2030 « l'accès de tous à des systèmes de transport sûrs, accessibles et viables, à un coût abordable, en améliorant la sécurité routière, notamment en développant les transports publics, une attention particulière devant être accordée aux besoins des personnes en situation vulnérable, des femmes, des enfants, des personnes handicapées et des personnes âgées ». Autrement dit, ce programme peut être lu comme un vaste répertoire de catégories d'activités constituant des domaines d'intérêts pour les stagiaires. Il est utilisé ici dans la même perspective que les questionnaires d'intérêts ou de valeurs professionnels lors d'interventions traditionnelles d'accompagnement à l'orientation. La différence est que cette approche se fonde non sur les activités passées et présentes des stagiaires, mais sur celles susceptibles de contribuer à atteindre des objectifs futurs.

Les dix-sept grandes dimensions de ce programme sont présentées au début de la séquence. Pour cela, les animateurs peuvent utiliser (entre autres) certaines des ressources pédagogiques offertes sur le site de l'ONU (*https://www.un.org/sustainabledevelopment/student-resources/*). Cette présentation peut être suivie par des travaux en petits groupes de trois stagiaires centrés chacun sur l'un (ou quelques-uns) des grands objectifs. Leur but serait alors de préciser des perspectives d'activités futures dans lesquelles s'engager afin de contribuer à la réalisation de l'objectif, puis de les présenter à l'ensemble du groupe. Si l'on reprend l'exemple ci-dessus de la neuvième cible de l'objectif huit, on peut imaginer qu'un sous-groupe puisse présenter un mini-reportage filmé sur les activités des différentes personnes faisant fonctionner une ferme – ayant une production intégrée – accueillant des touristes. Au terme de cette phase – nécessairement longue – chaque stagiaire doit retenir une ou deux activités qu'il souhaiterait voir centrales dans sa future vie active.

### 2.1.3 Trouver les ressources et développer les talents requis pour s'engager dans a vie active escomptée

Cette séquence a pour objectifs d'aider chaque stagiaire à repérer ses talents et à définir ceux qu'il lui faut développer pour s'engager dans les activités centrales de sa future vie active (telles qu'il les a précisées lors de la séquence précédente). Dans cette approche, le terme de « talent » a été préféré à celui, aujourd'hui dominant, de « compétence ». « Talent » fait en effet référence, d'une part, aux capacités ou habiletés, nécessaires pour effectuer une certaine catégorie d'activités et, d'autre part, au système d'échanges dans lequel ces capacités ou habiletés s'inscrivent : le talent était une monnaie de l'Antiquité correspondant à un poids : celui d'un talent d'or ou d'argent. Autrement dit, alors que la compétence met l'accent sur l'individu et ses dispositions singulières, le talent souligne le système d'échanges – à la fois symbolique (reconnaissance d'une valeur dans une communauté, soutien psychologique) et matériel (un commerce des biens et services) – dans lequel il trouve sa place. La « compétence » désigne ce que devient le « talent » dans une société d'individus méconnaissant les ressources communes et la solidarité requises pour le développement de chaque être humain.

Une manière d'atteindre ce double objectif est de procéder à des animations similaires à celles du second temps du module trois (« Analyser ses expériences pour y repérer ses atouts et de la méthode ») et du module quatre (« Repérer des ressources et développer ses atouts ») de la méthode « Nouvelles Découvertes des activités professionnelles et projets personnels » (Guichard, dir., 2008). Ces animations font alterner des phases de réflexion individuelle et de travail en sous-groupes de trois. Les activités des stagiaires, consistent, premièrement à lister les différents contextes qui ont été – ou sont – des lieux ressources pour la construction de leurs talents, deuxièmement, à, indiquer quelles ressources leur offre chacun de ces contextes (pour développer leurs savoir-faire, leurs habiletés pour interagir, leur capital relationnel, être reconnu par autrui, etc.) et, troisièmement, à définir des activités dans lesquelles s'investir pour développer les talents utiles à la réalisation du projet de vie active défini précédemment. (Pour une présentation détaillée, se reporter à : Guichard, dir., 2008, p. 53-60 et 75-77).

### 2.1.4 S'investir immédiatement dans des activités facilitant la réalisation de ce projet de vie active

Ce dernier temps a pour buts, premièrement, de stimuler chaque stagiaire à s'engager immédiatement dans certaines activités contribuant à lui donner des ressources requises pour mener la vie active qu'il projette et, deuxièmement, de faire le bilan du stage. Un travail en petits groupes de trois peut viser le premier de ces buts. Dans ceux-ci – tour à tour – le cas de chaque stagiaire est l'objet d'un dialogue avec les deux autres. Celui-ci vise à formuler la meilleure articulation possible entre, d'une part, le projet d'activités contribuant à la vie active que projette le stagiaire et, d'autre part, les contraintes propres à sa situation actuelle (la filière d'études dans laquelle il est engagé, les différents types de ressources de sa famille ou de la communauté sociale où il vit, etc.). Il s'agit de préciser un petit nombre d'activités dans lesquelles il peut et doit s'investir immédiatement pour faciliter la réalisation de son projet de vie active dans le contexte des ressources que lui offre le contexte où il vit et des contraintes de sa situation actuelle. Le bilan du stage peut se faire à l'occasion d'une animation de l'ensemble du groupe au cours de laquelle chacun fait part tour à tour des compléments qu'il donne à des phrases comme : « Au cours de ces journées, j'ai découvert que... ; j'ai aimé... ; j'ai été déçu par... ; j'aurais aimé que... Maintenant, je souhaiterais... » (Pour une présentation détaillée d'exercices de ce type, voir : Guichard, dir., 2008, p. 58-67, 77-78 et 83.)

Comme on l'a noté, cette proposition n'est qu'un schéma général dont les contenus doivent être précisés afin de l'adapter aux différents publics auxquels elle s'adresse. Elle se réfère néanmoins à des types d'animations et d'exercices, dont les résultats furent validés, à la suite de différentes expérimentations, puis mis en œuvre à de nombreuses reprises (notamment : les méthodes DAPP. Voir Guichard et Dosnon, 2000). Il n'en va pas de même pour l'atelier destiné à des adultes présenté ci-dessous : il ne s'agit que d'une toute première esquisse.

## 2.2 Accompagnement d'adultes souhaitant s'engager dans des vies actives inscrites dans des systèmes d'échanges locaux ou des circuits économiques courts

Les circuits de production et d'échanges courts sont un facteur essentiel du développement durable. De plus, comme on l'a noté, ils favorisent l'accroissement de la solidarité au sein d'une communauté, l'accès à des activités décentes de travail pour tous, le développement des talents de chacun, la reconnaissance de soi par autrui et, en conséquence, de meilleures estimes de soi individuelles. Par exemple, dans le domaine de l'alimentation, le rapport de Francesca Galli et Gianluca Brunori (2013, p. 10) souligne : *Short food supply chains (SFSCs) can act as a driver of change and a method to increase sustainability, trust, equality, and growth in agricultural, food, business, social, health and rural policy areas* (« Les chaînes d'approvisionnement alimentaire courtes (SFSC) peuvent être un moteur de changement et une méthode pour accroître la durabilité, la confiance, l'égalité et la croissance dans le domaine des politiques rurale, agricole, alimentaire, commerciale, sociale et de la santé »).

Favoriser le développement de circuits courts et de systèmes d'échanges locaux, tout en aidant les personnes à construire des vies actives décentes suppose d'accompagner les différents acteurs dans la conception, l'organisation et l'implémentation de ces circuits et systèmes. C'est l'objectif de l'atelier dont la structure est esquissée ci-dessous. Il s'adresse à des personnes formant un certain collectif ou vivant sur un même territoire de proximité (Colletis, Gianfaldoni, et Richez-Battesti, 2005). Dans l'idéal, il vise à faire « travailler » ensemble des jeunes « sans qualification » ou diplômés s'interrogeant sur leur vie active, des demandeurs d'emploi, des salariés désirant réorienter leur carrière, des personnes souhaitant changer d'activités après s'être dévouées à leur famille, des retraités désirant continuer une activité au sein de leur communauté, etc. L'engagement de personnes formant un public aussi diversifié – cependant inscrit dans un même territoire – apparaît être une condition essentielle au succès d'un tel projet qui implique le développement du « commerce » (au sens le plus large de l'expression : « d'avoir le commerce avec autrui ») entre des talents différenciés. De ce fait, l'atelier a aussi le caractère d'un « collectif de soutien » (tel qu'il en existe pour des personnes cherchant à se libérer d'une addiction). Sa structure correspond à une progression en quatre étapes, visant chacune un sous-objectif particulier.

### Étape 1 : informer sur les circuits courts et les systèmes d'échanges locaux

L'information porte d'une part, sur les impératifs et les caractéristiques d'un développement soutenable et équitable fondé sur des activités décentes et humaines de travail et, d'autre part, sur l'organisation des circuits courts et des systèmes d'échanges locaux. Des exemples réels sont décrits (si possible par des personnes ayant participé à leur création ou étant actuellement engagées dans leur fonctionnement). Différents sous-groupes de stagiaires sont invités à effectuer des reportages sur des TPE inscrites dans des circuits courts ou sur des SEL qu'ils présentent ensuite à l'ensemble du groupe. L'information doit mettre l'accent sur le processus de constitution de la TPE ou du SEL et détailler les obstacles et difficultés rencontrées, en même temps que les réussites.

### Étape 2 : définir des projets d'activités répondant à des besoins locaux et correspondant aux talents actuels ou potentiels des participants au collectif

Ce moment est central. Il consiste à analyser le territoire de proximité du groupe en relation avec les savoirs, savoir-faire, savoir être – effectifs ou potentiels – de chacun des stagiaires. Cette exploration est guidée par une interrogation ayant un double aspect :

a. Dans notre territoire, quels sont les besoins non satisfaits ou mal satisfaits (c'est-à-dire : partiellement satisfaits ou satisfait d'une manière non soutenable, ou en faisant appel à des activités de travail non décentes, etc.) ? Que conviendrait-il de faire pour mieux les satisfaire ?
b. De quels talents disposons-nous actuellement – ou sommes-nous susceptibles de développer – dans notre collectif pour satisfaire ces besoins ?

Ces deux dimensions de l'exploration sont complémentaires : la découverte par un stagiaire d'un besoin mal satisfait (par exemple, absence de transports permettant aux personnes âgées d'effectuer, de manière autonome, certaines de leurs activités) peut le conduire à découvrir qu'il pourrait construire un savoir-faire dans ce domaine (passer un permis de conduire permettant de conduire un minibus de « transports en commun »). Le recensement de tous les besoins du territoire se fonde sur les exemples présentés précédemment. Il concerne tous les domaines. Aussi bien la production d'énergie renouvelable (la rivière qui le traverse n'était-elle pas couverte au XIX$^{e}$ siècle par de moulins ? Serait-il possible d'en reconstruire pour produire de l'énergie ?), que la création de mini-entreprises (associer quelques éleveurs locaux soucieux de qualité biologique pour ériger un système intégré de production et distribution locales de produits laitiers, viande, volailles, etc.), que le développement de services (par exemple de transports en commun assurant à la fois des livraisons dans des points relais et les déplacements de personnes), que l'organisation de systèmes d'échanges entre de services et produits (une coupe de cheveux contre le dépannage d'un ordinateur) indépendamment de l'économie dominante en créant – ou non – une monnaie locale, que la mise en place d'un système de financement collectif de projets, etc. Par ailleurs, chaque stagiaire fait le bilan de ses talents. Celui-ci peut prendre une forme analogue à l'exercice décrit au paragraphe trois de la méthode d'éducation à l'orientation destinée au jeune ou s'appuyer sur des outils tels que le portefeuille de compétences de Jacques Aubret (2001). Ce bilan ne peut se limiter à être un exercice solitaire. Des moments d'échanges en groupe sont nécessaires, d'une part, pour aider chacun à prendre conscience de tous les talents qu'il a mobilisés lors de telle ou telle expérience (par exemple : s'occuper de l'éducation de ses enfants) et, d'autre part, pour réfléchir à des savoir-faire que le stagiaire pourrait aisément développer en vue de s'engager dans la réalisation de tel ou tel projet du collectif. Cette phase se termine quand un certain nombre de projets visant à satisfaire des besoins locaux ont été circonscrits et quand chacun a dressé le bilan de ses talents actuels ou potentiels.

### Étape 3 : s'organiser pour développer des produits et services s'inscrivant dans un circuit court et/ou un système d'échanges locaux en permettant à chacun de trouver une perspective d'activités s'inscrivant dans une vie décente

Cette phase est relative, d'une part, à l'organisation concrète et à l'implémentation de circuits courts et de systèmes d'échanges locaux et, d'autre part, à la définition de perspectives de vies actives décentes pour tous les stagiaires. En s'appuyant sur les ressources du groupe, mais aussi en faisant appel à des sources extérieures (par exemple : le directeur retraité d'une agence bancaire), il s'agit de s'interroger sur les modalités de réalisation de chacun des projets précédemment définis, de préciser l'ensemble des conditions requises pour sa réalisation, de s'attacher à remplir chacune d'elles (par exemple : élaborer un plan de financement et obtenir ce financement), puis de s'atteler à l'implémentation du projet. Par ailleurs, il est fondamental que chaque stagiaire puisse définir un projet de vie active décente. Si certains ne peuvent s'inscrire dans aucun des projets finalement retenus, ils doivent être accompagnés en vue de définir d'autres perspectives : insertion professionnelle dans des entreprises de l'économie mondialisée, formation continue, engagement associatif, activité artisanale, etc. Cette phase se termine quand l'ensemble des conditions de mise en œuvre des divers projets considérés sont réunies et quand chaque stagiaire a défini des perspectives d'activités constitutives d'une vie humaine décente.

#### Étape 4 : soutenir l'installation et les premiers développements des centres d'activités du circuit court et de l'organisation du (ou des) système(s) d'échanges dans lesquels ils s'insèrent

Ce dernier moment est un suivi de plusieurs mois visant à aider les participants au collectif à faire face aux aléas de l'implémentation de leurs projets et aux difficultés imprévues surgissant au début de leur fonctionnement. Il peut s'agir par exemple de la nécessité de trouver un financement complémentaire, de faire face à une tâche dont l'ampleur avait été mal évaluée (par exemple : organiser une distribution vers des points relais), de mieux coordonner deux projets différents, etc. Ce peut être une occasion de faire appel à des stagiaires qui, initialement, ne s'étaient engagés dans aucun projet : des stagiaires à qui il convient aussi d'assurer un accompagnement s'ils le souhaitent.

Redisons-le : ces quatre phases ne sont que l'esquisse d'un atelier d'accompagnement à l'orientation de groupes d'adultes soucieux du développement durable et de vies actives décentes. La mise en œuvre d'un tel atelier suppose que ses contenus et ses modalités (durée de chaque phase, intervalle entre chacune d'elles, durée totale de l'atelier, etc.) soient précisés. Cependant les toutes premières questions à résoudre sont celles des institutions et des professionnels susceptibles d'offrir un tel accompagnement. Pourrait-il être offert par des institutions existantes ? Des associations pourraient-elles le proposer ? Avec quels personnels ? Et quels financements ? Dans la mesure où un tel stage se déroule nécessairement sur plusieurs mois et qu'il implique l'engagement des stagiaires dans un certain nombre d'activités, faut-il les rémunérer ? Tous ou seulement ceux qui n'ont pas d'autres sources de revenus ? Soulignons enfin que la mise en œuvre effective d'une telle démarche conduira sans aucun doute à en réviser la structure, à retenir certaines animations qui semblent bien atteindre leurs objectifs, à en écarter d'autres. En un mot : seules des expérimentations permettant des observations précises du déroulement des ateliers – de tout ce qui y advient – permettront de les mettre progressivement au point.

## 3. Conclusion

Comment accompagner l'orientation des vies actives vers une économie durable, équitable et humaine ? Quatre propositions de réponses complémentaires viennent d'être formulées. Ont-elles quelques chances d'être mises en œuvre ?

La plus facile à implémenter est l'institution d'une éducation à l'orientation ayant cette finalité. Elle pourrait être le cœur d'une « école orientante » rénovée (Canzittu et Demeuse, 2017). De nombreux enseignants n'hésiteraient sans doute pas à s'y engager. Ils pourraient probablement trouver appui auprès d'autres acteurs : conseillers d'orientation, membres d'associations, acteurs du développement local, etc. On n'imagine cependant mal qu'un dispositif puisse être mis en place en France, sans une profonde réforme de l'organisation du système scolaire. Comme de nombreuses études le répètent depuis des années, l'école y creuse des différences considérables entre les élèves en fonction de leur origine sociale. Celles-ci ont entre autres conséquences de produire chez ceux en échec scolaire le sentiment d'être sans talent et sans qualité (Guichard, 1993). Par ailleurs, de nombreux jeunes Français expriment leur mal-être à l'école. Ces divers phénomènes sont la conséquence d'une organisation visant avant tout à sélectionner une élite scolaire parmi les jeunes issus de milieux privilégiés. Dans un tel contexte – où l'école privilégie, de multiples manières, les plus privilégiés – il est tout à fait improbable qu'une telle réforme soit entreprise dans un avenir proche, en dépit des dégâts économiques et sociaux que cette organisation produit (comme le laisse augurer la récente publication par le ministère de l'Éducation nationale d'un rapport *Refonder l'orientation. Un enjeu État-régions* (Charvet, dir., 2019) qui ne conçoit l'accompagnement à l'orientation que comme un guidage des parcours scolaires dans le cadre du système existant).

L'institution d'ateliers accompagnant des adultes vers des vies actives inscrites dans des systèmes d'échanges locaux ou des circuits économiques courts est un objectif beaucoup plus complexe. Mettre en place de tels ateliers, implique, d'une part, de préciser les institutions qui en auront la charge, de définir leur mode de financement, et de recruter – et vraisemblablement de former – des professionnels capables d'animer de tels ateliers ; d'autre part, certains stagiaires ne pourront s'y engager qu'en étant indemnisés : tous ceux qui sont sans revenu faute de travail rémunéré. Or les tâches qu'exigent ces ateliers demandent du temps : étudier une situation, présenter des observations et les discuter, chercher des financements, etc. Par ailleurs, le caractère de simple schéma de ces ateliers implique qu'ils donnent lieu – au moins à leurs débuts – à une recherche-action visant à préciser leurs contenus et à formaliser les animations atteignant le mieux les objectifs visés (une telle recherche-action est aussi souhaitable pour soutenir les débuts de l'éducation à l'orientation évoquée au précédent paragraphe). Tout cela représente des coûts non négligeables qui devraient être compensés à moyen terme par les retombées économiques et psychosociales de ces ateliers. Comment les assumer ? Par quelle politique de développement ?

Comme on l'a vu, l'une des conditions requises pour faire face à la crise mondiale actuelle est d'instituer un droit mondial du travail. Allons-nous dans cette direction ? La conférence générale du centenaire de l'Organisation mondiale du travail a adopté le 21 juin 2019, une déclaration qui affirme notamment que « l'OIT doit consacrer ses efforts à garantir une transition juste vers un avenir du travail qui contribue au développement durable dans ses dimensions économique, sociale et environnementale » (p. 3) et que « tous les travailleurs devraient jouir d'une protection adéquate conformément à l'Agenda du travail décent, en tenant compte des éléments suivants :

*i*) le respect de leurs droits fondamentaux ; *ii*) un salaire minimum adéquat, légal ou négocié ; *iii*) la limitation de la durée du travail ; *iv*) la sécurité et la santé au travail » (p. 6). Une telle déclaration peut être vue comme une lueur d'espoir. Cependant, le danger est grand que – de même que les conclusions de l'AG de l'ONU de septembre 2015 et que celles de la résolution signée à la conférence « COP 21 » de Paris en décembre de cette même année – celles adoptées ce 21 juin restent lettre morte. L'OIT ne l'ignore pas. Elle souligne, dans cette même déclaration, qu'il serait souhaitable que ses recommandations soient implémentées : « Tous les États membres devraient œuvrer à la ratification et à l'application des conventions fondamentales de l'OIT et examiner périodiquement, en consultation avec les organisations d'employeurs et de travailleurs, la possibilité de ratifier d'autres normes de l'OIT » (p. 7). Autrement dit, en matière de droit mondial du travail, la situation est identique à ce qu'elle était il y a un siècle. Cette stagnation a de terribles conséquences : les systèmes de communications instantanés et les transports maritimes par conteneurs permettent désormais la distribution partout dans le monde de produits fabriqués à des coûts défiant toute concurrence par des salariés travaillant dans des conditions qui rappellent parfois l'esclavage.

Ce constat rend d'autant plus nécessaire l'instauration de règles du commerce mondial fondées sur le principe de subsidiarité territoriale – c'est-à-dire accordant une priorité aux systèmes de production et d'échanges d'autant plus grande que leur empreinte écologique est la plus faible, compte tenu de leur ancrage territorial. Le moins que l'on puisse dire est que l'Europe ne va pas dans cette direction. Bien au contraire. Tous les accords commerciaux récents vont dans un sens rigoureusement inverse. Ainsi, le traité de libre-échange entre l'Europe et le Mercosur, signé le 28 juin 2019, a donné lieu aux commentaires suivants de la part de l'ancien ministre français de la Transition écologique et solidaire, Nicolas Hulot : « L'accord avec le Mercosur est complètement antinomique avec nos ambitions climatiques », « le libre-échange est à l'origine de toutes les problématiques écologiques » (*Le Monde*, 1er juillet 2019). On pourrait sans doute ajouter que le libre-échange est aussi antinomique avec les soucis pour le travail décent et une justice sociale mondiale. Quelques jours auparavant, l'Union européenne a d'ailleurs signé un accord commercial de même nature avec le Vietnam, un pays dont le rapport de 2017 du Bureau de la démocratie du Département d'État des États-Unis, dresse dans sa section VII (p. 37-44) un portrait très préoccupant (travail forcé, travail des enfants, prohibition d'organisations syndicales indépendantes, non-respect des minima salariaux, dépassement de l'horaire légal de travail, punitions diverses, etc.).

En résumé, la dissonance est aujourd'hui assourdissante entre, d'une part, les discours, déclarations et proclamations officielles et, d'autre part, les décisions économiques, sociales et politiques effectives. Les décideurs politiques ont-ils pris conscience, comme l'écrit Alban Lefranc (2019) en exergue de son dernier roman que « nous ne vivons plus dans une époque, mais dans un délai » ?

## Références bibliographiques


Arendt, H. (1983). *Condition de l'homme moderne*. Paris : Pocket.

Aubret, J. (2001). *Le portefeuille de compétences*. Paris : EAP.

Bouquet, C. (2011). Conflits et risques de conflits liés à l'eau en Afrique. *Les Cahiers d'Outre-Mer, 255*, juil.-sept. doi : *10.4000/com.6283 - http://journals.openedition.org/com/6283* (consulté le 3 juillet 2019).

Canzittu, D. (2019). *Vers une école réellement orientante*. Thèse de doctorat (soutenue le 30 août). Université de Mons (Belgique).

Canzittu, D, et Demeuse, M. (2017). *Comment rendre une école réellement orientante ?* Louvain-La-Neuve, BE : De Boeck Supérieur.

Carbou, G. (2019). En finir avec la confusion entre écologie et environnementalisme. *Libération*, 17 juin, p. 25.

Castoriadis, C. (2005). La force révolutionnaire de l'écologie. In E. Escobar, M. Gondicas, et P. Vernay (éd.), *Une société à la dérive, Entretiens et débats - 1974-1997 - de Cornelius Castoriadis* (p. 241-250). Paris : Le Seuil.

Charvet, P. (dir.) (2019). *Refonder l'orientation. Un enjeu État-régions*. Paris : Ministère de l'Éducation nationale et de la Jeunesse.

Cohen-Scali, V., Pouyaud, J., Podgorny, M., Drabik-Podgorna, V., Aisenson, G., Bernaud, J.L., Moumoula, I., et Guichard, J. (éds.) (2018). *Interventions in career design and education : Transformation for sustainable development and decent work*. Cham : Springer.

Colletis, G., Gianfaldoni, P., et Richez-Battesti, N. (2005). Économie sociale et solidaire, territoires et proximité. *Revue internationale de l'économie sociale, 296*, 8-25. *https://doi.org/10.7202/1021859ar*. Téléchargé le 27 juin 2019.

Dejours, C. (2000). *Travail, usure mentale*. Paris : Bayard.

Dejours, C. (2001). Subjectivité, travail et action. *La Pensée, 328*, 7-19.

Dejours, C. (2009). *Travail vivant. 2. Travail et émancipation*. Paris : Payot.

Dumont, R. (1991). *Un monde intolérable : le libéralisme en question*. Paris : Le Seuil.

Ellul, J. (2018) *Pour qui, pour quoi travaillons-nous ? Paris : La Table Ronde*.

Ferrarese, E., et Laugier S. (dir.) (2015). Politique des formes de vie. *Raisons politiques, 57*. Paris : Presses de Sciences politiques.

Friedman, M. (1970). The social responsibility of business is to increase its profits. *The New York Times Magazine, 13*, 17.

Galli, F., et Brunori, G. (éd.) (2013). *Short food supply chains as drivers of sustainable development. Evidence Document*. Document developed in the framework of the FP7 project FOODLINKS (GA No. 265287). Laboratorio di studi rurali Sismondi. *http://orgprints.org/28858/1/evidence-document-sfsc-cop.pdf*. Téléchargé le 27 juin 2019.

Gorz, A. (1978). *Écologie et politique*. Paris : Le Seuil.

Guichard, J. (1993). *L'école et les représentations d'avenir des adolescents*. Paris : PUF.

Guichard, J. (2019). Quelles interventions d'accompagnement à l'orientation pour contribuer à un développement mondial, humain, équitable et durable ? In D. Canzittu (dir.), *Penser et agir l'orientation au xxie siècle : de l'élève au citoyen engagé* (p. 147-160). Villejuif : Éditions Qui Plus Est.

Guichard, J. (dir.) (2008). *La nouvelle découverte des activités professionnelles et projets personnels*. Paris : Éditions Qui Plus Est.

Guichard, J., Drabik-Podgorna, V., Podgórny, M. (éd.), (2016). *Counselling and dialogues for sustainable human development*. Toruń, PL : Wyd. Adam Marszałek.

Guichard, J., et Dosnon, O. (2000). Cognitive and social relevance of psycho-pedagogical methods in guidance. *Journal of Career Development, 26*, 161-173.

Hulot, N. (2019). L'accord avec le Mercosur est complètement antinomique avec nos ambitions climatiques. *Le Monde*, 1er juillet. *https://www.lemonde.fr/planete/article/2019/06/30/*

*nicolas-hulot-l-accord-avec-le-mercosur-est-completement-antinomique-avec-nos-ambitions-climatiques_5483453_3244.html* (récupéré le 1er juillet 2019).

Illich, I. (2003). *La convivialité.* Paris : Le Seuil.

ILO (2013). Sustainable development, decent work and green jobs. Report V. Geneva : International Labour Office. *https://www.ilo.org/ilc/ILCSessions/previous-sessions/102/reports/reports-submitted/WCMS_207370/lang--en/index.htm.*

ILO (2019). World employment and social outlook : Trends 2019. Geneva : International Labour Office. *https://www.ilo.org/wcmsp5/groups/public/---dgreports/---dcomm/---publ/documents/publication/wcms_670542.pdf) Téléchargé le 28 juin 2019.*

Jonas, H. (2005). *Le principe responsabilité. Une éthique pour la civilisation technologique.* Paris : Flammarion.

Lang, P. (1994). *LETS work : Rebuilding the local economy.* Bristol : Grover Books.

Latouche, S. (1992). De la mondialisation économique à la décomposition sociale. *L'Homme et la société* (numéro thématique) *Vers quel désordre mondial ? 105-106*, 7-23.

Latouche, S., et Tamba, S. (1992). Vers quel désordre mondial ? *L'Homme et la société* (numéro thématique), *105-106*, 3-6. doi : *10.3406/homso.1992.2659.*

Laville, J. L. (2016). *L'économie sociale et solidaire. Pratiques, théories, débats.* Paris : Le Seuil.

Lefranc, A. (2019). *L'homme qui brûle.* Paris : Rivages.

Méda, D. (2014). *La mystique de la croissance.* Paris : Flammarion.

Moscovici, S. (2002). *De la nature. Pour penser l'écologie.* Paris : Métailié.

OIT (2017). Le travail décent et le programme de développement durable à l'horizon 2030. *https://www.ilo.org/wcmsp5/groups/public/---dgreports/---.dcomm/documents/publication/wcms_470341.pdf* (téléchargé le 23 juin 2019).

OIT (2019). *Déclaration du centenaire de l'OIT pour l'avenir du travail.* Genève : Organisation internationale du travail. *https://www.ilo.org/wcmsp5/groups/public/---ed_norm/---.relconf/documents/meetingdocument/wcms_711695.pdf* (récupéré le 1er juillet 2019).

OIT (2019). Emploi et questions sociales dans le monde - Tendances 2019. *Note d'actualité du 13 février : Les mauvaises conditions de travail sont le principal problème mondial de l'emploi.* Genève : Organisation internationale du travail. *https://www.ilo.org/global/about-the-ilo/newsroom/news/WCMS_670576/lang--fr/index.htm.* Téléchargé le 28 juin 2019.

ONU (2015). Transformer notre monde : le Programme de développement durable à l'horizon 2030. *http://undocs.org/fr/A/RES/70/1* (téléchargé le 23 juin 2019).

Open letter to the 2020 presidential candidates : It's time to tax Us more [Open Letter] (2019]. *https://medium.com/@letterforawealthtax/an-open-letter-to-the-2020-presidential-candidates-its-time-to-tax-us-more-6eb3a548b2fe.* Récupéré le 28 juin 2019.

Poschen, P. (2015). *Decent work, green jobs and the sustainable economy. Solutions for climate change and sustainable development.* Londres : Routledge.

Supiot, A. (2010). *L'esprit de Philadelphie. La justice sociale face au marché total.* Paris : Le Seuil.

United States Department of State (2017). *Human rights and labor : Vietnam 2017 human rights report.* Washington, DC : US Department of State. Bureau of democracy. *https://www.justice.gov/eoir/page/file/1057101/download* (récupéré le 1er juillet 2019).

# Chapitre 14

## Vers une orientation au service de la durabilité[1]

1. Par Jonas Masdonati et Jérôme Rossier.

# Sommaire

## 1. L'orientation en question

Dans un contexte mondial marqué par d'urgents enjeux de durabilité, la psychologie de l'orientation est portée à questionner ses finalités, ses modalités d'intervention et sa capacité de contribuer à un « monde meilleur » (Cohen-Scali *et al.*, 2018 ; Guichard, 2016). En effet, les modèles classiques de la psychologie de l'orientation ne semblent plus adaptés à saisir la complexité des choix et des parcours scolaires et professionnels (Blustein, Ali, et Flores, 2019 ; Massoudi et Masdonati, sous presse). Par exemple, les théories et interventions basées sur l'appariement entre un profil individuel et les caractéristiques d'un métier perdent de leur pertinence dans un marché du travail où les professions sont en constante et rapide mutation et où l'environnement professionnel est davantage caractérisé par sa diversité. Par ailleurs, les modèles psychologiques du choix vocationnel se focalisant sur des adolescents et des jeunes adultes qui disposent d'une large palette d'options de carrière ne suffisent plus à rendre compte de la complexité de ce choix pour d'autres populations, notamment pour les personnes rencontrant davantage de contraintes dans leurs anticipations d'avenir et pour les adultes pour lesquel·le·s l'articulation entre travail et vie extraprofessionnelle est plus délicate. Qui plus est, les réflexions sur les transitions professionnelles sont portées à revisiter tant la panoplie de changements qu'une personne peut affronter tout au long de son parcours – s'ajoutant à la question de l'insertion professionnelle à la sortie de l'école – que les critères qui en définissent la réussite (Olry-Louis, Vonthron, Vayre, et Soidet, 2017).

Depuis au moins une dizaine d'années, les chercheurs·ses en psychologie de l'orientation œuvrent ainsi à la conception et à la validation de cadres conceptuels et d'interventions permettant de mieux saisir ces phénomènes et d'accompagner efficacement les personnes aux prises avec des défis en lien avec leur carrière (par exemple, Blustein, Ali, *et al.*, 2019 ; Blustein, Kenny, Di Fabio, et Guichard, 2019 ; Nota et Rossier, 2015). En nous appuyant sur la littérature, sur nos propres travaux et sur ceux de notre centre de recherche, l'objectif est ici de revisiter certaines des réflexions à ce sujet, afin de proposer une lecture des enjeux de la durabilité pour la psychologie de l'orientation. Comme suggéré par McDonald et Hite (2018), la notion de durabilité renvoie un *commitment to social and human responsibility, investing in the long-term well-being of the people part of systems, both internal to organizations and external, sometimes encompassing the surrounding community or even global wellbeing* (p. 351). Pour atteindre notre objectif, nous avançons en quatre étapes, afin d'intégrer progressivement cette question et d'aboutir à une proposition de vision d'ensemble de la manière dont la durabilité se traduit en orientation. Chacune de ces étapes est ancrée à un concept clé mobilisé ou mobilisable dans une perspective de durabilité : le travail décent, la dignité au travail, la carrière durable et le choix éthique. Pour chacune de ces étapes, nous exposons des éléments conceptuels centraux, le cas échéant, des recherches illustrant comment ces éléments se déploient dans le réel des carrières, ainsi que des pistes d'accompagnement effectives ou potentielles (tableau 14.1).

**Tableau 14.1 – Vue d'ensemble des « étapes » pour une orientation au service de la durabilité.**

| Étape et mot-clé | Finalités de l'orientation | Objectifs des interventions |
|---|---|---|
| 1. Travail décent | Garantir à tout individu l'accès à un travail respectant certaines conditions sine qua non de décence (salaire, horaires, sécurité, valeurs, santé). | *Advocacy*. Développer le pouvoir d'agir (*empowerment*). |
| 2. Travail digne | Permettre d'exercer un travail qui préserve et promeut la dignité de la personne. | Identifier les emplois qui ont du sens pour la personne. Évaluer et intégrer le rapport au travail dans la mise en projet. |
| 3. Carrière durable | Favoriser la continuité, l'agentivité et le sens dans les parcours professionnels. | Promouvoir la sécurité professionnelle et l'orientation tout au long de la vie. Sécuriser les transitions professionnelles. |
| 4. Impératif éthique | Promouvoir des choix professionnels intégrant les enjeux de la personne, de sa communauté et du monde. | Dialoguer sur les impacts, sociaux et collectifs du choix d'orientation individuel. Favoriser l'émergence de projets d'orientation contribuant à la durabilité. |

*Note: la distinction entre finalités et objectifs de l'orientation s'appuie sur les réflexions proposées par Guichard et Huteau (2006, p. 25-29).*

## 2. Première étape: l'accès à un travail décent

Un premier pas vers une psychologie de l'orientation au service de la durabilité consiste à œuvrer pour que tous les individus soient en mesure d'accéder à un emploi qui leur garantisse des conditions de travail décentes, les protège de toute forme de précarité et ne mette pas en péril leur santé physique ou mentale. Si l'insertion professionnelle est un moment charnière du parcours professionnel, toute insertion ne peut pas se considérer comme durable. Autrement dit, trouver un emploi est important, mais encore faut-il que cet emploi soit décent (Toscanelli, Fedrigo, et Rossier, sous presse). La notion de travail décent en tant que droit de tout un chacun·e, est donc centrale ici. Plusieurs chercheurs·ses en psychologie de l'orientation ont d'ailleurs repris la notion de travail décent définie par l'Organisation internationale du travail (ILO, 2016) pour en proposer une traduction dans une perspective psychologique (Blustein, Olle, Connors-Kellgren, et Diamonti, 2016) ou psychosociale (Pouyaud, 2016). Il en résulte une définition basée sur cinq critères (Duffy, Blustein, Diemer, et Autin, 2016) : des conditions de travail sécurisées (tant physiquement que sous l'angle des relations), des horaires permettant de reposer et de bénéficier de temps libre, la possibilité de travailler dans une entreprise dont on partage les valeurs, un salaire considéré comme juste, ainsi que de pouvoir bénéficier d'une sécurité sociale et d'une assurance maladie et accidents. Partant de ces critères, Duffy et collègues ont proposé, en 2016, un modèle théorique, la psychologie de l'activité de travail (*Psychology of Working Theory*, PWT), qui insiste notamment sur les déterminants contextuels de la possibilité d'accéder ou pas à un travail décent, tels que des conditions socio-économiques contraignantes et des processus de marginalisation dont sont victimes certains groupes sociaux.

## 2.1 Saisir le travail décent, ses déterminants et ses effets

Durant les cinq dernières années, plusieurs recherches en psychologie de l'orientation ont été menées autour du concept de travail décent et en vue de valider la théorie de la PWT. Cette notion a par exemple été opérationnalisée par un questionnaire, la *Decent Work Scale*, validé en plusieurs langues et pays (Duffy *et al.* 2017), dont en français sur un échantillon de travailleurs·ses suisses (Masdonati, Schreiber, Marcionetti, et Rossier, 2019). Hormis la dimension liée aux couvertures contre les risques de maladie ou d'accident, étroitement dépendante des spécificités des protections sociales de chaque pays, les quatre autres dimensions caractérisant le travail décent sont confirmées dans les différents contextes investigués. De plus, les études sur les prédicteurs de travail décent montrent, notamment, que l'appartenance à des catégories sociales défavorisées ou marginalisées (travailleurs·ses précaires, minorités sexuelles ou ethniques, malades chroniques) diminue les chances d'accéder à un travail décent (par exemple, Allan, Tebbe, Bouchard, et Duffy, 2018 ; Duffy *et al.*, 2018 ; Koekemoer, Fourie, et Jorgensen, 2018 ; Tokar et Kaut, 2018). Il émerge également de ces recherches que des variables psychosociales, dont la volition professionnelle, jouent un rôle médiateur entre facteurs contextuels et travail décent. Quant aux conséquences, le travail décent prédit la satisfaction de vie et professionnelle (Masdonati *et al.*, 2019), et permet de satisfaire les besoins fondamentaux de survie, de lien social et d'autodétermination, qui, à leur tour, favorisent la santé mentale et physique (Duffy *et al.*, 2019).

## 2.2 Favoriser l'accès à un travail décent pour tou·te·s

Sous l'angle du travail décent et des recherches qui en ont montré les caractéristiques et les déterminants, une orientation durable en est une d'abord et avant tout inclusive (Blustein, Kenny *et al.*, 2019). En effet, l'accès à un travail décent dépendant en partie de facteurs contextuels, l'accompagnement d'orientation doit forcément viser en priorité ce type de variables. Concrètement, cela revient déjà à identifier les personnes ou groupes défavorisés du point de vue de leur parcours professionnel (diverses formes de minorités, personnes à risque d'exclusion sociale ou de précarité) et à leur offrir des prestations d'orientation qui facilitent l'accès à un travail décent. Pour ce faire, l'*advocacy counseling* semble une option porteuse (Lewis, Arnold, House, et Toporek, 2002), puisqu'il invite les conseillers·ères à développer des compétences d'accompagnement leur permettant d'« agir avec » et d'« agir au nom de » personnes fragilisées et discriminées sur le marché du travail (Kozan et Blustein, 2018). Agir avec peut consister à œuvrer pour que ces personnes développent leur *empowerment* et leur agentivité face aux contraintes auxquelles elles doivent faire face, ce qui leur permet d'élargir leurs options et de négocier de meilleures conditions de choix ou de travail. Les interventions visant à développer le pouvoir d'agir des individus et des collectivités (Le Bossé, Bourassa, Chamberland, Fournier, Tremblay, et Vallerie, sous presse ; Lynam et Young, 2002) et à renforcer leur conscience critique (Diemer, Rapa, Park, et Perry, 2017 ; Kozan, Masdonati, Konowitz, et Blustein, sous presse) sont des exemples intéressants de ce type d'accompagnement.

Parfois, *l'agir avec* doit être accompagné d'un *agir au nom de*, c'est-à-dire d'une mobilisation sociopolitique des conseillers·ères. Ces derniers·ères peuvent alors s'ériger en témoins de mécanismes inégalitaires et précarisants pour certaines franges de la population aux prises avec des enjeux d'intégration socioprofessionnelle. Les conseillers·ères sont au premier plan pour dénoncer ces processus et militer à différents niveaux (local et communautaire, mais aussi international) pour une société plus juste, inclusive et égalitaire en termes de chances d'accès à un travail qui respecte des conditions de décence minimales (cf. plusieurs exemples dans les ouvrages dirigés par Cohen-Scali *et al.*, 2018 et par Hooley, Sultana, et Thomsen, 2019). La profession, en tant que corps constitué, peut alors avoir un impact sur le développement des politiques publiques et donc sur les conditions-cadres qui régissent l'accès à un emploi décent. Dans ce contexte, les organisations internationales regroupant les états, différentes organisations non gouvernementales et de la société civile peuvent certainement être une force de proposition.

## 3. Deuxième étape : de la décence à la dignité au travail

Le deuxième pas vers une psychologie de l'orientation intégrant des enjeux de durabilité est ancré sur la notion de dignité au travail (Bolton, 2011). En effet, si accéder à un travail décent est une condition sine qua non pour l'épanouissement professionnel, il n'en est pas non plus une garantie : idéalement, le travail ne doit pas seulement satisfaire les besoins élémentaires et la santé des travailleurs·ses, mais aussi leur permettre de s'épanouir professionnellement, de s'identifier dans leur travail, d'exercer des activités qui ont du sens et qui reflètent leurs attentes envers cette sphère de vie. L'essor d'ouvrages et de recherches évoquant, notamment, les « jobs à la con » (Graeber, 2018), le « travail sans qualités » (Sennett, 2000), le « travail sale » (Ashforth et Kreiner, 2013) ou le « travail fantôme » (Gray et Suri, 2019), montre que certains emplois sont loin de respecter la dignité des travailleurs·ses, et témoigne de l'importance de s'intéresser non seulement aux conditions dans lesquelles les personnes travaillent, mais aussi aux contenus de ce qu'elles y font et au sens qu'elles y trouvent (Toscanelli *et al.*, sous presse).

La distinction, proposée par Bolton (2011), entre dignité « au » et « par le » travail (*dignity in work* vs. *dignity at work*) illustre cette évolution conceptuelle vers une orientation au service de la durabilité. En effet, si la dignité par le travail renvoie grosso modo aux critères d'un travail décent proposés plus haut, la dignité au travail couvre des dimensions qui viennent s'y greffer, comme l'autonomie, la satisfaction envers le travail (*job satisfaction*), un travail qui a du sens, le respect, ainsi que la possibilité de se développer et d'apprendre :

> *It is not either material reward (dignity at work), or dignity in work that is required, but both; not either/or, but and. Thinking about dignity in this multi-dimensional way offers a « human standard » for work that can contribute to a broad understanding of the realities of work in a global economy* (Bolton, 2011, p. 382).

## 3.1 Les recherches sur le sens et le rapport au travail

Partant de ce type de réflexions, de nombreuses recherches se sont récemment intéressées aux déterminants et aux caractéristiques d'un travail qui confère de la dignité aux travailleurs·ses. Par exemple, dans l'étude mentionnée plus haut et visant à adapter et à valider l'échelle sur le travail décent dans le contexte suisse (Masdonati *et al.*, 2019), il a également été demandé aux participant·e·s d'indiquer, en répondant à une question ouverte, les caractéristiques qu'elles et ils considéraient comme essentielles pour qualifier un emploi comme décent ou acceptable. L'analyse qualitative consensuelle de ces réponses montre que, outre les cinq composantes du travail décent, les participant·e·s s'attendent à ce que le travail couvre des contenus intéressants, qu'il offre une stabilité de l'emploi, qu'il donne la possibilité de se développer professionnellement et personnellement et qu'il permette de trouver du sens dans ce qu'elles y font. Dans la même veine, une recherche en cours auprès d'adultes émergent·e·s issu·e·s de sept pays et vivant en situation de précarité professionnelle indique que les jeunes s'attendent du travail à ce qu'il garantisse leur survie, mais aussi à ce qu'il leur permette de construire des relations sociales et d'exécuter des tâches intéressantes et ayant un sens (Cohen-Scali *et al.*, sous presse).

La question de ce qui rend le travail digne a également été abordée sous l'angle de son sens (*meaningfulness*) et du rapport individu-travail. Les recherches sur la *meaningfulness* se sont par exemple intéressées à ce qui permet, de manière générale et tout profil de travailleur·se confondu, de trouver du sens dans une activité professionnelle. Dans ses recherches, Steger montre par exemple qu'un travail a du sens lorsque la personne perçoit la finalité des activités qu'elle exerce, lorsque son travail est en harmonie et contribue au sens de sa vie plus en général, ainsi que lorsque par le travail elle a l'impression de contribuer au bien commun ou au bien-être d'autrui (Steger, 2016 ; Steger, Dik, et Duffy, 2012). S'éloignant d'une approche « généralisante » du sens du travail, les études sur le rapport au travail ont investigué, quant à elles, ce qui détermine le lien subjectif et spécifique à chaque individu avec la sphère professionnelle. Elles montrent par exemple que le rapport au travail dépend de l'importance de cette sphère d'activité dans la vie d'une personne, des fonctions et finalités que celle-ci lui attribue, tout comme de ses attentes et valeurs professionnelles (Fournier, Lachance, Viviers, Lahrizi, Goyer, et Masdonati, 2019; Shea-Van Fossen et Vredenburgh, 2014; Willner, Lipshits-Braziler, et Gati, 2019).

### 3.2 Promouvoir la dignité au travail

Conséquemment, pour promouvoir un travail qui respecte la dignité des individus, les psychologues de l'orientation peuvent travailler avec leurs consultant·e·s le sens personnel (*meaningfulness*) des différentes options de carrière (Steger, 2014), mais aussi évaluer leurs rapports subjectifs au travail et les accompagner dans la construction d'un projet professionnel qui en tienne compte (Massoudi *et al.*, 2018). Pour une personne en emploi, ce type d'investigation devrait précéder un accompagnement d'orientation centré sur les intérêts, les aptitudes et la personnalité de l'individu, car elle aide à comprendre quelle est la place que celui-ci veut donner au travail dans sa vie et ce qu'il attend de son investissement professionnel. Le travail de projet avec une personne qui priorise la vie familiale et qui attribue au travail une fonction de subsistance sera alors différent de celui avec une personne qui attribue une grande importance au travail dans sa vie et pour laquelle ce dernier sert à se développer et à se construire une identité. Cela revient également à considérer et respecter les accompagné·e·s ayant un rapport au travail qui irait à l'encontre de celui de l'accompagnant·e. Concrètement, pour y parvenir, il est prometteur de recourir à des outils évaluant cette dimension et ses composantes (par exemple Fournier *et al.*, 2019) ou d'adapter des outils qualitatifs et dialogiques (McMahon, 2017) pour creuser le rapport au travail de la personne (en posant, par exemple, la question de la loterie, cf. Highhouse, Zickar, et Yankelevich, 2010).

## 4. Troisième étape : du travail à la carrière durable

La troisième étape ajoute aux réflexions sur l'orientation une dimension temporelle, glissant des enjeux de la qualité d'un emploi donné, à un moment donné, à ceux de la séquence d'expériences professionnelles vécues par une personne tout au long de son parcours. Elle souligne ainsi l'importance de favoriser non seulement l'accès à un travail décent et digne, mais aussi le déploiement de carrières durables, garantissant une forme de continuité à travers les changements qui jalonnent les cheminements professionnels contemporains (De Vos, Van der Heijden, et Akkermans, 2019; Urbanaviciute, Bühlmann, et Rossier, 2019). Les carrières durables sont ainsi définies comme des *sequences of career experiences reflected through a variety of patterns of continuity over time, thereby crossing several social spaces, characterized by individual agency, herewith providing meaning to the individual* (Van der Heijden et De Vos, 2015, p. 7). En s'appuyant sur cette définition, De Vos *et al.* (2019) ont récemment identifié trois dimensions clés d'une carrière durable : sur le plan individuel, la possibilité pour la personne de déployer son agentivité, c'est-à-dire de faire état d'une certaine emprise sur les événements et les choix ; du point de vue contextuel, la capacité à concilier différents domaines de vie et de bénéficier d'opportunités professionnelles ; dans une optique temporelle, pouvoir faire état d'une suite d'expériences professionnelles s'inscrivant dans la continuité et porteuses de sens.

## 4.1 L'essor des recherches sur les carrières durables

Les recherches dans le champ de l'orientation, mais surtout en psychologie du travail et des organisations (Van der Heijden, et De Vos, 2015), s'intéressent de plus en plus aux déterminants et aux conséquences d'une carrière durable – en est l'exemple un numéro thématique sur le sujet à paraître dans la revue *Journal of Vocational Behavior*. Le monde contemporain dans ses développements récents est en effet porteur d'un paradoxe : il permet/promet une certaine émancipation sociale, tout en produisant de l'incertitude. Cette incertitude est générée par différentes évolutions : le développement de l'activité humaine, qui induit une insécurité climatique ; l'essor des technologies, qui crée un environnement professionnel à la fois dynamique et incertain ; et une globalisation généralisée, qui met le marché du travail sous forte pression, provoquant sa précarisation et sa dualisation (Urbanaviciute *et al.*, 2019). Dans ce contexte, se pose la question des moyens à mettre en œuvre pour promouvoir des carrières durables à des individus qui suivent des parcours très différents dans un environnement social peu lisible.

## 4.2 Orienter tout au long de la vie

En orientation, considérer la notion de carrière durable signifie intervenir sur ses trois dimensions (l'agentivité, le contexte et le temps) et, surtout, sur la dimension temporelle, qui est occultée dans les considérations sur le travail décent et la dignité au travail. Insister sur cette dimension temporelle, c'est prôner un accompagnement d'orientation tout au long de la vie (Nota et Rossier, 2015 ; Soidet, Blanchard, et Olry-Louis, 2018 ; Toscanelli *et al.*, sous presse). Plus particulièrement, cela revient à permettre aux travailleurs·ses d'accéder à une sécurité et stabilité d'emploi et à les aider à traverser leurs transitions professionnelles : *A sustainable career implies the benefits of secure and stable employment, including successive employments without major difficulties managing transitions, or being able to benefit from assistance to overcome career difficulties* (Urbanaviciute *et al.*, 2019, p. 66). D'après Urbanaviciute *et al.* (2019), cela demande des interventions centrées sur les ressources des individus, mais aussi la promotion de politiques publiques qui protègent contre les risques de chômage, qui permettent d'accéder à la formation continue et qui garantissent des services d'orientation pour tou·te·s et à tout moment de la vie.

Concernant plus spécifiquement l'accompagnement des transitions professionnelles, celui-ci doit situer le projet d'avenir en fonction des expériences passées de l'individu (afin de préserver une continuité, ne serait-ce que subjective), lui permettre de s'approprier le changement (afin de promouvoir son agentivité) et considérer la manière dont le changement professionnel affecte et est affecté par ces engagements dans ses autres sphères de vie. Plusieurs outils qualitatifs d'intervention s'intègrent bien dans cette perspective. Par exemple, « My Career Chapter » (McIlveen, 2015) ou la « Ligne de vie » (Masdonati, Franz, et Abessolo, sous presse) permettent de situer une transition professionnelle, potentielle ou effective, en fonction du parcours de la personne, afin d'en faire émerger le sens et une certaine cohérence subjective. D'autres outils aident la personne à considérer les influences systémiques sur sa transition (*My System of Career Influences*, McMahon, Patton, et Watson, 2005) ainsi que la manière dont un changement de carrière peut se répercuter sur les autres sphères de vie de la personne (Bollmann, Clot-Siegrist, et Henningsen, sous presse).

## 5. Quatrième étape : vers des « impératifs éthiques »

Les trois premières étapes vers une orientation au service de la durabilité sont toutes centrées sur l'individu et les conditions qui lui permettraient d'accéder à un travail et une carrière durables. La quatrième étape ajoute à une lecture individuelle de la durabilité une composante sociale/sociétale. Dans ce dernier « pas », il est donc question d'intégrer une dimension éthique à la psychologie de l'orientation (Guichard et Huteau, 2006), en situant la personne dans son contexte et en analysant dans quelle mesure le comportement vocationnel individuel se répercute sur le bien-être collectif (Cohen-Scali *et al.*, 2018). Il est alors important d'amener les bénéficiaires de l'orientation à réfléchir aux impacts de leurs choix sur autrui et sur le monde, afin de répondre à l'impératif éthique récemment proposé par Guichard (2018) : « Que chacun conduise sa vie active de manière telle que son travail, ses produits et les modalités de leurs échanges, contribuent au développement d'un bien vivre, avec et pour autrui, dans des institutions justes, assurant la pérennité d'une vie authentiquement humaine sur terre » (p. 318, traduit par l'auteur). Les défis importants auxquels sont confrontées nos sociétés contemporaines, soient-ils climatiques, technologiques ou sociaux, nécessitent l'implication de chacun·e. Une orientation éthique permet de contribuer à cette nécessité si l'on souhaite pouvoir avoir un impact positif sur le développement de nos sociétés, pour que non seulement nos carrières, mais aussi nos modes d'existences soient durables.

### 5.1 Développer la réflexion et la recherche sur l'impact de nos choix

Ces réflexions ouvrent la voie à plusieurs perspectives pour l'accompagnement d'orientation (Guichard, 2016, 2018). Lorsqu'elles ou ils travaillent avec des personnes en situation de projet, les conseillers·ères peuvent par exemple les amener à intégrer cette dimension éthique dans leurs réflexions, en dialoguant au sujet des impacts de chacune des options envisageables sur autrui, sur leur environnement social et physique et sur le monde. Quitte à sacrifier la neutralité et l'impartialité du processus de conseil, il est alors question de les amener à opter pour des projets qui n'affectent pas négativement autrui, voire qui contribuent à un monde meilleur. Cette réflexion peut être stimulée par un dialogue autour de questions comme celle proposée par Guichard et Huteau (2007) : « Qu'est-ce qu'il est bien, bon ou juste que je fasse de ma vie pour moi-même et pour autrui ? » (p. 312). D'autres outils d'intervention existent également afin d'identifier, parmi les différents enjeux du monde, ceux qui préoccupent le plus la personne, et de construire un projet de carrière permettant de contribuer, ne serait-ce que minimalement, à avancer vers la résolution de cet enjeu (par exemple, le Sustainable Career Cards Sort, Rochat et Masdonati, 2019). La manière dont une éthique collective peut influencer les choix et les comportements individuels mériterait d'être étudiée de manière plus systématique. En effet, une société durable implique tant des politiques que des comportements durables. L'étude de l'impact des politiques publiques sur les comportements individuels, tout comme des processus qui le sous-tendent, semble être une urgence aussi dans le domaine de l'orientation.

## 6. Conclusion : des finalités imbriquées

En résumé, notre position quant aux finalités d'une psychologie de l'orientation au service de la durabilité intègre progressivement des enjeux de survie (en mettant l'accent sur l'inclusion), de dignité (en mettant l'accent sur le sens), de carrière durable (en mettant l'accent sur la temporalité et la nécessité de réduire l'incertitude des transitions) et de bien commun (en mettant l'accent sur le collectif). Ces quatre finalités sont bien sûr interdépendantes, voire imbriquées, chaque étape s'appuyant sur la précédente. En effet, la réflexion éthique des consultant·e·s est difficile si ces mêmes personnes ne peuvent elles-mêmes pas aspirer à une carrière durable ; de plus, une carrière durable se fonde sur une séquence d'emplois qui se doivent d'être dignes ; enfin, la dignité d'un travail s'appuie sur sa décence.

Une réflexion autour d'une orientation au service de la durabilité ouvre de multiples perspectives de recherche. Les études sur le travail décent et sur la dignité au travail (sous l'angle de la *meaningfulness*, surtout) ont connu un fort essor durant les dernières années, et celles sur les carrières durables, bien qu'encore embryonnaires, sont prometteuses. En revanche, des recherches sur la dimension éthique de l'orientation restent à mener et comportent des défis méthodologiques majeurs. Il serait donc essentiel aussi bien de poursuivre les efforts de mise en évidence des déterminants et des effets d'une carrière durable, que de concevoir des études sur les impacts globaux du choix vocationnel. Une piste en ce sens serait de parvenir à appréhender si et de quelle manière les différentes options de carrière envisageables dans un contexte donné peuvent contribuer à un monde meilleur, mais aussi d'identifier les professions les plus préjudiciables en termes de durabilité.

Les implications de ces finalités pour l'accompagnement d'orientation sont elles aussi nombreuses et invitent les conseillers·ères d'orientation à sortir de leur zone de confort et à aller au-delà d'interventions strictement psychologiques. Si le travail sur et avec l'individu reste important, une orientation au service de la durabilité ne peut pas faire abstraction d'interventions psychosociologiques et contextuelles, mobilisant l'environnement proximal et distal de la personne. Cette ouverture à des perspectives d'intervention nouvelles et innovantes comporte de gros défis pour la formation des conseillers·ères de l'orientation. De plus l'ensemble des corps sociaux constitués, dans le domaine de l'orientation et au-delà, doivent mobiliser leurs forces pour défendre un développement social qui soit conforme aux ambitions de la promotion de carrières durables et éthiques.

## Références bibliographiques

Allan, B.A., Tebbe, E.A., Bouchard, L.M., et Duffy, R.D. (2019). Access to decent and meaningful work in a sexual minority population. *Journal of Career Assessment, 27*, 408-421. doi : *10.1177/1069072718758064.*

Ashforth, B.E., et Kreiner, G.E. (2013). Profane or profound? Finding meaning in dirty work. In B.J. Dik, Z.S. Byrne et M.F. Steger (éd.), *Purpose and meaning in the workplace* (p. 127-150). Washington, DC : American Psychological Association. doi : *10.1037/14183-007.*

Blustein, D.L., Ali, S.R., et Flores, L.Y. (2019). Vocational psychology : Expanding the vision and enhancing the impact. *The Counseling Psychologist, 47*, 166-221. doi : *10.1177/0011000019861213.*

Blustein, D.L., Kenny, M.E., Di Fabio, A., et Guichard, J. (2019). Expanding the impact of the Psychology of Working : Engaging psychology in the struggle for decent work and human rights. *Journal of Career Assessment, 27*, 3-28. doi : *10.1177/1069072718774002.*

Blustein, D.L., Olle, C., Connors-Kellgren, A., et Diamonti, A.J. (2016). Decent work : A psychological perspective. *Frontiers in Psychology, 7*, 407. doi : *10.3389/fpsyg.2016.00407.*

Bollmann, G., Clot-Siegrist, E., et Henningsen, L. (sous presse). Conciliation des domaines de vie. In J. Masdonati, K. Massoudi et J. Rossier (éd.), *Repères pour l'orientation*. Lausanne : Antipodes.

Bolton, S. (2011). Dimensions of dignity : Defining the future of work. In K. Townsend et A. Wilkinson (éd.), *Research handbook on the future of work and employment relations* (p. 370-384). Cheltenham, UK : Edward Elgar.

Cohen-Scali, V., Masdonati, J., Disquay-Perot, S., Ribeiro, M.A. Vilhjálmsdóttir, Moumoula I.A., G., Zein, R., et Rossier, J. (sous presse). Representations of work among emerging adults with no or limited education in precarious work situations in seven countries : A qualitative approach. *Emerging Adulthood.*

Cohen-Scali, V., Pouyaud, J., Podgórny, M., Drabik-Podgórna, V., Aisenson, G., Bernaud, J.-L., Guichard, J. (éds.) (2018). *Interventions in career design and education transformation for sustainable development and decent work*. Cham, Switzerland : Springer.

De Vos, A., Van der Heijden, B.I.J.M., et Akkermans, J. (2019). Sustainable careers : Toward a conceptual model. *Journal of Vocational Behavior*. Advance online publication. doi : *10.1016/j.jvb.2018.06.011*.

Diemer, M.A., Rapa, L.J., Park, C.J., et Perry, J.C. (2017). Development and validation of the Critical Consciousness Scale, *Youth* et *Society*, *49*, 461-4. doi : *10.1177/0044118X14538289*.

Duffy, R.D., Allan, B.A., England, J.W., Blustein, D.L., Autin, K.L., Douglass, R.P., Santos, E.J. R. (2017). The development and initial validation of the Decent Work Scale. *Journal of Counseling Psychology*, *64* (2), 206-221. doi : *10.1037/cou0000191*.

Duffy, R.D., Blustein, D.L., Diemer, M.A., et Autin, K.L. (2016). The psychology of working theory. *Journal of Counseling Psychology*, *63*, 127-148. doi : *10.1037/cou0000140*.

Duffy, R.D., Kim, H.J., Gensmer, N.P., Raque-Bogdan, T.L., Douglass, R.P., England, J.W., et Buyukgoze-Kavas, A. (2019). Linking decent work with physical and mental health : A psychology of working perspective. *Journal of Vocational Behavior*, *112*, 384-395. doi : *10.1016/j.jvb.2019.05.002*.

Duffy, R.D., Velez, B.L., England, J.W., Autin, K.L., Douglass, R.P., Allan, B.A., et Blustein, D. L. (2018). An examination of the Psychology of Working Theory with racially and ethnically diverse employed adults. *Journal of Counseling Psychology*, *65*, 280-293. doi : *10.1037/cou0000247*.

Fournier, G., Lachance, L., Viviers, S., Lahrizi, I.Z., Goyer, L., et Masdonati, J. (2019). Development and initial validation of a multidimensional questionnaire on the relationship to work (RWQ). *International Journal for Educational and Vocational Guidance*. Advance online publication. doi : *10.1007/s10775-019-09397-0*.

Graeber, D. (2018). *Bullshit jobs* (É. Roy, Trans.). Paris : Les Liens qui libèrent.

Gray, M.L., et Suri, S. (2019). *Ghost work : How to stop Silicon Valley to build a new global underclass*. Boston : Houghton Mifflin Harcourt.

Guichard, J. (2016). Life - and working-design interventions for constructing a sustainable humane world. *Studia Poradoznawcze/Journal of Counsellogy*, *5*, 179-190.

Guichard, J. (2018). What career and life design interventions may contribute to global, humane, equitable and sustainable development ? *Studia Poradoznawcze/Journal of Counsellogy*, *7*, 305-331.

Guichard, J., et Huteau, M. (2006). *Psychologie de l'orientation* (2e éd.). Paris : Dunod.

Guichard, J., et Huteau, M. (éd.) (2007). *Orientation et insertion professionnelle : 75 concepts clés*. Paris : Dunod.

Highhouse, S., Zickar, M., et Yankelevich, M. (2010). Would you work if you won the lottery ? Tracking changes in the American work ethic. *Journal of Applied Psychology*, *95*, 349-357. doi : *10.1037/a0018359*.

Hooley, T., Sultana, R., et Thomsen, R. (éd.) (2019). *Career guidance for emancipation : Reclaiming justice for the multitude*. New York (NY) : Routledge.

ILO (2016). *Decent work agenda*. Geneva : International Labor Office.

Koekemoer, E., Fourie, H.L.R., et Jorgensen, L.I. (2019). Exploring subjective career success among blue-collar workers : Motivators that matter. *Journal of Career Development*, *46*, 314-331. doi : *10.1177/0894845318763942*.

Kozan, S., et Blustein, D.L. (2018). Implementing social change : A qualitative analysis of counseling psychologists'engagement in advocacy. *The Counseling Psychologist*, *46*, 154-189. doi : *10.1177/0011000018756882*.

Kozan, S., Masdonati, J., Konowitz, L., et Blustein, D.L. (sous presse). Le travail décent : Une ambition fondamentale pour la psychologie de l'orientation. In J. Masdonati, K. Massoudi et J. Rossier (éds.), *Repères pour l'orientation*. Lausanne : Antipodes.

Le Bossé, Y., Bourassa, B., Chamberland, M., Fournier, G., Tremblay, S.-P., et Vallerie, B. (sous presse). Du bon usage de l'incertitude : un exemple d'application de l'approche centrée sur le développement du pouvoir d'agir des personnes et des collectivités (DPA-PC) au domaine de l'orientation. In J. Masdonati, K. Massoudi et J. Rossier (éds.), *Repères pour l'orientation.* Lausanne, Suisse : Antipodes.

Lewis, J.A., Arnold, M.S., House, R., et Toporek, R.L. (2002). *ACA advocacy competencies.* Retrieved from *https://www.counseling.org/resources/competencies/advocacy_competencies.pdf.*

Lynam, M.J., et Young, R.A. (2002). Empowerment, praxis, and action theory in health-promotion research. In L. Valach, R.A. Young, et M.J.Lynam (éds.), *Action theory : A primer for applied research in thesocial sicences* (p. 123-138). Westport, CT : Praeger.

Masdonati, J., Franz, S., et Abessolo, M. (sous presse). Comprendre et accompagner les reconversions professionnelles. In J. Masdonati, K. Massoudi et J. Rossier (éds.), *Repères pour l'orientation.* Lausanne : Antipodes.

Masdonati, J., Schreiber, M., Marcionetti, J., et Rossier, J. (2019). Decent work in Switzerland : Context, conceptualization, and assessment. *Journal of Vocational Behavior, 110,* 12-27. doi : *10.1016/j.jvb.2018.11.004.*

Massoudi, K., Abessolo, M., Atitsogbe, K.A., Banet, E., Bollmann, G., Dauwalder, J.-P., et Rossier, J. (2018). A value-centered approach to decent work. In V. Cohen-Scali, J. Pouyaud, M. Podgórny, V. Drabik-Podgórna, G. Aisenson, J.-L. Bernaud, I.A. Moumoula et J. Guichard (éds.). *Interventions in career design and education : Transformation for sustainable development and decent work* (p. 93-110). Cham : Springer.

Massoudi, K., et Masdonati, J. (sous presse). Introduction. In J. Masdonati, K. Massoudi et J. Rossier (éds.), *Repères pour l'orientation.* Lausanne, Suisse : Antipodes.

McDonald, K.S., et Hite, L.M. (2018). Conceptualizing and creating sustainable careers. *Human Resource Development Review, 17,* 349-372. doi : *10.1177/1534484318796318.*

McIlveen, P. (2015). My career chapter and the career systems interview. In M. McMahon et M. Watson (éd.), *Career assessment : Qualitative approaches* (p. 123-128). Rotterdam, The Netherlands : Sense.

McMahon, M. (éd.) (2017). *Career counseling : Constructivist approaches* (2e éd.). Londres-New York : Routledge.

McMahon, M., Patton, W., et Watson, M. (2005). *The my system of career influences (MSCI) : Reflecting on my career decisions.* Camberwell, Autralia : ACER Press.

Nota, L., et Rossier, J. (éds.). (2015). *Handbook of Life Design : From practice to theory and from theory to practice.* Göttingen, Germany : Hogrefe.

Olry-Louis, I., Vonthron, A.-M., Vayre, E., et Soidet, I. (2017). Introduction. In I. Olry-Louis, A.-M. Vonthron, E. Vayre et I. Soidet (éds.), *Les transitions professionnelles : Nouvelles problématiques psychosociales* (p. 17-27). Paris : Dunod.

Pouyaud, J. (2016). For a psychosocial approach to decent work. *Frontiers in Psychology, 7,* 422. doi : *10.3389/fpsyg.2016.00422.*

Rochat, S., et Masdonati, J. (2019). Sustainable Career Cards Sort (SCCS) : Linking career choices to the world needs. In J.G. Maree (éd.), *Handbook of innovative career counselling* (p. 505-520). Cham, Switzerland : Springer. doi : *10.1007/978-3-030-22799-9_28.*

Sennett, R. (2000). *Le travail sans qualités : Les conséquences humaines de la flexibilité* (A. Berman et R. Folkman, Trans.). Paris : Albin Michel.

Shea-Van Fossen, R. J., et Vredenburgh, D.J. (2014). Exploring differences in work's meaning : An investigation of individual attributes associated with work orientations. *Journal of Behavioral and Applied Management,15* (2), 101-120.

Soidet, I., Blanchard, S., et Olry-Louis, I. (2018). S'orienter tout au long de la vie : bilan et perspectives de recherches. *Savoirs, 48,* 13-51. doi : *10.3917/savo.048.0013.*

Steger, M.F. (2016). Creating meaning and purpose at work. In L.G. Oades, M.F. Steger, A. Delle Fave et J. Passmore (éds.). *The Wiley Blackwell handbook of the psychology of positivity and strengths-based approaches at work* (p. 60-81). Wiley. doi : *10.1002/9781118977620.ch5.*

Steger, M.F., Dik, B.J., et Duffy, R.D. (2012). Measuring meaningful work : The Work and Meaning Inventory (WAMI). *Journal of Career Assessment, 20,* 322-337. doi : *10.1177/1069072711436160.*

Tokar, D.M., et Kaut, K.P. (2018). Predictors of decent work among workers with Chiari malformation : An empirical test of the psychology of working theory. *Journal of Vocational Behavior, 106*, 126-137. doi : *10.1016/j.jvb.2018.01.002.*

Toscanelli, C., Fedrigo, L., et Rossier, J. (sous presse). Promoting an ethical work context and access to sustainable careers in the framework of the fourth industrial revolution. In R. Potgieter, N. Ferreira, M. Coetzee (éds.), *Fit for the future : theory, research and dynamics of career wellbeing.* Cham, Switzerland : Springer.

Urbanaviciute, I., Bühlmann, F., et Rossier, J. (2019). Sustainable careers, vulnerability, and well-being : Towards an integrative approach. In J.G. Maree (éd.), *Handbook of innovative career counselling* (p. 53-70). Cham, Switzerland : Springer. doi : *10.1007/978-3-030-22799-9_4.*

Van der Heijden, B.I.J.M., et De Vos, A. (2015). Sustainable careers : Introductory chapter. In A. De Vos, et B.I.J.M. Van Der Heijden (éds.), *Handbook of research on sustainable careers* (p. 1-19). Cheltenham, UK : Edward Elgar Publishing.

Willner, T., Lipshits-Braziler, Y., et Gati, I. (2019). Construction and initial validation of the Work Orientation Questionnaire. *Journal of Career Assessment.* Advance online publication - *Q.*

# Chapitre 15

## Une construction de carrière compatible avec un développement humain durable : l'exemple des réorientations vers l'économie sociale et solidaire[1]

1. Par Valérie Cohen-Scali.

# Sommaire

Notre société confronte les individus à des enjeux nombreux et importants. Le premier est l'explosion démographique qui nous conduira de 7,7 milliards d'individus aujourd'hui à 9,7 milliards en 2050[1], avec une majorité de jeunes. Cette évolution interroge sur la manière dont le travail sera partagé afin de garantir à chacun·e un revenu et des conditions de travail décents. Elle questionne également les conditions d'émergence d'une mondialisation plus respectueuse de la diversité des cultures locales. Un autre enjeu sociétal est celui des transformations technologiques de la société dont on saisit encore mal toutes les implications dans la vie de tous les jours et le monde du travail. Les énormes avancées dans le champ de la robotique, de l'automation, de l'intelligence artificielle et autres technologies accélèrent « la globalisation 3.0 » et impliquent un nombre toujours croissant de pays occidentaux et non occidentaux (Hartung, 2019). Elles conduisent les individus à collaborer à distance et à connaître une compétition plus acharnée sur le marché du travail. Enfin, une autre transformation, dont il sera traité plus particulièrement dans ce chapitre, concerne l'épuisement des ressources naturelles qui rend de plus en plus incertaine la perpétuation de la vie humaine si les sociétés ne modifient pas radicalement et urgemment leurs modes de vie en réduisant leur empreinte carbone. Cette situation ne peut être conçue sans que soient prises en compte les questions de justice sociale et de travail décent également en lien avec les objectifs définis par l'Organisation des Nations Unies le 25 septembre 2015 et énoncés dans le programme de développement durable à l'horizon 2030, intitulé *Transformer le monde* (Nations Unies, 2015). Les conséquences de cet impératif sur la vie au travail et la carrière, ainsi que sur les conceptions et les pratiques d'orientation sont examinées dans ce chapitre. Ces propos font écho à ceux d'A. Supiot (2019) dans son discours de clôture au Collège de France alertant sur la nécessaire implication du monde du travail pour engager un développement humain durable :

> « Ce n'est pas seulement aux consommateurs mais aussi en tant que producteurs, que les travailleurs, notamment les jeunes – particulièrement sensibles aux périls écologiques – doivent pouvoir peser en faveur d'une production durable et soutenable, tant dans ses méthodes que dans ses résultats. La reconnaissance en cours à l'échelle européenne d'un droit d'alerte écologique des travailleurs, salariés, ou non, est un signe de l'émergence d'une nécessité démocratique économique, qui reconnaît à tous et à chacun un droit de regard sur les méthodes et les finalités de son travail » (p. 20).

L'Organisation internationale du travail (OIT) (ILO, 2019) estime que 1,5 milliard de personnes seront touchées par la transition vers une économie plus juste et plus verte. Un des objectifs de cette organisation est de doter les acteurs du monde du travail des instruments qu'exige la maîtrise des difficultés et des opportunités offertes par la transition écologique pour

1. *https://www.ined.fr/fichier/s_rubrique/29368/wpp2019.highlights_embargoed.version_07june2019_vf.fr.pdf.*

les aider à assumer le rôle actif qu'ils doivent jouer dans la gestion de ce changement. À cet égard, les employeurs et les travailleurs apparaissent comme des acteurs clefs dans la mesure où ils peuvent concevoir de nouvelles manières de travailler qui préservent l'environnement et participer à la création d'entreprises durables. L'OIT (ILO, 2019) qualifie « d'emploi vert » tout « emploi décent qui contribue à préserver ou à rétablir la qualité de l'environnement » (améliore l'efficacité de l'énergie, limite l'émission de gaz à effet de serre, réduit les déchets, protège et restaure les écosystèmes, soutient l'adaptation aux incidences des changements climatiques...). Selon l'OIT (OIT, 2019), 600 millions d'emplois devront être créés d'ici à 2050 pour suivre le rythme auquel s'accroît la population mondiale en âge de travailler, soit 40 millions d'emplois par an. Malgré ces évolutions, une enquête de Greenflex et de l'ADEME[1] a souligné en 2017 une hausse de 8 % du désengagement des Français à l'égard de la problématique écologique (par rapport à 2014). Les entreprises rencontrent également encore bien des difficultés pour mettre en œuvre des pratiques durables et écologiques en France et un quart des entreprises déclarent que leur activité a un impact « fort » ou « très fort » sur l'environnement (Insee, 2017).

Dès 1995, l'AIOSP[2] s'interrogeait sur la manière dont les services d'orientation pouvaient répondre de manière éthique aux tensions entre les problèmes économiques et environnementaux dans les vies professionnelles des consultants (Plant, 2014). Plant fixait six grands objectifs aux pratiques d'orientation dans ce contexte :

1. L'orientation doit contribuer à prendre en compte et créer de la conscience concernant les impacts environnementaux liés aux choix de carrière.
2. Elle doit jouer un rôle actif en proposant des opportunités d'éducation et de formation offrant une contribution positive en termes d'écologie.
3. La réussite professionnelle doit être évaluée en termes de bénéfices environnementaux et sociaux, pas seulement économiques.
4. Les théories et les pratiques de l'orientation doivent inclure les questions des impacts environnementaux dans les choix de carrière.
5. Les professionnels de l'orientation doivent « inspecter » leurs pratiques.
6. L'orientation doit contribuer à « verdir » et rendre plus justes les métiers et activités.

L'orientation tout au long de la vie, comme ensemble de recherches et de pratiques sociales contribuant à une réflexion sur la construction des individus, accompagne les évolutions du monde du travail et de la société. Elle peut jouer un rôle majeur en facilitant la transition vers le développement du travail durable et le renouvellement des relations entre la carrière, les changements technologiques et environnementaux, et les transformations politiques (Hooley, Sultana, Thomsen, 2019). Ces pratiques peuvent aider les individus à faire évoluer leurs attitudes et leurs conduites au travail grâce à des dispositifs de conseil favorisant la construction

1. Journal *Le Monde* du 1er juin 2015.
2. Association internationale d'orientation scolaire et professionnelle.

d'un soi professionnel plus compatible avec les exigences de développement humain durable (DHD) (Guichard, 2016).

Ce chapitre propose une réflexion sur la manière dont les individus peuvent se concevoir comme des professionnels devant développer des activités en adéquation avec un contexte humain durable. La première partie vise à identifier les caractéristiques que doit réunir un tel professionnel et les processus psychologiques impliqués dans leur développement. Dans une deuxième partie, le cas de cadres souhaitant intégrer le secteur de l'économie sociale et solidaire (ESS) est abordé et met au jour les obstacles rencontrés par ceux qui veulent s'éloigner des carrières proposées par la grande entreprise du secteur marchand et s'engager dans cette voie professionnelle alternative. La troisième partie présente un dispositif collectif d'intervention en orientation conçu dans une perspective Life Design pouvant contribuer à ces évolutions.

## 1. Se construire comme un professionnel dont les activités sont compatibles avec un développement humain durable

La notion de *travail durable* (Ones et Dichert, 2012) correspond à un ensemble de conduites telles que la création de produits et des processus durables, l'influence exercée sur d'autres travailleurs pour qu'ils adoptent ces mêmes conduites (par l'éducation et la formation pour le développement durable), l'évitement de conduites délétères vis-à-vis d'autrui et de l'environnement (éviter de polluer), la propension à conserver/plutôt qu'à jeter, ou la prise d'initiatives (lobby, militantisme...) favorable à l'environnement. Une taxonomie en cinq catégories des conduites pro-environnementales (Boiral, Paillé et Raineri, 2015) renvoie également à la variété des actions existantes qui vont de l'évitement de dommages à l'environnement, à des conduites de conservation, de durabilité au travail, en passant par des conduites d'influence d'autrui et de mise en œuvre d'initiatives durables. Le comportement pro-environnemental a été défini comme « un comportement qui cherche consciemment à minimiser l'impact négatif de ses actions sur le monde construit et naturel » (Davis et Coan, 2015, p. 246). Les conduites compatibles avec un développement durable au travail impliquent de modifier la manière dont le travail est réalisé, de choisir des actions alternatives responsables, de créer des produits durables et de promouvoir des innovations. Néanmoins, être un professionnel dont les activités sont compatibles avec un développement humain durable ne se limite pas à adopter un ensemble de conduites nouvelles mais oblige à engager des changements qui concernent les rôles sociaux et l'identité.

## 1.1 Les nouveaux rôles du professionnel

Le professionnel du XXIe siècle doit combiner plusieurs rôles qui mobilisent un ensemble de capabilités et de méta compétences. Ces rôles peuvent conduire les individus à se sentir responsables et aptes à faire des choix plus éclairés pour leur avenir individuel et collectif.

### 1.1.1 Un praticien réflexif et apprenant

Le praticien réflexif prend sa propre action comme objet de réflexion (Perrenoud, 2004). Il apparaît comme « le praticien qui se regarde agir comme « dans un miroir » et cherche à savoir comment il s'y prend et parfois pourquoi il fait ce qu'il faut » (Perrenoud, 2004, p. 3). Cette réflexion a deux fonctions (Argyris, 1995). La première est une fonction de catharsis orientée vers la liquidation du passé et renvoie à la fonction de Personal Reset (reprogrammation de soi), proposée par Enlart et Charbonnier (2013). Pour ces auteurs, « il s'agit de mettre les individus dans des contextes extrêmement précis qui les amènent à récupérer une capacité à penser par eux-mêmes » (2013, p. 179). La seconde est une fonction d'apprentissage qui permet de se préparer à affronter des situations analogues. Ce rôle de praticien réflexif permet d'interroger ses routines professionnelles, sa place dans l'activité collective, ses situations préférées et d'introduire des innovations dans son action.

### 1.1.2 Un citoyen engagé

Le professionnel du XXIe siècle doit développer sa conscience critique (Kenny, Blustein, Gutowski, Meerkins, 2018) pour inscrire ses actions dans un cadre d'engagement social et environnemental. La conscience critique est associée à une meilleure santé psychologique et aurait des effets positifs sur la carrière (Diemer et Blustein, 2006). La conscience critique comprendrait trois dimensions : la réflexion critique, la motivation critique et l'action critique (Diemer et Rapa, 2016). La réflexion critique consiste à analyser sa position sociale et les structures qui maintiennent les inégalités dans la société. La motivation critique renvoie au fait de se sentir auteur de ses actions, développer de l'efficacité politique et un engagement dans le changement. Finalement, l'action critique représente l'action que met en œuvre un individu pour réaliser le changement. Cette conscience critique est nécessaire pour faire évoluer le travail afin de le rendre compatible avec le développement humain durable (DHD).

### 1.1.3 Un narrateur de ses expériences professionnelles

Selon Guichard « tout ce que nous pouvons savoir du présent constructeur est rétrospectif mais nous pouvons le comprendre par les récits pour lesquels nous interprétons notre vie du point de vue de certains futurs anticipés » (2019, p. 68). Les récits permettent en effet, de combiner différentes positions du Je (Hermans, 2014) et d'imposer certains thèmes de vie à des séquences de son existence (Savickas, 2012). Les narrations activent la relation dialectique entre *idem* (être le même dans le temps) et *ipse* (être celui/celle qu'on veut ou dit vouloir devenir) et contribuent à la construction identitaire (Pouyaud, 2015). Les narrations permettent également d'alimenter le « mythe personnel » (McAdams, 1993) comme « une histoire de vie intégrée ». Elles donnent du sens aux expériences de vie et favorisent la réflexivité. Celle-ci correspond à l'exercice de ses capacités mentales en vue de reconsidérer les relations avec son contexte, notamment en l'absence de guidage social pour savoir comment agir (Archer, 2012). Dans notre société, chacun doit désormais s'engager dans des délibérations réflexives pour accroître ses compétences, intégrer de nouvelles expériences et reconsidérer certaines attitudes. Ces délibérations peuvent favoriser le changement individuel.

### 1.1.4 Une carrière durable

Le concept de carrière durable a été proposé par Van der Heijen et De Vos (2015) pour désigner les carrières contemporaines se caractérisant par des séquences d'expériences de travail signifiantes qui se sont déroulées dans plusieurs espaces de vie et diverses temporalités. Elles impliquent une auto-détermination de l'individu et des attitudes permettant de donner du sens à sa situation. Cette approche donne une place centrale au « temps » et à l'espace. Il s'agit d'élaborer une continuité entre des expériences qui ont eu lieu au fil du temps et de construire des liens entre les activités se déroulant dans toutes les sphères de vie. Ces carrières durables nécessitent une attitude proactive de l'individu pour répondre à ses aspirations et intérêts, et ainsi, promouvoir des relations nouvelles avec son environnement (Urbanaviciute, Bühlman, Rossier, 2019).

## 1.2 Développer ces nouveaux rôles sociaux

Promouvoir le travail durable implique une évolution des rapports de chacun·e à ses contextes de travail en modifiant ses objectifs et en faisant évoluer ses rôles professionnels. Chaque individu peut, en effet, envisager, à son niveau, et quel que soit le degré de durabilité de son travail actuel (les emplois étant actuellement plus ou moins « verts »), des actions qui pourraient progressivement transformer le travail et le rendre plus équitable et durable. Ces conduites passent également par des choix de carrière dans des organisations et des contextes favorables à l'environnement humain et naturel et renvoient directement aux interventions en orientation.

### 1.2.1 Concevoir des objectifs professionnels compatibles avec un DHD

Une des difficultés pour celles et ceux qui veulent s'engager dans une activité professionnelle compatible avec un DHD est liée au fait que ces actions peuvent entrer en contradiction avec d'autres plus habituelles. Ainsi, pour Ashforth et Kreiner (2004), il serait plus facile de s'identifier à des objectifs proximaux et concrets mis en œuvre au quotidien dans le travail qu'à d'autres, plus éloignés, comme ceux concernant l'entreprise ou la société dans son ensemble. Des objectifs concernant le DHD devraient être plus intégrés dans les actions quotidiennes au travail, plutôt que rester à un niveau global. Van der Werff, Steg et Keizer (2013) ont montré que des buts d'actions compatibles avec un DHD pouvaient en effet, entrer en conflit avec des buts hédonistes (recherche de sensations positives) ou avec des buts d'amélioration (avoir davantage d'argent et de ressources personnelles). Ainsi, l'action pro-environnementale s'opposerait souvent à celle dictée par la culture de la consommation (Kargulowa, 2018). Comme le soulignent Laugaa et Le Campion (2015), « cette invitation à changer de vie, à consommer plus responsable, émergente en vertu de problèmes écologiques « récents » auxquels les individus se confrontent, vient se heurter à une norme plus ancienne (mais encore sociologiquement présente et marquée »), à savoir la norme de consumérisme » (p. 4). Mettre en œuvre des actions pro-environnementales nécessite donc repenser les situations de travail en intégrant ces objectifs au sein des activités de travail au quotidien.

### 1.2.2 S'engager dans une transition vers un soi compatible avec un DHD

L'introduction de processus de travail et de carrière compatibles avec un DHD implique, pour les individus, de s'engager pro-activement dans des transitions de rôles et la construction de schémas de soi professionnels permettant de se concevoir comme actifs dans l'établissement d'un rapport positif à l'environnement humain et social (Markus et Wurf, 1987). Ces nouveaux rôles requièrent des compétences, des comportements et des modèles d'interactions sociales, et obligent à gérer des transitions de rôles (Nicholson et West, 1989; Louis 1980), transitions susceptibles d'être facilitées par certaines conduites d'adaptation et des narrations sur soi (Ibarra et Barbulescu, 2010). Le terme « identité environnementale » ou « soi écologique » est défini comme « un sens de connexion entre certaines parties de l'environnement naturel non humain, basé sur l'histoire, l'attachement émotionnel ou la similarité qui affectent les façons de percevoir et d'agir envers le monde » (Clayton et Opotow cités par Wesley Schultz et Tabanico, 2007, p. 1220). Ces notions soulignent la possibilité d'une motivation intrinsèque, d'un sentiment d'obligation morale consistant à agir d'une manière favorable à l'environnement (van der Werff, Steg, Keizer, 2013). Ainsi, les individus en entreprise devront donc opérer des transitions de rôles leur permettant de développer de nouvelles facettes de leur identité.

### 1.2.3 S'engager dans des contextes de travail compatibles avec un DHD

Les contextes professionnels sont également plus ou moins compatibles avec un DHD. Les pratiques culturelles et le management des ressources humaines dans les organisations de travail seraient centraux pour la mise en œuvre de ces nouveaux rôles (Robertson et Barling, 2015). Les entreprises qui adoptent des valeurs plus compatibles avec un DHD agissent en favorisant l'engagement des employés dans ces valeurs (Davis et Coan, 2015). Un climat organisationnel pro-environnemental est également un puissant levier pour promouvoir ce type d'actions (Ones et Dilchet, 2012). Dans son modèle « Low-Carbon Work System », Bratton *et al.*, (Bratton et Bratton, 2015 ; Bratton et Gold, 2012) soutiennent que les pratiques de ressources humaines peuvent contribuer activement à produire des organisations non carbonées et des conditions de travail plus positives pour les salariés. Les contextes de travail jouent un rôle déterminant pour la mise en place de processus d'actions compatibles avec un développement humain durable et la construction d'une nouvelle figure de professionnel. Certaines personnes recherchent des activités dans ce type de contexte. C'est le cas de cadres souhaitant travailler dans l'économie sociale et solidaire (ESS) après avoir fait carrière dans des entreprises privées.

La partie suivante illustre, en effet, le cas d'individus qui font figure de pionniers car ils ont choisi de modifier leur trajectoire professionnelle pour s'engager dans une carrière plus compatible avec un DHD. Il s'agit de cerner leur motivation, leurs attentes et les processus psychologiques associés à ces changements.

## 2. Se réorienter vers une carrière plus juste et plus verte : le cas des cadres dans l'ESS

Les cadres qui voient l'ESS comme un secteur possible pour eux, sont minoritaires. En effet, seules 60 personnes sur les 600 interrogées par questionnaire lors d'une enquête auprès de salariés cadres du privé, envisagent cette option pour l'avenir (Prudhomme, Cohen-Scali, Garnier, 2018). Une enquête par entretiens a été réalisée auprès de 40 cadres (25 femmes et 15 hommes) souhaitant, au moment de cette enquête, orienter leur carrière vers le secteur de l'économie Sociale et Solidaire (ESS) (Cohen-Scali *et al.*, 2015 ; 2016 ; Cohen-Scali, 2017). L'âge moyen est de 37 ans et ils sont tous titulaires d'un diplôme de niveau bac + 3 au minimum. Lors des entretiens, 14 personnes sur les 40 avaient retrouvé un emploi dans l'ESS, 12 cadres étaient encore en transition professionnelle et 14 étaient des jeunes diplômés à la recherche d'une insertion professionnelle. Peut-on considérer que l'ESS soit un secteur qui contribue au DHD ? Malgré certaines critiques adressées à ce secteur, considéré comme porteur des mêmes travers que ceux de l'économie marchande (Mispelblom Beyer, 2007 ; Hély et Moulévrier, 2009), l'ESS se distingue par le fait que les organisations qui la composent (associations, fondations, coopératives, mutuelles et entreprises sociales) déclarent s'appuyer, pour fonctionner, sur plusieurs principes depuis 2008[1] (Delors, 1978). Ces principes sont les suivants : la personne et l'objet social priment sur le capital ; la gestion est collective, démocratique et participative ; la lucrativité est limitée ; les principes de solidarité et de responsabilité guident la mise en place des actions. Les cadres de l'ESS formeraient une figure sociale spécifique définie parfois comme celle du « manager militant » (Darbus et Lazuech, 2010), militant dans ses pratiques quotidiennes tout en assumant un management efficace qui garantit la pérennité de la structure. Les principaux résultats de cette étude qualitative montrent qu'un tel choix impose non seulement un parcours jalonné d'obstacles mais aussi un changement profond d'attentes à l'égard de l'avenir et des rapports au travail.

## 2.1 Un parcours professionnel difficile pour les cadres en réorientation

Donner une nouvelle orientation à sa carrière, pour des cadres qui ont eu une première carrière, revient à expérimenter des conflits intérieurs et des modifications de leurs rapports au travail.

### 2.1.1 Un sentiment de conflits intérieurs

Le premier élément qui doit être invoqué pour comprendre ce processus de réorientation est celui de la remise en cause de leur situation professionnelle passée. Les cadres ont, en effet, expérimenté des conflits intrapersonnels en raison d'une faible cohérence entre leur situation de travail et leurs aspirations à un emploi plus compatible avec leurs valeurs personnelles et sociales. Cela s'exprime par une impression de saturation, un « ras-le-bol » de leur situation de travail antérieure. Les entretiens révèlent un rapport à l'entreprise qui s'est dégradé. Parmi les cadres en réorientation en cours de carrière, la relation de confiance, établie pendant plusieurs années avec l'entreprise, a généralement été mise à mal à cause des difficultés organisationnelles (fusion, restructurations, changement de direction). Certains cadres ont eu le sentiment d'avoir été trahis par leur entreprise. D'autres évoquent un sentiment d'insatisfaction au travail, la perception d'une routine ou du stress. Plusieurs d'entre eux ont décidé de partir quand leur entreprise leur a demandé de réaliser des actions qu'ils désapprouvent, des activités jugées intenables ou incompréhensibles.

1. En 2008, l'Observatoire national de l'ESS, l'INSEE et la délégation interministérielle à l'innovation et l'expérimentation sociale et l'économie sociale ont défini le périmètre de l'ESS.

### 2.1.2 Certaines facettes de l'identité plus centrales

L'ESS est un secteur qui correspond à de nouvelles aspirations traduisant l'émergence de nouvelles formes identitaires subjectives (Guichard, 2019). Ces aspirations se manifestent par des expressions telles que « vouloir changer les choses », « voir la société s'améliorer », « devenir plus humaine, plus juste ». Certains cadres veulent manifester leur sentiment de révolte, comme le dit Saba (52 ans), ancienne biologiste devenue chargée de mission logement : « La répartition des richesses est absolument effrayante. Voilà, j'ai envie de pousser un grand cri de colère. » La plupart de ces cadres sont critiques à l'égard du fonctionnement des entreprises, mais également à l'égard de leurs rapports au travail. Ils revisitent les priorités de leur vie. Ces attitudes et nouvelles aspirations se conjuguent avec des difficultés professionnelles et conduisent à une décision de changement de carrière. Pour s'engager dans l'ESS, la plupart des cadres ont entrepris une formation souvent diplômante, afin de développer à la fois leurs compétences et leur socialisation professionnelle. Nombreux sont ceux qui ont fait des stages dans des organisations de l'ESS, réalisé des bilans de compétences qui les ont conduits à narrer leurs expériences. Une nouvelle facette du soi a pu émerger grâce à un ensemble d'activités, d'expériences, et des interactions sociales.

### 2.1.3 La recherche d'une nouvelle situation professionnelle en phase avec ces attentes

Les cadres quittent leur emploi et se mettent en quête d'une nouvelle situation professionnelle dans l'ESS. Ils aspirent alors à une activité professionnelle dont la finalité est en cohérence avec leurs représentations et attentes nouvelles à l'égard du travail : avoir davantage d'autonomie dans son travail et exercer ses activités dans un contexte plus respectueux des individus et de l'environnement.

Ils constatent qu'il est difficile d'avoir accès aux offres d'emploi dans ce secteur. Ils sont confrontés à une certaine méfiance des employeurs de l'ESS à l'égard d'anciens cadres du privé. On leur renvoie leur manque de culture professionnelle et de valeurs. Ils sont parfois soupçonnés d'intérêts mercantiles. Ceux qui parviennent à trouver un emploi, doivent souvent accepter des contrats de travail précaires et des salaires inférieurs à ce qu'ils gagnaient auparavant au moins dans un premier temps. Leur mode de vie en est souvent affecté. Néanmoins, la plupart des cadres qui parviennent à trouver un emploi stable sont plutôt satisfaits et ont le sentiment que leur travail est en accord avec leurs aspirations et leur désir de s'engager dans une carrière compatible avec un DHD.

Quant aux jeunes diplômés, ils doivent aussi souvent se montrer persévérants pour faire accepter leur choix professionnel comme le montre le parcours d'insertion de Lise décrit ci-après.

## 2.2 S'engager dans une carrière verte : l'exemple d'un parcours d'insertion professionnelle

Cet exemple illustre une manière dont un soi professionnel compatible avec un DHD se construit chez une personne qui ne se destinait pas à une « carrière verte ». Dans le récit de son parcours, allant d'une école de commerce à sa formation dans l'ingénierie de l'environnement, cette jeune femme de 25 ans est confrontée à des expériences successives qui la déstabilisent mais lui permettent aussi de construire de nouvelles références pour penser son avenir.

Lise est issue d'un milieu social favorisé. Ses parents ont toujours beaucoup influé sur ses choix de carrière. Elle entreprend des études dans une école de commerce, poussée par sa famille : « J'avais suivi un peu de force le chemin… […] mes parents m'avaient dit : "Tu fais ça, puis, le jour où tu auras bien avancé, tu pourras t'orienter dans un truc parallèle, mais il faut une bonne base." » Pendant ses études, Lise s'interroge sur son orientation et pense d'abord au domaine de la culture. Grâce à des amis, elle développe des activités auprès d'une association humanitaire qui travaille avec des ONG intervenant dans les pays en développement. Elle décide de partir six mois en Inde comme volontaire. La mission consistait à aider les ONG locales à trouver des fonds étrangers pour financer des projets de développement, en l'occurrence, la construction d'un réservoir hydraulique : « Ça m'a beaucoup marquée et absolument enchantée, je me levais le matin, j'étais ravie de ce que je faisais, j'étais payée zéro euro. » Après cette année de césure, elle réintègre son école : « Le projet en Inde avait touché la question environnementale […] je ne connaissais rien à l'époque mais je trouvais ça génial […]. Quand on travaille sur des projets, on comprend vite que tout est lié, on était là pour rétablir des réservoirs hydrauliques mais les réservoirs hydrauliques, ça veut dire l'eau, ça veut dire l'agriculture, ça veut dire les revenus, ça veut dire les écoles, ça veut dire la santé, ça veut dire tout… Il faut mettre tout en cohérence et le point de départ, c'est l'environnemental. » Elle cherche de l'information sur les métiers « permettant de faire un pont entre moi et l'environnement et j'ai découvert l'écoconception. Je cherchais par association d'idées comme on faisait parfois et je suis tombée sur l'écoconception ». Elle réalise son mémoire de fin d'études sur ce thème et cherche un stage en entreprise. La seule agence d'écoconception, qui est aussi une société coopérative lui a répondu positivement. Elle entre en stage dans cette société coopérative (Scop) : « J'ai trouvé le côté démocratique intéressant et on sentait que la hiérarchie était peu présente. » Malgré la désapprobation familiale, elle accepte un emploi dans cette agence de conseil en écoconception. Elle dit : « Je m'en fiche, c'est ce que je veux faire. » Ensuite, l'agence lui finance un master en ingénierie de l'environnement. Elle dit qu'elle aimerait plus tard devenir consultante en écoconception.

Ces analyses ont permis de constater que ces cadres ont modifié leur rapport au travail et développé certains rôles sociaux nouveaux. Les dispositifs d'accompagnement et les formations suivis pendant cette période de transition ont contribué à l'augmentation de leurs connaissances sur l'environnement et au développement d'attitudes réflexives concernant leur travail et leur rapport à la société. Elles soulignent par ailleurs, que le choix d'une carrière intégrant des valeurs de justice et de durabilité ne va pas de soi. Il n'apparaît généralement pas spontanément chez les individus qui cherchent à s'insérer ou à se réorienter. Il se manifeste dans un contexte de mal-être ou de conflits en entreprise conduisant à une transition professionnelle. Il s'agit d'un choix qui s'est construit progressivement et auquel la réflexion a conduit. Ce cheminement est souvent un parcours fait en solitaire. Il n'existe pas de procédures définies auxquelles les personnes pourraient se référer et qui pourraient les accompagner pour affirmer ce choix. Par ailleurs, ce type de carrière ne correspond pas aux critères de réussite professionnelle les plus répandus encore aujourd'hui, que sont le statut social et le salaire. Les dispositifs d'orientation ont un rôle important à jouer pour stimuler l'intérêt pour de nouvelles carrières, notamment en mobilisant le soutien collectif. Ils peuvent également aider à surmonter les difficultés qui peuvent apparaître lors de la construction d'une carrière compatible avec un DHD, par exemple au cours de la socialisation organisationnelle puisque les contextes de travail peuvent parfois être très différents de ceux existant dans les entreprises de l'économie marchande traditionnelle.

## 3. Un dispositif collectif d'intervention en orientation pour favoriser la construction d'un soi professionnel compatible avec un développement humain durable

Un des enjeux actuels de l'orientation est d'aider les individus à se construire dans une société équitable et durable (Guichard, 2011 ; Guichard, 2016 ; 2019). Le paradigme du Life Design (Savickas *et al.*, 2009) offre une approche permettant de concevoir des interventions favorisant l'agentivité de l'individu pour réorganiser son identité et construire sa carrière. Elle peut aider à valoriser ses ressources personnelles, son adaptabilité, développer une conscience de son écosystème de carrière et la construction d'un schéma de soi socio-environnemental (Devine-Wright et Clayton, 2010).

### 3.1 Le conseil en Life Design : une pratique favorisant la construction d'une carrière intégrant le développement humain durable

L'approche Life Design peut aider les individus à apporter des réponses à la question fondamentale et qui peut être résumée ainsi : « Par quelle vie active puis-je donner un sens et une perspective à mon existence ? » (Guichard, 2018). Une telle perspective implique la prise en compte du développement humain durable dans sa carrière (Savickas, *et al.*, 2009 ; Savickas *et al.*, 2015) grâce aux deux dimensions qu'elle conjugue : d'une part, la dimension holistique conduit à adopter une conception globale de sa carrière, comme un écosystème (Baruch, 2015) et, d'autre part, la dimension préventive implique de se préparer à des événements pouvant advenir. Par ailleurs, le Life Design conçoit l'identité comme élaborée par la narration de ses expériences de vie (Savickas, 2012 ; Lapointe, 2010) et certaines formes de dialogue (Guichard, 2009).

Pour développer de nouvelles conduites et de nouvelles formes de carrières intégrant la question du DHD, l'approche Life Design « se faire soi » de Guichard (2004; 2009; 2019) souligne la nécessité que les individus expérimentent de nouveaux rapports à soi et à leurs contextes de vie et de travail. L'individu « oriente sa vie » et se rapporte à lui-même dans une société organisée qui fournit des cadres sociaux dans lesquels chacun se construit « d'une certaine manière » (Guichard, 2004). Ce modèle théorique met au jour l'existence de cadres cognitifs identitaires relatifs à des catégorisations sociales et communautaires, pouvant intégrer le DHD (Collins et Guichard, 2011). Pour inciter les individus à mobiliser des attitudes et des conduites pro-environnementales, les expériences d'activités signifiantes (comme on l'a vu pour Lise), les interactions sociales et les dialogues sont essentiels. Ils permettent l'expression de soi sous forme de « formes identitaires subjectives » qui sont des façons de se percevoir en lien avec un certain contexte. Dans le cadre d'activités d'orientation, les conseillers doivent favoriser la réflexion sur les rapports à l'environnement humain et naturel. Les dialogues de conseil en Life Design (Guichard, Bangali, Cohen-Scali, Pouyaud, Robinet, 2017), conçus en lien avec le modèle « Se faire soi », impliquent une intervention de conseil en quatre temps (Guichard, 2008; 2019) que nous décrivons rapidement. Ces dialogues nous paraissent utiles pour développer une telle réflexion et la construction d'un nouveau rapport au travail :

- le premier temps est consacré à l'alliance de travail;
- le deuxième temps consiste à en une exploration des activités dans les principales sphères de vie et vise à l'expression des formes identitaires subjectives majeures et secondaires, présentes et passées;
- le troisième temps est consacré à une analyse approfondie des activités et des rapports à soi, aux objets et aux autres, existant dans chacune des sphères de vie;
- enfin, le quatrième temps doit permettre d'identifier des formes identitaires anticipées et de repérer des pistes d'action pour mettre en œuvre ces anticipations.

Le conseiller et le consultant doivent parvenir progressivement à co-construire des finalités nouvelles du travail et aboutir à une intégration des objectifs de développement humain durable dans une représentation nouvelle du futur. Les pistes d'action peuvent alors se dessiner en termes de nouvelles formes identitaires, d'attitudes, de conduites pro-environnementales, produits d'une réorganisation des motivations et des représentations de l'individu dans le cours du dialogue.

## 3.2 Un dispositif d'intervention collectif auprès de jeunes pour accompagner la construction d'une carrière verte et durable

Les dialogues collectifs peuvent être utilisés pour accroître la conscience de soi et l'empathie, pour favoriser le développement des compétences au débat, à l'écoute active, faire émerger un sens éthique (Habermas, 2001 ; Noddings, 2002) et conduire à prendre un rôle actif dans la société (Thomsen, 2012). L'intervention décrite ci-après peut être réalisée avec des groupes de huit à dix participant·e.s, animés par un facilitateur; elle se déroule en quatre étapes qui peuvent s'enchaîner sur une ou deux journées (voir pour des détails, Cohen-Scali et Pouyaud, 2019). Elle est fondée sur le modèle théorique décrit brièvement plus haut « Se faire soi » (Guichard, 2019), et conçue pour favoriser chez chaque participant une réflexion sur un rôle professionnel et une carrière compatibles avec un DHD.

La première étape consiste en un temps de discussion à partir d'une consigne qui les conduit à identifier les attentes communes au groupe. Il s'agit de proposer deux thèmes de réflexion. Le premier thème concerne la situation de transition vers le monde du travail qu'ils vivent ou vont vivre (pour les plus jeunes) et vise à cerner leur perception de leur situation: « Quelles sont vos attentes ? Qu'aimeriez-vous voir évoluer dans votre vie ? » Le second thème peut concerner leur perception du travail ou bien porter sur la perception des problèmes de climat, de l'environnement ou la biodiversité. On peut leur demander: « Quand vous pensez au travail, au climat, à la biodiversité qu'est ce qui vous vient spontanément à l'esprit ? » Un participant ou l'animateur note les réponses consensuelles.

La deuxième étape est consacrée à la mise au jour des perceptions de soi communes, des comportements, et des anticipations de soi. Pour cela, les participants doivent expliciter, puis discuter la manière dont ils se perçoivent dans certaines de leurs sphères de vie parmi les plus importantes. Par exemple, on peut travailler à partir de l'identité d'étudiant ou de professionnel qui est commune aux participants. On peut poser par exemple les questions suivantes: « Quand vous pensez à vous-mêmes à l'université, quelle est votre activité favorite et pourquoi ? » et « Comment vous décririez-vous comme étudiant·e ? » ou « Comment vous voyez-vous comme professionnelle soucieuse du climat, de la biodiversité, de la justice sociale ? », ou encore: « Quand vous pensez à vous comme professionnel·le, quelles actions réalisez-vous pour que votre vie actuelle/future se déroule dans un monde plus juste ? moins pollué ? » L'animateur recueille les réponses et les réunit sur une grande feuille « le catalogue des formes identitaires » du groupe. Il s'agit en effet de rassembler toutes les manières de se voir de chacun·e en lien avec certaines catégories sociales (étudiant·e,/professionnel·le/habitant·e de tel territoire etc.).

La troisième étape est centrée sur l'élaboration par chaque participant de son système identitaire en relation avec les formes identitaires du groupe mises au jour dans la phase précédente. L'objectif est que chacun·e puisse s'inspirer des perceptions des autres pour enrichir son identité propre. D'abord une discussion générale est organisée à propos de cet ensemble de perceptions de soi recueillies collectivement. Chaque participant est invité à réagir et à faire des commentaires: « Que pensent-elles de ces perceptions de soi ? »; « Qu'est ce qui apparaît être le plus important pour la plupart des participant·es ? »; « Y a-t-il un consensus entre les membres du groupe concernant les attitudes à l'égard de la justice sociale, de l'environnement ? » Ensuite, les participants sont invités à réfléchir individuellement sur les points communs et les différences entre leurs propres perceptions et celles évoquées par les autres. L'animateur peut demander: « Trouvent-ils, parmi les perceptions évoquées, certaines qui leur correspondent bien ? »; « Comment aimeraient-ils évoluer en lien avec ce contexte de vie, leur relation à la nature ? »;

« Comment pourraient-ils penser leur évolution en lien avec ce qui a été mis au jour des attitudes des autres participant·es concernant le DHD ? » On demande ensuite aux participant·es de réaliser une représentation graphique de leurs formes identitaires : « moi aujourd'hui » et « moi tel qu'il faut que je devienne pour réaliser ce qui est important pour moi et pour l'environnement humain et naturel ». Les deux schémas sont discutés de façon informelle avec les autres participant·es.

Au cours de la quatrième étape, les participant·es se regroupent pour la dernière activité guidée par l'animateur qui revient sur les questions que chacun·e s'est posées à l'étape 1 et demande : « Certaines réponses ont-elles été apportées ? » ; « Quelles questions restent encore sans réponse pour vous ? ». Il peut aussi demander « comment chacun·e voit son travail futur ? » ; « Comment chacun·e envisage une carrière compatible avec un DHD ? »

À la suite de cette session collective, les participant·es peuvent se voir proposer des activités complémentaires de sensibilisation au DHD (Maree, 2019 ; Cohen-Scali *et al.*, 2018). Ensuite, les personnes peuvent bénéficier de sessions d'entretiens de conseil individuels.

## 4. Conclusion

Le monde du travail joue un rôle central pour que la société produise des biens et des services compatibles avec un développement durable tel que défini par l'Organisation des Nations Unies en 2015. Cette nécessité se traduit déjà par certains changements dans les process de travail (Insee, 2017), dans les politiques et les pratiques de ressources humaines de certaines entreprises. Certaines pratiques de gestion des ressources humaines peuvent en effet, promouvoir de nouvelles attitudes traduisant l'adoption de normes plus favorables au DHD. Les individus intègrent progressivement de nouveaux objectifs d'actions, des valeurs plus justes et plus respectueuses de l'environnement. Les notions « d'identité environnementale », « d'écosystème de carrière » ou encore de « carrière durable » témoignent de l'importance accrue des contextes dans les styles de travail et de vie des individus. Néanmoins, il est frappant de constater que les choix de carrière compatibles avec un DHD sont encore minoritaires. Quand ils sont faits, c'est souvent à la suite de difficultés et souffrance dans la carrière passée. Les personnes qui s'engagent dans des carrières justes et vertes, rencontrent ensuite des difficultés à faire accepter leurs choix professionnels, éloignés des critères traditionnels de réussite professionnelle et doivent souvent assumer des situations précaires. Les pratiques d'orientation sont un maillon important pour faire évoluer les comportements des jeunes et des adultes. Certaines formes d'accompagnement à la construction de carrière, comme les approches Life Design proposées par Guichard (2004, 2009) et Savickas (2012, 2015) peuvent aider les individus à faire un tel choix de carrière et accompagner leur réalisation. Ces approches peuvent également sensibiliser les jeunes et les adultes aux effets de leurs choix d'orientation en faveur d'un environnement humain et durable. L'objectif de l'orientation nous semble être celui d'aider chacun·e à répondre à cette question : « Comment puis-je concevoir des activités justes et équitables, non carbonées et sans effet délétère sur la biodiversité, qui me permettent de vivre décemment ? » Cela implique une mobilisation importante des chercheurs du champ de l'orientation, notamment pour cerner plus précisément les conditions d'émergence de ces nouvelles formes identitaires subjectives et leur contenu. Mais il est également nécessaire de concevoir des pratiques innovantes qui permettent aux individus de penser leur identité et leur avenir compte tenu de ces nouvelles exigences sociétales, les dialogues de conseil en Life Design pratiqués en individuel ou lors de sessions collectives. Les praticien·nes devront sans doute également davantage centrer les séances d'information sur les qualités d'un travail durable, sur les attitudes et conduites pro-environnementales mises en œuvre dans les métiers et activités professionnelles, développer des aptitudes à l'analyse du travail et des contextes de travail par rapport à des critères de travail décent et plus généralement de DHD. Enfin, des dispositifs d'orientation pourraient intégrer davantage et plus systématiquement la recherche-action comme une méthodologie nécessaire à la modification des attitudes des individus à l'égard des contextes de travail mais également à la transformation des milieux de vie afin qu'ils soient plus compatibles avec un DHD.

## Références bibliographiques


Archer, M. (2012). *The reflexive imperative*. Cambridge, UK : Cambridge University Press.

Argyris, C. (1995). *Savoir pour agir. Surmonter les obstacles à l'apprentissage organisationnel*. Paris : InterEditions.

Ashforth, B.E., et Kreiner, G.E., (2004). Dirty work and dirtier work : Differences in countering physical, social and moral stigma. *Management and Organization Review, 1*, 81-108.

Baruch, Y. (2015). Organizational and labor market as career ecosystem. In A. De Vos et B.I.J.M. Van der Heijen (éd). *Sustainable careers*. (p. 364-380). Cheltenham : Edward Elgar Publishing Limited.

Boiral, O., Paillé, P., Raineri., N. (2015). The nature of employee's pro-environmental behaviors. In J.L. Robertson et J. Barling (éds.), *The psychology of green organizations* (p. 12-32). New York, NJ : Oxford University Press.

Bratton, A., et Bratton, J. (2015). Human resource management approaches. In J.L. Robertson et J. Barling (éds.). *The psychology of green organizations* (p. 275-295). New York, NJ : Oxford University Press.

Bratton, J., et Gold, J. (2012). *Human resource management : Theory and practice*. Basingtoke : Palgrave.

Cohen-Scali, V., Pouyaud, J., Podgorny, M., Podgorna, V., Aisenson, G., Bernaud, J.L., Moumoula, I.A., Guichard, J. (éds.). (2018). *Interventions in career design and education. Transformation for sustainable development and decent work*. Cham : Springer.

Cohen-Scali, V. et Pouyaud, J. (2019). A career education approach based on group dialogues to help adolescents and emergins adults in their self construction. In J.G. Maree (éd.), *Handbook of innovative career counseling* (p. 405-424). Cham : Springer.

Cohen-Scali, V., Adassen, N., de Calan, C., Mahut, D. (2015). Se réorienter cers le secteur de l'économie sociale et solidaire. *Les études de l'emploi cadre, 73*. Paris : APEC.

Cohen-Scali, V., Adassen, N., de Calan, C., Mahut, D. (2016). Ces jeunes diplômés qui s'intéressent à l'ESS : enjeux et perspectives. *Les études de l'emploi cadre, 45*. Paris : APEC.

Cohen-Scali, V. (2017). Travailler dans l'ESS en venant de l'entreprise privée : entre déconvenues et espoir. *Les études de l'emploi cadre, 35*. Paris : APEC.

Collin, A. et Guichard, J. (2011). Constructing self in career theory and couseling interventions. In P.J. Hartung et L.M. Subich (éd.). *Constructing self in work and career. Concepts, cases and contexts* (p. 89-106). Washington, DC : APA.

Darbus, F. et Lazuech, G., (2010). Quelle identité professionnelle pour les cadres de l'économie sociale ? *Communication au 23e colloque de l'ADDES*, novembre.

Davis, M. et Coan, P. (2015). Organizational change. In J.L. Robertson et J. Barling (éd.), *The psychology of green organizations* (p. 244-274). New York, NJ : Oxford University Press.

Delors, J. (1978). *La création d'emploi dans le secteur tertiaire : le troisième secteur en France*. Rapport à la CEE.

Devine-Wright, P. et Clayton, S. (2010). Introduction to the special issue : Place, identity, and environmental behavior. *Journal of Environmental Psychology, 30*, 267-270.

Diemer, M.A. et Blustein, D.L. (2006). Critical consciousness and career development among urban youth. *Journal of Vocational Behavior, 68*, 220-222. *https://doi.org/10.1016/j.jvb.2005.07.001.*

Diemer, M.A., et Rapa, L.J. (2016). Unravelling the complexity of critical consciousness, political efficacy, and political action among marginalized adolescents. *Child Development, 87*, 221-238. *https://doi.org/10.1111/cdev.12446.*

Enlart, S. et Charbonnier, O. (2013). *À quoi ressemblera le travail demain ?* Paris : Dunod.

Guichard, J. (2008). Proposition d'un schéma d'entretien constructiviste de Conseil en orientation pour des adolescents ou de jeunes adultes. *L'Orientation scolaire et professionnelle, 37*, 413-440.

Guichard, J. (2009). Self-constructing. *Journal of Vocational Behavior, 75*, 251-258. *http://doi.org/10.1016/j.jvb.2009.03.0040.*

Guichard, J. (2016). Life-and-working Design interventions for constructing a sustainable humane world. *Journal of Counsellogy, 5*, 179-190.

Guichard, J., Bangali, M., Cohen-Scali, V., Pouyaud, J., Robinet, M.L. (2017). *Concevoir et orienter sa vie : les dialogues de conseil en life design* [Designing and guiding one's life : Life design counseling dialogues]. Paris : Qui plus est.

Guichard, J., (2018). Life design interventions and the issue of work. In V. Cohen-Scali, J. Pouyaud, M. Podgorny, V. Drabik-Podgorna, G. Aisenson, J. Guichard (éd.), *Interventions in career design and education* (p. 15-28). Cham : Springer.

Guichard, J. (2019). Le dialogue de Conseil en Life Design : une forme renouvelée d'accompagnement à l'orientation. In D. Canzittu (Ed.). *Penser et agir l'orientation au xxie siècle. De l'élève au citoyen engagé*. Villejuif : Éditions Qui plus est.

Habermas, J. (2001). *La théorie de l'agir commucationnel*. Vol. 1. Paris : Fayard.

Hartung, P. (2019). Life design : A paradigm for innovating career counselling in global context. In J.G. Maree (éd.), *Handbook of innovative career counseling*. (p. 3-18). Cham : Springer.

Hooley, T., Sultana, R., Thomsen, R. (2019). *Career guidance for emancipation*. New York : Routledge.

Hély, M. et Moulévrier, P. (2009). Économie sociale et solidaire : quand les sciences sociales enchantent le travail. *Revue Idées*. CNDP. 30-41.

Hermans, H.J.M. (2014). Self as a society of I-positions : A dialogical approach to counseling. *Journal of Humanistic Counseling, 53*, 134-159.

Ibarra, H., et Barbulescu, R. (2010). Identity as narrative prevalence : Effectiveness, and consequences of narrative identity work in macrowork roles transition. *The Academy of Management Review, 1*, 135-154.

INSEE (2017). Les pratiques environnementales des entreprises. *Insee première, 1673*. Paris : Insee.

KARGULOWA, A. (2018). Homo consultans amidst pop culture : Towards sustainable development. In V. Cohen-Scali, *et al.* (éds.). *Interventions in career design and education* (p. 29-54). Cham : Springer.

KENNY, M.E., BLUSTEIN, D.L., GUTOWSKI, E., MEERKINS, T. (2018). Combatting marginalization and fostering critical consciousness for decent work. In V. Cohen-Scali, *et al.* (éds.), *Interventions in career design and education* (p. 55-74). Cham : Springer.

LAPOINTE, K., (2010). Narrating Career, positioning identity : Career identity as a narrative practice. *Journal of Vocational Behavior, 77*, 1-9.

LAUGAA, D., et LE CAMPION, G. (2015). Norme pro-environnementale et participation : entre adhésion et clairvoyance normative (une étude comparée entre habitants d'écoquartier et habitants de quartier ordinaire). *Développement durable et territoires, 6* (2) [en ligne], consulté le 6 mai 2019. doi : *10.4000/developpementdurable.10961.*

LOUIS, M.R. (1980). Career transitions : varieties and commonalities. *Academy of Management Review, 5*, 329-340.

MCADAMS, D. (1993). *The stories we live by : Personal myths and the making of the self.* New York : William Morrow.

MAREE, J.G. (2019) (éd.). *Handbook of innovative career counseling*. Cham : Springer.

MARKUS, H., et WURF, E. (1987). The dynamic self-concept : A social psychological perspective. *Annual Review of Psychology, 38*, 299-337.

MISPELBLOM BEYER, F. (2007). *Le paradis sur terre existe-t-il ? Le rôle des spécificités et non spécificités du secteur de l'ESS dans ses pratiques de direction et d'encadrement.* Communication à la 13e journée d'étude du GDR Cadres « Cadres et dirigeants salariés de l'ESS », octobre.

NICHOLSON, N., et WEST, M.A. (1989). Transition, work histories, and careers. In M.B. Arthur, D.T.Hall, B.S. Lawrence (éds.), *Handbook of career theory* (p. 181-202). New York : Cambridge University Press.

NODDINGS, N. (2002). *Educating moral people*. New York, NJ : Teachers College Press.

ILO (INTERNATIONAL LABOR ORGANIZATION) (2019). *Skills for a greener future*. ILO : Geneva.

ONES, D., et DICHERT, S. (2012). Environmental sustainability at work : A call to action. *Industrial and Organizational Psychology, 5*, 444-466.

PERRENOUD, P. (2004). Adosser la pratique refléxive aux sciences sociales, conditions de la professionnalisation. *Éducation permanente, 160*, 35-60.

PLANT, P. (2014). Green guidance. In G. Arulmani, A.J. Bakshi, F.T.L. Leong, A.G. Watts (éds.), *Handbook of career development* (p. 309-316). Dordrecht : Springer.

POUYAUD, J. (2015). Vocational trajectories and people's multiple identities : A Life Design. In L. Nota et J. Rossier (éd.) (2015). *Handbook of life design. From practice to theory and from theory to practice.* (p. 59-75). Göttingen, GE : Hogrefe.

PRUDHOMME, N., COHEN-SCALI, V., LALLEMAND, N., GARNIER, M. (2018). Les processus psychologiques impliqués dans l'identité professionnelle des cadres. *Psychologie du travail et des organisations, 24*, 269-285.

ROBERTSON, J.L. et BARLING, J. (éd.) (2015). *The psychology of green organizations*. New York : Oxford University Press.

SAVICKAS, M.L. NOTA, L., ROSSIER, J., DAUWALDER, J.P., DUARTE, M.E. GUICHARD, J., VAN VIANEN, A.E.M. (2009). Life Designing : A paradigm for career construction in the 21st century. *Journal of Vocational Behavior*, 75, 239-250.

SAVICKAS, M.L. (2012). *Career counseling*. Washington : APA.

SUPIOT, A. (2019). *Le travail n'est pas une marchandise. Contenu et sens du travail au xxie siècle*, Paris : Éditions du Collège de France.

THOMSEN, R. (2012). *Career guidance communities*. Aarhus : Aarhus University Press.

UNITED NATIONS (2015). *Assemblée générale du 21 octobre 2015*. New York : NU.

URBANAVICIUTE, I., BÜHLMAN, F., ROSSIER, J. (2019). Sustainable careers, vulnerability, and well-being : Towards in integrative approach. In J.G. Maree (éd.), *Handbook of innovative career counseling.* (p. 53-70). Cham : Springer

Van der Heijen, B., et De Vos, A. (2015). Sustainable careers : introductory chapter. In A. De Vos et B.I.J.M. Van der Heijen (éd.), *Sustainable careers.* (p. 1-19). Cheltenham : Edward Elgar Publishing Limited.

Van der Werff, E., Steg, L., Keizer, K. (2013). It is a moral issue : the relationship between environmental self-identity, obligation - based intrinsic motivation and pro-environmental behavior. *Global Environmental Change, 23,* 1258-1265.

Wesley Shultz, P. et Tabanico, J. (2007). Self, identity and the natural environment : Exploring implicit connections with Nature. *Journal of Applied Social Psychology, 37,* 1219-1247.

# Chapitre 16

## Travail décent et notion étendue du travail (ENOW), faire face aux challenges de l'orientation et du conseil au XXI^e siècle : l'exemple du projet CLAP dans la communauté des jeunes NEETs de Hong Kong[1]

1. Par Victor Wong, Jacques Pouyaud, Xuebing Su et Toby C.Y. Yip.

# Sommaire

La notion de « travail décent » a été proposée en 1999 par l'Organisation internationale du travail (OIT). Elle est définie comme « un travail productif offrant une juste rémunération, de la sécurité sur le lieu de travail et une protection sociale pour les familles, de meilleures perspectives de développement personnel et d'intégration sociale, et donnant la liberté aux personnes d'exprimer leurs revendications et la possibilité d'organiser et de participer aux décisions qui affectent leur vie, et garantissant aussi une égalité des chances et des traitements pour tous, femmes et hommes » (Somavia et General, 1999). Suite à cette définition, l'OIT publie en 2008 la « déclaration sur la justice sociale pour une mondialisation équitable » qui représente une avancée supplémentaire dans la volonté de promotion du travail décent. Comprise comme une critique du travail, cette notion suggère d'aller au-delà de la seule dimension monétaire du travail et d'en élargir le champ pour questionner plus généralement les moyens actuels ou à développer permettant une vie meilleure dans la société. La notion de travail décent, même si elle pèche par son manque d'opérationnalité, a pour bénéfice de poser le débat du travail dans une perspective qui intègre l'écologie, la justice, la santé au-delà de l'économie. La notion de décence questionne en effet la responsabilité et l'enjeu collectif derrière l'organisation du travail comme moyen de socialisation durable, équitable et juste. Dans la mouvance d'une mondialisation libérale, les pays développés et en voie de développement ont vu accroître un sentiment de risque, d'incertitude et d'insécurité vécue aujourd'hui comme une norme (Beck, 1992 ; Giddens, 2003). Dans ce contexte, des efforts concertés entre les gouvernements, les entreprises, la finance, le monde associatif, les bénévoles, le secteur non marchand, la formation et l'enseignement devraient être nécessaires. Les niveaux personnel, organisationnel et social devraient être consolidés non pas seulement avec la perspective de renforcer l'employabilité des personnes ou leur adaptabilité pour faire face à l'incertitude et la précarité, mais aussi pour co-créer un environnement capacitaire où chacun peut poursuivre ses propres objectifs tout en participant dans les communautés, pour autrui, au développement d'un monde plus juste, durable et équitable.

La notion de « travail décent » n'est pas exempte de critiques, notamment son manque de précision et d'opérationnalisation (Burchell *et al.*, 2014 ; Sehnbruch *et al.*, 2015). Et même si elle questionne le travail, elle fait perdurer, dans sa définition, une relation stricte au travail marchand, rémunéré, excluant toute activité non lucrative comme moyen de vivre. Le travail décent, de par son origine dans la déclaration des droits de l'homme, est toujours compris comme un droit fondamental pour l'accès aux ressources nécessaires et une forme de sécurité. Le monde d'aujourd'hui ne permet cela que par le biais de l'argent. Un travail qui ne génère aucun revenu est alors exclu d'office d'une possibilité d'être compris comme décent. Limiter le travail décent au travail rémunéré risque de voir réduire la possibilité d'autres formes du travail d'être considérées comme ressources positives pour les personnes et la société.

Pouvons-nous tenter de redéfinir le travail à partir du travail décent, de telle manière que l'accès à la sécurité ne passe plus seulement par l'argent mais par le travail en lui-même, en ce qu'il contient intrinsèquement dans l'activité comme ressources de développement pour le sujet personnel et social. Bien sûr « diversifier » le travail ainsi c'est aussi, dans le contexte économique actuel, prendre le risque de développer une précarité à partir du moment où on ne transforme pas ce travail par une reconnaissance qui aujourd'hui ne peut être que financière.

À titre d'exemple, promouvoir un environnement favorable aux demandeurs d'emploi peut passer par un encouragement des employeurs à développer les possibilités d'apprentissage sur le lieu de travail, les stages pouvant aussi constituer des étapes de (ré)intégration du marché du travail. Mais il faut alors que ce travail soit reconnu comme tel en fournissant des bénéfices allant dans le sens du développement d'un environnement capacitaire décent (Taylor, 2004).

Le propos de ce chapitre est de montrer à travers un exemple mené sur la population des jeunes de Hong Kong exclus de la société, comment le développement du travail décent peut s'amorcer à partir d'une redéfinition du travail au-delà du travail rémunéré. Le projet réalisé auprès des jeunes marginalisés de 15 à 21 ans (NEET – Nor in Education Employment or Training) dans la ville de Hong Kong est illustratif à plus d'un titre ; il se situe dans une des villes les plus inégalitaires au monde. Il offre un cadre d'intervention « grandeur nature » sur les problématiques et évolutions probables en termes de justice sociale de nos sociétés globalisées. C'est un projet de grande envergure soutenu et financé sur une durée de 5 ans à hauteur de 500 millions de HKdollars par le Jockey Club Charities Trust de Hong Kong[1] en tant que principal donateur ; Il a impliqué l'ensemble de la communauté : enseignants, travailleurs sociaux, institutions gouvernementales en s'appuyant sur une nouvelle conceptualisation du travail (ENOW – Expanded Notion of Work) qui prend en compte un large éventail d'activités rémunérées ou non (Wong, 2015) ; Il développe un modèle pratique d'intervention basé à la fois sur le soutien individuel et structurel (Wong et Yip, 2019). Ce projet communautaire nommé CLAP sert ainsi de base pour nous à une réflexion plus large sur les moyens d'action en orientation vers le travail décent, tel qu'il se pose aux communautés diversifiées des sociétés globalisées actuelles.

## 1. Travail décent et élargi

Pour que le travail prenne du sens et soit décent, il faut qu'il puisse apporter protection et sécurité, égalité, respect et dignité, et être le lieu d'un investissement créatif sur les plans personnel, interpersonnel, organisationnel et social, indépendamment de la diversité des personnes et des expériences vécues. L'enjeu d'un travail décent n'est donc pas simplement la possibilité de vivre ou de survivre par son salaire, mais de pouvoir grâce au travail, donner du sens à son existence de

1. Nous remercions le Hong Kong Jockey Club Charities Trust pour son soutien financier au projet évoqué dans ce chapitre (HKBU/HKJCCT/14-15/012).

manière plus générale. C'est pourquoi il est important de concevoir le travail « donnant du sens » comme plus large que le travail rémunéré, et comme une finalité des pratiques d'orientation.

À la définition « objective » donnée par OIT du travail décent, il conviendrait donc d'y adosser une définition « subjective » plus à même de rendre compte de manière holistique de la construction du « sens de la vie par le travail » dans une perspective de Life Design (Blustein, 2013, Guichard, 2003 ; Savickas *et al.*, 2010). Pouyaud (2016) suggère une telle définition psychosociale du travail décent qui permettrait la consolidation de l'identité sociale et personnelle, tout en développant l'activité professionnelle en intégrant la dimension d'autrui comme support de développement durable. Le travail décent renvoie dans sa dimension objective à un revenu permettant une stabilité, et dans sa dimension subjective à l'autonomie, la reconnaissance, le sens de la vie et la construction de l'identité dans un souci de soi et de l'autre (Angella, 2016 ; Kira et Balkin, 2014 ; Lopes, Lagoa et Calapez, 2014 ; Ros, Schwartz et Surkiss, 1999).

Au-delà de cette définition pour l'individu, comme nous l'avons vu, le travail décent devrait permettre aussi le développement d'une société plus juste. Les prestations d'orientation pour un accompagnement vers le travail décent, devraient ainsi répondre à la fois aux préoccupations personnelles des demandeurs, mais aussi agir sur l'environnement lui-même pour le rendre plus habilitant et autonomisant. La question est évidemment encore plus prégnante pour les personnes marginalisées pour lesquelles l'environnement est un frein supplémentaire au développement et à l'utilisation de ressources personnelles.

## 2. La notion élargie du travail (ENOW)

Le travail est le plus souvent conçu sous l'angle du travail rémunéré dont il existe plusieurs formes, principalement celle de l'emploi à temps plein ou à temps partiel en travail indépendant ou salarié.

Cependant, pour faire face à la liquidité (Bauman, 2007) croissante du marché du travail, d'autres formes de relations à l'emploi se développent, légitimant ainsi des effets de mobilités ou de précarités. C'est le cas notamment de l'utilisation de la formation continue tout au long de la vie. Un autre exemple peut être pris dans le domaine du soin et de la santé. Face aux difficultés et à la précarité croissante des systèmes de soins institutionnels de prise en charge, des systèmes « informels » d'accompagnement prennent le relais. Une personne qui s'arrête de « travailler » pour s'occuper d'un proche malade ou en situation de handicap par exemple. Sans ces systèmes de soins parallèles, les systèmes formels s'effondreraient (Barbieri et Ghibelli, 2019). On voit bien l'importance de ce travail « invisible » pour la société, que l'on pourrait qualifier de décent, et qui pourtant ne fournit pas les moyens d'existence durable aux personnes car non reconnu. Comment alors valoriser ce travail comme un travail vraiment décent ? La notion élargie de travail propose de reconsidérer un ensemble d'activités non rémunérées sous cet angle. Ces dernières, comme le volontariat, le travail domestique, mais aussi les loisirs, peuvent être vues comme des activités avec un potentiel d'identification important et qui permettent un renforcement de compétences transférables. Ainsi, elles peuvent être valorisées dans un environnement construit dans ce sens pour en permettre la visibilité.

## 2.1 Travail des aidants, travail de proximité

Le travail des aidants comprend les soins apportés dans les familles sans rémunération (Dowler et Lambie-Mumford, 2015 ; Williams, 2008 ; Wong, 2015). Les soins apportés dans un quartier à un entourage dans le besoin (voisins…), de manière volontaire plutôt qu'institutionnalisé sont considérés comme un travail de proximité (Williams, 2008). Il s'agit des tâches ménagères, les soins aux animaux domestiques, les achats, la tenue des comptes, l'accompagnement, la surveillance, pour ne donner que quelques exemples (Duran, 2015). Ce travail est encore en grande partie effectué par les femmes contraignant ainsi l'accès à d'autres formes d'emplois rémunérés. On peut considérer que toutes ces activités pourraient être effectuées contre rémunération (aide ménagère, etc.) si l'économie le permettait. Il n'y a donc aucune raison pour que ce travail ne puisse pas être valorisé comme tel. Eichler (2011) soutient que les travaux ménagers offrent aux personnes des possibilités d'apprentissage autonomes qui impliquent l'utilisation de connaissances explicites et tacites (compétences en relations humaines, de compétences organisationnelles et d'éthique) au même titre que tout travail.

## 2.2 Le bénévolat

Le bénévolat peut être défini selon cinq caractéristiques (Volunteering Australia, 2013) :

- il se déroule dans un cadre organisationnel ;
- il est volontaire sans contrainte ;
- il est compris dans une relation hiérarchique de subordonné, comme l'aide et le conseil ;
- il n'y a pas de rémunération sauf des prises en charge de frais (repas, transport…) ;
- et la communauté et le volontaire sont bénéficiaires du bénévolat.

Que ce soit dans un cadre publique ou privée, le bénévolat peut être conçu selon trois grands paradigmes motivationnels (Taylor, 2004). Le premier est traditionnellement l'altruisme. Le second serait l'activisme (dans une association à but non lucratif pour une cause commune comme les droits de l'homme, les droits des animaux, la préservation du patrimoine, le développement durable, etc.). Enfin, les activités de « loisirs sérieux » sont considérées aussi comme des activités bénévoles (volontaires). Contrairement aux deux premiers paradigmes qui peuvent mobiliser de manière ponctuelle ou occasionnelle, le loisir sérieux se caractérise par une implication élevée en termes de temps, d'efforts et de dons de soi (Rochester, 2013). Ces types de bénévolat participent selon Taylor (2015) au développement de valeurs, attitudes, compétences, connaissances, relations et réseaux nécessaires dans le monde du travail rémunéré. Ils peuvent donc être évalués selon cette perspective.

### 2.3 Les loisirs sérieux

Le loisir est généralement considéré comme du non-travail ou comme une activité poursuivie après le travail. Stebbins (2014) propose toutefois de distinguer deux types de loisirs : le premier est occasionnel et simplement réalisé pour se détendre ou se divertir. Il ne nécessiterait que peu de compétences ou de connaissances ; le second correspond à un investissement prolongé, répété, persistant. En ce sens, il est considéré comme « sérieux ». Il nécessite le développement de compétences et de connaissances pour maintenir cet investissement. Il est ainsi un support pour l'expérience. Stebbins (2007) définit les loisirs sérieux comme une « recherche systématique de satisfaction profonde ou d'épanouissement personnel par le biais d'une activité que les participants trouvent si substantielle et intéressante qu'ils se lancent dans une carrière pour acquérir et exprimer les compétences, les connaissances et l'expérience ». Le qualificatif « sérieux » renvoie donc à cet investissement dans l'acquisition d'une éthique, d'attitudes, de compétences, de connaissances, d'habiletés, de réseaux et d'expérience qui fonctionne comme une carrière (MacDonald et Shildrick, 2007 ; Taylor et Hallam, 2011).

Les loisirs, tant qu'ils sont « sérieux » peuvent être vus comme du bénévolat et vice versa. Dans la même logique, toute activité domestique spécifique comme la cuisine par exemple peut devenir un loisir sérieux si l'environnement le prend aussi au sérieux. La danse de rue, les représentations théâtrales, les jeux en ligne, la magie, la musique, le cosplay, la mode, etc., peuvent offrir aux jeunes des alternatives d'apprentissage et permettre un travail de groupe pour intégrer les loisirs dans la recherche et la relation à l'emploi. (Wong, 2015).

Finalement, toutes ces activités, même si elles ne sont pas rémunérées répondent à une définition élargie du travail conçu comme plus généralement comme impliquant des efforts et de la persévérance, des obligations, et une finalité de production (Thomas, 1999).

## 3. Le modèle ENOW pour le développement de dispositif en orientation

La notion élargie de travail (ENOW) ne vise bien évidemment pas à nier l'importance primordiale du travail rémunéré, mais d'y adjoindre d'autres activités qui pourraient être rémunérées (dans le sens où elles produisent un gain pour la société comme le travail informel) mais ne le sont pas. Il s'agit donc de rendre la notion de travail plus holistique pour la comprendre dans ce qu'elle permet comme développement ou épanouissement pour la personne tout au long de la vie, et pour la société, dans une combinaison juste entre travail rémunéré et non rémunéré.

Le modèle ENOW distingue dans ce sens six formes différentes de travail et d'expérience professionnelle, à savoir: *(1)* l'emploi et l'entrepreneuriat, *(2)* le travail à l'essai et l'entreprise à l'essai, *(3)* les programmes d'accompagnement vers l'emploi, *(4)* le travail bénévole dans des contextes organisationnels, *(5)* le travail d'aidant ou de proximité et *(6)* les loisirs sérieux.

En complément de la définition du travail décent, ce modèle offre une formalisation de ce qui pourrait être un support d'élaboration pour une société plus juste. Il est important de noter que l'ensemble de ces activités rémunérées et non rémunérées doivent être conçues de manières conjointes, complémentaires, comme un tout qui s'organise de manière différenciée tout au long de la vie pour chaque individu. Il s'agit donc dans une carrière d'arriver à articuler ce travail élargi afin d'y construire les ressources nécessaires à une vie décente. La valorisation de cette articulation est fondamentale dans la perspective du travail élargit comme support d'inclusion et d'intégration sociale.

## 3.1 Quelques éléments clés pour la mise en pratique du modèle ENOW

Plusieurs éléments clés sont à souligner afin de construire des accompagnements sur la base de ce modèle:

- Tout d'abord, il est important de pouvoir distinguer, dans l'accompagnement, différents espaces de vie impliquant l'articulation du travail rémunéré et non rémunéré. Dans ces espaces existent aussi des « théâtres d'application » (l'école, la maison, le travail, la communauté). Le conseiller voulant utiliser ce modèle devra donc explorer avec la personne ces espaces de vie et leurs théâtres d'application. Ce sont dans ces espaces que se trouvent les activités de travail élargies. Mais il peut être parfois difficile à faire comprendre que le travail de mère ou père, les travaux ménagers ou l'artisanat sont des supports d'élaboration pour tracer des parcours professionnels à plus long terme. Le conseiller a donc pour tâche de soutenir une alliance de travail dans ce sens.
- Deuxièmement, le modèle cherche à revaloriser un ensemble d'activités qui sont actuellement « oubliées » du travail (travail domestique, bénévolat, loisirs sérieux...). Pour cela, il faut éviter de les mettre en opposition avec le travail rémunéré, mais plutôt les considérer comme complémentaires. Ce sont simplement « différentes formes » de travail qui ne fournissent pas les mêmes ressources mais qui permettent le développement de soi et de ses compétences.
- Troisièmement, les loisirs sérieux participent tout particulièrement pour les jeunes à une valorisation du travail. Ils sont transformés dans le cadre de l'accompagnement en une forme d'expérience professionnelle aidant à découvrir et développer leurs intérêts et aspirations. Dans nos sociétés où le travail est vu de plus en plus comme l'élément central de l'existence (et c'est le cas particulièrement à Hong Kong), cette reconnaissance des loisirs comme pouvant

être sérieux constitue une difficulté pour le conseiller, mais aussi un moyen d'innovation important.

- Enfin, ce modèle peut se combiner au modèle VASK (Valeurs, Attitudes, Aptitudes, Connaissances) pour aider les praticiens de l'orientation à déterminer comment les activités de travail non rémunérées mobilisent néanmoins des expériences de travail plus formelles. Prenons l'exemple de la randonnée. Ce « loisir sérieux » mobilise des connaissances et des compétences spécifiques et transférables... par exemple la planification, l'anticipation. Pour un féru de randonnée, il va mettre en œuvre aussi un apprentissage à la vigilance, une attitude et des valeurs en lien avec l'environnement (préservation de l'environnement, protection de la nature, dimension éthique). En devenant expérimenté, il peut prendre une autre place et devenir un modèle ou une ressource pour ceux qui marchent avec lui. Ainsi cette activité à toutes les caractéristiques d'un travail épanouissant, décent, mis à part la rémunération. Il est aussi plus facilement un lieu où l'activité soutient la transmission de valeurs pour un monde plus juste et durable. Le loisir sérieux comme support d'élaboration en orientation, peut ainsi permettre de faire comprendre comment le travail plus formel pourrait devenir décent. En pensant le travail sous cette forme holistique il est peut-être possible de contribuer à la mise en œuvre d'un état d'esprit pouvant faire de l'emploi rémunéré un lieu de travail décent et de développement durable.

## 3.2 Trois carrières imbriquées

Compte tenu de ces éléments, la notion de carrière peut également se penser de manière élargie. Trois ensembles de carrière imbriqués pourraient en être la structure. La carrière professionnelle matérialisée par un travail décent avec des revenus suffisants, la sécurité et les perspectives d'avenir, la carrière des apprentissages, et la carrière des loisirs, chacune participant à un développement de la personne.

La carrière des apprentissages se déroule tout au long de la vie, elle est à la fois formelle et informelle (Plant et Turner, 2005). L'apprentissage formel débouche généralement sur des qualifications telles qu'un certificat, un diplôme, un grade, etc. L'apprentissage informel ne débouche généralement sur aucune qualification, mais il est considéré comme essentiel aujourd'hui dans le monde globalisé, concurrentiel et mouvant dans lequel les emplois évoluent très rapidement et demandent une mobilité, une adaptation permanente. Un des enjeux de l'orientation est de cimenter les liens entre ces deux formes d'apprentissages dans une perspective de développement.

La carrière des apprentissages est ce qui permet de relier la carrière professionnelle et de la carrière des loisirs. C'est en effet par l'apprentissage continu et la réflexivité (individuelle et collective) que l'apprentissage se transforme en ressource pour les carrières professionnelle et des loisirs. C'est par l'apprentissage tout au long de la vie que l'on peut s'ouvrir et s'engager dans une transformation, un développement au contact d'une altérité ou d'une autre culture.

Ainsi, les questions d'écologie ou de développement durable, pour être globalement prises en compte dans l'espace de vie de chacun, trouveront appui dans la carrière des apprentissages pour être investies dans le professionnel et les loisirs et d'une façon plus globale dans le travail élargi (Banks *et al.*, 2007).

La carrière des loisirs peut être comprise de deux manières. La première comme la transformation de loisirs ponctuels en loisirs sérieux (c'est-à-dire investis dans la durée). La seconde comme une transformation des loisirs sérieux en activités générant des revenus (Stebbins, 2014).

L'engagement élargi de l'individu au travail se traduit donc par une carrière au sens large qui est vue comme un processus d'apprentissage tout au long de la vie, se jouant dans des espaces de vie diversifiés et imbriqués, et se matérialisant sur des théâtres d'application. En ce sens, il rejoint d'autres modèles développementaux du cours de la vie (Super, 1990), ou bien du modèle écologique du développement humain de Bronfenbrenner (1979).

## 4. Illustration : le projet CLAP

Hong Kong est aujourd'hui une région administrative spéciale de la Chine qui connaît de nombreux changements rapides dans un contexte à mi-chemin entre l'Orient et l'Occident. Avec une population de plus de 7 millions d'habitants, c'est une ville qui condense, dans un périmètre relativement restreint, un panorama des problématiques contemporaines sur les plans sociaux, démographique, urbain, politique, culturel, et communautaire. Hong Kong est une ville capitaliste et cosmopolite, un centre financier mondial dans un marché néolibéral. L'écart entre les riches et les pauvres y a atteint un niveau alarmant : le PIB par habitant est de 291 % de la moyenne mondiale alors que le coefficient Gini[1] était de 0,539 en 2016. Hong Kong est ainsi la deuxième ville la plus inégalitaire au monde. Bien que le taux de chômage global soit de 3 % seulement, les problèmes de pauvreté au travail et d'emploi précaire auxquels sont confrontés les jeunes sont préoccupants (Wong et Au-Yeung, 2018a). Le pourcentage de NEET dans la population des jeunes à Hong Kong est d'environ 6 à 7 %. Les jeunes sont confrontés à une dure réalité économique : dépréciation ou faibles diplômes universitaires, dettes étudiantes, emploi précaire, bas salaires, pauvreté au travail, manque d'autonomie, manque d'espoir, manque d'aspirations, etc. (Wong et Lin, 2016 ; Wong et Au-Yeung, 2018a ; 2018b ; 2019). Les jeunes NEET ne sont pas les seuls à être confrontés à cette réalité. Les jeunes mères, les minorités ethniques, les jeunes isolés restant enfermés chez eux, ceux avec des besoins éducatifs spécifiques, les décrocheurs, constitue aussi des populations à risque.

1. Mesure de l'inégalité économique.

Concernant les NEET, leur isolement social fait que leurs valeurs, leurs talents, leurs forces et leurs intérêts sont peu développés et reconnus (Wong et Yip, 2019). Pour la plupart peu scolarisés, ils ne sont pas seulement confrontés à des difficultés pour trouver un emploi, mais sont marginalisés et développent un sentiment d'impuissance. Au-delà d'une problématique de travail, c'est la question de l'exclusion et de la participation active des jeunes générations à la société qui est fondamentalement en jeu.

## 4.1 Cadre ENOW-VASK : 3W et CAR

Les dispositifs habituels en orientation pour ces publics consistent à développer l'employabilité. Le taux de réussite de ces dispositifs est cependant assez faible (Wong et Au Yeung, 2018a). Malgré une diversité de niveau social, de vulnérabilité et de risques dans la population des NEET ce qui les caractérise est l'absence de statut social légitime (étudiant, travailleur ou stagiaire) (Wong, 2009). Ainsi stigmatisé comme *less than zero* (Williamson, 1997), un engagement dans l'éducation, l'emploi ou la formation est alors une condition préalable à la reconnaissance sociale de ces jeunes.

Afin de développer un pouvoir d'action pour ces jeunes, le projet CLAP s'appuie sur une démarche active en trois temps inspirée des approches éducatives en orientation : Conversation Archive and Review (CAR) pour « Dialoguer puis Tracer et Évaluer ».

Cette démarche repose également sur trois principes (3W) : travailler *pour* les jeunes, travailler *avec* les jeunes et travailler *à travers* eux. En partant de leurs expériences quotidiennes vécues et analysées dans la perspective ENOW-VASC, la communauté engagée dans le projet cherche à faire reconnaître leurs intérêts et expériences et renforcer une certaine confiance en soi pour agir.

Le « dialogue » est la première composante de la démarche : les praticiens de l'orientation aident à l'exploration de l'espace de vie et des théâtres d'application actuels de ces jeunes. Ces derniers disposent également d'un lieu de discussion leur permettant d'échanger et de raconter leurs histoires et expériences. La vie courante est un objet d'élaboration d'un « dialogue *avec* » (Wong et Yip, 2019). Durant toute cette phase, praticiens et jeunes construisent les moyens de garder des « traces » de cette exploration (dessin, graphiques, enregistrement, e-mails, etc.).

En plus de valoriser leurs expériences existantes, la logique du projet est de permettre le développent de nouveaux espaces de vie capacitaires. De nombreux partenaires sont ainsi sollicités par les praticiens de l'orientation ; mentors, volontaires, parents et employeurs. Cette dimension du projet est l'activité menée « *pour* les jeunes ». Elle doit leur permettre de se lancer dans de nouvelles expériences, et développer de nouveaux intérêts, de nouvelles compétences et connaissances en lien avec le travail élargi.

La troisième dimension « évaluation », vise à rendre active la réflexivité autour des expériences quotidiennes et nouvellement introduites. C'est la dimension « à travers » du projet qui consiste à faciliter le déplacement des expériences dans des perspectives de carrières des loisirs, d'apprentissage ou professionnelle. Cette partie consiste donc à mobiliser ces jeunes à articuler de manière réflexive les trois formes de carrière. En plus des accompagnements avec les praticiens de l'orientation dans cette réflexivité, des systèmes de récompenses peuvent être utilisés pour encourager la prise d'autonomie et de responsabilité. Le projet ambitionne de voir les jeunes renforcer leur capacité de prise de décision en faisant l'expérience d'une forme de liberté dans leur possibilité d'articuler le travail, l'apprentissage et les loisirs tout en développant leur(s) identité(s) au cours de leur carrière.

## 4.2 Une approche systémique

Le modèle d'intervention ENOW se situe à l'interface de l'individuel (le niveau microsystémique) et des communautés, organisations et institutions (au niveau méso-systémique). Le projet ne vise pas directement à lutter contre des inégalités au niveau institutionnel, mais il cherche plutôt à donner aux jeunes les moyens de développer une carrière au sein de ces structures, avec la possibilité de les transformer en retour. Cette approche renvoie ainsi aux processus de socialisation active et de personnalisation décrits par Malrieu (1973). En se concentrant à la fois sur ces deux niveaux par le biais du modèle élargi du travail, le projet met l'accent sur le soutien à la fois personnel et structurel nécessaire pour ce type de population marginalisée, mais plus globalement dans toute problématique d'orientation.

D'un point de vue pratique, le travail du praticien en orientation ne se limite donc pas à mener des entretiens individuels de soutien psychologique, mais il vise aussi à tisser des relations étroites avec un réseau de partenaires auprès desquels ils vont pouvoir faciliter les possibilités d'expérimentations effectives de nouvelles formes de travail et de carrière. La co-construction d'un environnement favorable correspond aux approches communautaires déjà mises en œuvre dans le champ du travail social. Elles sont encore assez peu utilisées en orientation. L'utilisation de traces construites au cours de l'élaboration et de la réflexivité est un élément important pour permettre de favoriser la troisième phase d'évaluation et d'action (Greenaway, 1992). La démarche utilisée est assez proche des perspectives du Life Design dans lesquelles la réflexivité est le moteur d'une démarche de construction de soi en contexte (Guichard, 2004, 2016; Pouyaud et al, 2016) et pour lesquels il a bien été montré comment une trace réflexive construite en cours de dialogues avec le conseiller pouvait être soutenante dans le processus.

## 4.3 Deux exemples d'outils utilisant ce modèle dans le projet CLAP

### 4.3.1 CV360 : un exemple d'archive/trace pour travailler entre les participants et les employeurs

Rédiger un CV pertinent peut être un exercice important et difficile lors d'une recherche d'emploi. Il l'est d'autant plus pour les jeunes NEET dans le sens ou le cadre conventionnel du CV, qui valorise l'emploi rémunéré et les compétences académiques et formelles (Cutcliffe et Sloan, 2014) correspond peu à leur profil (peu de diplômes et d'expériences professionnelles rémunérées). Utiliser ENOW-VASK pour la rédaction d'un CV permet donc d'éviter le caractère frustrant de ce cadre du CV traditionnel. Il s'agit ici principalement d'intégrer dans les CV les apports issus des expériences de travail quelles qu'elles soient. L'intérêt principal de cet outil (sa dimension 360 degrés) est de pouvoir être utilisé par les praticiens en orientation comme un support de médiation entre les jeunes et les entreprises. Pour encourager l'usage de ce cadre de travail dans les entreprises, les participants au projet proposent des formations aux dirigeants et managers de proximité sur les avantages de cette approche pour le recrutement notamment dans des stages en situation de travail. Les employeurs sont amenés à décrire leurs difficultés de recrutement en mettant en avant la responsabilité sociale de l'entreprise. Les praticiens de l'orientation engagés et formés dans le projet CLAP peuvent ainsi co-construire avec les différents niveaux de l'entreprise un environnement favorable à la reconnaissance du travail non rémunéré dans un scénario gagnant-gagnant. Le CV 360 opère comme un portefeuille de compétences négocié avec les employeurs. C'est un outil à la fois de recrutement et de formation. Il peut servir également comme un outil d'orientation pour penser les problématiques de carrières, et travailler l'auto-efficacité comme le suggèrent les travaux concernant l'usage des CV (Furbish, 2015 ; Hayes, Randall et Buys, 2013 ; Krieshok, Ulven, Hecox et Westtersten, 2000, Stebleton, 2010 ; Toporek et Cohen, 2017).

### 4.3.2 La carte subjective de croissance : outils de recueil et de recherche

La carte subjective de croissance (MSPG) est un outil d'intervention permettant de recueillir et de visualiser les parcours des jeunes engagés dans le projet CLAP. Elle est remplie par les jeunes eux-mêmes tout au long de leur parcours. La carte joue ainsi le rôle d'une sorte de journal de bord visuel, permettant une responsabilisation, le développement de l'agentivité, ainsi qu'une possibilité d'archiver et de favoriser la réflexivité sur l'expérience vécue sollicitée à l'aide des praticiens. C'est un espace de dialogue biographique avec les autres et avec soi-même permettant de visualiser son développement.

L'outil lui-même est conçu pour être convivial. Les jeunes disposent de neuf « émojis » (icônes exprimant des émotions) qu'ils peuvent combiner sur une échelle de Lickert en 10 points mesurant leur croissance subjective. Une courbe de développement est ainsi construite. Les emojis à combiner sont « incident critique », « autrui significatif/relation », « changements positifs », « changements négatifs », « défis », « valeurs/croyances », « attitudes », « compétences » et « connaissances ».

La carte en elle-même est un outil pour garder une trace visuelle d'une réflexion personnelle en cours d'élaboration. Elle en est cependant une trace très simplifiée. Mais comme nous l'avons vu, en tant que trace elle est fondamentale comme support de dialogue avec les praticiens de l'orientation qui pourront alors faciliter le travail réflexif en temps réel. Elle est aussi très utile aux chercheurs pour analyser de manière clinique et comparative les expériences vécues par les participants au projet.

## 5. Conclusion

Comme le souligne Honneth (1992, 1995), la lutte pour la reconnaissance de soi n'est pas isolée de la reconnaissance des autres et de la reconnaissance mutuelle. Ainsi le travail à mener pour se construire dans le monde d'aujourd'hui passe par la création d'espaces de vie où la reconnaissance est possible. Penser le travail de façon décente c'est ainsi créer les conditions pour que ce dernier supporte cette reconnaissance en actes. Cela commence ainsi peut-être par une réévaluation du travail conçu actuellement comme uniquement marchand, pour l'étendre vers des zones de reconnaissances laissées dans l'ombre.

Concernant le travail des praticiens de l'orientation, cela commence certainement par une préoccupation et un intérêt pour les activités. Non pas les activités génériques de travail, mais les activités de tous les jours, les « moindres petites activités ». Pour le courant artistique Fluxus, « tout est de l'art » ; ici tout est travail. Dialoguer sur cela, c'est le premier pas vers une découverte de soi plus large en termes de métiers, de profession, de valeurs, d'intérêts, de personnes. Cette perspective est d'autant plus importante que les personnes concernées sont éloignées des possibilités d'un travail rémunéré traditionnel comme c'est le cas des jeunes NEET. Dans ce cas, faire preuve de reconnaissance avec eux consiste en premier à reconnaître les efforts qu'ils font dans leur vie de tous les jours, et que ces efforts correspondent à des activités de travail (Gavrielides, Nemutlu et Şerban, 2018).

L'espace qui leur est proposé est alors un espace de développement qui leur permet d'enrichir leur expérience en y reconnaissant les compétences qu'ils y développent. Cette reconnaissance ne suffit pourtant pas tant qu'elle n'est pas inscrite dans une reconnaissance sociale en lien avec la norme dominante, c'est-à-dire dans le cadre du travail avec la norme marchande. Il faut donc lutter pour une transformation de cette norme afin que le travail devienne un milieu de vie plus décent. L'approche et les outils présentés ici (ENOW-VASK, principes 3W et CAR, outil CV360 et MSPG), ont pour vocation à donner aux praticiens de l'orientation des moyens d'action individuelle, collective et institutionnelle pour aller dans ce sens. Bien qu'élaborés dans le cadre de la société des Chinois de Hong Kong, ils n'en restent pas moins des pistes de travail transférables dans de multiples contextes socio-économiques. En effet, les problématiques à l'origine de ce projet CLAP, ne sont nullement spécifiques de Hong Kong mais plutôt en avant-garde de celles qui se développent de manière globalisée dans les sociétés mondialisées.

Montrer qu'il existe dans le développement des personnes au travail plusieurs carrières imbriquées, interdépendantes et sources de reconnaissance sociale et personnelle (profession, apprentissage et loisirs), est peut-être une manière d'intervenir en orientation pour une société plus juste et durable.

## Références bibliographiques


Angella, M. (2016). Work, recognition and subjectivity: Relocating the connection between work and social pathologies. *European Journal of Social Theory, 19* (3), 340-354. doi: *10.1177/1368431015594443.*

Banks, J.A., Au, K.H., Ball, A.F., Bell, P., Gordon, E.W., Gutiérrez, K., et Zhou, M. (2007). *Learning in and out of school: Lifelong, life-wide, life-deep.* Seattle, WA: LIFE Center, University of Washington.

Barbieri, D., et Ghibelli, P. (2019). *Formal vs informal long-term care: economic* et *social impacts.* EU: Sprint.

Bauman, Z. (2007). *Liquid times: Living in an age of uncertainty.* Cambridge: Polity Press.

Beck, U. (1992). From industrial society to the risk society: Questions of survival, social structure and ecological enlightenment. *Theory, Culture* et *Society, 9* (1), 97-123.

Beck, U. (2000). The cosmopolitan perspective: Sociology of the second age of modernity. *The British Journal of Sociology, 51* (1), 79-105.

Blustein, D. (2013). *The psychology of working: A new perspective for career development, counseling, and public policy.* Routledge.

Bronfenbrenner, U. (1979). *The ecology of human development.* Cambridge (Massachusetts): Harvard University Press.

Burchell, B., Sehnbruch, K., Piasna, A., et Agloni, N. (2013). The quality of employment and decent work: definitions, methodologies, and ongoing debates. *Cambridge Journal of Economics, 38* (2), 459-477.

Cairns, L., et Malloch, M. (2011). Theories of work, place, and learning: New directions. In M. Malloch, L. Cairns, K. Evans, et B. O'Connor (éd.), *The SAGE handbook of workplace learning* (p. 3-16). Londres: Sage.

Cutcliffe, J.R., et Sloan, G. (2014). Towards a consensus of a competency framework for clinical supervision in nursing: Knowledge, attitudes, and skills. *The Clinical Supervisor, 33* (2), 182-203. doi: *10.1080/07325223.2014.981494.*

Dowler, E., et Lambie-Mumford, H. (2015). How can households eat in austerity? Challenges for social policy in the UK. *Social Policy and Society, 14* (3), 417-428.

Duran, M.A. (2015). The contribution of unpaid work to global wellbeing. In W. Glatzer, L. Camfield, V. Moller, et M. Rojas. (éd.), *Global handbook of quality of life – Exploration of well-being of nations and continents* (p. 381-411). Dordrecht: Springer.

Eichler, M. (2011). « I am the patient and compassionate cashier »: Learning through unpaid household work for paid work. In C. Krull, et J. Sempruch (éd.), *A life in balance? Reopening the work-family debate* (p. 81-97). Vancouver: UBC Press.

France, A. (2016). *Understanding youth in the global economic crisis.* Bristol: Policy Press.

Furbish, D.S. (2015). Exploring social justice *via* resumes. *Journal of Employment Counseling, 52* (1), 36-47. doi: *10.1002/j.216-1920.2015.*

Gavrielides, T., Nemutlu, G., et Şerban, A.M. (2018). *Human rights education* et *youth work.* Estonia: Youth for Human Rights.

Giddens, A. (2003). *Runaway world: How globalization is reshaping our lives.* Londres: Taylor et Francis.

Greenaway, R. (1992). Doing reviewing. *Journal of Adventure Education and Outdoor Leadership, 9* (1), 15-17.

Guichard, J. (2003). Career counseling for human development: An international perspective. *The Career Development Quarterly, 51* (4), 306-321. doi: *10.1002/j.2161-0045.2003.tb00612.x.*

Guichard, J. (2004). Se faire soi. *L'Orientation scolaire et professionnelle, 33* (4), 493-533.

Guichard, J. (2008). Proposition d'un schéma d'entretien constructiviste de conseil en orientation pour des adolescents ou de jeunes adultes. *L'Orientation scolaire et professionnelle, 37,* 413-440.

Guichard, J. (2016). Reflexivity in life design interventions: Comments on life and career design dialogues. *Journal of Vocational Behavior, 97,* 78-83.

Hayes, C.A., Randall, C., et Buys, N. (2013). The resume-development process and its impact on job-search behaviour. *International Journal of Disability Management, 8.* doi: *10.1017/idm.2012.10.*

Honneth, A. (1992). Integrity and disrespect: Principles of a conception of morality based on the theory of recognition. *Political Theory, 20* (2), 187-201. doi: *10.1177/0090591792020002001.*

Honneth, A. (1995). *The struggle for recognition: The moral grammar of social conflicts.* Cambridge: Polity Press.

International Labour Organization (2008). *ILO declaration on social justice for a fair globalization.* Geneva: ILO.

Kira, M., et Balkin, D.B. (2014). Interactions between work and identities: Thriving, withering, or redefining the self? *Human Resource Management Review, 24* (2), 131-143. doi: *10.1016/j.hrmr.2013.10.001.*

Krieshok, T.S., Ulven, J.C., Hecox, J.L., et Wettersten, K. (2000). Resume therapy and vocational test feedback: Tailoring interventions to self-efficacy outcomes. *Journal of Career Assessment, 8* (3), 267-281. doi: *10.1177/106907270000800305.*

Lopes, H., Lagoa, S., et Calapez, T. (2014). Work autonomy, work pressure, and job satisfaction: An analysis of European Union countries. *The Economic and Labour Relations Review, 25* (2), 306-326. doi: *10.1177/1035304614533868.*

MacDonald, R., et Shildrick, T. (2007). Street corner society: leisure careers, youth (sub) culture and social exclusion. *Leisure studies, 26* (3), 339-355. doi: *10.1080/02614360600834826.*

Malrieu, P., Malrieu, S. (1973). La socialisation. In H. Gratiot-Alphandery et R. Zazzo (éds.). *Traité de psychologie de l'enfant.* Paris: PUF. p. 5-236.

Plant, P., et Turner, B. (2005). Getting closer: Workplace guidance for lifelong learning. *International Journal of Lifelong Education, 24* (2), 123-135. doi: *1080/02601370500056243.*

Pouyaud, J. (2016). For a psychosocial approach to decent work. *Frontiers in Psychology, 7,* 422. doi: *10.3389/fpsyg.2016.00422.*

Pouyaud, J., Bangali, M., Cohen-Scali, V., Robinet, M.L., Guichard, J. (2016). Exploring changes during dialogues for life and career designing. *Journal of Vocational Behavior, 97,* 3-12.

Rochester, C. (2013). *Rediscovering voluntary action: The beat of a different drum.* Springer.

Ros, M., Schwartz, S.H., et Surkiss, S. (1999). Basic individual values, work values, and the meaning of work. *Applied Psychology, 48* (1), 49-71. doi: *10.1111/j.1464-0597.1999.tb00048.x.*

Savickas, M.L., Nota, L., Rossier, J., Dauwalder, J.-P., Duarte, M.E., Guichard, J., Soresi, S., van Esbroeck, R., van Vianen, A.E.M., et Bigeon, C. (2010). Construire sa vie (*Life designing*): un paradigme pour l'orientation au xxi^e^ siècle. *L'Orientation scolaire et professionnelle, 39* (1), 1-20

Sehnbruch, K., Burchell, B., Agloni, N., et Piasna, A. (2015). Human development and decent work: why some concepts succeed and others fail to make an impact. *Development and Change, 46* (2), 197-224. doi: *10.1111/dech.12149.*

Somavia, J., et General, I.D. (1999). *Decent work. In Report of the Director-General to the 87th Session of the International Labour Conference.* Geneva: ILO.

Stebbins, R. (2014). *Careers in serious leisure: From dabbler to devotee in search of fulfilment*. Londres: Palgrave Macmillan.

Stebbins, R.A. (2007). *Serious leisure: A perspective for our time* (Vol. 95). Londres: Transaction Publishers.

Stebleton, M.J. (2010). Narrative based career counseling perspectives in times of change: An analysis of strengths and limitations. *Journal of Employment Counseling, 47* (2), 64-78. doi: *10.1002/j.2161-1920.2010.tb00091.x.*

Super, D. E. (1990). A life-span, life-space approach to career development. In D. Brown et L. Brooks (éd.), *Career choice and development: Applying contemporary theories to practice* (2e éd., p. 197-261). San Francisco, CA: Jossey-Bass.

Taylor, A., et Hallam, S. (2011). From leisure to work: Amateur musicians taking up instrumental or vocal teaching as a second career. *Music Education Research, 13* (3), 307-325. doi: *10.1080/14613808.2011.603044.*

Taylor, R. (2004). Extending conceptual boundaries: Work, voluntary work and employment. *Work, Employment and Society, 18* (1), 29-49. doi: *10.1177/0950017004040761.*

Taylor, R. (2015). Volunteering and unpaid work. In S. Edgell, H. Gottfried, et E. Granter (éd.), *The SAGE handbook of the sociology of work and employment* (p. 485-501). Londres: Sage Publications Ltd.

The Hong Kong Jockey Club Charities Trust (2018). CLAP for Youth @JC: A career et life adventure planning programme: A case study. Retrieved from *https://www.clapforyouth.org.hk/wp-content/uploads/2018/09/JC-CLAP-Case-Study.pdf.*

Thomas, K. (éd.). (1999). *The Oxford book of work*. Oxford: Oxford University Press.

Toporek, R.L., et Flamer, C. (2009). The résumé's secret identity: A tool for narrative exploration in multicultural career counseling. *Journal of Employment Counseling, 46* (1), 4-17. doi: *10.1002/cdq.12094.*

Volunteering Australia (2013). *Research and advocacy*, retrieved from *http://www.volunteeringaustralia.org/research-and-advocacy/.*

Volunteering Tasmania (2014). *State of volunteering report 2014: The economic, social and cultural value of volunteering*. Tasmania: Volunteering Australia.

Williams, C.C. (2008). A critical evaluation of competing representations of the relationship between formal and informal work. *Community, Work and Family, 11* (1), 105-124. doi: *10.1080/13668800701785353.*

Williamson, H. (1997). Status zero youth and the underclass. In R. MacDonald (éd.), *Youth, the «underclass» and social exclusion* (p. 70-82). Londres: Routledge.

Wong, V. (2009). Youth locked in time and space? Defining features of social withdrawal and practice implications. *Journal of Social Work Practice, 23* (3), 337-352. doi: *10.1080/02650530903102692.*

Wong, V. (2015). Youth transition to work in an age of uncertainty and insecurity: Towards an expanded notion of work for insight and innovation. *Journal of Applied Youth Studies, 1* (1), 21-41.

Wong, V., et Au-Yeung, T.C. (2018a). Expediting youth's entry into employment whilst overlooking precariousness: Flexi-employability and disciplinary activation in Hong Kong. *Social Policy* et *Administration*, 1-17. doi: *10.1111/spol.12418.*

Wong, V., et Au-Yeung, T.C. (2018b). How do ideas and discourses construct youth policies? The case of Hong Kong. *International Journal of Sociology and Social Policy, 38* (3/4), 280-294. doi: *10.1108/IJSSP-08-2017-0104.*

Wong, V., et Au-Yeung, T.C. *(2019).* Autonomous precarity or precarious autonomy? Dilemmas of young workers in Hong Kong. *The Economic and Labour Relations Review, 30* (2), 241-261. doi: *10.1177/1035304619838976.*

Wong, V., et Lin, V. (2016). Trapped in the middle: Hong Kong youth transitions from a risk society perspective. *Journal of Applied Youth Studies, 1* (3), 24-41.

Wong, V., et Yip, T.C.Y. (2019). Promoting change: The «Expanded Notion of Work» as a proactive response to the social justice issues in career development practice. In T. Hooley, R. Sultana, et R. Thomsen (éds.), *Career guidance for emancipation: Reclaiming justice for the multitude* (p. 64-80). New York et Londres: Routledge.

# Partie 5

## Orientation et inégalités

# Chapitre 17

## Orientation, marché du travail et genre : rompre un cercle infernal[1]

1. Par Frédérique Pigeyre.

# Sommaire

L'orientation est devenue au fil du temps une question cruciale dans le monde scolaire, académique et professionnel. Sollicitée pour contribuer à la résolution de nombreux grands défis des sociétés contemporaines, l'orientation suggère en effet qu'un travail singulier s'opère à chaque fois qu'une personne est confrontée à un choix entre plusieurs types de cursus scolaires, plusieurs filières d'enseignement supérieur, plusieurs spécialités professionnelles. L'orientation est également convoquée pour accompagner, sinon résoudre les difficultés rencontrées par des individus relégués aux marges du salariat et de l'intégration sociale.

Bien qu'elle apparaisse le plus souvent comme une démarche générale et universelle, c'est-à-dire pour le dire plus clairement, comme une démarche neutre, on dispose depuis plusieurs décennies de travaux qui mettent en évidence des inégalités genrées en la matière. On sait que les filles et les garçons ne s'orientent pas dans les mêmes filières, au lycée puis à l'université et que cela se traduit, quasi automatiquement, par une répartition inégalitaire entre métiers dits « à dominance féminine » et « à dominance masculine ». De plus, les évolutions vers une plus grande mixité des formations et des emplois se révèlent particulièrement lentes et les inégalités subsistent, voire s'accroissent dans certains secteurs, comme dans l'informatique ou le numérique par exemple.

L'objet de ce chapitre vise à montrer la nécessité de prendre en compte le genre dans les pratiques d'orientation scolaire et professionnelle, d'une part pour éclairer le maintien des inégalités entre les femmes et les hommes dans le monde du travail et d'autre part pour proposer des moyens efficaces pour les faire disparaître. En effet on peut s'interroger sur la manière dont les pratiques et les processus d'orientation concourent à la construction, au maintien voire au renforcement de ces inégalités. Et une telle situation ne manque pas de déresponsabiliser à bon compte les organisations de travail, qui seraient ainsi légitimées à « faire avec ce qu'elles ont », c'est-à-dire à utiliser les compétences que le système de formation leur procure, sans qu'elles puissent elles-mêmes agir.

Dans un premier temps, nous dresserons un rapide panorama des inégalités entre femmes et hommes dans le monde du travail avant de proposer une synthèse des explications disponibles pour éclairer ces réalités. Dans un deuxième temps, une rapide revue de la littérature nous permettra de mettre en évidence le caractère genré des pratiques d'orientation, qu'elles soient portées par les individus eux-mêmes ou par l'ensemble des groupes d'acteurs qui contribuent de près ou de loin à ces phénomènes.

Enfin dans une troisième partie, nous suggérerons quelques réflexions et pistes d'action pour tenter de briser le cercle infernal de deux systèmes d'inégalités qui s'auto-alimentent en permanence.

## 1. Les inégalités entre hommes et femmes au travail

Le monde du travail se caractérise depuis toujours par de nombreuses inégalités entre les femmes et les hommes. Malgré de réels progrès sur lesquels nous reviendrons, certaines inégalités demeurent vivaces en dépit d'un arsenal législatif particulièrement important en France depuis près de cinquante ans.

### 1.1 Une persistance des inégalités salariales...

Les inégalités salariales restent une réalité incontournable, quels que soient les bases de calcul choisies, les secteurs (public ou privé) ou les branches professionnelles : l'écart entre l'ensemble des salaires des hommes et l'ensemble des salaires des femmes est de l'ordre de 24 %. Ce « quart en moins » selon l'expression de R. Silvera (2014) s'explique pour plusieurs raisons.

D'abord, le temps de travail est responsable de plus de 9 % de l'écart : les femmes sont 30 % à travailler à temps partiel et elles représentent d'ailleurs 80 % des salariés à temps partiel. On sait aussi que les femmes ont moins souvent recours aux heures supplémentaires, qui sont généralement mieux payées. De ce fait, l'écart salarial avec les hommes s'accroît encore.

Ensuite, la structure des métiers explique près de 6 % de l'écart : les femmes sont en effet concentrées dans des filières et des emplois moins valorisés et donc moins bien rémunérés.

Ainsi, « toutes choses égales par ailleurs », il reste environ 9 % d'écart en défaveur des femmes que l'on ne peut attribuer à des causes légitimes et qui relève de diverses réalités[1]. Les femmes assument plus fréquemment les tâches domestiques et familiales, ce qui conduit à des arbitrages au sein des couples entre travail marchand (hommes) et activité domestique (baisse de l'activité des femmes avec le nombre d'enfants ; congé parental). Le capital humain (études, expérience, ancienneté dans l'emploi) se révèle également plus favorable aux hommes. Les femmes travaillent plus souvent dans des petites structures où les salaires sont plus faibles. Enfin, il semble que les femmes négocient moins bien leur salaire à l'embauche[2].

Plusieurs lois se sont succédé à partir des années 2000 pour tenter de mettre un terme à ces inégalités, mais force est de constater qu'elles n'ont pas eu l'effet escompté. La dernière mesure inscrite dans la loi de novembre 2018, la construction et la publication d'un index de l'égalité salariale, atteste à la fois de la prise de conscience du manque d'amélioration sur ce point et de la volonté d'agir plus efficacement. Ainsi, depuis mars 2019, les entreprises de plus de trois cents

1. Selon l'Observatoire des inégalités, 2018.

2. Voir l'étude du cabinet Universum « The Global Cost of Talent » réalisée en 2017, citée par *Les Échos*, le 25 janvier 2018.

salariés ont l'obligation de publier leur score en matière d'égalité, d'au moins 75 points sur 100[1]. Bien que le bilan soit encore provisoire, de nombreuses entreprises n'ayant toujours pas publié leur score, on reste étonné du faible nombre d'entre elles qui affichent un score inférieur à 75 points, laissant penser que dans leur grande majorité, elles ne pratiqueraient aucune inégalité injustifiée.

## 1.2 ...reflétant la structure inégalitaire des emplois

En réalité, les écarts salariaux ne font que refléter la double ségrégation des emplois, observée sur le marché du travail.

D'un côté, une ségrégation horizontale s'opère entre métiers « à dominance masculine » et métiers « à dominance féminine[2] ». La moitié des femmes salariées sont ainsi concentrées dans dix familles professionnelles sur les 87 répertoriées par l'INSEE (aides ménagères, aides-soignantes, infirmières, enseignantes, employées administratives...) alors qu'il faut plus de trente familles professionnelles pour regrouper la moitié des hommes salariés. Or ces métiers à dominance féminine sont généralement moins bien valorisés et moins bien rémunérés. Les emplois « mixtes » restent encore très minoritaires malgré une lente évolution. On estime ainsi que seulement 17 % des emplois sont mixtes (occupant entre 40 % et 60 % de chaque sexe), soit treize familles parmi les quatre-vingt-sept répertoriées par l'INSEE.

D'un autre côté, une ségrégation verticale traduit la difficulté des femmes à évoluer dans la hiérarchie des organisations et donc explique leur rareté dans les positions supérieures et de pouvoir, qui sont aussi les plus rémunératrices. Les femmes représentent ainsi 42 % de la catégorie des cadres en France et 33 % des cadres supérieurs[3]. La loi Copé-Zimmermann de 2011 a fait obligation aux entreprises du CAC-40 de nommer au moins 40 % de femmes dans leur conseil d'administration, ce qui est devenu une réalité depuis 2017. Mais pour autant, les grandes entreprises n'ont pas ouvert davantage aux femmes les portes du pouvoir, dans les comités exécutifs ou de direction : elles n'y sont en moyenne que 14,7 % dans les entreprises du CAC-40 et 15,3 % dans celles du SBF 120[4].

De même dans les trois fonctions publiques, les femmes représentent 62 % de l'ensemble des effectifs, mais seulement 35 % des emplois d'encadrement supérieur et de direction. Cela

1. L'index est calculé à partir du cumul de points obtenus sur 5 indicateurs : les écarts de rémunération entre hommes et femmes (40 points), les écarts d'augmentation (20 points), les écarts de promotion (15 points), le pourcentage de salariées augmentées après maternité (15 points), la parité parmi les dix plus hautes rémunérations (10 points).

2. Lorsqu'un métier compte plus de 60 % d'un sexe.

3. *Source* : INSEE, 2017.

4. *Les Échos, source* : Ethics et Boards, mars 2018.

concerne aussi bien les ministères que les universités ou les hôpitaux. Plus on monte dans la hiérarchie des emplois, plus les femmes se raréfient. Le cas du personnel enseignant de l'Éducation nationale est tout à fait parlant : les femmes représentent 82 % des enseignants dans le primaire, 58,2 % dans le secondaire et 37 % dans le supérieur. Finalement, on compte quatre femmes professeures des écoles pour un homme et seulement une femme pour quatre hommes professeurs des universités[1].

Ces inégalités qui concernent l'accès des femmes aux emplois qualifiés puis leur évolution professionnelle tout au long de leur parcours interrogent directement les processus d'orientation. Si de telles inégalités persistent, il est en effet légitime de se demander dans quelle mesure les pratiques et processus d'orientation y contribuent, tant au niveau scolaire qu'universitaire.

## 2. Un effet direct de « choix » opérés en amont

Les principes qui régissent notre société démocratique et méritocratique reposent sur le respect des choix individuels eux-mêmes légitimés par la réussite scolaire. Ainsi, de bons résultats scolaires sont censés assurer un égal accès aux emplois et métiers de son choix. Or la situation inégalitaire que nous venons de décrire suggère que la réalité diffère significativement du respect de ces principes. La question même du « choix » se pose, dès lors que, à niveau et résultats scolaires identiques, les filles et les garçons ne s'engagent pas dans les mêmes filières.

### 2.1 Les choix genrés des filles et des garçons à l'école

Si la mixité est de mise à l'école depuis environ un demi-siècle en France, on observe qu'elle évolue selon les niveaux scolaires. Assurée jusqu'à la fin du collège qui scolarise garçons et filles de la même manière partout, la mixité[2] se fissure au palier d'orientation de la classe de 3e pour l'entrée au lycée. Ainsi en classe de seconde, les filles ne sont que 46 % à suivre des enseignements scientifiques ou technologiques mais 69 % de ceux au profil littéraire. En terminale, elles représentent 41,5 % des effectifs des filières scientifiques et près de 80 % de la filière littéraire[3]. Les filières technologiques ne sont pas en reste : par exemple, les filles sont 88 % en terminale sciences et technologies de la santé et du social (ST2S), contre 7 % en terminale sciences et technologies de l'industrie et du développement durable (STI2D).

1. *Source* : MESRI, *La parité dans l'enseignement supérieur*, 2016.
2. Nous n'évoquerons pas ici les débats récurrents sur les bienfais ou limites de la mixité.
3. Source : MESRI, *Filles et garçons, sur le chemin de l'égalité de l'école à l'enseignement supérieur*, 2019.

Il en est de même pour l'enseignement supérieur. Si les filles représentent 55 % des effectifs de l'enseignement supérieur, leur répartition varie fortement d'une spécialité à l'autre. Ainsi, elles sont plus de 70 % en lettres et en langues et moins de 30 % en sciences fondamentales et en Staps. Dans les classes préparatoires aux grandes écoles (CPGE), elles sont 31 % dans les classes scientifiques et 74 % dans les classes littéraires.

Certes, des améliorations sont réelles, comme pour les grandes écoles de commerce et de gestion (52,1 % de diplômées) ou pour la médecine (64,1 % de femmes médecins). Mais les femmes restent minoritaires parmi les ingénieurs diplômés (28,5 %) et les titulaires d'un doctorat (45,6 %). Les évolutions restent lentes et pas toujours en faveur du développement de la mixité. On déplore par exemple aujourd'hui une quasi-absence de femmes dans les filières d'ingénieurs de l'informatique et du numérique, secteur considéré comme crucial pour l'avenir et demandeur de nombreuses compétences. Pourtant, il constituait le secteur qui accueillait le plus grand nombre de femmes ingénieurs dans les années 1980 (30 %). S'interrogeant sur les raisons d'une telle régression, I. Collet (2011) avance l'idée d'une modification sensible des représentations au moment de l'apparition des micro-ordinateurs, représentations largement renforcées par les médias. Cet exemple montre, non seulement que les choses n'évoluent pas toujours d'elles-mêmes dans le sens d'une meilleure place pour les femmes, mais aussi que les représentations genrées jouent un rôle déterminant. Cela prouve la nécessité d'intervenir d'une manière ou d'une autre pour accompagner ces évolutions.

## 2.2 Les processus d'orientation en question

Un rapide recours à la littérature sur l'orientation fournit un certain nombre d'éléments pour éclairer cette réalité, la question de l'orientation différenciée selon les sexes faisant régulièrement l'objet de travaux scientifiques.

Comme le rappellent Landrier et Nakhili (2010), le sexe ainsi que l'origine sociale interviennent à chaque palier d'orientation, de sorte que la filière scientifique notamment est largement investie par les enfants des classes favorisées, sans que les résultats scolaires constituent forcément l'élément déterminant. Il en est de même pour l'accès en CPGE. Les enseignants jouent ainsi un rôle essentiel dans les décisions prises et leur subjectivité est alors engagée. Celle-ci se manifeste au travers de leurs pratiques qui se différencient selon qu'elles concernent des garçons ou des filles. Par exemple, relativement à une « orientation en première S, à niveau scolaire et origine sociale identiques, les filles ont en moyenne 10 % de chances en moins que les garçons de voir leur vœu entériné » (Landrier et Nakhili, 2010, p. 30). En outre, cette subjectivité renvoie à la « question de la qualité de l'information diffusée auprès des élèves et de leur famille selon les établissements (en partie *via* les conseillers d'orientation) » (Landrier et Nakhili, 2010, p. 25).

Les auteurs pointent ainsi la faiblesse du système qui ne se limite pas à entériner des préférences déjà marquées du sceau de l'inégalité sociale ou sexuelle : « il a également tendance à accroître des inégalités existantes (entre les filles et les garçons, les élèves issus de milieux sociaux différents) et à en générer de nouvelles par le biais d'une sélection pas toujours égalitaire » (Landrier et Nakhili, 2010, p. 32).

De tels constats invitent à relativiser l'apparent paradoxe largement diffusé selon lequel la meilleure réussite scolaire des filles ne serait pas rentabilisée du fait d'un manque d'investissement de leur part dans les formations conduisant aux emplois les plus valorisés et les mieux rémunérés sur le marché du travail. En effet une telle vision, d'une part ignore que les difficultés rencontrées par les femmes sur le marché du travail ne sont pas seulement liées à leur « mauvaise » orientation, d'autre part oublie d'analyser ce qui se passe du côté des garçons (Vouillot, 2007). Or les « choix » des unes comme des autres sont également conventionnels et associés à des représentations sexuées des métiers (Bosse et Guégnard, 2007).

Cela permet de comprendre en partie pourquoi les jeunes, quel que soit leur sexe, rencontrent des difficultés équivalentes à transgresser les normes précisément attribuées à leur sexe (Lemarchant, 2007). Mais si la transgression des filles qui investissent des « métiers d'hommes » semble pouvoir retenir l'attention, l'inverse (celle des garçons pour des métiers de femmes) est beaucoup moins fréquent. Pour ces derniers, l'enjeu majeur est bien « d'échapper au soupçon d'homosexualité » (Hedjerassi et Avenel, 2016, p. 7). Cependant, malgré tout, les études montrent que les différences d'insertion entre filles et garçons demeurent, et presque toujours en faveur des garçons (Couppié et Épiphane, 2001, cité par Lemarchant, 2007).

La prise en compte du genre dans les travaux menés sur l'école depuis plusieurs décennies a ainsi permis de questionner la neutralité de l'institution scolaire, bien plus énoncée que réellement exercée. En réalité, l'école, en tant qu'institution, participe de la transmission, plus ou moins consciente, de représentations sexuées relatives aux rôles attendus par la société, selon que l'on est fille ou garçon. Le corps enseignant est d'ailleurs persuadé de ne pas être en cause : profondément attachés à la mission émancipatrice de l'école, ses membres sont convaincus de leur propre neutralité pédagogique (Collet et Vouillot, 2019). Pourtant, l'observation des pratiques témoigne que cette neutralité n'est qu'apparente[1]. À cet égard, la mixité mérite d'être interrogée, car il ne suffit pas d'aménager la coprésence des sexes dans la classe pour assurer l'égalité.

Portée conjointement par les individus et leurs familles d'un côté, par les enseignants et les conseillers d'orientation de l'autre, l'orientation s'inscrit donc dans un ensemble construit de représentations sociales sexuées relatives aux emplois, aux métiers et aux évolutions professionnelles envisageables. Comme toute pratique sociale, elle ne peut échapper à sa dimension genrée. La question est alors moins de savoir ce qu'est l'orientation et comment elle fonctionne, (même si l'on se préoccupe bien davantage d'attirer les filles vers les sciences et la technologie

1. Une importante littérature a documenté depuis de nombreuses années les attitudes distinctes des enseignants vis-à-vis des garçons ou vis-à-vis des filles, qu'il s'agisse des apprentissages ou des comportements requis. Voir par exemple la synthèse élaborée par Hedjerassi et Avenel (2016).

que de l'orientation des garçons vers des métiers dits « féminins »), que de trouver les moyens de la rendre plus égalitaire et moins stéréotypée.

## 3. Rompre le cercle infernal : l'orientation au défi du genre

Par « cercle infernal » nous voulons désigner l'auto-alimentation de la double division sexuée : celle de l'orientation d'un côté, qui anticiperait celle du travail (Vouillot, 2007) et de l'autre, celle du travail justifiant à son tour celle de l'orientation. Certains spécialistes affirment ainsi « que le nœud des inégalités réside dans la division du monde du travail, à quoi répond cette division des savoirs et des formations » (Hedjerassi et Avenel, 2016). Dans la perspective de l'orientation, la réalité du monde du travail apparaît donc comme donnée pour acquise, et la ségrégation horizontale des emplois reste un fait incontestable.

### 3.1 Repenser la formation et les pratiques de l'orientation

L'orientation professionnelle se propose, depuis ses débuts au XX^e siècle, de répondre à la question de l'adaptation de l'individu au travail. De ce fait, les emplois et métiers accessibles sur le marché servent de référentiel pour définir les aptitudes et capacités requises. Focalisée sur la détermination de ces aptitudes et capacités chez les individus pour les aider à concevoir un projet professionnel, l'orientation ne semble guère portée à interroger de telles prescriptions.

Pourtant, il semble qu'une première interrogation s'impose : d'où viennent ces prescriptions ? Comment et par qui sont-elles définies ? Cela suggère de disposer d'acteurs de l'orientation qui connaissent suffisamment le monde du travail pour poser de telles questions pour justement envisager de remettre en cause les fondements de ces prescriptions. Cela permettrait peut-être d'éviter que certains conseillers d'orientation puissent encore aujourd'hui dissuader certaines jeunes filles de s'engager dans des filières « atypiques » au motif que le parcours sera difficile et surtout l'ambiance peu accueillante[1].

Comme le rappelle justement Vouillot (2007), l'orientation est une « projection et une affirmation identitaire », d'autant plus lorsqu'il s'agit de jeunes au lycée, encore en phase de construction et d'affirmation de soi, en lien avec et sous le regard de leur famille et de leur groupe de pairs. La place accordée au genre et à ses normes occupe ici un rôle central, moins pour les jeunes eux-mêmes que pour les acteurs de l'orientation, enseignants et conseillers qui interviennent pour valider ou non les projets, les infléchir, les transformer ou les critiquer. Or il semble que

1. Il s'agit du témoignage d'une étudiante en programmation informatique.

la notion d'égalité à l'école entre filles et garçons manque nettement de clarté. Selon M. Salle (2016), l'Éducation nationale n'aurait jamais choisi entre une vision différentialiste, promouvant « l'égalité dans la différence » et une vision universaliste qui est pourtant celle qui se trouve au fondement de notre Constitution. Or la vision différentialiste favorise l'idée de la complémentarité des sexes et non pas leur égalité. Les tentatives pour promouvoir la vision universaliste, au travers de l'expérience avortée des ABCD de l'égalité par la Ministre des Droits des femmes en 2014, ont donné lieu à de telles polémiques que l'on mesure la difficulté à promouvoir l'égalité réelle partout à l'école.

La formation du corps enseignant et des acteurs de l'orientation demeure pourtant une priorité. Plus qu'une simple sensibilisation aux représentations genrées qui nous gouvernent, il convient de systématiser un enseignement suffisamment conséquent, fondé sur des connaissances scientifiques avérées, et renouvelé régulièrement pour que son contenu puisse faire l'objet d'une appropriation personnelle et nourrir une évolution des pratiques. Un tel enseignement devrait irriguer toutes les filières de formation dès l'entrée à l'université, de sorte qu'aucun diplôme ne puisse être délivré sans la validation expresse d'un contenu sur le genre et l'égalité femmes/hommes.

Quant aux conseillers et conseillères d'orientation en poste, ils et elles devraient bénéficier de formation permanente systématique et régulière sur ces questions, par exemple au travers de groupes d'échanges sur leurs pratiques afin de les faire évoluer.

## 3.2 Revoir le fonctionnement des organisations de travail

Sous l'effet cumulé des dispositifs législatifs et des arguments du *business case*[1], les organisations de travail ne peuvent plus guère aujourd'hui échapper aux actions en faveur de l'égalité femmes/hommes.

En premier lieu, la négociation collective sur l'égalité est obligatoire : chaque année les partenaires sociaux doivent conclure un accord sur la manière de faire progresser l'égalité professionnelle. Les entreprises qui ne seraient pas en mesure de signer un accord, faute de représentants syndicaux par exemple, doivent désormais présenter un plan d'égalité à l'Inspection du Travail. L'égalité professionnelle fait ainsi l'objet de mesures qui peuvent couvrir un large champ de thématiques, dans lequel la question de la mixité des emplois occupe souvent une place importante. Pour des raisons essentiellement liées à leur activité, les entreprises cherchent à développer leur vivier de recrutement et à diversifier leurs équipes, notamment dans certains métiers techniques qui enregistrent des déficits de main-d'œuvre. On observe

1. Il s'agit de considérer l'égalité entre les femmes et les hommes comme un levier pour la performance.

ainsi une grande variété d'actions conduites[1] en partenariat avec des organismes de formation ou des centres de formation d'apprentis pour tenter d'attirer des jeunes filles vers des métiers dits « masculins ». Ce faisant, un effort se développe en faveur de la mixité des métiers et ainsi tenter de limiter la ségrégation horizontale des emplois.

En second lieu, et cela concerne davantage les grandes entreprises et celles qui opèrent à l'international, la notation extra-financière est devenue une réalité, si bien que l'un des critères scrutés par des investisseurs potentiels concerne la place attribuée aux femmes, notamment au sein des instances dirigeantes. Cela constitue un puissant aiguillon pour les entreprises et les exemples ne manquent pas d'entreprises qui ont été contraintes d'évoluer sur ces sujets. La féminisation des conseils d'administration a ainsi procédé autant d'un phénomène de mimétisme au sein des firmes multinationales que du vote de la loi Copé-Zimmermann. D'importants progrès sont désormais entrepris[2] pour que se féminisent les comités exécutifs de ces grandes entreprises.

Les organisations publiques ne sont pas en reste et elles ne manquent pas de recourir à certains outils largement diffusés pour agir en faveur d'une plus grande égalité au travail. Le Label Égalité, par exemple, permet à la fois de reconnaître les actions réalisées pour une mise en œuvre effective d'actions en matière d'égalité femmes/hommes, et d'encourager à poursuivre les efforts consentis. La certification est en effet accordée pour trois ans par l'Afnor à la suite à d'un audit complet sur les procédures en vigueur dans l'organisation, notamment en matière de gestion des ressources humaines, ainsi que sur les actions de sensibilisation et de formation de tous les salariés, managers ou non, aux enjeux de l'égalité femmes/hommes. Plusieurs ministères en sont déjà bénéficiaires (économie et finances, culture) et l'Éducation nationale, comme l'enseignement supérieur et la recherche, s'honoreraient en s'engageant dans une telle démarche.

## 4. Conclusion

Nous avons montré comment les inégalités entre femmes et hommes dans les organisations de travail trouvaient à la fois leur origine dans les pratiques d'orientation scolaire et leur renforcement, en raison des représentations genrées insuffisamment questionnées qui y sont à l'œuvre. Ces normes sont également diffusées et renforcées dans notre société de consommation

1. Voir par exemple Orange qui s'efforce de participer à la formation de jeunes filles pour ses métiers liés aux infrastructures et à la maintenance des réseaux.

2. En juin 2019 les premières « Assisses de la parité » se sont tenues à Paris à l'initiative de grandes entreprises de tous secteurs, décidées à agir pour permettre à davantage de femmes d'occuper des postes de direction au sein de leurs comités exécutifs.

occidentale *via* les médias, la publicité, le marketing, etc. L'institution scolaire, loin d'être seule en cause, semble rencontrer d'importantes difficultés à évoluer. De nombreuses voix s'interrogent depuis longtemps sur la réalité conjointe d'une volonté politique et d'une demande sociale pour enfin tordre le cou aux idées reçues et d'œuvrer à l'égalité réelle (Mosconi, 2004).

Il nous semble que la période actuelle soit plus favorable à ces préoccupations. Le fait que l'égalité femmes/hommes ait été déclarée grande cause du quinquennat en 2017 en constitue sans doute un signal mais aussi une opportunité à saisir. De même, les mouvements tels que #Metoo, bien qu'ils abordent des thématiques différentes, nous semblent contribuer à créer un environnement susceptible de faire avancer l'égalité femmes/hommes en général.

Les acteurs de l'orientation pourraient en profiter davantage et tirer parti des progrès en cours, par exemple en s'associant plus largement aux initiatives des entreprises visant à une plus grande mixité des métiers. Au lieu de se focaliser sur les seuls choix des filles, non pertinents et largement responsables de leurs futures difficultés professionnelles, elle gagnerait à évoluer sur deux points. D'une part, en s'intéressant tout autant aux choix des garçons, elle pourrait mettre en question les normes implicites que ceux-ci révèlent quant aux rôles sociaux attendus des hommes, entièrement tournés vers le monde du travail et peu ou pas autorisés à prendre une part significative aux activités domestiques et familiales. Or désormais cela s'inscrit à rebours des préoccupations de nombreuses organisations de travail qui développent dans leur plan d'action en faveur de l'égalité, des mesures visant à assurer à tous leurs salariés, y compris les hommes, un meilleur équilibre vie professionnelle/vie familiale.

D'autre part, elle pourrait mieux prendre la mesure de la dimension systémique des phénomènes de discrimination subie par les femmes et abandonner l'idée d'autocensure qui dédouane trop aisément les institutions de leur rôle central dans la permanence de ces phénomènes. La discrimination est plus souvent indirecte, cachée derrière une apparente neutralité, notamment à l'école. Il est grand temps de le reconnaître et d'agir en conséquence !

## Références bibliographiques


Bosse, N., Guégnard, C. (2007). Les représentations des métiers par les jeunes : entre résistances et avancées, *Travail, genre et sociétés, 18*, 27-46.

Collet, I. (2011). Effet de genre, le paradoxe des études d'informatique. *TIC et sociétés, 5* (1).

Collet, I., Vouillot, F. (2019). Mixité scolaire : quels effets sur les parcours ? *Projet, 368*, 57-59.

Hedjerassi, N., Avenel, C., (2016). Orientation et formation au prisme du genre. Présentation du dossier *Éducation et socialisation, 42*.

Landrier, S., Nakhili, N., (2010). Comment l'orientation contribue aux inégalités de parcours scolaires en France, *Formation Emploi, 109*, 23-36.

Lemarchant, C. (2007). La mixité inachevée. Garçons et filles minoritaires dans les filières techniques. *Travail, genre et sociétés, 18*, 47-64.

Mosconi, N., (2004). Effets et limites de la mixité scolaire. *Travail, genre et sociétés, 11*, 165-174.

Observatoire des inégalités (2019). *Les inégalités de salaires entre les femmes et les hommes. État des lieux*, mars.

*Orientation scolaire et professionnelle* (2018). Genre et rapports sociaux de sexe et orientation. Numéro spécial.

Sahin, P., et Olry-Louis, I. (2017). La formation des intentions professionnelles des adolescent.e.s se reconnaissant dans une orientation sexuelle minoritaire. *L'Orientation scolaire et professionnelle* [En ligne], *46* (1), mis en ligne le 1er mars 2019, consulté le 2 mai 2019. *http://journals.openedition.org/osp/5342*; doi : *10.4000/osp.5342*.

Salle, M. (2016). À l'école de la République, de « l'égalité filles/garçons » à la « culture de l'égalité », *Tréma, 46*, 5-13.

Silvera, R., (2014). *Un quart en moins. Des femmes se battent pour en finir avec les inégalités de salaire*, Paris : La Découverte.

Vouillot, F., (2007). Formation et orientation : l'empreinte du genre, *Travail, genre et sociétés, 18*, 23-26.

# Chapitre 18

## Aspirations professionnelles de jeunes adultes inscrit-e-s dans des formations à dominance féminine vs masculine : un maintien de la division sexuée de l'orientation scolaire ?[1]

1. Par Vanessa Fournier, Sabine De Bosscher et Annick Durand-Delvigne.

# Sommaire

## 1. Un maintien de la division sexuée de l'orientation scolaire

Dans un contexte en pleine mutation (loi ORE, réforme du lycée), l'orientation scolaire des élèves, qui tend à être personnalisée en leur permettant de développer progressivement leurs intérêts pour certains domaines, constitue plus que jamais, un enjeu de l'égalité. En effet, l'orientation scolaire reste marquée par une division sexuée qui, à son tour, maintient et est maintenue par une division sexuée professionnelle.

Si les femmes représentent actuellement près de la moitié de la population active, au sens du Bureau international du travail (BIT), soit 48 % des emplois en moyenne sur la période de 2012-2014 (DARES, 2017), les secteurs d'activité et les postes occupés ne sont pas investis de la même manière par les femmes et les hommes. Actuellement, l'augmentation la plus significative de la participation des femmes sur le marché du travail concerne le secteur tertiaire (DARES, 2017). Aussi, le marché du travail est caractérisé par une double ségrégation, à la fois horizontale et verticale. La première renvoie à la surreprésentation des femmes dans certains secteurs d'activité (« différenciation des emplois et des métiers »), tandis que la seconde fait référence à une « différenciation des carrières » (Tahon, 2003, p. 51). En outre, la ségrégation professionnelle horizontale se traduit par une concentration massive des femmes dans le secteur tertiaire (87,5 %) – plus spécifiquement dans l'enseignement, la santé, l'hébergement médico-social, l'action sociale et les services aux ménages – qui représentent en 2017, 41,7 % des femmes employées (contre 13.9 % des hommes). *A contrario*, certains secteurs d'activité sont caractérisés par une plus grande présence des hommes, tel que l'industrie, qui représente 18,8 % des hommes, la construction (11,1 %) ou l'agriculture (3,5 %, INSEE, 2018). D'après Laufer (2014), plus de la moitié des emplois occupés par les femmes se répartissent uniquement sur douze des quatre-vingt-sept familles professionnelles.

Durand-Delvigne et Duru-Bellat (2000) soulignent le poids du système éducatif ET de l'organisation du travail sur la construction sociale des différences de sexe, préparant les élèves à une organisation sexuée du travail. Aussi, en milieu scolaire, des différences d'orientations entre les filles et les garçons, entre les femmes et hommes, restent prégnantes. Cette division sexuée de l'orientation scolaire n'est pas un phénomène nouveau ; chaque année, le rapport chiffré du Ministère de l'Education Nationale met en avant le bagage scolaire plus important des filles. Qu'il s'agisse d'espérance de scolarisation de 2 à 29 ans (18,6 ans pour une fille et 18,1 ans pour les garçons en 2016) ou du taux de scolarisation de 15 à 29 ans, les filles présentent une scolarité plus longue (MEN-MENSR-DEPP, 2019). De même, à la sortie du système éducatif, elles sont plus diplômées ; en moyenne, sur 2014, 2015 et 2016, 35 % des femmes sorties du système éducatif sont titulaires d'une licence ou d'un diplôme supérieur (allant de la licence au doctorat), contre 25 % des hommes. Malgré ce succès scolaire, « dès qu'il s'agit de choisir des options ou de s'engager dans une filière d'études, une séparation des sexes se met en place » (Collet, 2016, p. 11).

À tout niveau, du premier palier d'orientation scolaire après la 3$^{e}$ à l'enseignement supérieur, une répartition sexuée entre les spécialités et les types de filières est perceptible. L'enseignement professionnel, davantage investi par les garçons, regroupe essentiellement ces derniers dans le domaine de la production, comparativement aux filles qui se concentrent dans le domaine des services (soins aux personnes, commerce-vente, secrétariat, comptabilité-gestion, coiffure-esthétique, Vouillot, 2014). Au sein de l'enseignement général, plus plébiscité par les filles, se dessine également une répartition sexuée selon les séries ; certaines sont évitées par les garçons (séries littéraires, sciences et technologies de la santé ST2S), d'autres le sont par les filles (sciences et techniques du développement durable STI2D).

Malgré les différentes mesures politiques prises en faveur de la diversification des choix d'orientation scolaire, parues dans les circulaires de l'Education Nationale ou dans les conventions interministérielles en faveur de l'égalité filles/femmes-garçons/hommes, ces différents paliers d'orientation constituent un véritable « butoir de la mixité » (Vouillot, 2014, p. 19). Aussi, contrer ce « butoir de la mixité », auquel filles ET garçons participent, en investissant massivement certaines filières ou professions plutôt que d'autres, tout en évitant certains parcours scolaires puis professionnels (Vouillot, 2014), revêt un enjeu sociétal majeur. Dans ce cadre, ce chapitre établit, dans une première partie, un état des lieux des études menées sur les processus contribuant à la division sociosexuée de l'orientation scolaire. Dans une seconde partie, ce chapitre présente une recherche empirique, menée auprès de cent quarante-quatre lycéen·ne·s, inscrit·e.s dans des formations à dominance féminine (ST2S) *vs* masculine (STI2D, INSEE, 2016). Ainsi, il vise à étudier la sexuation du projet professionnel de l'élève et ouvre la discussion sur la fabrique du genre, en termes d'ajustement, de contournement ou de déplacement des normes de genre.

## 2. Le genre : un système de normes de sexe hiérarchisant et hiérarchisées

La division sexuée de l'orientation scolaire puis professionnelle matérialise les normes relatives aux femmes *vs* aux hommes, au féminin *vs* masculin, aux emplois dits féminins *vs* masculins. S'agissant des métiers, les adolescent-e-s « attribuent un genre masculin (ou féminin) aux professions quand celles-ci sont suivies ou exercées majoritairement par l'un ou l'autre sexe [...]. La division sexuée du travail modèle de manière également sexuée les représentations professionnelles des adolescents qui, à leur tour, influencent leur choix d'orientation en tant que garçon ou fille » (Vouillot, 1999, p. 89). Aussi, une étude de Bosse et Guégnard (2007) portant sur les représentations des métiers par des lycéen-ne-s en enseignement général et technologique, met en exergue certaines caractéristiques attribuées aux métiers « masculins », à savoir la force, le courage, la résistance, la dangerosité et la technicité. Les métiers « féminins » sont, quant à eux, davantage associés aux services et au relationnel, faisant appel à une certaine « sensibilité féminine ».

Reflet des processus d'apprentissage des rôles sociaux et de la construction sociale de ce qui est considéré comme étant féminin *versus* masculin dans une société donnée, à un instant T, le genre agit dans la représentation de soi, d'autrui et du monde environnant. Par conséquent, le genre maintient la place de chacun-e dans la société. En outre, le genre tend à attribuer des caractéristiques, des conduites et des compétences spécifiques à l'un ou l'autre sexe (Dayer, 2014). Ainsi, ces attributs sont vecteurs d'une hiérarchisation entre les sexes ; les places des unes et des autres sont dès lors différenciées et hiérarchisées. Ces différences hiérarchisées sont également naturalisées, c'est-à-dire vues comme étant « naturelles », issues de « différences biologiques », ce qui renforce la place octroyée à chacun-e dans la société. Aussi, le genre est le fruit d'une construction sociale et le marqueur de jeux de pouvoir en ce qu'il organise, divise et hiérarchise. Il s'agit ici d'un apprentissage, tout au long de la vie, de qui est attendu et valorisé socialement, en tant que femme ou homme. Ainsi, les recherches de Durand-Delvigne (1992,1995a, 1995b, 1997) indiquent que le genre n'est pas à considérer comme un ensemble de dispositions psychologiques mais plutôt un « leurre psychologique socialement utile », un « différenciateur social ».

En France, parmi les recherches menées en psychologie, les définitions de sexe et genre peuvent varier d'un-e auteur/trice à l'autre ou être employées de manière interchangeable (Durand-Delvigne, 1992 ; Fougeyrollas-Schwebel, Planté, Riot-Sarcey, et Zaidman, 2003 ; Hurtig, Kail, et Rouch, 2002). Selon les recherches, le terme genre peut être associé aux caractéristiques féminines *vs* masculines attachées aux catégories et groupes sociaux, à des caractéristiques teintées de stéréotypes de sexe, diffusées socialement ou encore à des attentes sociales différenciées selon le sexe, en termes de compétences, de comportements ou de rôles sociaux. De ces recherches, nous retenons ici l'importance de la socialisation, dans le sens d'une différenciation hiérarchisée entre le féminin et le masculin (Lezine et Cordial, 1975 ; Tap, 1985 ; Zazzo, 1993 ; Le Maner-Idrissi, 1997). Par ailleurs, les recherches en psychologie sociale tendent vers un relatif consensus : le genre peut être considéré comme un « indice de pouvoir » (Hurtig et Pichevin, 1998). En effet, diverses études portant sur des auto-descriptions dans des contextes intragroupes de sexe, mais aussi des auto-descriptions de groupes hiérarchisés, notamment dans des contextes professionnels, attestent que le genre est bien un marqueur de pouvoir. Il s'agirait ainsi d'un « différenciateur social lié à la position asymétrique d'individus dominants et de groupes dominés. Dans la dynamique identitaire, la relation pouvoir-genre prévaut sur la relation sexe-genre » (Durand-Delvigne, 1995b, p. 455).

## 3. Des choix d'orientation scolaire sous influence

Processus complexe, l'orientation scolaire et professionnelle met en jeu différents facteurs dont les résultats scolaires, le milieu familial et social, le contexte scolaire, etc. (Bosse et Guégnard, 2007). Concernant la division sexuée de l'orientation scolaire, des recherches antérieures mettent en évidence un processus d'auto-sélection, un choix de compromis (Duru-Bellat, 1995) ou encore une sous-estimation des compétences et une conciliation entre vie professionnelle et vie privée davantage anticipée du côté des filles (Duru-Bellat, Jarousse, Mingat, 1993; Le Bastard-Landrier, 2002). Toutefois, l'orientation scolaire sexuée n'est pas le reflet de la seule préférence massive d'un des deux sexes pour certains domaines, c'est « un processus d'attraction/désertion de certains champs de savoirs et de compétences » par les filles et les garçons (Vouillot, 2007). Par la division sociosexuée des savoirs, la question des orientations différenciées concerne bien et les filles et les garçons (Mosconi, 1994).

D'une part, l'orientation scolaire intervient durant l'adolescence, période au cours de laquelle de grands changements interviennent, tout particulièrement sur le plan identitaire. Or, c'est à cette période charnière que les adolescent-e-s sont amené-e-s à se projeter dans l'avenir, en formulant leurs vœux d'orientation scolaire puis professionnels. Qui plus est, l'orientation scolaire puis professionnelle constitue un enjeu identitaire et personnel: en construisant son projet professionnel, l'adolescent-e se projette en fonction de ses intérêts, ses ambitions, ses compétences et surtout en tant que fille ou garçon. En effet, la formulation des vœux d'orientation scolaire s'effectue, entre autres, au regard de la conformité – ou de la transgression – des normes de sexe et/ou de classe sociale, à un âge où l'intensification des rôles de sexe est générée (Vouillot, 2014). Afin d'asseoir son identité de femme « féminine » et d'homme « masculin », à ses propres yeux et aux yeux des autres, les choix d'orientation scolaire sont sous l'influence du « genre ». Se projeter dans une formation ou un métier, exige une congruence perçue entre l'image de soi-même et l'image que l'on a de cette formation ou métier, à travers l'identification à des modèles de rôles perçus comme étant similaires à soi (Vouillot, Blanchard, Marro, et Steinruckner, 2004). Selon Marro (2003), plus que l'adhésion aux comportements de l'endogroupe, c'est le rejet des comportements de l'exogroupe qui spécifie la conformité aux rôles de sexe. En outre, l'orientation scolaire et professionnelle, sous l'influence du genre, représente à la fois des enjeux sociétaux et sociaux majeurs, ainsi que des enjeux personnels pour les individus.

## 3.1 Choisir une filière « atypique »: des coûts différenciés à la fonction du sexe de l'apprenant-e

En effet, les aspirations professionnelles permettent aux adolescent-e-s d'affirmer leur identité sexuée (Vouillot, 2014). Aussi, désirer un métier assigné traditionnellement à l'autre sexe présente un coût identitaire, pour les filles comme les garçons, même s'il n'est pas de même nature. Comme le souligne Vouillot (2014, p. 43):

> « Les garçons encourent un risque d'une double disqualification: identitaire (ne plus être vu comme un "vrai" garçon) et sociale (aller vers des professions "féminines" moins valorisantes). Quant aux filles, elles sont aux prises avec une "double contrainte" qui leur impose des "contorsions identitaires": faire ce que font les garçons, aussi bien qu'eux, sans leur ressembler, et en laissant paraître discrètement leur "féminité". »

Cette « double disqualification » d'un côté et cette « double contrainte » de l'autre font écho aux représentations genrées des professions, faisant appel à des qualités « féminines naturelles » d'une part et des « compétences masculines » de l'autre. Par exemple, un phénomène de « virilisation » partielle ou quasi complète a été observé par Pruvost (2007) chez des femmes policières, entraînant une perception plus individualisée de leurs compétences et participant à leur reconnaissance professionnelle par les pair-e-s.

De même, choisir un métier dit « atypique » au regard du ratio de sexe présent dans celui-ci et des normes de genre, entraîne un coût et des trajectoires différenciés selon le sexe de l'individu. En effet, les hommes qui occupent des métiers dits « féminins » ont tendance à évoluer de manière ascendante, phénomène classiquement imagé par la notion « d'escalier de verre », ce qui n'est pas le cas des femmes insérées dans des professions dites « masculines » (Charrier, 2004, Sanchez-Mazas et Casini, 2005). Ainsi, un article de Couppié et Épiphane (2015) évoque de meilleures modalités d'insertion professionnelle des garçons dans des filières atypiques, comparativement à leurs homologues femmes dans ces mêmes filières : les probabilités d'obtenir un salaire plus élevé, d'accéder aux catégories socioprofessionnelles plus élevées et de ne pas être sans emploi sont supérieures. En outre, le coût identitaire des garçons occupant un métier dit « féminin » peut donc être nuancé par cette ascension professionnelle (Lagabrielle et Vonthron, 2011).

Toutefois, la disqualification sociale s'en ressent, illustrée notamment par des aspirations professionnelles dites atypiques moins fréquentes chez les garçons que chez les filles (Francis, 2002 ; Gianettoni, Simon-Vermot et Gauthier, 2010). Cette dernière étude indique en effet que les adolescentes souhaitent plus que les garçons exercer un métier dit atypique. Toutefois, cette étude longitudinale montre que les adolescentes désirant un métier atypique sont moins nombreuses à y accéder quelques années plus tard, comparativement aux garçons. De même, les filles qui transgressent ces normes de genre sont moins centrées sur la sphère domestique, comparativement aux filles qui ne les transgressent pas. *A contrario*, les garçons exerçant un métier atypique renforcent l'importance accordée à la sphère professionnelle. Si peu d'études se sont intéressées aux parcours des hommes insérés dans une profession « féminine » (Buscatto et Fusulier, 2013), celle de Bastoul, De Bosscher, et Przygoski-Lionet (2017) met en lumière un soutien social perçu de la part de l'entourage plus prononcé du côté des filles insérées dans des filières traditionnelles « féminines » plutôt que les garçons.

D'autre part, selon Rey et Battistini (2016), être inscrit-e dans une formation professionnelle atypique ne remet pas en question les normes de genre : une différenciation des individus en fonction des catégories de sexe perdure et les groupes sexués se recomposent. En effet, leur recherche s'intéresse au vécu de femmes et d'hommes suivant une formation professionnelle « atypique » (domaine de la santé *versus* ingénierie). Le choix professionnel est davantage justifié comme une « envie » ou une « passion » depuis l'enfance, c'est-à-dire un choix clairement formulé par les femmes, tandis que les hommes évoquent un processus tardif, effectué par défaut ou par hasard.

Si l'atypicité est centrale dans le discours des femmes, ce n'est pas le cas des hommes. Les réactions perçues de la part de leurs camarades, les enseignant-e-s et le monde professionnel rappellent la différenciation entre les sexes. Si les femmes « atypiques » entendent des remarques « vexantes » de la part de leurs camarades, les hommes évoquent plutôt des « plaisanteries ». Plutôt considérés comme des « alliés » du côté des hommes, les collègues des femmes sont plutôt intrigués par leur présence et réagissent davantage de manière paternaliste ou hostile. Les enseignant-e-s et les professionel-le-s ont également des attitudes différenciées en fonction du sexe de l'apprenant-e : plus de bienveillance envers les hommes minoritaires et d'hostilité envers les femmes minoritaires. Leur propre positionnement en termes de rapports sociaux de sexe et d'atypicité réaffirme cette différenciation entre les sexes : les unes travaillent davantage pour se montrer à la hauteur et s'imposer parmi les hommes, tandis que les autres n'évoquent pas de stratégie particulière pour s'intégrer. Être un homme minoritaire est perçu comme un avantage, contrairement au fait d'être une femme minoritaire.

## 3.2 Choisir une filière « atypique » au lycée peut-il présager un choix de carrière moins marqué par le genre ?

Couppié et Épiphane (2006, 2015) précisent que ces ségrégations sexuées éducative et professionnelle participent mutuellement à leur maintien. Aussi, les filières de formation, lieux de socialisation différentielle des sexes, constituent « des milieux de vie dont la valeur socialisante revêt une tonalité particulière. En l'occurrence, on peut penser que s'y trouve produite et reproduite la notion de métiers féminins et masculins » (Duru-Bellat, 2004, p. 31). De même, des auteurs révèlent des représentations des professions différenciées selon le sexe de l'élève, modulées par les études suivies (Guichard, Devos, Bernard, Chevalier, Devaux, Faure, Jellab, Vanesse, 1994a ; 1994b). Cependant, la ségrégation sexuée professionnelle ne peut être considérée comme une simple résultante de la ségrégation sexuée éducative (Couppié et Épiphane, 2006). En effet, « la division sexuée du travail modèle de manière également sexuée les représentations professionnelles des adolescents qui, à leur tour, influencent leur choix d'orientation en tant que garçon ou fille » (Vouillot, 1999, p. 89).

À cet égard, les choix professionnels peuvent être modulés par la présence de modèles dans l'environnement de l'adolescent-e, à l'instar d'une femme scientifique présente dans la famille, permettant aux jeunes filles dépasser l'incongruence perçue entre femmes et sciences (Ferrand, Imbert, Marry, 1996). Plus récemment, étude de Lemarchant (2017) s'intéressant aux filles et aux garçons inscrit-e-s en premier choix dans des formations techniques et professionnelles « atypiques », relève l'existence de certaines caractéristiques familiales, permettant à ces adolescent-e-s davantage de latitude dans les choix d'orientation scolaire, telle que la transmission de « passions familiales » ou la présence de membres de leur famille ayant également fait un choix professionnel « atypique ».

C'est à l'aune de ces grilles de lecture que sont analysées les aspirations professionnelles de jeunes femmes et de jeunes hommes, en fonction de leur sexe d'appartenance, de leur formation (à dominance masculine *versus* féminine) et de la « sexuation » des professions des deux représentants légaux. Plus particulièrement, le maintien mutuel des ségrégations sexuées éducatives et professionnelles (Couppie et Épiphane, 2006 ; Couppie, Dupray, et Moullet, 2012) et les représentations différenciées des métiers selon les études suivies (Guichard *et al.*, 1994a, 1994b), nous amènent à supposer un effet de la filière d'appartenance (masculine *versus* féminine) sur la sexuation du projet professionnel du lycéen (H.1). En outre, si l'inscription dans une formation professionnelle atypique ne remet pas en question les normes de genre (Rey et Battistini, 2016), nous nous attendons à une interaction entre le sexe de l'élève et la filière d'appartenance sur la sexuation du projet professionnel (H.2). Enfin, si les modèles familiaux peuvent avoir une influence sur les choix d'orientation scolaire « atypiques » (Ferrand, Imbert, Marry, 1996, Lemarchant, 2017), nous nous attendons à un effet différencié de la sexuation des professions parentales, en fonction du sexe de celui-ci ainsi que du sexe et de la filière de l'élève (H.3).

Pour ce faire, cette étude a été menée auprès de 144 lycéen-e-s inscrit-e-s dans une filière à dominance féminine, en 1re et Terminal Sciences et Technologie de la santé et du social (130 filles et 14 garçons) et 119 lycéen-ne-s inscrit-e-s dans une filière à dominance masculine, en 1re et Terminal Science et Technologie de l'Industrie et du Développement durable (108 garçons et 11 filles) de la région Hauts-de-France. Notre échantillon était donc composé de 263 lycéen-ne-s, dont l'âge moyen en ST2S (filière à dominance féminine) est de 17,30 ($ET$ = 1,02) et de 17,5 ($ET$ = 0,71) en STI2D (filière à dominance masculine). Initialement composé de 309 lycéen-ne-s, nous avons dû procéder à la suppression de certaines données ne permettant pas d'estimer la « sexuation » du projet professionnel et/ou celle du parent 1 et/ou celle du parent 2, à savoir des non-réponses ou des références au seul niveau hiérarchique ou diplôme, sans référence à la famille professionnelle ou secteur d'activité correspondant.

Ce recueil de données a été effectué entre mars et juin 2016, grâce à l'intervention de deux étudiantes du Cefocop de Lille. Cette passation a eu lieu dans quatre établissements de l'académie de Lille ; un lycée général, technologique et professionnel de Lens, deux lycées généraux et technologiques d'Hénin-Beaumont ainsi qu'un lycée scientifique, technique et professionnel de Lille. Après avoir obtenu l'accord du/de la chef-fe d'établissement, l'intervention a été planifiée avec les professeur-e-s principaux concerné-e-s. Les lycéen-ne-s étaient ainsi sollicité-e-s lors d'une passation collective menée en classe, dans le cadre du travail de recherche des deux psychologues en formation, portant sur les choix d'orientation scolaires. Avant toute passation, une lettre d'information et une demande de consentement étaient distribuées à chaque élève. Après la passation, une vingtaine de minutes était consacrée à un échange collectif, qui visait à expliquer l'objet de cette recherche puis un débat s'installait, autour des mécanismes sous-jacents aux « métiers à dominance masculine *versus* féminine ».

Durant la passation, les participant-e-s ont renseigné leur projet professionnel, au moyen d'un questionnaire, contenant la question ouverte suivante : « Avez-vous une idée du métier que vous souhaiteriez exercer après vos études ? Si oui, lequel (ou lesquels) ? » La profession des deux représentants légaux (parent 1, parent 2, sexe d'appartenance) était également demandée avec les différents éléments biographiques de l'élève, utiles à la compréhension des résultats. Ainsi, un taux de « sexuation » du projet professionnel visé et un taux de sexuation des professions des deux représentants légaux ont été calculés, en les définissant comme étant « à dominance féminine », « à dominance masculine », « mixtes » puis « sans emploi » ou « ne sais pas ». Parmi les différentes méthodes permettant d'appréhender la répartition des femmes et des hommes par métier, nous avons fait le choix du critère de dominance de Hakim (1993). Celui-ci permet d'appréhender plus finement la répartition des deux sexes par métiers en se référant à la part des femmes parmi les personnes exerçant chaque métier. De cette manière, un métier sera dit à dominance féminine si la part des femmes dans l'emploi est supérieure de plus de 15 points à la part de la moyenne des femmes dans l'emploi toutes FAP confondues (47.5 %), et à dominance masculine si cette part est inférieure de 15 points.

## 4. Effet de la filière d'appartenance (féminine *versus* masculine) sur la sexuation du projet professionnel

D'après les données de cette étude, les vœux des élèves de la filière à dominance féminine (ST2S) sont principalement axés vers des métiers à dominance féminine, plutôt que masculine, mixtes ou « ne sais pas » pris ensemble. *A contrario*, les souhaits des élèves de la filière à dominance masculine (STI2D) sont avant tout orientés vers des métiers à dominance masculine plutôt que féminine, mixtes ou « ne sais pas » pris ensemble.

Plus spécifiquement, les analyses mettent en exergue un effet principal de la filière, à dominance féminine *vs* masculine, sur la sexuation du métier désiré ($F$ (3,777) = 52,52, $p$ <.001). Les lycéen-ne-s inscrit-e-s dans une formation à dominance masculine (STI2D) souhaiteraient exercer davantage de métiers masculins que ceux inscrit-e-s dans une formation à dominance féminine (ST2S), $F$ (1,259) = 46,27, $p$ < .001 (figure 18.1). Ainsi, les élèves de la filière à dominance masculine (STI2D) évoquent des métiers masculins de manière plus importante que la catégorie de réponses « je ne sais pas » ($F$ (1,259) = 29,47, $p$ < .001), qui elle-même est plus prononcée que l'aspiration à des métiers dits féminins et mixtes pris ensemble ($F$ (1,259) = 7,19, $p$ < .01). Quant aux élèves inscrit-e-s dans une formation à dominance féminine (ST2S), ils souhaiteraient exercer davantage de métiers dits féminins que les élèves de la filière à dominance masculine (STI2D, $F$ (1,259) = 152,22, $p$ < .001). En effet, la préférence des élèves de ST2S pour l'exercice de métiers dits féminins est supérieure à celle envers les métiers dits masculins et mixtes pris ensemble ($F$ (1,259) = 14,75, $p$ <.001) et supérieure à celle envers les métiers dits masculins et la catégorie « je ne sais pas » pris ensemble ($F$ (1,259) = 125,82, $p$ < .001).

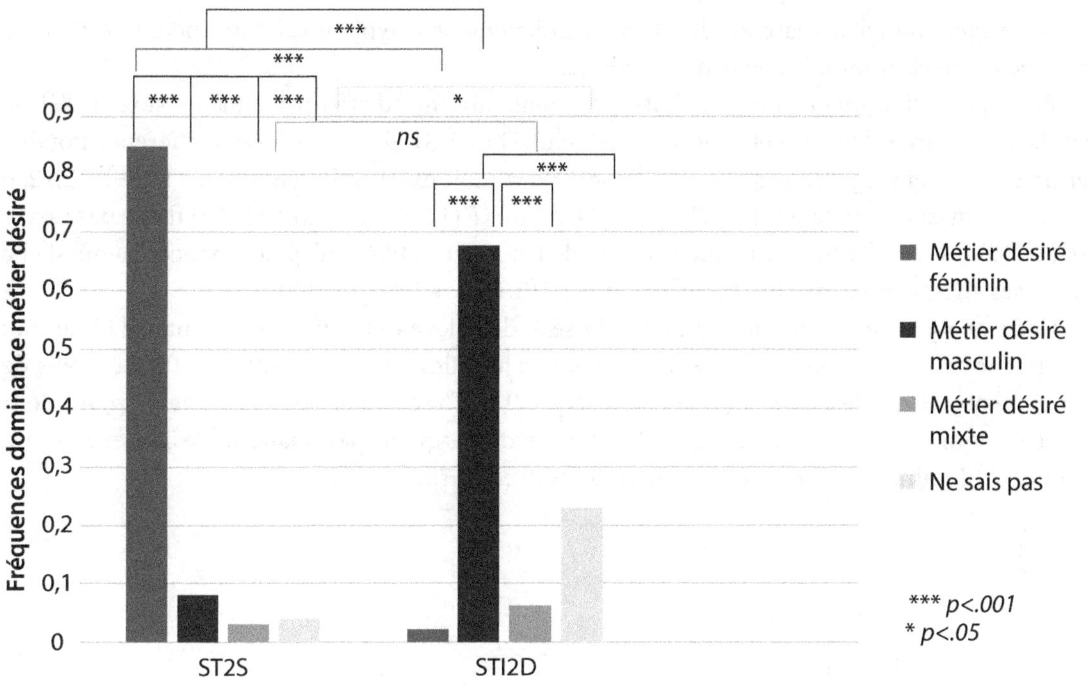


***Figure 18.1 – Sexuation du projet professionnel des lycéen-ne-s selon leur filière d'appartenance.***

Notre première hypothèse est donc vérifiée. Il est intéressant de noter que les élèves de STI2D sont plus nombreux que les élèves de la filière à dominance féminine (ST2S) à ne pas savoir ce qu'ils feront plus tard ($F$ (1,259) = 5,21, $p$ < .05). Par ailleurs, les lycéen-e-s des deux filières désirent tout autant des métiers dits mixtes ($F$ (1,259) = 1,48, $p$ = .22).

## 5. Effet de la filière d'appartenance et du sexe de l'élève sur la sexuation du projet professionnel

En revanche, au sein de la filière à dominance féminine (ST2S), si le vœu de l'ensemble des élèves tend majoritairement vers un métier dit féminin plutôt que masculin, une différence entre les sexes demeure quant à la volonté d'occuper un métier dit féminin ou masculin. Notre seconde hypothèse est partiellement vérifiée. Les personnes suivant une formation dite atypique du point de vue du ratio de sexe présent dans celle-ci, formulent d'un côté, un projet professionnel qui demeure « atypique », soit à dominance masculine pour les filles de la filière à dominance masculine (STI2D), à l'instar des garçons de la même filière. De l'autre côté, si le projet professionnel des garçons de ST2S est globalement « atypique », cette tendance est moins marquée que chez les filles de la même filière.

Plus particulièrement, si les résultats indiquent l'absence d'effet principal du sexe de l'élève sur la sexuation de leur projet professionnel ($F$ (3,77) = 1,31, $p$ = .27, *ns*), sans différence notable entre les filles et les garçons quant à la volonté de vouloir exercer dit féminin ($F$ (1,259) = 2,72, $p$ = .10, *ns*), masculin ($F$ (1,259) = 1,33, $p$ = .25), mixte ($F$ (1,259) < 1, *ns*) ou le fait de ne pas savoir ($F$ (1,259) < 1, *ns*), l'interaction entre le sexe de l'élève et sa filière d'appartenance, même si elle n'est pas significative, mérite d'être explorée ($F$ (3,777) = 2,22, $p$ = .08).

Cette analyse met en lumière un effet du sexe de l'élève et la filière à dominance féminine : les garçons émettent plus de vœux masculins que les filles $F$ (1,259) = 4,98, $p$ <.05) et moins de vœux féminins que les filles ($F$ (1,259) = 8,02, $p$ <.01). En revanche, les filles et les garçons de la filière à dominance masculine (figure 17.2) ne se démarquent pas quant au désir d'exercer un métier dit féminin ($F$ (1,259) < 1, *ns*) ou masculin ($F$ (1,259) < 1, *ns*).

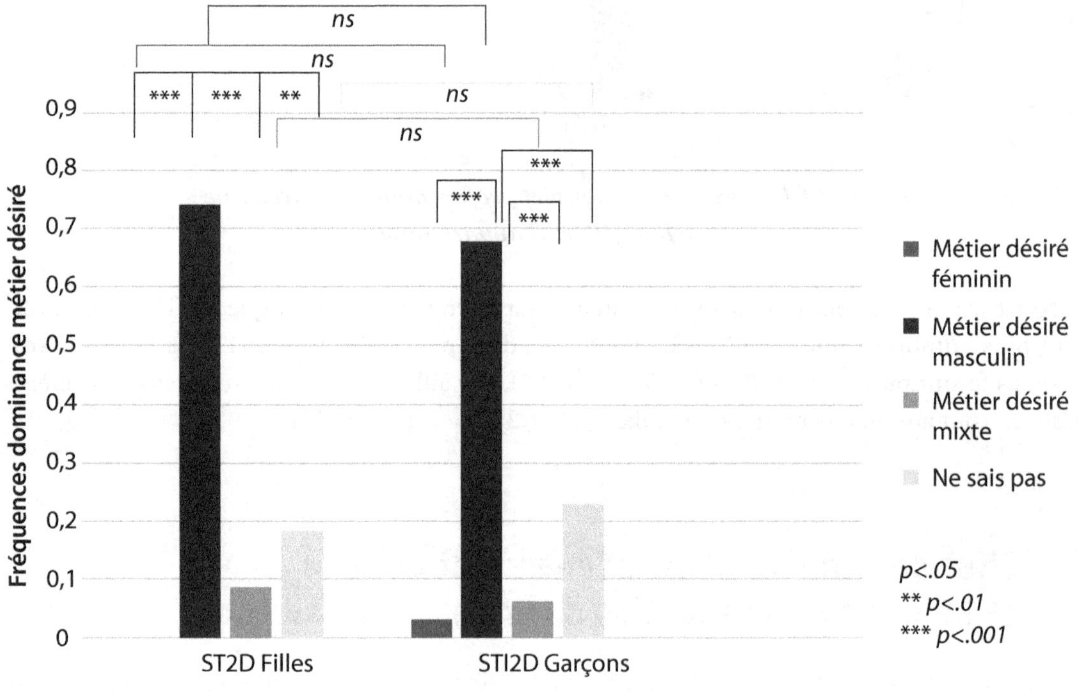


***Figure 18.2 – Sexuation du projet professionnel en fonction du sexe de l'élève dans une filière à dominance masculine (STI2D).***

Par ailleurs, une analyse de régression logistique binaire (métier désiré féminin *versus* masculin) (voir tableau 18.1) révèle que la filière et le sexe de l'élève affectent de manière significative la sexuation du projet professionnel (tableau 18.1). Ainsi, il existe un effet de la filière sur les métiers désirés genrés ($W = 40{,}45$, $p < .001$, $\beta = 2{,}36$) et un effet, moins important, du sexe de l'élève sur les métiers désirés genrés ($W = 5{,}26$, $p < .05$, $\beta = .75$).

**Tableau 18.1 – Analyse de régression logistique binaire des métiers désirés selon la filière et le sexe de l'élève.**

| | β | SE | Wald | ddl | p | Odds ratio | IC inf | IC sup |
|---|---|---|---|---|---|---|---|---|
| Effet de la filière de l'élève | 2.36 | .37 | 40.45 | 1 | < .001 | 112.21 | 26.20 | 480.23 |
| Effet du sexe de l'élève | .75 | 32 | 5.26 | 1 | < .05 | 4.45 | 1.24 | 15.92 |

## 6. Sexuation du projet professionnel et sexuation des professions parentales

Seule la sexuation du métier désiré, lorsqu'elle est congruente avec la sexuation de la filière suivie des élèves inscrit-e-s dans une filière « typique » (filles de la filière à dominance féminine – ST2S et garçons de la filière à dominance masculine – STI2D) est d'autant plus importante lorsque le parent de même sexe exerce un métier dit féminin pour les unes et un métier dit mixte pour les garçons.

Ainsi, nous pouvons remarquer une variation du métier désiré des élèves inscrit-e-s dans une filière dite typique du point de vue du ratio de sexe présent dans cette dernière, en fonction de la sexuation du métier exercé uniquement par le parent de même sexe que l'élève. Concernant les filles de la filière à dominance féminine (ST2S), seuls les métiers désirés à dominance féminine varient en fonction de la sexuation du métier exercé par les mères ; ils sont plus importants quand les mères occupent un métier à dominance féminine, comparativement à celles qui occupent un métier à dominance masculine ou sont sans emploi ($F\,(1{,}222) = 223{,}35$, $p < .001$). Concernant les garçons de la filière à dominance masculine (STI2D), seuls les métiers désirés à dominance masculine évoluent en fonction de la sexuation du métier de parent de même sexe. Ils sont plus importants lorsque les pères occupent un métier dit mixte, comparativement à ceux dont les pères occupent un métier dit masculin ainsi que ceux étant sans emploi ($F\,(1{,}248) = 8{,}15$, $p < .01$). De même, ils souhaitent davantage de métiers à dominance masculine quand les pères occupent un métier dit féminin plutôt que ceux dont les pères sans emploi ($F\,(1{,}248) = 3{,}96$, $p < .05$). Nous pouvons noter que les garçons de STI2D sont plus nombreux à ne pas savoir quel vœu professionnel formuler quand les pères sont sans emploi comparativement à ceux dont les pères occupent un métier dit mixte ainsi que féminin ($F\,(1{,}248) = 4{,}92$, $p < .05$).

Il en est autrement concernant la sexuation du métier désiré par les élèves inscrit-e-s dans une filière « atypique », variant selon la sexuation des professions des deux parents.

Concernant les garçons de la filière à dominance féminine (ST2S), seuls les métiers désirés à dominance féminine ou masculine varient en fonction de la sexuation des professions parentales. Le métier souhaité est d'autant plus à dominance féminine lorsque les mères occupent un emploi mixte et lorsque les pères exercent un emploi féminin ou étant sans emploi. Ainsi, ils sont plus nombreux à souhaiter exercer un métier dit féminin lorsque les mères exercent un emploi mixte plutôt que celles sans emploi ($F\,(1{,}222) = 8{,}82$, $p < .01$) et lorsque les mères sont sans emploi plutôt que celles occupant un métier féminin ($F\,(1{,}222) = 4{,}48$, $p < .05$). De même, les garçons de ST2S dont les pères occupent un métier mixte sont ceux qui désirent le plus un métier à dominance masculine. Tout particulièrement, ils désirent davantage un métier féminin lorsque les pères sont sans emploi ou exercent un métier féminin plutôt que mixte ($F\,(1{,}248) = 7{,}72$, $p < .01$). De même, ils sont plus nombreux à souhaiter un métier dit masculin lorsque les mères occupent un emploi mixte ainsi que féminin plutôt que sans emploi ($F\,(1{,}222) = 6{,}70$, $p < .01$) et lorsque les pères occupent un métier mixte plutôt que ceux n'ayant pas d'emploi ($F\,(1{,}248) = 4{,}04$, $p < .05$).

Quant aux filles de la filière à dominance masculine (STI2D), elles souhaitent davantage un métier masculin lorsque les mères occupent un métier masculin et désirent davantage un métier mixte lorsque les mères et les pères occupent plutôt un emploi féminin. En outre, les seules variations observées pour les filles de STI2D, en fonction de la sexuation des professions parentales, sont observables pour les métiers désirés à dominance masculine et mixte. Ainsi, les métiers souhaités dits masculins sont plus importants quand la mère occupe un métier masculin ainsi que mixte, plutôt que féminin ($F\,(1{,}222) = 4{,}38$, $p < .05$) et lorsque les mères sont sans emploi plutôt que celles exerçant des emplois dits féminins ($F\,(1{,}222) = 4{,}40$, $p < .05$). En outre, les filles de la filière à dominance masculine (STI2D) désirent davantage de métiers mixtes lorsque les mères occupent un emploi dit féminin plutôt que sans emploi ($F\,(1{,}222) = 5{,}01$, $p < .05$) et lorsque les pères occupent un métier dit féminin plutôt que masculin ainsi que mixte ($F\,(1{,}248) = 9{,}25$, $p < .01$).

Par ailleurs, une analyse de régression logistique binaire (métier désiré féminin *versus* masculin) indique qu'il existe un effet direct de la sexuation du métier occupé par le père, si on prend en considération les métiers à dominance féminine *versus* mixte, sur la sexuation du métier désiré de l'élève ($W = 6{,}20$, $p <.05$, $\beta = .93$), ce qui n'est pas le cas de la sexuation du métier de la mère ($W = 0{,}35$, $p = .55$, $\beta = -.27$, tableau 18.2).

**Tableau 18.2 – Analyse de régression logistique binaire des métiers désirés selon sexuation des professions parentales.**

| | β | SE | Wald | ddl | p | Odds ratio | IC inf | IC sup |
|---|---|---|---|---|---|---|---|---|
| Effet de la sexuation du métier du père | .93 | .37 | 6.20 | 1 | <.05 | 6.42 | 1.48 | 27.74 |
| Effet de la sexuation du métier de la mère | .27 | .46 | .35 | 1 | .55 | .58 | .10 | 3.52 |

## 7. Choix d'orientation scolaire « atypique » au lycée : un déplacement des normes de genre dans les choix de carrière ?

Les premières analyses indiquent qu'il existe bien un effet de la filière d'appartenance (masculine *versus* féminine) sur la sexuation du projet professionnel de l'élève (H.1 validée) : les ségrégations sexuées éducative et professionnelle contribuent mutuellement à leur maintien, comme l'avaient déjà montré Couppie et Épiphane (2006) et Couppie, Dupray et Moullet (2012). Ces premiers résultats incitent à employer le genre comme outil d'analyse des pratiques d'orientation scolaire et professionnelle. Repenser ces pratiques sous l'angle du genre, dans un contexte de l'orientation en pleine mutation, semble être primordial. En effet, les missions des psychologues de l'Éducation nationale seront progressivement centrées sur un suivi psychologique des élèves, tandis que les missions d'orientation seront menées par la ou le professeur-e principal-e. En outre, des séances dédiées à l'orientation seront mises en place dans les établissements scolaires. Aussi, il semble pertinent de proposer un accompagnement des professeurs principaux, ainsi qu'une mise en œuvre de ces séances d'orientation, sous l'angle du genre.

Au-delà d'être un outil d'analyse, considérer l'orientation scolaire et professionnelle sous le prisme du genre permet de (re)penser les dispositifs d'accompagnement. Ainsi, nos résultats validant partiellement la seconde hypothèse relative aux aspirations professionnelles en fonction du sexe et de la filière d'appartenance des élèves, mettent en avant une hiérarchisation des filières et des métiers. En effet, une femme dans une filière dite masculine aurait tout intérêt à viser un métier dit masculin, « valorisé socialement ». *A contrario*, dans une filière à dominance féminine, moins valorisée socialement qu'une filière à dominance masculine, il serait moins coûteux pour les garçons de viser un métier davantage masculin que féminin. Ces résultats soulignent la nécessité de prendre en considération le genre et son imbrication dans d'autres rapports de pouvoir, dans la manière de penser l'orientation et ses dispositifs d'accompagnement. Ainsi, les séances collectives dédiées à l'accompagnement à l'orientation scolaire dans le secondaire, pourraient être l'occasion de travailler avec les élèves, sur leurs représentations professionnelles, teintées par cette hiérarchisation socio-genrée. Ce travail pourrait être décliné tout au long de l'année, sous forme de séances de sensibilisation, de débat-philo et d'exercices en classe, présentant, à chaque séance, différents secteurs professionnels.

De plus, l'examen de la variation de la sexuation du projet professionnel, selon la filière et le sexe d'appartenance de l'élève, ainsi que celle de la sexuation des professions parentales, démontre l'influence des modèles présents dans l'environnement proche, en termes d'ouverture. Si nous reprenons l'idée de séances progressives de sensibilisation dans le secondaire, il pourrait être pertinent d'illustrer les métiers ciblés par des modèles de réussite, femmes comme hommes. Outre la présence de modèles dans l'environnement proche, Bosse et Guégnard (2007) démontrent l'importance du contexte familial et social, en interaction avec les représentations professionnelles des jeunes :

> « Ainsi, un enfant de père chef d'entreprise ou cadre et un enfant de mère au foyer ou ouvrière ont une probabilité plus forte de répondre qu'il existe des métiers pour les femmes. Les élèves dont le père est chef d'entreprise et ceux dont la mère est au foyer considèrent que certaines professions sont surtout pour les hommes, alors que les adolescent-e-s dont la mère est technicienne affirment le contraire. »

Au-delà des modèles professionnels véhiculés par la famille de l'adolescent-e (Ferrand, Imbert, Marry, 1996 ; Lemarchant, 2017), certaines caractéristiques telles que l'appartenance à des milieux sociaux favorisés peuvent davantage amener les adolescent-e-s à « prendre des risques, contourner les habitudes culturelles de sexe en matière d'orientation scolaire » (Lemarchant, 2017), à une période charnière au cours de laquelle ils assoient leur identité sexuée.

Par ailleurs, il serait intéressant de penser cette orientation scolaire et professionnelle dans une perspective d'inclusion (Morlet et Collet, 2017). Cette perspective amène à porter une réflexion sur l'espace, le développement, la relation et le pouvoir (Freiler, 2001). L'espace social, d'un point de vue matériel ou symbolique, peut être dominé par un groupe. Cet espace doit ainsi être pensé, à travers l'environnement physique ou encore les représentations des métiers visées dans les programmes ou manuels. Le développement, fait référence à la confiance en soi et l'efficacité personnelle, sur lesquelles il est possible d'agir, *via* l'activation des soi possibles (Markus et Nurius, 1986 ; Toczek et Martinot, 2004), le mentoring (Roberson et Kulik, 2007) ou la conception des capacités et qualités personnelles comme malléables (Good, Aronson et Inzlicht, 2003). La dimension relation renvoie à l'importance de l'identité collective, au-delà de l'appartenance groupale de sexe, en favorisant le soutien social des membres d'un groupe (Ellemers et Barreto, 2008). Enfin, la dimension pouvoir, fait état de la capacité à agir, sur ses propres décisions et celles du groupe, à travers le développement du capital social (Morley et Collet, 2017). Ainsi, il s'agit de proposer des dispositifs et des recommandations, à destination des élèves et des professionnel-l-es de l'éducation, permettant à chaque élève d'explorer et d'ouvrir leurs horizons professionnels.

## Références bibliographiques


Bastoul, J., De Bosscher, S., et Przygodzki-Lionet, N. (2017). Choix d'orientation atypiques et normes de sexe : ressenti des lycéens insérés dans les filières dites « féminines ». *L'Orientation scolaire et professionnelle, 45.* doi : *10.4000/osp.5273.*

Bosse, N. et Guégnard, C. (2007). Les représentations des métiers par les jeunes : entre résistances et avancées. *Travail, genre et sociétés, 18* (2), 27-46. doi : *10.3917/tgs.018.0027.*

Buscatto, M., et Fusulier, B. (2013). Présentation. Les « masculinités » à l'épreuve des métiers « féminins ». *Recherches sociologiques et anthropologiques, 2,* 1-19.

Charrier, P. (2004). Comment envisage-t-on d'être sage-femme quand on est un homme ? L'intégration professionnelle des étudiants hommes sage-femmes. *Travail, genre et société, 12,* 105-124.

Collet, I. (2016). *L'école apprend-elle l'égalité des sexes ?* Paris : Belin.

Couppié, T., Dupray, A., Moullet, S. (2012), Ségrégation professionnelle et salaires en début de carrière : regard sur quelques professions. *Formation emploi, 118,* 37-59.

Couppié, T., Épiphane, D. (2006). La ségrégation des hommes et des femmes dans les métiers : entre héritage scolaire et construction sur le marché du travail. *Formation Emploi, 93,* 11-27.

Couppié, T., et Épiphane, D. (2015). Les jeunes hommes dans les formations très féminisées : quelles destinées professionnelles ? 22e Journées du Longitudinal : Alternance et professionnalisation. Des atouts pour le parcours des jeunes et les carrières ? *Céreq,* Relief n° 50.

Dayer, C. (2014). *Sous les pavés, le genre. Hacker le sexisme.* Éd. de l'Aube.

Direction de l'animation, de la recherche, des études et des statistiques (DARES) (2013). La répartition des hommes et des femmes par métiers, *Analyses, 79.*

Direction de l'animation de la recherche, des études et des statistiques (DARES) (2017). Comment ont évolué les métiers en France depuis trente ans ? Forte progression des métiers du tertiaire et des métiers les plus qualifiés, *Analyses, 003.*

Durand-Delvigne, A. (1992). *Identité et modèles sexués des* personnes. Thèse de doctorat d'État, université de Paris-V.

Durand-Delvigne, A. (1995a). Jeu de soi et du genre : les effets structurels de la co-éducation. *Les Cahiers du mage, 1,* 9-16.

Durand-Delvigne, A. (1995b). Pouvoir et genre. In Ephesia, *La place des femmes. Les enjeux de l'identité et de l'égalité au regard des sciences sociales* (p. 453-466). Paris : La Découverte.

Durand-Delvigne, A. (1997). Positions hiérarchiques, contextes professionnels et expressions du genre. *Revue internationale de psychologie sociale, 10,* 31-47.

Durand-Delvigne, A., et Duru-Bellat, M. (2000). A hidden curriculum ? Coeducation and gender identity. In J. Jenson., J. Laufer., M. Maruani (éd.)., *The gendering of inequalities : women, men and work* (p. 101-110). Ashgate : Aldershot.

Duru-Bellat, M. (1995). Filles et garçons à l'école, approches sociologiques et psychosociales. Deuxième partie : la construction scolaire des différences entre les sexes. *Revue française de pédagogie, 110,* 75-109.

Duru-Bellat, M. (2004). *L'École des filles. Quelle formation pour quels rôles sociaux ?* 2e éd. Paris : L'Harmattan.

Duru-Bellat, M., Jarousse, J.-P., et Mingat, A. (1993). Les scolarités de la maternelle au lycée. *Revue française de sociologie, 34,* 43-60.

Ellemers, et Barreto (2008). The impact of respect versus neglect of self-identities on identification and group loyalt. *Personality and Social Psychology Bulletin, 28* (5). doi : *10.1177/0146167202288007.*

Ferrand, M., Imbert, F., Marry, C. (1996). Femmes et sciences, une équation improbable ? *Formation et Emploi, 55,* 3-18.

Fougeyrollas-Schewebel, D., Planté, C., Riot-Sarcey, M. et Zaidman, C. (2003). *Le genre comme catégorie d'analyse. Sociologie, histoire, littérature.* Paris : L'Harmattan

Francis, B. (2002). Is the future really female ? The impact and implications of gender for 14-16 years old career choices. *Journal of Education and Work, 15,* 75-88. doi : *10.1080/13639080120106730.*

Freiler, C. (2001). From experiences of exclusion to a vision of inclusion : What needs to change ? CCSD/ Laidlaw Foundation Conference on Social Inclusion. Décrit par Maxwell Hazel (2012).

Gianettoni, L., Simon-Vernot, P., et Gauthier, J.A. (2010). Orientations professionnelles atypiques : transgression des normes de genre et effets identitaires. *Revue française de pédagogie, 173,* 41-50.

Good, C., Aronson, J., et Inzlicht, M. (2003). Improving adolescents' standardized test performance : An intervention to reduce the effects of stereotype threat. *Journal of Applied Developmental Psychology, 24* (6), 645-662. doi : *10.1016/j.appdev.2003.09.002.*

Guichard, J., Devos, P., Bernard, H., Chevalier, G., Devaux, M., Faure, A., Jellab, M., Vanesse, V. (1994a). Diversité et similarité des représentations professionnelles d'adolescents scolarisés dans des formations différentes. *L'Orientation scolaire et professionnelle, 4* (23), 409-437.

Guichard, J., Devos, P., Bernard, H., Chevalier, G., Devaux, M., Faure, A., Jellab, M., Vanesse, V. (1994b). Habitus culturel des adolescents et schèmes représentatifs des professions. *L'Orientation scolaire et professionnelle, 4* (23), p. 439-464.

Hurtig, M.-C., et Pichevin, M.-F. (1998). Asymétrie sociale, asymétrie cognitive. Le système catégoriel de sexe. In J.-L. Beauvois, R.-V. Joule et J.-M. Monteil (éds.), *Perspectives cognitives et conduites sociales, 6* (p. 245-265). Lausanne : Delachaux et Niestlé.

Hurtig, M.-C., Kail, M., et Rouch, H. (2002). *Sexe et genre. De la hiérarchie entre les sexes.* Paris : CNRS.

INSEE (2018). *Emploi, chômage et revenus du travail.* Édition 2018.

Hakim, C. (1993). Segregated and integrated occupations : a new approcah to analysing social change. *European Sociological Review, 9* (3), p. 289-314.

Lagabrielle, C., et Vonthron, A.-M. (2011). Difficultés et ressorts de l'intégration dans des métiers atypiques en termes de sexe. In S. Laberon (éd.), *Psychologie du recrutement : modèles, pratiques et normativité* (p. 313-335). Bruxelles : De Boeck.

Laufer, J. (2014). *L'égalité professionnelle entre les femmes et les hommes.* Paris : La Découverte.

Le Bastard-Landrier, S. (2002). *Les effets du contexte scolaire sur la réussite des élèves en classe de seconde.* Thèse pour le doctorat en sciences de l'éducation de l'université de Bourgogne.

Le Maner-Idrissi, G. (1997). *L'identité sexuée.* Paris : Dunod.

Lemarchant, C. (2017). *Unique en son genre. Filles et garçons atypiques dans les formations techniques et professionnelles.* Paris : PUF.

Lezine, I., et Cordial, C. (1975). Observations sur le couple mère-enfant au cours des premières expériences alimentaires, *Psychiatrie de l'enfant, 18,* 75-416.

INSEE (2018). *Emploi, chômage, revenu du travail.* Édition 2018.

Markus, H., et Nurius, P. (1986). Possible selves. *American Psychologist, 41,* 954-969.

Marro, C. (2003). Se qualifier de « fille féminine » ou de « garçon masculin » à l'adolescence. *Pratiques psychologiques, 3,* 5-20.

MEN-MENSR-DEPP. (2019). *Filles et garçons sur le chemin de l'égalité, de l'école à l'enseignement supérieur.*

Morley, C., et Collet, I. (2017). Femmes et métiers de l'informatique : un monde pour elles aussi. *Cahiers du Genre,* 1 (62), 83-202. doi : *10.3917/cdge.062.0183*

Mosconi, N. (1994). *Femmes et savoir. La société, l'école et la division sexuelle des savoirs.* Paris : L'Harmattan.

Pruvost, G. (2007). *Profession : policier. Sexe : féminin.* Paris : Éditions de la Maison des sciences de l'homme.

Rey, S. et Battistini, M. (2016). Chassez les stéréotypes, ils reviennent au galop ! Choix atypiques de formation professionnelle et différenciation des groupes de sexe. *Éducation et socialisation, 42.* doi : *10.4000/edso.1831.*

Roberson, L., et Kulik, C.T. (2007). Stereotype threat at work. *Academy of Management Perspective, 21,* 24-40.

Sanchez-Mazas, M., et Casini, A. (2005). Égalité formelle et obstacles informels à l'ascension professionnelle : les femmes et l'effet « plafond de verre ». *Information sur les sciences sociales, 44,* 141-173.

Tahon, M-B. (2003). *Sociologie des rapports de sexe.* Rennes : Presses universitaires de Rennes.

Tap, P. (1985). *Masculin et féminin chez l'enfant.* Toulouse : Privat.

Toczek, M.-C., et Martinot, D. (2004). *Le défi éducatif des situations pour réussir.* Paris : Armand Colin.

Vouillot, F. (1999). *Orientation : le reflet des rôles de sexe.* Ministère de l'Éducation nationale, Éditions CNDP, p. 81-90.

Vouillot, F. (2007). L'orientation aux prises avec le genre. *Travail, genre et sociétés, 18,* 87-108. doi : *10.3917/tgs.018.0087.*

Vouillot, F. (2014). *Les métiers ont-ils un sexe ?* Paris : Belin.

Vouillot, F., Blanchard, S., Marro, C., et Steinbruckner, M.-L. (2004). La division sexuée de l'orientation et du travail : une question théorique et une question de pratiques. *Psychologie du travail et des organisations, 10,* 277-291. doi : *10.1016/S1420-2530(04)00050-0.*

Zazzo, B. (1993). *Féminin et masculin, à l'école et ailleurs.* Paris : PUF.

# Chapitre 19

## La question de l'orientation scolaire et de l'intégration professionnelle des publics issus d'une minorité sexuelle[1]

1. Par Poyraz Sahin et Isabelle Olry-Louis.

# Sommaire

La communauté LGBT (lesbiennes, gays, bisexuels/bisexuelles et transgenres) a célébré le cinquantième anniversaire de la Marche des fiertés qui a été déclenchée en juillet 1969 par des mouvements de libération née dans les rues de la ville américaine Stonewall. Depuis, la question de l'identité sexuelle continue à alimenter de profondes transformations sociétales, suscitant parallèlement des débats, des discriminations et bien souvent de la violence. Rendue possible par la diffusion de la littérature en sciences humaines sur cette problématique, une meilleure connaissance des mécanismes impliqués dans la construction et la gestion de l'orientation sexuelle minoritaire a permis de porter sur l'homosexualité un regard détaché des préjugés qui y étaient classiquement associés. Ainsi, si l'homosexualité n'est plus considérée sur le plan scientifique comme une pathologie ou un problème à régler depuis 1971, l'un des principaux enjeux consiste dorénavant à identifier les pratiques discriminatoires pour mieux les combattre. Sachant que les difficultés rencontrées par les minorités sexuelles sont souvent d'origine moins intrapsychique que contextuelle, sociale et institutionnelle, cela peut contribuer à permettre aux personnes concernées de vivre plus sereinement leur différence.

En psychologie, si les travaux de recherche consacrés à cette question ont connu une croissance exponentielle ces trente dernières années, seuls 2 % des articles publiés dans les revues de psychologie de l'orientation traitaient de questions en lien avec l'orientation sexuelle au début des années 2000 (Croteau *et al.*, 2000). Beaucoup donc reste encore à faire dans ce domaine, notre connaissance des mécanismes impliqués souffrant de l'absence de données empiriques conséquentes. On notera toutefois ces dernières années l'émergence du paradigme inclusif qui cherche à intégrer les influences raciales, sociales, culturelles et leurs interactions dans la compréhension des facteurs intervenant dans la construction de l'orientation sexuelle et sa gestion tout au long des trajectoires scolaires et professionnelles. Prenant appui sur une synthèse des travaux relatifs, d'une part, aux intentions d'orientation professionnelle d'adolescents et de jeunes adultes se reconnaissant comme homosexuels ou bisexuels et, d'autre part, aux processus d'intégration de ces publics dans les milieux professionnels, ce chapitre pose la question de l'accompagnement des transitions scolaires et professionnelles des jeunes LGB (lesbiennes, gays et bisexuel·le·s)[1]. En soulevant le problème des transitions de ces jeunes et adultes émergents à la lumière des notions de discrimination perçue, de construction identitaire et de prise en compte de la diversité dans les institutions et les organisations, nous chercherons à savoir quelle place est faite aux spécificités de ce public dans les pratiques et les dispositifs actuels d'orientation et d'insertion et, partant, quel(s) type(s) d'accompagnement pourraient être envisagés pour cette population. Nous examinerons dans un premier temps comment se construisent et se développent les identités sexuelles minoritaires pour les adolescents LGB avant de nous centrer sur les difficultés rencontrées lors des parcours scolaires et des choix d'orientation professionnelle.

1. Dans ce chapitre, nous sommes intéressés à la question de l'orientation sexuelle minoritaire (homosexuelle et bisexuelle) en excluant du champ les transgenres pour lesquels la visibilité de l'orientation sexuelle ne se pose pas dans les mêmes termes.

Ensuite, nous aborderons la question de la discrimination fondée sur l'orientation sexuelle en milieu professionnel. Enfin, nous explorerons des pistes d'accompagnement pour les professionnels de l'orientation et de la gestion des carrières et la diversité professionnelle.

# 1. Les processus de construction et de développement de l'orientation sexuelle minoritaire

## 1.1 Principaux modèles développementaux

L'attitude positive et ouverte envers les LGB qu'ont développée les psychologues ces trente dernières années et l'exploration de la complexité des expériences et des parcours homosexuels qu'ils ont initiée ont conduit à révéler quelques-uns processus du développement d'une orientation sexuelle minoritaire. Les premiers modèles d'identité sexuelle gay et lesbienne ont été développés à la fin des années 1970 et dans les années 1980. Dans un premier temps, des chercheurs comme Cass (1979, 1984) et Troiden (1979, 1989) ont proposé des modèles définissant une trajectoire de développement unique incluant la supposition (implicite ou explicite) selon laquelle les individus homosexuels et bisexuels prenaient conscience de leur expérience interne de la sexualité et s'identifiaient simultanément comme appartenant à un groupe LGB de référence.

Des travaux plus récents menés par McCarn et Fassinger (1996) ont proposé un modèle de développement de l'identité sexuelle à deux trajectoires indépendantes, la première étant l'acceptation progressive de son attirance interne pour les individus du même sexe et la deuxième incluant une identification grandissante à un groupe LGB de référence (Bieschke, Paul et Blasko, 2007). Il leur est donc apparu que les minorités sexuelles passaient par des phases de sensibilisation (à la différence), d'exploration (de leurs sentiments et attractions naissantes) mais aussi par la prise de conscience de l'existence d'une communauté minoritaire, puis par l'identification à cette communauté, le tout aboutissant à une internalisation ou synthèse de ces deux trajectoires (identité sexuelle et appartenance communautaire) vues comme non concomitantes mais parallèles. En effet, un individu peut se trouver à des stades différents dans chacune de ces trajectoires qui, elles, peuvent (ou non) s'influencer l'une l'autre. De plus, selon eux, certains individus développent une conscience aiguë de leur orientation homosexuelle sans pour autant s'identifier de manière significative à un groupe de référence ou s'engager politiquement pour la défense des droits d'une communauté donnée.

Ce modèle est inclusif dans la mesure où il envisage la possibilité de vivre sainement son homosexualité/bisexualité dans des contextes où afficher sa différence d'orientation sexuelle, côtoyer des communautés gays et lesbiennes ou défendre les intérêts de ces groupes n'est pas nécessairement permis par la culture d'origine (Ryan et Futterman, 1998). Des courants plus récents développés à partir des années 1990, notamment celui appelé *queer theory*, s'inscrivent dans une perspective constructionniste (Butler, 1999; Fuss, 1991; Sedgwick, 1990). Exprimant le refus de tout système de catégories identitaires, ils considèrent que les identités fonctionnent en tant qu'instruments de contrôle social: parce qu'elles marquent ce qui est normal et ce qui est déviant, elles apparaissent répressives par rapport à la différence et imposent un jugement de normalisation sur les désirs. L'orientation sexuelle est ainsi analysée comme une performance narrative qui se distingue par son caractère à la fois continu et discontinu. La subjectivité qui se construit à travers l'orientation sexuelle est toujours provisoire et susceptible d'être transformée. Les auteurs mettent l'accent sur certains aspects de la subjectivité qui ne sont pas fixes, les désirs, les attirances, les relations et les comportements sexuels étant multiples, fluides et changeants.

En dépit de leurs divergences sur la question, les études disponibles s'accordent à dire que les processus identitaires d'acceptation de cette orientation minoritaire se déroulent dans des conditions souvent hostiles et perturbantes dans une société où l'homosexualité/la bisexualité est considérée comme une minorité sociale opprimée. Même si notre société évolue, l'homophobie à l'école, la peur d'être rejeté et la crainte des réactions des proches à l'annonce d'une orientation sexuelle non normative rendent les processus de construction identitaires difficiles, coûteux en temps et consommateurs d'énergie conflictuelle (Sahin et Olry-Louis, 2017).

## 1.1 La reconnaissance d'une orientation sexuelle minoritaire à l'adolescence

Chez les jeunes et adultes émergents ayant une orientation sexuelle minoritaire, l'attirance pour les personnes du même sexe peut débuter très tôt, avant même la puberté, l'adolescence venant alors réinterroger ses préférences. Mais se connaître et se reconnaître en tant qu'homosexuel·le ou bisexuel·le semble nécessiter un processus d'acceptation plus long que chez les hétérosexuels, s'étendant jusqu'à la fin de l'adolescence voire au cours de l'âge adulte (Frappier et Ryan, 1997). Dans le cadre scolaire, les jeunes dans ce cas affronteraient simultanément très tôt une forte pression sociale ainsi que des stéréotypes relatifs à leur orientation sexuelle, accompagnés dans certains cas d'agressions physiques et ou verbales.

Confrontés à des idées négatives sur leur identité minoritaire, ils auraient à faire face à des dilemmes spécifiques avec le risque d'intérioriser une faible estime de soi ou d'extérioriser des comportements à risque – décrochage scolaire, alcoolisme précoce, prise de substances illicites, tentatives de suicide – mettant en péril leur santé et parfois leur vie (Lock et Steiner, 1999). Quelles que soient les classes sociales de référence, la culpabilisation, l'exclusion, le sentiment d'appartenance à une minorité et surtout la honte font très souvent partie des parcours de vie LGB dès l'adolescence, compliquant l'adaptation à une orientation sexuelle singulière (Sahin et Olry-Louis, 2017).

## 2. Les choix d'orientation professionnelle chez les jeunes et les adultes émergents LGB

Dans une période de transition entre l'enfance et l'âge adulte marquée par des changements physiques et psychiques où les jeunes LGB ont à faire face à un processus spécifique d'acceptation et d'affirmation d'une orientation sexuelle minoritaire dans un contexte souvent difficile, ils doivent aussi s'interroger sur leur devenir scolaire et professionnel. Or Hetherington (1991) et Schmidt et Nilsson (2006) soulignent que les jeunes en question sont plus préoccupés par leur orientation sexuelle que par leur orientation professionnelle. D'une part, leur parcours scolaire est souvent compromis du fait d'une intense énergie psychique déployée pour gérer les obstacles rencontrés et affirmer leur propre identité. D'autre part, comme le soulignent Frappier *et al.* (1997), ils ont moins de possibilités que les jeunes hétérosexuel·le·s de se référer à des modèles (issus de leur famille ou leur entourage propre) leur servant de cadre pour imaginer leur avenir personnel et professionnel. L'absence de modèles de référence et bien souvent de soutien parental peut avoir des conséquences négatives sur les processus de construction de représentations d'avenir (Fassinger 1996; Savin-Williams, 1998).

Le champ de construction des choix professionnels des jeunes LGB est un domaine relativement récent. Si le nombre d'articles consacrés à ce sujet dans des revues comme *Counseling Psychologist* ou *Journal of Counseling Psychology* a été décuplé ces vingt dernières années, les psychologues de l'orientation ne se sont que peu préoccupés des choix professionnels de ces jeunes. Les études en la matière se sont focalisées sur deux questions : l'homophobie dans le milieu scolaire – impliquée directement ou indirectement d'une manière négative dans les choix d'orientation professionnelle (Langevin, 1994) – et ses conséquences sur le bien-être des jeunes concernés.

Quelques travaux suggèrent toutefois que les processus identitaires spécifiques aux jeunes LGB sont susceptibles de jouer un rôle central dans leurs projets d'orientation, au moins pour certains d'entre eux et de manière plus ou moins consciente (Fassinger, 1995 ; Whitam et Mathy, 1986 ; Chung et Harmon, 1994). Quelques études concernent directement les facteurs influençant les choix professionnels des LGB. S'appuyant sur des échantillons limités, les travaux de Chung (1995), et de Williams *et al.* (2011) par exemple mettent l'accent sur l'influence des facteurs personnels (les préférences personnelles, les expériences personnelles) autant que sur les facteurs environnementaux (la présence de l'homophobie dans le milieu professionnel, l'image de l'homosexualité/la bisexualité dans la société, les idées stéréotypées, la division sexuée des métiers et l'image positive des figures référentes) dans les décisions concernant l'avenir professionnel de ces jeunes (pour synthèse voir Sahin et Olry-Louis, 2017).

D'autres études encore ont établi un lien entre les stéréotypes sexuels et les choix professionnels (Chung et Harmon, 1994 ; Pope *et al.*, 2004 ; Prince, 1995). Chung et Harmon (1994) ont montré que la représentation de la division sexuée des métiers était différente chez les personnes se reconnaissant comme gays, lesbiennes ou bisexuelles. Par exemple, pour Croteau *et al.* (2000), les lesbiennes auraient fréquemment un intérêt marqué pour des professions traditionnellement masculines. De même, l'étude de Caron et Ulin (citée par Gedro, 2009) met en avant des choix professionnels plus libres pour les femmes lesbiennes que pour les femmes hétérosexuelles, les premières désirant moins se conformer au rôle traditionnel assigné aux femmes. Par ailleurs, la littérature concernant les dispositifs d'accompagnement des jeunes LGB souligne que ces derniers perçoivent un guidage et un soutien moins importants dans leurs choix universitaires et professionnels que les étudiants hétérosexuels. Ils se disent découragés dans la poursuite des choix d'orientation professionnelle correspondant à leurs intérêts par manque de soutien perçu (Croteau *et al.*, 2000).

## 3. Discrimination perçue et stratégies de divulgation/dissimulation en milieu de travail

Les obstacles rencontrés par les jeunes recrues dans une pluralité de milieux de vie (familial, amical, scolaire) se poursuivent également dans le milieu de travail pendant leur intégration professionnelle (Chung, 2001 ; Croteau, 1996 ; Croteau et Hedstrom, 1993). La littérature consacrée à ce phénomène au moyen d'enquêtes dans les milieux professionnels fait état de plusieurs formes de discriminations. Chung (2001) distingue la discrimination potentielle (la crainte ressentie par l'employé d'être discriminé par ses collègues), la discrimination rencontrée (qui renverrait à l'expérience de comportements discriminatoires tels que les insultes, les rejets et les moqueries), la discrimination perçue (l'opinion personnelle concernant l'attitude du milieu professionnel) et la discrimination réelle (dans le cas d'un manque d'égalité dans l'accessibilité de l'emploi et les opportunités professionnelles). L'accent est moins mis sur les problèmes d'accès à l'emploi que sur les discriminations perçues par la population LGB une fois insérée dans l'entreprise. Chung (2001) souligne que les nouvelles recrues ont tendance à avoir des attentes soit idéalistes, soit pessimistes concernant la présence de discrimination, ce qui altèrerait leurs perceptions de l'environnement et se traduirait par des biais dans leur perception de comportements discriminatoires. Il existerait donc un décalage entre ce qui est perçu et ce qui est réel.

La discrimination et la stigmatisation subies au travail par les minorités sexuelles peuvent mener à des situations critiques du point de vue de leur santé psychique (dépression, anxiété, toxicomanie, suicide) et un impact négatif sur leur satisfaction professionnelle et leur engagement au travail (Day et Schoenrade, 2000 ; Meyer 1995 ; Waldo, 1999). Les travaux de Meyer (1995) et de Driscoll, Kelley et Fassinger (1996) pointent des niveaux de stress particulièrement élevés auxquels les personnes LGB sont exposées et un haut niveau de détresse psychologique dont témoignent les nombreux cas de dépression, anxiété, toxicomanie, suicides recensés.

En France, la discrimination et la stigmatisation subies dans le monde du travail par les minorités sexuelles ont rarement fait l'objet d'études scientifiques, alors que les résultats de plusieurs enquêtes menées témoignent des expériences vécues par les homosexuels au travail. Selon le 23e rapport de l'association SOS Homophobie[1] publié le 14 mai 2019, dans les 1905 cas signalés, 52 % des manifestations de LGBTphobie sont le fait de collègues. Elles se traduisent majoritairement par du rejet (63 %), des insultes (54 %) et du harcèlement (42 %). Le rapport précise que les problèmes au travail se répercutent toujours sur la vie privée, avec des conséquences parfois très graves sur le plan matériel. Qui dit travail dit salaire, et qui dit perte d'emploi dit précarité. Pas moins de 15 % des cas font état de licenciements motivés par des identités LGBT. Récemment une étude doctorale menée par l'un d'entre nous (Sahin, 2018) auprès des jeunes salariés LGB travaillant dans les milieux professionnels français de la justice et des transports a montré que les normes hétérosexistes restaient dominantes et mis en évidence la non-neutralité de la sphère professionnelle où les échanges incluent des aspects de la vie privée. Selon ces résultats, dès l'entrée dans l'organisation, les jeunes LGB font face à un dilemme entre la divulgation ou la dissimulation de leur orientation sexuelle qui nécessite un aménagement de l'identité en milieu de travail. Parmi les stratégies de présentation de soi, la dissimulation fondée sur la feinte et l'évitement de l'orientation sexuelle est majoritairement utilisée pour éviter les différentes formes de discriminations et d'homophobie anticipées au travail (Sahin et Olry-Louis, 2016).

De façon générale, le choix de la divulgation ou de la dissimulation de l'orientation sexuelle reste une question difficile. Les sujets peuvent mettre des mois, parfois des années, avant de se dévoiler par crainte que leur crédibilité, leur autorité, leur compétence, voire leur emploi soient remis en question, avec de possibles conséquences sur leur carrière et leur bien-être au travail (Borrillo, 2000 ; Ellis et Riggle, 1996). Plus ou moins explicite, une telle annonce peut être adressée à des personnes différentes, dans différents contextes. S'apparentant à une affirmation, une revendication, une confession, une révélation, elle peut être faite par la personne concernée ou par des tiers, parfois de manière imposée (Ward et Winstanley, 2005). Alors que la dissimulation engendre de la tristesse, exige beaucoup d'énergie et menace la santé (Bowring et Brewis, 2009 ; Geoffrey et Chamberland, 2015), la divulgation peut exposer à des risques de violence verbale, de harcèlement psychologique et de mise à l'écart (Ragins, Singh et Cornwell, 2007), tout comme elle peut participer à la consolidation des relations amicales de travail (Friskopp et Silverstein, 1995). De fait, deux rôles possibles d'autrui ont été distingués : instrument de rejet envers les minorités, il peut aussi constituer un soutien important face aux discriminations rencontrées (Pressman et Cohen, 2005).

Selon les résultats de nombreuses études (Chrobot-Mason *et al.*, 2002 ; Rostosky et Riggle, 2002), les différentes stratégies d'aménagement identitaires, notamment la décision de révélation ou dissimulation au travail, sont influencées à la fois par des facteurs individuels (le degré d'acception de soi, le développement de l'identité, les expériences antérieures positif ou négatif du *coming-out*) et les facteurs liés au milieu professionnel d'appartenance actuel (l'existence ou l'absence de politiques organisationnelles à l'égard de ces minorités sexuelles, la perception de

1. *https://www.sos-homophobie.org/sites/default/files/rapport_homophobie_2019_interactif.pdf.*

l'orientation sexuelle de la part des collègues et le climat professionnel général). Ces travaux établissent un lien positif entre une perception positive du climat favorise, un faible niveau de discrimination perçue et le dévoilement au travail. De même, la présence des mesures favorables à la diversité sexuelle est corrélée positivement avec le dévoilement des sujets.

Malgré d'éventuelles conséquences négatives, la décision de divulguer son orientation sexuelle dans le milieu de travail est susceptible de renforcer le sentiment d'authenticité et d'intégrité dans les relations professionnelles et le bien-être au travail (la satisfaction en emploi, la performance au travail, etc.). *A contrario*, chez les personnes qui préfèrent ne pas divulguer leur orientation sexuelle minoritaire, dans certains cas, les chercheurs ont observé une baisse d'énergie au travail, une insatisfaction professionnelle et un risque de problèmes de santé (Cole, Kemeny, Taylor et Visscher, 1996 ; Kalichman et Nachimson, 1999).

## 4. Les dispositifs d'accompagnement à destination des publics issus de la minorité sexuelle : proposition d'actions

Nous avons examiné jusqu'ici les processus de la formation de l'orientation sexuelle homosexuelle et bisexuelle, les intentions professionnelles des personnes concernées ainsi que les difficultés rencontrées pendant leur période d'intégration en lien avec la discrimination perçue dans le milieu de travail. Quel accompagnement envisager à leur attention pour les aider à s'orienter tout au long de leur parcours scolaire et à s'intégrer professionnellement compte tenu du caractère complexe, dynamique et imprévisible de tout processus d'orientation et des difficultés propres à cette population ?

Rappelons tout d'abord que l'American Psychiatric Association (APA), mise au défi d'appliquer ses décisions après l'arrêt de la stigmatisation des homosexuels, a introduit un certain nombre de résolutions ces vingt dernières années. Certaines prennent pour cible l'attitude à adopter face aux crimes homophobes, les problématiques des jeunes LGB en matière d'éducation, face aux droits relatifs au mariage ou aux carrières dans l'armée, ainsi que les réponses thérapeutiques à apporter aux orientations sexuelles minoritaires. En effet, certaines personnes éprouvent une grande détresse vis-à-vis de leur orientation sexuelle minoritaire et cherchent parfois à changer cette orientation par le biais de thérapies de conversion, appelées également thérapies « réparatrices » ou « de réorientation ». Celles-ci sont définies par une tentative de changement d'une orientation sexuelle homosexuelle. À titre d'exemple selon une étude de médecins américains, publiée dans la revue *New England Journal of Medicine*[1] en août 2019, qui tire la sonnette d'alarme, 20 000 adolescents américains seraient actuellement soumis à une

1. *https://www.nejm.org/doi/pdf/10.1056/NEJMp1903161?articleTools=true.*

thérapie de conversion avant leurs 18 ans. Selon une autre étude publiée en janvier 2018, près de sept cent mille adolescents LGBT auraient déjà subi une thérapie de conversion aux États-Unis. Les études menées par Bieschke, Paul *et al.* (2007) ont conclu que ce type de thérapie ne parvenait pas à changer l'orientation sexuelle. Début décembre 2017, Malte est devenu le premier pays européen à interdire les « traitements » censés « guérir » les personnes LGB ; en France, ces pratiques ne sont pas encore pénalisées. La pratique de la thérapie de conversion peut être néfaste et l'APA a voté une résolution qui critique vigoureusement son utilisation (Croteau *et al.*, 2008). De plus, nous pensons qu'elle est susceptible de renforcer l'homophobie intériorisée qui correspond à une forme de haine, de violence ou de discrimination envers soi-même, ainsi que la discrimination et la stigmatisation envers les personnes LGB.

Sur la base de ces éléments et des recherches menées dans le domaine, il semble clairement préférable d'encourager les psychologues et les conseiller·ère·s au contact de ces jeunes à mener un accompagnement prenant en compte la particularité des problèmes d'orientation scolaire et professionnelle qui se posent à eux. Un enjeu important de cet accompagnement consisterait à créer une relation de confiance avec eux, alors même qu'ils sont en train de se reconnaître une orientation sexuelle minoritaire, afin qu'ils puissent envisager de révéler celle-ci sans avoir peur. Il est essentiel que les professionnels de l'accompagnement fassent clairement part de leur tolérance vis-à-vis des adolescent·e.s ou des adultes émergents LGB et d'informations scientifiques actualisées sur les problématiques de l'orientation sexuelle minoritaire, notamment en lien avec les risques de l'homophobie intériorisée et des pratiques controversées de thérapies de conversion. Le soutien positif de la part des professionel·le·s et l'installation d'une confiance mutuelle aideraient les jeunes LGB à s'orienter avec plus de confiance, sans avoir le souci de soi et d'autrui pour « s'autoriser » à aller vers des métiers qui les attirent profondément et d'affirmer leurs « vrais intérêts » pour telle ou une telle profession, sans s'exposer au soupçon d'être alors identifié homosexuel ou bisexuel – ce qui n'était pas le cas pour beaucoup de jeunes il y a une vingtaine d'années (Prince, 1995). Ces professionnel·le·s de l'accompagnement psychologique peuvent aussi contribuer à la mise en place d'actions de sensibilisation auprès des institutions scolaires et éducatives afin de rendre les personnels plus compétents, plus ouverts et plus attentifs en matière de lutte contre l'homophobie et les discriminations. Un dialogue pourrait aussi être engagé avec les familles pour les aider à mieux comprendre le vécu de leurs enfants, et à l'accepter tout en étant conscientes des risques auxquels ils risquent d'être confrontés. Actuellement, les pratiques allant dans ce sens dans les institutions scolaires ont été jugées très insuffisantes : les cours portant sur la réalité des minorités sexuelles sont quasi absents ou trop rares à l'école et les professionnels de l'accompagnement interrogés présentent des lacunes sur la question des LGB, les participants ayant rapporté qu'ils n'étaient pas préparés à travailler avec des clients homosexuels et encore moins avec des personnes bisexuelles (Croteau et al., 2008).

Parallèlement, il importe de concevoir un dispositif d'accompagnement des jeunes issus de la minorité sexuelle permettant de leur assurer un bon déroulement de la période d'intégration en entreprise et une gestion optimale de leur carrière. Pour cela, deux pistes de réflexion peuvent être envisagées. La première est liée à un modèle d'intervention centré sur l'individu qui souligne l'importance du *coming-out* dans le milieu professionnel. Selon les résultats d'une étude menée par Bowring et Brewis (2009), le *coming-out* influence positivement la santé mentale à travers une diminution du stress et une amélioration du sentiment de bien-être, alors que la dissimulation de l'orientation sexuelle engendre de la tristesse et exige beaucoup d'énergie. Madera (cité par Geoffroy et Chamberland, 2015) indique également que les ressources cognitives qui sont utilisées pour les tâches d'autorégulation, de contrôle et de dissimulation de l'orientation sexuelle et pour diverses actions fonctionnelles (mémoire, attention, etc.) sont limitées. La deuxième piste de réflexion relève d'un modèle d'intervention centré sur les organisations qui proposent de les engager à prendre des mesures de non-discrimination pour réduire la discrimination en milieu de travail et assurer l'institutionnalisation des pratiques interdisant les discriminations sur la base de l'orientation sexuelle (Friskopp et Silverstein, 1995). Huffman *et al.* (2008) proposent un ensemble de pratiques managériales permettant d'apporter davantage de soutien aux membres des minorités sexuelles dans l'organisation à partir des préconisations suivantes : interagir avec des professionnels issus des groupes minoritaires, évaluer le climat de travail pour les minorités et sensibiliser les membres d'organisation sur les thèmes tels que la discrimination et la stigmatisation, intégrer les partenaires de même sexe que les professionnels LGB dans les événements sociaux, faire savoir dès l'entretien d'embauche que l'organisation est inclusive à l'égard de toutes les minorités, y compris les minorités sexuelles, mettre en œuvre des procédures qui prennent en charge les problèmes de discrimination et de harcèlement au travail.

Que ce soit à l'école ou dans les organisations professionnelles, on le voit, les psychologues peuvent jouent un rôle clé dans cette évolution vers des conceptualisations plus complexes de l'orientation sexuelle qui prennent en compte les questions d'orientation professionnelle, d'intégration dans les environnements éducatifs et professionnels et de gestion des carrières. L'enjeu est de développer l'essor d'une psychologie avertie des questions propres aux LGB, et capable de traduire les connaissances acquises en pratiques effectives d'accompagnement d'autant plus indispensables qu'elles prennent place dans des environnements scolaires et professionnels souvent caractérisés par la stigmatisation et l'hostilité envers ces jeunes. Sur le plan des recherches, un enjeu fondamental est de développer les savoirs sur ces questions, notamment par le biais du paradigme inclusif encore émergent en psychologie qui prend en compte simultanément un ensemble de facteurs susceptibles de faire l'objet de discriminations, tels que la couleur de peau, le sexe, l'orientation sexuelle, la classe sociale d'appartenance.

## Références bibliographiques


Bieschke, K.J., Paul, P.L., et Blasko, K.A. (2007). Review of empirical research focused on the experience of lesbian, gay, and bisexual clients in counseling and psychotherapy. In K.J. Bieschke, R. M. Perez, et K.A. DeBord (éds.), *Handbook of counseling and psychotherapy with lesbian, gay, bisexual, and transgender clients* (p. 293-315). Washington, DC : American Psychological Association.

Butler, J.P. (1999). *Gender trouble : feminism and the subversion of identity*. New York/Londres : Routledge.

Bowring, M.A., et Brewis, J. (2009). Truth and consequences : Managing lesbian and gay identity in the Canadian workplace. *Equal Opportunities International, 28* (5), 361-377.

Cass, V.C. (1979). Homosexuality identity formation : a theoretical model. *Journal of Homosexuality, 4*, 219-235.

Cass, V.C. (1984). Homosexual identity formation : testing a theoretical model. *Journal of Sex Research, 20*, 143-167.

Chamberland, L., Frank, B.W., et Ristock, J. (2009). *Diversité sexuelle et construction de genre*. (p. 222-260). Québec, QC : Presses de l'université du Québec.

Chrobot-Mason, D., Button, S., DiClementi, J. (2002). Sexual identity management strategies : an exploration of antecedents and consequences. *Sex Roles, 6* (5), 321-336.

Chung, Y.B. (1995). Career decision making of lesbian, gay, and bisexual individuals. *The Career Development Quarterly, 44*, 178-190.

Chung, Y.B., et Harmon, L.W. (1994). The career interests and aspirations of gay men : how sex-role orientation is related. *Journal of Vocational Behavior, 45*, 223-239.

Chung, Y.B. (2001). Work discrimination and coping strategies : Conceptual frameworks for counseling lesbian, gay, and bisexual clients. *The Career Development Quarterly, 50*, 33-44.

Cole, S.W., Kemeny, M.E., Taylor, S.E., et Visscher, B.R. (1996). Elevated physical health risk among gay men who conceal their homosexual identity. *Health Psychology, 15*, 243-251.

Croteau, J.M., et Hedstrom, S.M. (1993). Integrating commonality and difference : The key to career counseling with lesbian women and gay men. *Career Development Quarterly, 41*.

Croteau, J.M. (1996). Research on the work experiences of lesbian, gay and bisexual people : An integrative review of methodology and findings. *Journal of Vocational Behavior, 48* (2), 195-209.

Croteau, J.M., Anderson, M.Z., DiStefano, T.M., et Kampa-Kokesch, S. (2000). *Lesbian, gay, and bisexual vocational psychology : Reviewing foundations and planning construction*. In R.M. Perez, K.A. DeBord., et K.J. Bieschke (éds.), *Handbook of counseling and psychotherapy with lesbian, gay, and bisexual clients* (p. 383-408). Washington, DC : American Psychological Association.

Croteau, J.M., et Bieschke, K.J. (2008). Counseling psychology and sexual orientation : History, selective trends, and future directions. In Brown et R.W. Lent (éds.) *Handbook of Counseling Psychology*. (p. 194-211). Hoboken, NJ : Wiley.

Day, N.E. et Schoenrade, P. (2000). The relationship among reported disclosure of sexual orientation, anti-discrimination policies, top management support and work attitudes of gay and lesbian employees. *Personnel Review, 29* (3), 346-363.

Fassinger, R.E. (1995). From invisibility to integration : Lesbian identity in the workplace. *The Career Development Quarterly. 44*, 148-167.

Fassinger, R.E., et Miller, B.A. (1996). Validation of an inclusive model of sexual minority identity formation on a sample of gay men. *Journal of Homosexuality, 32*, 53-78.

Frappier, J.-Y., Girard, M., Meilleur, D., et Ryan, B. (1997). *La santé des adolescents : approche, soins, prévention*. Montréal : Presses de l'Université de Montréal/ Lausanne : Éditions Payot.

Fuss, D. (1991). *Inside/out : lesbian theories, gay theories*. New York : Routledge.

Friskopp, A., et Silverstein, S. (1995). Straight jobs, gay lives : Gay and lesbian professionals. *The Harvard Business School and the american workplace*. New York : Touchstone/Simon et Schuster.

Gedro, J. (2009). A personal narrative of LGBT identity and activism. *New Horizons in Adult Education and Human Resource Development, 23* (3), 51-54.

Geoffroy, M. et Chamberland, L. (20015). Discrimination des minorités sexuelles et de genre au travail : quelles implications pour la santé mentale. *Identités et orientations sexuelles, 40* (3), 145-172.

Hetherington, C. (1991). Life planning and career counselling with gay and lesbian students. In N. Evans, V. Wall (éds.), *Beyond tolerance : Gays, lesbians, and bisexuals on campus* (p. 131-145). Alexandria, VA : American College Personnel Association.

Huffman, A.H., Watrous-Rodriguez, K.M., et King, B.E. (2008). Supporting a diverse workforce : What type of support is most meaningful for lesbian and gay employees ? *Human Resource Management, 47*, 237-253.

Kalichman, S.C., et Nachimson, D. (1999). Self-efficacy and disclosure of HIV-positive serostatus to sex partners. *Health Psychology, 18*, 281-287.

Langevin, L. (1994). *L'abandon scolaire*. Montréal : Logiques.

Lock, J., et Steiner, H. (1999). Gay, lesbian, and bisexual youth risks for emotional, physical, and social problems : Results from a community-based survey. *Journal of the American Academy of Child and Adolescent Psychiatry, 38*, 297-304.

McCarn, S.R., et Fassinger, R.E. (1996). Revisioning sexual minority identity formation : a new model of lesbian identity and its implications for counseling and research. *The Counseling Psychologist.*

Meyer, I. (1995). Minority stress and mental health in gay men. *Journal of Health and Social Behavior, 36*, 35-58.

*New England Journal of Medicine* (2019.) *Enquête sur la thérapie de conversion*, 26 août. *https://www.nejm.org/doi/pdf/10.1056/NEJMp1903161?articleTools=true* (page consultée le 28 août 2019).

Pope, M., Barret, B., Szymanski, D., Chung, B., Singaravelu, H., McLean, R., et Sanabria, S. (2004). Culturally appropriate career counseling with gay and lesbian clients. *Career Development Quarterly, 53* (2), 158-177.

Prince, J.P. (1995). Influences on the career development of gay men. *The Career Development Quarterly, 44* (2), 168-177.

Rostosky, S.S., et Riggle, E.D.B. (2002). « Out » at work : The relation of actor and partner workplace policy and internalized homophobia to disclosure status. *Journal of Counseling Psychology, 49*, 411-419.

Ryan, C., et Futterman, D. (1998). Caring for gay and lesbian teens. Contemporary Pediatrics. *Journal edition written* by AAP Staffre : development and implementation of adolescent-specific HIV/AIDS program, *15* (11), 107-130.

Sahin, P. (2018). *Discrimination perçue au travail et (ré)aménagements identitaires de jeunes recrues d'orientation sexuelle minoritaire*. Thèse de doctorat non publiée. Université Paris-Nanterre.

Sahin, P., et Olry-Louis, I. (2017). La formation des intentions professionnelles des adolescent.e.s se reconnaissant dans une orientation sexuelle minoritaire. *L'Orientation scolaire et professionnelle, 46* (1).

Sahin, P., et Olry-Louis, I. (2016). Discrimination perçue et stratégies identitaires mise en place par les jeunes recrues d'orientation sexuelle minoritaire. *Psihologie sociala, 38* (2), 57-74.

Savin-Williams, R.C. (1998). Lesbian, gay, and bisexual youths'relationships with their parents. In C.J. Patterson et A.R. D'Augelli, *Lesbian, gay, and bisexual identities in families : psychological perspectives* (p. 75-98). New York, NY : Oxford University Press.

Sedgwick, E.K. (1990). *Epistemology of the closet*. Berkeley : University of California Press.

Schmidt, C.K., et Nilsson, J.E. (2006). The effects of simultaneous developmental processes : Factors relating to the career development of lesbian, gay, and bisexual youth. *The Career Development Quarterly*, 55 (1), 22-37.

S.O.S Homophobie (2019, 14 mai). *Enquête sur la lesbophobie – https://www.sos-homophobie.org/sites/*

*default/files/rapport_homophobie_2019_interactif.pdf* (page consultée le 23 août 2019).

TROIDEN, R.R. (1979). Becoming homosexual: A model of gay identity acquisition. *Psychiatry, 42*, 362-373.

TROIDEN, R.R. (1989). *The formation of homosexual identities. Journal of Homosexuality, 17*, 43-73.

WOODS, J.D., et LUCAS, J.H (1993). *The corporate closet: The professional lives of gay men in America*. New York : Free Press.

WHITAM, F., et MATHY ROBIN. (1986). *Male homosexuality in four societies : Brazil, Guatemala, the Philippines, and the United States*. New York : Praeger Scientific.

WILLIAMS, R., ALLMAN, K., PRALAT, R., et MCDONNELL, S. (2011). *Impact of sexual orientation on career management skills and career progression*. The Office for Public Management.

*80181 – (I) – OSB 80° – SOF – GCR*
*Dépôt légal : Janvier 2021*
*Imprimerie Dupli-Print à Domont (95)*
*N° d'impression : 2020121162*
*Imprimé en France*